U0245007

家庭常见病的治疗方法

李春深　编著

天津出版传媒集团

天津科学技术出版社

图书在版编目（CIP）数据

家庭常见病的治疗方法 / 李春深编著 .—天津：
天津科学技术出版社，2017.8

ISBN 978 - 7 - 5576 - 2655 - 6

Ⅰ.①家…　Ⅱ.①李…　Ⅲ.①常见病—治疗　Ⅳ.
① R45

中国版本图书馆 CIP 数据核字（2017）第 093589 号

责任编辑：王朝闻
责任印制：王　莹

天 津 出 版 传 媒 集 团

天津科学技术出版社出版

出版人：蔡　颢
天津市西康路 35 号　邮编 300051
电话：（022）23332390（编辑室）
网址：www.tjkjcbs.com.cn
新华书店经销
三河市天润建兴印务有限公司

开本 640×920　1/16　印张 28　字数 400 000
2017 年 8 月第 1 版第 1 次印刷
定价：32.00 元

前　言

　　中医中药号称国之瑰宝，其文化博大精深，其内容浩如烟海，所用药物数以万计，各类处方不计其数。本书选择了100种常见病，在中医辨证用药的基础上，汇集了大量的民间单验方及食疗方，意在采用一些简单、方便、便宜、行之有效的方法治疗疾病，扩大中药在保健领域里的影响。同时也可起到拓宽中药使用范围的作用，让中医中药更好地为民众服务。

　　是书选编各类处方2266首，其中辨证治疗用处方496首，民间单验方971首，食疗方799首。每种疾病项下，先对该病作一简明扼要的介绍，次是"中药辨证治疗"，再是"单验方及食疗"，对个别病证处方还增加了"随症加减"一栏，每首处方均标明有药味组成、功能主治（或适用范围）及使用方法，逐一阐述，条理清楚，通俗易懂。方剂中所有处方的用药量，大多数为笔者习惯用药量，仅供参考。所有处方用药均未特别标明，配方时请按卫生部2007年5月1日起发布施行的《处方管理办法》有关规定执行。书中有的配方用了草药，为了避免品种混淆，在该草药项下标注了拉丁文学名。所选方中，尤其是古方，涉及有虎骨、犀牛角，此乃国家明确禁止使用的保护动物品种，现临床或已不用，或用其他药物代替之，如水牛角代替犀牛角，人造虎骨代替虎骨等。凡含有此类药用方剂，本人未作删除处理，旨在保留方药之历史原貌，用药者当需明辨，而万勿因辞害意。

　　书中所提及的"病"常常也即指代中医所说的"证"，亦病亦证，不可截然分开，这就体现了中医"辨证论治"的特色。

　　本书主要供中药经营人员作为提高专业知识使用，也可作为家庭防病治病、保健强身的参考书，还可供执业医师临床防治疾病参考及执业药师推荐用药参考使用。

　　本书在编写过程中，得到了太极集团董事局主席白礼西先生，及重庆桐君阁股份有限公司董事长王小军先生的大力支持，在此一并表示感谢。

　　书已编成，鉴于本人学识所限，时间仓促，疏漏之处在所难免，敬请读者明示指正。

目　录

第一章　内科疾病

咳嗽

咳嗽是肺系疾病的主要证候之一。感冒、急慢性支气管炎、支气管扩张、支气管哮喘、肺炎、肺结核等疾病均可发生咳嗽，其他脏腑有病影响到肺时也可引起咳嗽。

咳嗽一症，首当鉴别其为外感咳嗽还是内伤咳嗽。一般说来，外感咳嗽多有明显的致病原因，起病较急，病程较短，其特点为必兼表证，多属实证，治宜疏散外邪，宣通肺气为主；内伤咳嗽常无明显诱因，起病缓慢，病程较长，特别是肺阴虚和肾阳虚咳嗽，多久而不愈，或反复发作，此以虚证为多，治宜调理脏腑功能为主。

咳嗽之辨证，要抓住咳嗽的特点。如咳嗽白天甚者常为热、为燥，夜间甚者多为肾虚、脾虚或痰湿。辨痰方面，痰清稀者属寒属湿，黏稠者属热属燥；痰色白属风、寒、湿，色黄属热；痰多者属痰湿、脾肾虚，痰少者多为风寒束表或阴虚等，燥咳痰少难出，甚至无痰。

不论是外感咳嗽或是内伤咳嗽，均可因肺气不利而滋生痰液，固治咳时应佐以化痰药。此外，咳嗽还应注意以下几点：一是咳嗽初期应以宣通肺气为主，一般不宜使用收敛性止咳药，以免"闭门留寇"，而咳嗽日久，损伤肺气，可酌加敛肺收涩之品，如五味子、罂粟壳等；二是因咳嗽除直接与肺有关外，常与肝、脾、肾等互相联系，故宜选用相宜的药物，作适当的配伍；三是在药物治疗的同时，还应注意患者饮食起居的调节，如防寒、戒烟、戒酒，不宜食用肥、甘、辛辣及过寒的饮食，应参加适当的体育锻炼，以提高机体抗病能力，从而达到早期治愈或根治的目的。

在中医辨证时，又有风寒束表、风热袭肺、燥邪伤肺、暑湿、肺热、肺燥、痰湿、脾虚、肺气虚、肺阴虚、肾阳虚、肝火犯肺等引起咳嗽的区别。

中药辨证治疗

方一

药物组成：苏叶 12g，法半夏 12g，茯苓 15g，前胡 12g，橘梗 12g，枳壳 9g，甘草 6g，生姜 3 片，大枣 5 枚。

功能主治：具有疏风散寒，宣肺止咳的功能。适用于风寒束表引起的咳嗽。症见咳嗽，鼻塞流清涕，喉痒身重，痰稀色白，头痛发热，恶寒或恶风，骨节酸痛，舌苔薄白，脉浮紧或浮缓。

用法用量：水煎，分 3 次服，1 日 1 剂。

方二

药物组成：桑叶 12g，菊花 9g，杏仁 9g，连翘 12g，橘梗 9g，薄荷 6g，芦根 18g，甘草 6g。

功能主治：具有疏风解热，宣肺止咳的功能。适用于风热袭肺引起的咳嗽。症见咳嗽不爽，痰黄或黄白而稠，口干，咽痛，头痛，鼻塞，身热恶风有汗，或微恶风寒，舌苔薄黄，脉浮数。

用法用量：水煎，分 3 次服，1 日 1 剂。

方三

药物组成：桑叶 9g，沙参 15g，杏仁 9g，浙贝母 12g，淡豆豉 6g，栀子皮 6g，梨皮 12g。

功能主治：具有宣肺润燥的功能。适用于燥邪伤肺引起的咳嗽。症见咳嗽，痰少黏稠难出，或痰中带血丝，或干咳无痰，咳甚则胸痛，鼻燥咽干，或咽喉痒痛，形寒身热，舌尖红，苔黄，脉浮数或细数。

用法用量：水煎，分 3 次服，1 日 1 剂。

方四

药物组成：①香薷 12g，白扁豆 12g，厚朴 9g，法半夏 12g，生姜 12g，人参 6g，陈皮 12g，香附 9g，竹沥 12g，益智仁 9g，乌梅 9g。

②鲜荷叶 12g，鲜金银花 12g，西瓜翠衣 15g，鲜扁豆花 12g，鲜竹叶心 12g，丝瓜皮 12g。

功能主治：具有清暑宣肺，化湿和脾的功能。适用于暑湿引起的咳嗽。症见咳嗽，痰多而黏稠，胸闷身热，汗多不解，头胀，口渴不多饮，心烦面赤，溲短而黄，舌质红，苔薄黄，脉濡数。

用法用量：水煎，分 3 次服，1 日 1 剂。若暑多于湿，则咳声清高，身热面赤，心烦，舌红，脉细数，治宜清解暑热，可选用方②。

方五

药物组成：地骨皮 15g，炒桑白皮 15g，甘草 3g，瓜蒌壳 12g，青蒿 12g。

功能主治：具有清肺化痰的功能。适用于肺热引起的咳嗽。症见咳而气喘，痰黄稠，甚或痰中带血，口鼻气热，口苦咽干，或觉咽痛，或胸痛胸闷，舌苔黄，脉弦数。

用法用量：水煎，分 3 次服，1 日 1 剂。

方六

药物组成：桑叶 12g，石膏 20g，人参 5g，甘草 3g，炒胡麻仁 5g，阿胶 3g，麦冬 9g，杏仁 6g，枇杷叶 5g。

功能主治：具有清热润燥，生津止咳的功能。适用于肺燥引起的咳嗽。症见干咳无痰，咳引胸痛，声音嘶哑，鼻燥咽干，舌质红，苔薄而干，脉略细数。

用法用量：水煎，分 3 次服，1 日 1 剂。

方七

药物组成：①法半夏 10g，陈皮 10g，白茯苓 6g，炙甘草 3g，厚朴 6g，苍术 9g，生姜 7 片大枣 2 枚。

②法半夏 9g，黄连 3g，全瓜蒌 25g，苇茎 30g，薏苡仁 30g，冬瓜仁 24g，桃仁 9g。

③麻黄 9g，白芍 12g，细辛 6g，干姜 3g，炙甘草 6g，桂枝 9g，五味子 12g，法半夏 9g。

功能主治：具有健脾燥湿，化痰止咳的功能。适用于痰饮引起的咳嗽。症见咳嗽，痰多色白，日出即咳止，伴胸脘胀闷，饮食减少，或有恶心呕吐，或见面肿，舌苔白腻，脉濡滑。

用法用量：水煎，分 3 次服，1 日 1 剂。若痰湿蕴结化热，见痰黄稠，苔黄腻，脉滑数等，治以清热化痰，可选用方②。若素有痰饮或水汽内蓄，兼受寒邪，形成寒的内停，或兼外邪未净之咳嗽，而见咯白色清稀痰，胸膈满闷，甚则呕逆形寒等，治以温肺化饮，可选用方③。

方八

药物组成：人参 6g，白术 12g，茯苓 12g，炙甘草 6g，法半夏 9g，陈皮 9g，生姜 3 片，大枣 3 枚。

功能主治：具有健脾益气，燥湿化痰的功能。适用于脾虚引起的咳嗽。症见咳嗽，痰多色白易咳出，面白微肿，少气体倦，怕冷，胃脘部闷胀，食欲不振，口淡，舌苔薄白，脉细。

用法用量：水煎，分3次服，1日1剂。

方九

药物组成：人参6g，黄芪30g，熟地15g，五味子12g，紫菀9g，桑白皮9g，防风6g，白术15g，生姜3片。

功能主治：具有补肺益气的功能。适用于肺气虚引起的咳嗽。症见咳嗽，气短，痰稀清薄，面色白亮而无神，动辄汗出，易感外邪，舌质淡嫩，苔薄白，脉虚无力。

用法用量：水煎，分3次服，1日1剂。

方十

药物组成：①沙参12g，玉竹9g，生甘草6g，桑叶6g，生扁豆6g，天花粉6g，麦冬9g。

②熟地9g，生地9g，麦冬5g，玄参5g，橘梗5g，百合6g，白芍5g，当归5g，浙贝母5g，生甘草5g。

功能主治：具有养阴止咳的功能。适用于肺阴虚引起的咳嗽。症见久咳不止，可见潮热，盗汗，少气，胸部隐痛，舌质红少苔，脉细数。

用法用量：水煎，分3次服，1日1剂。若阴虚火旺，痰中带血丝者，宜养阴清热，润肺止咳，可选用方②。

方十一

药物组成：①五味子12g，补骨脂9g，熟地24g，山茱萸12g，山药12g，茯苓9g，泽泻9g，丹皮6g，肉桂3g，炮附片6g。

②当归12g，陈皮9g，熟地15g，法半夏9g，茯苓12g，甘草6g，生姜6g。

功能主治：具有温补肾阳的功能。适用于肾阳虚引起的咳嗽。症见咳嗽，痰清稀呈泡沫状，咳甚则遗溺，气短，劳累则加重，面白微肿，或肢体浮肿，舌质淡苔白，脉沉细。

用法用量：水煎，分3次服，1日1剂。若咳喘甚，痰多味咸者当补肾化痰，可选用方②。

方十二

药物组成：黄芩12g，栀子12g，橘梗12g，麦冬12g，桑白皮12g，浙贝母9g，知母12g，瓜蒌仁12g，陈皮9g，茯苓12g，甘草6g。

功能主治：具有清肝泻火，润肺化痰的功能。适用于肝火犯肺引起的咳嗽。症见咳嗽气逆，日出不爽，或如梅核，或如败絮，难以咳出，咳时面红，并引及胁痛，咽喉干燥，烦躁易怒，舌边尖红，苔薄黄而干，脉弦数。

用法用量：水煎，分3次服，1日1剂。

单验方及食疗

1. 白萝卜200g，大蒜2头，大葱2棵，山楂片10g，甘草10g。水煎，分3次服，1日1剂。用于治疗风寒咳嗽。

2. 鱼腥草30g，忍冬藤50g，橘梗15g。水煎，分3次服，1日1剂。用于治疗咳嗽。

3. 旱莲草30g，梨皮60g。水煎，分3次服，1日1剂。用于治疗咳嗽，痰黄黏稠。

4. 麦冬10g，胖大海10g，红糖30g。将前两味药水煎，取汁，用药汁冲红糖服用，1日1~2剂。用于治疗咳嗽。

5. 白及粉250g。研为细末，炼蜜为6g丸，每日早、晚各用温开水送服1丸。用于治疗咳嗽，咯血。

6. 款冬花、百合各等量。将上药共研为细末，炼蜜为6g丸，每日早、晚各用温开水送服1丸。用于治疗咳嗽。

7. 白花蛇1条，炒杏仁50g，川贝母50g。将上药共研为细末，炼蜜为6g丸，每次1丸，1日2次，用温开水送服。用于治疗体虚咳喘，痰少。

8. 地龙90g。焙干研为细末，1次6g，1日3次，用温开水冲服。用于治疗咳嗽，气喘。

9. 肉桂3g，甜酒适量。将肉桂研为细末，用甜酒冲服，1日1次。用于治疗虚寒咳嗽。

10. 川贝母6g，甜杏仁200g，冰糖200g。将上药共研为细末，1次10g，1日2次，用温开水冲服。用于治疗咳嗽。

11. 猪肺1副，生姜15g，杏仁20g，蜂蜜20g。将上药加水适量，共炖熟，吃肺并喝药汤，用量酌定。用于治疗咳嗽。

12. 天冬30g，鲜鲫鱼1条。先将鱼除去鳞、腮及内脏，洗净，再与天冬共加水适量，炖熟，加少许食盐，1 日分 3 次服用。用于治疗咳嗽。

13. 橄榄 200g，鸡 1 只。先将橄榄晒干，研为细末，再加水适量，与宰杀后除去毛及内脏，并洗净的鸡共炖熟，加少许食盐，酌情食之。用于治疗咳嗽。

14. 麻黄 3g，豆腐 500g。将上药加水适量煎煮半小时后，弃药渣，1 日分 3 次，吃豆腐喝汤。用于治疗咳嗽。

15. 梨 1 个，川贝母 10g，冰糖适量。将梨从上面挖一小孔，除去心，装入研细的川贝粉和冰糖，放于碗中蒸熟，食之。用于治疗咳嗽。

16. 百合 50g，蜂蜜适量。将上药加水适量，共煮熟后，酌情服食。用于治疗咳嗽。

17. 侧柏叶适量，鸡蛋 1 个。先用麻油将侧柏叶炸至枯焦，去侧柏叶，再用该油炒鸡蛋食之，1 日 2 次。用于治疗肺热咳嗽。

18. 羊油（山、绵羊油均可）50g，鸡蛋 2 个。每晚睡前用羊油炒鸡蛋食用，食后多喝开水。用于治疗咳嗽。

19. 苏子 30g，饴糖 60g。将上药加水适量，共蒸熟后分成 6 份，1 次 1 份，1 日 2 次，用温开水冲服。用于治疗咳嗽。

20. 蜜炙枇杷叶 30g。用沸水冲泡，代茶饮，1 日 1 剂。用于治疗咳嗽。

哮喘

哮喘，又称哮，是以呼吸急促，喉中哮鸣如哨鸣音为特征的一个临床常见症状。

中医古籍中记载的"喘鸣""喉中水鸡声""呷嗽""哮"及以后出现的"哮吼""吼喘"均属本病范畴。中医学中有"哮证"和"喘证"的区别，两者虽同是呼吸急促的疾患，但哮以呼吸急促、喉间有哮鸣声为特征；喘以呼吸急促甚至张口抬肩、鼻翼翕动为特征。临床所见，哮必兼喘，而喘未必兼哮。现代医学中的支气管哮喘、慢性喘息性支气管炎、肺炎、肺气肿、肺结核等病在发生呼吸困难时，均能出现哮喘。

哮证有冷哮、热哮的区别，喘证有实喘、虚喘之不同。究其病因，前者多为体内伏痰，遇诱因而发，后者多为外感六淫，内伤饮食、情志，以及久病体虚，致气机升降失常所致。

哮喘是一个发作性疾患，发作时应严格地辨证治疗，发作后正气必虚，症状缓解后应予以扶正。可从脾、肾二脏着手调治，根据"脾为后天之本""肾为先天之本"的理论，予以健脾、补肾，并兼顾宣肺。

此外，还应注意饮食起居，如慎风寒、戒烟酒，避免各种不良刺激，以及加强适当的体育锻炼等，提高机体抗病能力。

在中医辨证时，又有寒痰阻肺、热痰阻肺、寒热错杂、阳虚痰阻、阴虚痰阻等引起哮喘的区别。

中药辨证治疗

方一

药物组成：麻黄6g，白芍9g，干姜3g，细辛6g，炙甘草6g，桂枝6g，五味子9g，法半夏9g。

功能主治：具有温肺散寒，化痰止哮的功能。适用于寒痰阻肺引起的哮喘。证属冷哮范畴，遇寒而发，常常表现为呼吸急促，喉中哮鸣，胸膈满闷，痰白而黏，或清稀多沫，面色晦滞而青，口不渴，或渴喜热饮，舌苔白滑，脉浮紧，或兼见恶寒，发热，无汗，头痛身痛等表证。

用法用量：水煎，分3次服，1日1剂。

方二

药物组成：麻黄9g，石膏30g，生姜9g，甘草5g，大枣5枚。

功能主治：具有宣肺清热，化痰止哮的功能。适用于热痰阻肺引起的哮喘。证属热哮范畴，遇热而发，呼吸急促，喉中哮鸣，声高气粗，烦闷不安，痰黄稠黏，咳嗽不爽，面红自汗，口渴欲饮，舌质红，苔黄腻，脉滑数。或兼见发热，微恶风寒，头痛等表证。

用法用量：水煎，分3次服，1日1剂。

方三

药物组成：炒白果仁20g，麻黄9g，苏子6g，甘草3g，款冬花9g，杏仁6g，桑白皮10g，黄芩5g，法半夏9g。

功能主治：具有散寒清热，宣肺化痰的功能。适用于寒热错杂引起的哮喘。症见呼吸急促，喉中哮鸣，痰黄稠黏，或白黏难咯，胸闷心烦，兼见恶寒发热，无汗，头身疼痛，舌苔黄白，脉浮紧而数。

用法用量：水煎，分3次服，1日1剂。

方四

药物组成：生地 24g，山药 12g，山茱萸 12g，泽泻 9g，丹皮 9g，茯苓 9g，桂枝 3g，炮附片 3g，白芥子 9g，紫苏子 9g，莱菔子 9g，生姜 5 片。

功能主治：具有温阳益气，降气化痰的功能。适用于阳虚痰阻引起的哮喘。证属冷哮范畴，呼吸急促，喉中哮鸣，气短难续，动则尤甚，面白汗出，形寒肢冷，舌质淡白胖嫩，或淡紫，脉沉弱无力。

用法用量：水煎，分 3 次服，1 日 1 剂。

方五

药物组成：麦冬 15g，法半夏 12g，人参 6g，甘草 6g，粳米 15g，大枣 4 枚。

功能主治：具有养阴清热，降气化痰的功能。适用于阴虚痰阻引起的哮喘。证亦属热哮范畴，呼吸急促，喉中哮鸣，痰黏而少，形瘦咽干，虚烦盗汗，舌红少津，苔薄黄，脉细数。

用法用量：水煎，分 3 次服，1 日 1 剂。

单验方及食疗

1. 麻黄 6g，茶叶 6g，白果 9g，蓖麻叶 9g，石韦 15g，冰糖 10g。水煎，分 3 次服，1 日 1 剂。用于治疗哮喘。

2. 麻黄 5g，杏仁 10g，细辛 3g，甘草 3g。水煎，分 3 次服，1 日 1 剂。用于治疗哮喘。

3. 桂枝 5g，厚朴 5g，姜半夏 10g，杏仁 10g。水煎，分 3 次服，1 日 1 剂。用于治疗哮喘。

4. 新鲜紫河车 1 具，黑豆适量。将紫河车洗净，内装满黑豆，焙干，研为细末，炼蜜为丸，如黄豆大，1 次 20 丸，1 日 3 次，用温开水送服。用于治疗哮喘。

5. 西洋参 20g，白芥子 20g，蛤蚧 1 对，川贝母 10g，炙麻黄 10g。将上药共研为细末，1 次 3g，1 日 3 次，用温开水送服。用于治疗气管炎，喘息。

6. 大蛤蚧 1 对（约 60g），西洋参 60g，黑芝麻 250g，核桃仁 250g，猪脚油 250g，白糖 250g。先将前二味药共研成细粉，再将黑芝麻、核桃仁分别炒熟，并研细粉，猪脚油炼熟去油渣，加入白糖共拌匀（糖尿病患者可不加白糖），制成 30 丸，每日早晨空腹时用沸水化服 1 丸。连服 30 天。用于治疗哮喘。

7. 地龙 120g，白糖适量。将地龙炒至黄色，研为细粉，1 次 3g，1 日 2 次，用白糖水送服。用于治疗哮喘。

8. 洋金花 20g。将洋金花晒干，研为细末，掺烟叶点燃抽吸，1 次 0.5 ~ 1g，1 日 2 ~ 3 次。用于治疗老年人哮喘。

9. 白芥子 3g，胡椒 2g，细辛 0.5g，生姜汁适量。将前三味药共研为细末，用生姜汁调匀后敷肺俞穴。用于治疗哮喘。

10. 石菖蒲 10g，葱白 3 根，生姜 30g，艾叶 20g。将上药共捣烂，炒热，用白布包好，从背部向下摩擦，1 日数次。用于治疗哮喘。

11. 鹿衔草 100g，猪瘦肉 100g。将上药加水适量，共炖熟，弃药渣，吃肉喝汤，1 日 1 剂。用于治疗哮喘。

12. 猪肺 1 副，五味子 100g，白矾 100g。先将猪肺煮熟，切碎，再把后两味药研为细粉，用猪肺蘸药粉吃，1 次食药粉 10g，1 日 2 次，用温开水送服。用于治疗哮喘。

13. 狗肉适量。将狗肉加水适量，炖熟后食之，1 日 90 ~ 120g。用于治疗支气管哮喘。

14. 翻白草根 500g，黄母鸡 1 只。先将翻白草根刮去外层黑皮，再将母鸡宰杀后，去毛、内脏及脚爪，并洗净，再加水适量，共炖熟，弃药渣，吃肉喝汤，每 3 天 1 剂。用于治疗哮喘。

15. 鸡蛋 10 个，五味子 250g。将五味子加水 3 500mL，煎煮 30 分钟，待药液放凉后，再将新鲜鸡蛋放入，浸泡 7 天后食之，1 次 1 个，1 日 2 次（食时把鸡蛋置开水中浸 5 分钟）。用于治疗哮喘。

16. 松塔 5 个，豆腐 250g。将上药加水适量，共煮熟，去松塔，食豆腐喝汤，1 日 1 剂。用于治疗哮喘。

17. 蟾蜍 1 只，鸡蛋 1 个。将蟾蜍去内脏，装入鸡蛋后缝合，外用黄泥包严，置火中煨熟，食鸡蛋，1 次 1 个，1 日 1 次，连服 3 日。用于治疗哮喘。

18. 小西瓜 1 个，冰糖 30g，蜂蜜 30g。先在瓜蒂处切一刀，挖出少量瓜瓤，将冰糖、蜂蜜放入瓜内，再将切去的瓜顶盖上，放在大碗里，连碗一起置锅中蒸 1 小时，1 日吃 1 个西瓜，连服 7 天。用于治疗哮喘。

19. 白萝卜汁 300mL，红糖 30g。将上药拌匀，共炖沸，1 日分 2 次服。用于治疗哮喘。

20. 麻黄 10g，豆腐 100g。将上药加水适量，共煮 1 小时，弃药渣，吃豆腐并喝汤，1 日 1 剂。用于治疗支气管哮喘。

胸痛

胸痛即胸部疼痛，属病人的一种自觉症状。胸痛临床上所涉及的范围相当广泛，多和病证诸如胸痹、心痛、真心痛、厥心痛、痰饮、肺痈、肺痿以及急性热病中的一些病证均可发生胸痛症状，有的以胸痛为其主要临床见证，如胸痹、心痛等。按部位区分，一般认为胸属上焦，心肺二脏居于胸中，故胸痛为上焦心肺疾病的表现之一，因其多见于心脏病证，所以胸痛有时又是心痛的同义词。但胸与胃脘邻近（胸下即上脘），在历代医籍中往往把心痛与胃脘痛混称为心痛，这样胸痛、心痛、胃脘痛三者就混淆不清。其实胸痛可以包括心痛，即心痛是胸痛症状的一种。胃脘痛与胸痛、心痛不能混称。本证可见于现代医学中的胸膜炎、肺炎、肺脓肿、肋间神经痛、肋软骨炎、心绞痛、心肌梗死，以及纵隔炎、食道炎等。这里主要讲的是胸痛为主要临床表现的症候。

胸痛是临床上可出现于多种病症中的常见症状，有虚证，有实证，有正虚邪实证。虚证可因心气不足，心阳不振，气阴两虚所致。心血瘀阻胸痛多为本虚标实之证。而肺部痈脓胸痛初得之可为实证，久病则正虚邪实。若跌打损伤所致瘀血胸痛，则为实证，临证时可根据不同的证候，用相宜的方法加以治疗。

此外，还应注意引起胸痛的不同疾病的病因治疗，如肺痿所致的胸痛，即应重视抗痿的治疗。

在中医辨证时，又有心气虚弱、寒凝气滞、心血瘀阻、气阴两虚、痰浊阻遏、肺部痈脓等引起胸痛的区别。

中药辨证治疗

方一

药物组成：人参 6g，黄芪 15g，肉桂 3g，甘草 6g，当归 12g，赤芍 12g，川芎 9g。

功能主治：具有补益心气的功能。适用于心气虚弱引起的胸痛。症见胸痛隐隐、时轻时重、时作时休，胸闷不舒，心悸、气短、自汗、倦怠，活动后加重，面色白亮而无神，舌质淡，脉细或虚大无力。

用法用量：水煎，分3次服，1日1剂。

方二

药物组成：荜茇90g，高良姜45g，延胡索45g，檀香45g，细辛15g，冰片3g。

功能主治：具有温通心阳的功能。适用于寒凝气滞引起的胸痛。症见胸痛胀闷，疼痛时轻时重，甚至胸痛彻背，掣及左肩、臂部作痛，症状重者可有面色苍白，自汗、畏寒，四肢清冷或厥逆，舌淡润或胖大而有齿痕，脉沉迟或结代。

用法用量：将上药制成丸剂服用。病情危重时应用人参15g，附片12g，水煎及时服以回阳救逆。

方三

药物组成：当归9g，生地12g，桃仁12g，红花6g，枳壳6g，赤芍9g，柴胡6，甘草3g，桔梗6g，川芎6g，牛膝6g，五灵脂9g，蒲黄9g。

功能主治：具有活血化瘀的功能。适用于心血瘀阻引起的胸痛。症见胸痛剧烈，多为刺痛，固定不移，甚者突然发作，痛如刀割，冷汗自出，心悸怔忡，慌恐不宁，缓解后体倦神疲，精神萎靡，舌青紫晦暗或有瘀斑，脉沉细或涩，或结代。

用法用量：水煎服。

方四

药物组成：人参6g，麦冬9g，五味子6g，炙甘草12g，生地15g，桂枝6g，生姜9g，大枣6枚。

功能主治：具有益气养阴的功能。适用于气阴两虚引起的胸痛。症见胸膺隐痛，绵绵不休，时轻时重，心悸不宁，多梦失眠，自汗短气或气喘，活动后尤为明显，自觉发热，舌干少津，小便黄赤，舌红少苔，脉细数而无力，或结代。

用法用量：水煎，分3次服，1日1剂。

方五

药物组成：全瓜蒌12g，薤白9g，法半夏9g，枳实9g，厚朴9g，桂枝6g。

功能主治：具有化痰通阳的功能。适用于痰浊阻遏引起的胸痛。症见胸痛，咳嗽痰多，或咳清稀痰涎，或咳痰稠黏，短气或气喘，甚者彻背而痛，不能平卧，舌苔白润或滑，脉滑。

用法用量：水煎，分3次服，1日1剂。

方六

药物组成：金银花15g，连翘15g，鱼腥草20g，苇茎60g，薏苡仁30g，冬瓜仁24g，桃仁9g。

功能主治：具有清热解毒排脓的功能。适用于肺部痈脓引起的胸痛。症见胸痛隐隐，咳吐黄痰或脓血，气味腥臭，口燥渴而不欲饮，或烦满，汗出，乍寒乍热，舌红，脉滑或滑数。

用法用量：水煎，分3次服，1日1剂。

单验方及食疗

1. 全瓜蒌30g，丹参15g，薤白12g，法半夏6g。水煎，分3次服，1日1剂。用于治疗胸痛，胸闷。

2. 白豆蔻10g，枳壳10g，荜茇5g，砂仁6g。水煎，分3次服，1日1剂。用于治疗胸痛。

3. 当归12g，延胡索12g，茯苓12g，郁金12g，赤芍15g，柴胡15g，全瓜蒌15g，丹参30g，穿山甲10g，薤白9g，甘草6g。水煎，分3次服，1日1剂。用于治疗胸痹，胸痛。

4. 柴胡9g，制香附9g，陈皮9g，炒枳壳12g，当归15g，炒白芍12g，川芎15g，延胡索9g，穿山甲6g，路路通9g，丝瓜络9g，制乳香6g，制没药6g，桃仁6g，红花9g，川牛膝15g，炙甘草6g。水煎，分3次服，1日1剂。用于治疗肋软骨炎引起的胸痛。

5. 白蒺藜9g，三七3g。加水适量，煎后及时服。用于治疗冠心病之胸痛。

6. 川楝子9g，延胡索9g，丹参9g。水煎，分3次服，1日1剂。用于治疗肋间神经引起之胸痛。

7. 桃仁7枚。将桃仁去皮、尖，研为细末，1次吞服。用于治疗胸痛，胸闷，气短。

8. 人参2g，三七2g。将上药共研为细末，1日分2次，用温开水冲服，连用21天。用于治疗心绞痛引起之胸痛。

9. 云南白药、黄酒各适量。先将疼痛部位用热毛巾清洗干净，而后把用黄酒调成糊状的云南白药均匀涂抹在疼痛部位，其涂抹面积略大于疼痛范围，用橡皮膏或伤湿止痛膏覆盖并贴牢，24 小时换药 1 次。使用次数随疼痛缓解程度而定，即可达到有效控制疼痛和减轻肿胀之目的。用于治疗肋软骨炎引起的胸痛。

10. 雄黄 3g，冰片 2g，辛夷花 3g，麝香 0.6g，牙皂 3g，洋金花 1g。将上药共研为细粉，取少许吹鼻内。用于治疗心绞痛发作之胸痛。

11. 棕树心材 50~100g，猪瘦肉 250g。将上药加水适量，共炖熟，去棕树心材，食肉喝汤，1 日 1 剂，连服 5~7 剂。用于治疗胸痛。

12. 鲜芭蕉蕊 50~100g，猪心 1 个。将上药加水适量，共炖熟，弃药渣，食猪心并喝汤，1 日 1 剂，连服 7~10 剂。用于治疗胸痛。

13. 鲜韭菜根 1500g。先将上药清洗干净，捣烂取汁，1 次饮之。用于治疗胸痛。

14. 丹参 30g，山楂 15g。水煎，代茶饮，1 日 1 剂。用于治疗心绞痛之胸痛。

15. 红花 9g，茶叶 9g，红糖 30g。水煎，代茶饮，1 日 1 剂。用于治疗胸痛。

16. 月季花 6g，郁金 6g，柴胡 6g。水煎，代茶饮，1 日 1 剂。用于治疗胸胁痛。

17. 丹参 6g，白芍 6g，柴胡 6g，枳壳 6g。水煎，代茶饮，1 日 1 剂。用于治疗胸胁胀痛。

18. 全瓜蒌 6g，薤白 6g，枳实 6g。水煎，代茶饮，1 日 1 剂。用于治疗胸痛不舒，心痛彻背。

19. 白术 3g，白芍 3g，柴胡 6g，枳实 3g。水煎，代茶饮，1 日 1 剂。用于治疗胸胁疼痛。

20. 姜黄 6g，枳壳 6g，桂枝 3g，甘草 3g。水煎，代茶饮，1 日 1 剂。用于治疗胁肋刺胀痛，脘腹胀满。

咳血

咳血是指因肺络受伤而致血从肺中经咳而出，故多痰血象兼，或痰中带有血丝，或纯血鲜红、间夹部分泡沫。现代医学中的肺结核、支气管扩张、支气管炎、肺炎、肺脓肿等多种疾病均可出现咳血症状。

咳血属于中医古籍中记载的"咯血""嗽血"的范畴。

咳血是由肺络受损所致。因肺为娇脏,若邪气犯肺,使肺失清肃,则为咳嗽,损伤肺络,血溢脉外,则致咳血。

咳血的辨证治疗大致有以下几种情况:肺阴素虚,外感风热燥邪,治宜清热润肺,疏散外邪;肺热壅盛,治宜清热润肺,宁络止血;肝火犯肺,治宜清肝泻肺,凉血止血;阴虚火旺,治宜滋阴润肺,宁络止血;瘀阻肺络,治宜止血活血。

在中医辨证时,又有外感、肺热壅盛、瘀阻肺络、脾肺气虚、阴虚火旺等引起咳血的区别。

中药辨证治疗

方一

药物组成:桑枝6g,沙参12g,杏仁9g,浙贝母6g,淡豆豉6g,栀子皮6g,梨皮6g。

功能主治:具有清宣燥热,润肺止咳的功能。适用于外感风热引起的咳血。症见突然咳痰带血,恶寒发热,咽痒,头晕头痛,胸痛,或口鼻干燥,身热口渴,舌苔薄黄,脉浮数。

用法用量:水煎,分3次服,1日1剂。

方二

药物组成:人参2g,麦冬2g,桂枝3g,当归身3g,麻黄6g,炙甘草6g,白芍6g,黄芪6g,五味子4枚。

功能主治:具有益气养阴,祛风散寒的功能。适用于外感风寒引起的咳血。症见突然咳痰带血,恶寒发热,咽痒,头晕头痛,胸痛,或口鼻干燥,舌苔薄白,脉浮紧。

用法用量:上药除麻黄外,共研为粗末,分作2份,用时取1份,用水450mL,先煎麻黄令沸,去上沫,煎至300mL,入余药粗末同煎至150mL,临睡时去渣热服。

方三

药物组成:桑白皮12g,地骨皮12g,甘草3g,粳米12g,大蓟、小蓟、莲叶、侧柏叶、白茅根、茜草、大黄、栀子、棕榈皮、丹皮各6g。

功能主治:具有清肺泻火兼止血的功能。适用于肺热壅盛引起的咳血。症见咳痰色黄带血,咯血量多,血色鲜红,口干而渴,咽干痛,多伴有发热，胸胁引痛，急躁易怒，便秘溲赤，舌质红，苔黄，脉弦滑数。

用法用量：先将后 10 味药分别炒成炭，共研为细末，备用；余药水煎，取药汁，冲药末，分 3 次服，1 日 1 剂。

方四

药物组成：当归 6g，熟地 12g，陈皮 5g，法半夏 6g，茯苓 6g，炙甘草 3g，三七粉 6g，侧柏叶 9g，白茅根 9g，茜草 9g。

功能主治：具有养阴化痰，祛瘀的功能。适用于瘀阻肺络引起的咳血。症见咳痰带血或吐血沫，心悸，咳逆倚息不得卧，胸闷刺痛，口唇青紫，面色晦滞，目眶黧黑，舌质紫暗或有瘀斑，脉沉弦涩或弦迟结代。

用法用量：水煎及时服。

方五

药物组成：党参 12g，炒扁豆 12g，茯苓 12g，白术 12g，炙甘草 6g，山药 12g，莲子肉 9g，薏苡仁 9g，桔梗 6g，砂仁 5g。

功能主治：具有脾肺双补，益气摄血的功能。适用于脾肺气虚引起的咳血。症见咳血久延不愈，血量较少，血色暗淡，咳嗽痰白，面色白亮而无神，畏冷，神倦肢乏，心悸气短，声细懒言，纳少无味，大便溏，舌淡苔薄白，脉沉细。

用法用量：水煎，分 3 次服，1 日 1 剂。或共研为细末，每次服 9~15g，用温开水或大枣煎汤调下。

方六

药物组成：生地 12g，熟地 18g，麦冬 9g，贝母 6g，百合 24g，当归 5g，白芍 9g，甘草 5g，玄参 9g，桔梗 9g，三七粉 6g，侧柏叶 9g，白茅根 9g。

功能主治：具有滋阴降火，化痰止血的功能。适用于阴虚火旺引起的咳血。症见干咳少痰或痰黏难以排出，咯血鲜红，血多痰少，反复咯血不已，午后颧红，低热心烦，手足心热，咽干欲饮，盗汗乏力，或有遗精多梦，或有阴股间热，腰脊痛，舌质红，少苔或无苔，脉细数，两尺无力。

用法用量：水煎服，分 3 次服下，1 日 1 剂。或共研为细末，每次服 9~15g，用温开水或大枣煎汤调下。

单验方及食疗

1. 冬虫夏草 10g，川贝母 10g，沙参 20g，杏仁 15g，麦冬 15g。水煎，分3次服，1日1剂。用于治疗咳血。

2. 枇杷叶15g，伏龙肝15g。水煎及时服。用于治疗咳血。

3. 仙鹤草25g。水煎及时服。用于治疗咳血。

4. 鲜藕160g，鲜白茅根30g，鲜荷叶边15g，鲜薄荷9g，梨1个。水煎及时服。用于治疗咳血。

5. 鱼腥草15g，侧柏枝16g，陈棕炭20g，甜酒适量。上药与甜酒共炖，取药汁，1日分2次服。用于治疗咳血。

6. 鲜小蓟250~500g。将上药洗净，捣烂取汁，顿服。用于治疗咳血。

7. 白及60g，川贝母60g，三七15g，黄连10g，百合120g。将上药共研为细末，1次10g，1日2次，用温开水冲服。用于治疗咳血。

8. 白及、地榆各等量。将上药共研为细末，1次5g，1日2次，用温开水冲服。用于治疗咳血。

9. 花蕊石9g，白及9g。将上药共研为细末，1次9g，1日2次，用温开水冲服。用于治疗咳血。

10. 三七粉6g，蒲黄炭10g。将上药混匀，1次3g，1日2~3次，用温开水冲服。用于治疗咳血。

11. 朱砂根15g，猪肺1副。将上药加水适量，共炖熟，弃药渣，吃肺喝汤，用量酌定。用于治疗肺结核咳血。（朱砂根为紫金牛科植物朱砂根Ardisia crenata Sims的根）。

12. 紫珠叶30g，猪心1个，猪肺1副。将上药加水适量，共炖熟，弃药渣，吃心、肺喝汤，1日2次，用量酌定。用于治疗咳血，咯血，吐血。（紫珠叶为马鞭草科植物杜虹花Callicarpa formosana Rolfe的叶。）

13. 珠子参10g，鲜猪肉200g。将珠子参研粉，与猪肉共蒸熟，酌情食之。用于治疗咳血

14. 薏苡仁60g，猪肺1副。将上药加水适量，共炖熟，酌情食之。用于治疗咳血。

15. 白及30g，羊肝1副。将上药加水适量，共炖熟，吃羊肝并喝汤，用量酌定。用于治疗咳血。

16. 油松节15g，猪蹄适量。将上药共炖至猪蹄烂熟，酌加食盐或冰糖调味，吃蹄并喝汤，连服3~5剂，食量酌定。用于治疗咳血。

17. 茜草10g，丹参10g，天花粉10g，鲜白茅根30g，雄猪蹄1个。

将上药加水适量，共炖至猪蹄烂熟，吃蹄并喝汤，用量酌定。用于治疗咳血。

18. 白及 3g，鸡蛋 1 个。将鸡蛋壳打散，调入白及粉，每天早晨用开水冲服，连续服用数剂。用于治疗肺结核咳血。

19. 鲜藕适量。将鲜藕捣烂取汁服，1 次 150mL，1 日 2 次。用于治疗咳血。

20. 百草霜 15g，鲜豆腐 200g。将上药加水适量，共炖熟，吃豆腐并喝汤，1 日分 2 次吃完。用于治疗咳血。

呃逆

呃逆是胃气上冲，咽喉间频频呃呃作声，声短而频，令人不能自控的一类证候，俗称打咯忒。现代医学中的胃神经官能症，以及胃、肠、腹膜、纵隔、食道的某些疾病，若引起膈肌痉挛，均可发生呃逆。

中医古籍中记载的"哕""呕吐哕"与本证有相关之处。

呃的发生多与饮食不节，胃气失和；情志不和，气机不利；正气亏损，胃失和降，导致胃气上逆动膈而成。

呃逆一症，轻重差别较大，如为偶然发作，大多轻浅，常可自行消失，或刺鼻取嚏，或给予突然惊恐，或令其闭气，皆可取效。若持续不断，应给以适当药物治疗。

本证有虚实寒热之异，实者多气痰火郁所致，虚证有脾肾阳虚与胃阴不足之别。其大的治疗原则仍是"虚则补之，实则泻之"。具体治疗重在和胃降逆平呃。若属胃中寒冷，治宜温中祛寒；若属胃火上逆，治宜清降泻热；若为气机郁滞，治宜顺气降逆；若属脾胃阳虚，治宜温补脾胃，和中降逆；若属胃阴不足，治宜养胃生津止呃。

在中医辨证时，又有胃寒、胃火、脾肾阳虚、胃阴不足等引起呃逆的区别。

中药辨证治疗

方一

药物组成：公丁香 6g，柿蒂 6g，良姜 3g，炙甘草 3g。

功能主治：具有温中散寒的功能。适用于胃寒引起的呃逆。症见呃声沉缓有力，胃脘不舒，得热则减，得寒则甚，口中和，舌苔白润，脉迟缓。

用法用量：将上药共研细末，每次6g，用热开水调下，趁热服，不拘时。

方二

药物组成：柿蒂12g，大黄9g，竹叶15g，石膏30g，太子参12g，麦冬9g，姜半夏9g，粳米12g，甘草5g。

功能主治：具有清降泻热的功能。适用于胃火引起的呃逆。症见呃声洪亮，冲逆而出，口臭烦渴，小便短赤，大便秘结，舌苔黄，脉滑数。

用法用量：水煎，分3次服，1日1剂。

方三

药物组成：旋覆花9g，党参12g，代赭石24g，姜半夏9g，生姜12g，附片9g，白术12g，甘草5g。

功能主治：具有补益脾肾，和胃降逆的功能。适用于脾胃阳虚引起的呃逆。症见呃声不断，气不接续，手足不温，面色苍白，食少困倦，腰膝无力，小便清长，大便溏，舌质淡，苔白润，脉沉弱。

用法用量：水煎，分3次服，1日1剂。

方四

药物组成：沙参9g，麦冬15g，生地15g，玉竹5g，枇杷叶9g，石斛12g，柿蒂12g，冰糖3g。

功能主治：具有生津养胃的功能。适用于胃阴不足引起的呃逆。症见吞酸时作，兼见胸闷脘痞，不思饮食，舌苔白滑，脉弦滑。

用法用量：上药用水600mL，煮取300mL，分2次服。所余药渣，再煮取200mL服，1日1剂。

单验方及食疗

1. 柿蒂9g。水煎服。用于治疗呃逆。

2. 公丁香6g，党参9g，刀豆9g。水煎服。用于治疗呃逆。

3. 代赭石30g，姜半夏9g，公丁香9g，柿蒂15g。水煎服。用于治疗呃逆。

4. 人参3g，干姜6g，公丁香3g，柿蒂10个。水煎服。用于治疗呃逆。

5. 绿豆皮 30 ~ 50g。水煎服。用于治疗呃逆。

6. 白术 15g，枯矾 15g，干姜 12g，厚朴 6g，白糖适量。将前四味药水煎取汁，白糖为引，1 日分 2 次服。用于治疗呃逆。

7. 人参 3g，干姜 6g，公丁香 3g，柿蒂 10 个。将上药共研为细末，1 日分 2 次，用温开水送服。用于治疗久病而致呃逆。

8. 大蒜 1 头，雄黄 1.5g。共捣烂，用温开水 1 次冲服。用于治疗呃逆。

9. 冰片少许。将冰片放入香烟内，点燃，深呼后闭气。用于治疗呃逆。

10. 雄黄、白酒各适量。上药共置碗内，调匀，点燃，用口、鼻吸其蒸气。用于治疗呃逆。

11. 生姜 30g，蜂蜜 100g。将生姜捣烂，取汁，蜂蜜炼后与姜汁调匀，1 日分 3 次服用，连服 3 ~ 5 剂。用于治疗呃逆。

12. 柿蒂 12 个，竹茹 6g，木香 6g，代赭石 24g，鸡蛋 1 个，蜂蜜 15g。将前四味药共研为细末，置碗内，再加入蜂蜜、鸡蛋（去壳），用沸水冲服，每 4 小时 1 次。用于治疗呃逆。

13. 山慈姑 200g，蜂蜜 250g。将山慈姑煮烂，再加入蜂蜜熬成膏，1 次服 20g，1 日 2 次。用于治疗呃逆。

14. 面条菜 60g，鸡蛋 1 个。将面条菜水煎，取汁，再把药汁煮沸，打入鸡蛋煮熟，食蛋并喝汤。用于治疗呃逆。（面条菜为石竹科植物麦瓶草 Silene conoidea L. 的全草。）

15. 大蒜 2 瓣。发病时口嚼慢咽。用于治疗呃逆。

16. 茶叶 15g，生姜 3 片。共泡茶，频频饮之。用于治疗呃逆。

17. 刀豆 10g，白糖 20g。将刀豆炒黄，研为细末，用白糖水 1 次冲服。用于治疗呃逆。

18. 梨 1 个，公丁香 15 粒。将梨挖一小洞，放入丁香，置火旁烤熟后食之。用于治疗呃逆。

19. 陈醋 30mL，白糖 15g。将白糖放入醋中，待溶化后慢慢服下。用于治疗呃逆。

20. 陈醋 50mL。1 次服下。用于治疗呃逆。

呕吐

呕、吐、干呕均为胃气上逆所出现的症状。系因胃失和降，气逆于上所致。古代医家有物有声谓之呕，有物无声谓之吐，无物有声谓之干呕的说法。但临床上呕与吐同时发生，很难截然分开，故一般并称呕吐。欲呕而未吐出者称为恶心，常为呕吐的前驱症状，其辨证与治疗与呕吐大致相同。现代医学中的急性胃炎、肠胃炎、食道炎、肠梗阻、胆囊炎、肝炎，以及脑膜炎、脑血管意外等疾病，均可发生呕吐。

呕吐是可以出于多种病症之中的临床常见症状之一。其暴病多属实，而久病多属虚，临床所见"胃寒者十有八九，内热者十之一二"，故其治疗应以温胃止呕为常法，古称生姜是呕家圣药，多用之。此外尚有痰饮内停而致呕者，当温化寒饮，其呕自除；尚有瘀血内阻而致呕者，当以活血祛瘀为治。

在中医辨证时，又有外邪干胃、伤食、胃寒、胃热、胃阴虚、肝胃不和等引起呕吐的区别。

中药辨证治疗

方一

药物组成：①麻黄9g，桂枝6g，杏仁9g，炙甘草3g。

②大腹皮10g，白芷6g，紫苏6g，茯苓12g，半夏6g，白术10g，陈皮6g，厚朴6g，橘梗6g，藿香10g，炙甘草6g，生姜3片大枣3枚。

功能主治：具有疏散表邪，辛温解表或芳香和中化湿的功能。适用于外邪干胃引起的呕吐。症见或外感风寒，或感冒暑湿之气。外感风寒者，呕吐必兼发热、恶寒、头痛、身痛、舌苔白、脉浮紧等症状；感冒暑湿者，必见发热重，恶风或不恶风，头痛、身重，脘闷恶心，舌苔白腻或黄，脉浮而数等症状。

用法用量：水煎，分3次服，1日1剂。外感风寒选用方①；感冒暑湿选用方②。

方二

药物组成：山楂18g，神曲6g，法半夏9g，茯苓9g，陈皮3g，连翘3g，莱菔子3g。

功能主治：具有消食导滞的功能。适用于伤湿引起的呕吐。症见呕吐，脘胃胀满，嗳腐吞酸，厌闻食臭，恶食，恶心，每以吐出为快，舌脉正常。

用法用量：水煎，分3次服，1日1剂。或共研细末，水泛为丸，如绿豆大，每次6g，1日2~3次，温开水送服。

方三

药物组成：人参6g，干姜10g，白术10g，炙甘草6g

功能主治：具有温胃散寒降逆的功能。适用于胃寒引起的呕吐。症见素体中焦阳虚，则饭后不久每反胃呕吐，吐出物量不多，脘胃痞闷，每兼胃痛，嗳气，畏冷，形瘦肢困，舌淡，脉弱。若因暴食生冷，则胃脘痛甚，呕吐先出清水，后则继以所食食物，以吐出为快，舌脉往往无明显变化。

用法用量：水煎，分3次服，1日1剂。或共研细末，水泛为丸，如绿豆大，每次6g，1日2~3次，温开水送服。

方四

药物组成：姜半夏10g，陈皮10g，白茯苓6g，炙甘草3g，炒栀子6g，黄连6g，生姜7片乌梅1个。

功能主治：具有清胃散热降逆的功能。适用于胃热引起的呕吐。症见呕吐而兼吞酸、嗳腐等症状，并见口臭、脘闷、溲赤、便秘，舌苔黄或腻，脉弦或滑有力。

用法用量：水煎，分3次服，1日1剂。

方五

药物组成：陈皮12g，竹茹10g，甘草6g，生姜9g，人参3g，黄连6g，竹沥适量大枣3枚。

功能主治：具有养胃阴，降虚火的功能。适用于胃阴虚引起的呕吐。症见呕吐剧烈，先吐出食物，食物吐尽继之清水，清水吐尽继之胆汁，不能饮食，甚至水入即吐，口渴不能饮，咽干，舌红，脉细弱。

用法用量：水煎，分3次服，1日1剂。

方六

药物组成：柴胡12g，黄芩9g，人参9g，生姜9g，姜半夏9g，炙甘草6g，大枣4枚黄连6g，吴茱萸1.5g。

功能主治：具有疏肝和胃的功能。适用于肝胃不和引起的呕吐。症见常恶心噫气，胸闷脘痞，呕吐时作，但吐出物量不多，若情绪波动时，则呕吐症状加重，胸胁疼痛，口苦，舌苔黄，脉弦。

用法用量：水煎，分3次服，1日1剂。

单验方及食疗

1. 灶心土12g，代赭石9g，旋覆花9g，柿蒂9g，竹茹9g。水煎，分3次服，1日1剂。用于治疗肝胃不和所致的呕吐，反酸。

2. 姜半夏9g，生姜5片。水煎，分3次服，1日1剂。用于治疗呕吐。

3. 藿香9g，白扁豆9g，佩兰9g，生荷叶9g，山药9g，猪苓9g，姜半夏9g，香薷4g。水煎，分3次服，1日1剂。用于治疗中暑头晕，恶心呕吐。

4. 高丽参5g，生姜15g，竹茹12g，陈皮18g，大枣10枚。水煎，分3次服，1日1剂。用于治疗顽固性呕吐。

5. 公丁香6g，沉香9g，白术9g，茯苓9g，甘草3g，姜炙黄连4g。水煎，分3次服，1日1剂。用于治疗呕吐。

6. 鲜芦根90g，鲜白茅根60g。水煎，分3次服，1日1剂。用于治疗胃热呕吐。

7. 白胡椒4.5g，白豆蔻9g。共研细末，分成9包，1次1包，1日3次，用温开水送服。用于治疗胃寒呕吐。

8. 甘草5g，粳米5g，蔓荆子5g，小茴香5g，芫荽5g，木瓜5g。共研细末，1次3g，1日2次，用温开水送服。用于治疗呕吐。

9. 桂皮30g，草果6g。共研为细末，1次3g，1日3次，用温开水送服。用于治疗胃寒呕吐。

10. 生葱头1个，食盐少许。将葱头捣烂，放入食盐拌匀，蒸成饼，敷于肚脐上。用于治疗呕吐。

11. 牛至20g。水煎，代茶饮，1日2剂。用于治疗中暑而至的呕吐。（牛至为唇形科植物牛至Origanum vuigare RogeukuppeL.的全草。）

12. 伏龙肝15g，竹茹6g，生姜6g。水煎，代茶频频饮之。用于治疗呕吐。

13. 乌梅12g，冰糖15g。水煎，代茶饮。用于治疗呕吐。

14. 白萝卜500g，蜂蜜500g。将萝卜切成丁块，入水煮后捞出，晒至半干, 加入蜂蜜再煮, 待凉后装瓶中备用。1 次 10 ~ 15g, 1 日 3 次服。用于治疗呕吐, 饮食不消, 腹胀。

15. 鲜韭菜 1 把, 牛奶 1 杯, 白糖 30g。将韭菜捣烂, 取汁, 加入牛奶和白糖, 煮沸, 每日早晨空腹时一次服用, 连用 15 剂。用于治疗呕吐。

16. 鲜姜 500g, 红糖 500g。共捣烂, 置罐内, 埋在地下, 7 日后取出, 分为 8 份, 每日早晨空腹时服 1 份。用于治疗呕吐。

17. 白萝卜汁 50mL。煮沸后 1 次服下。用于治疗伤食呕吐。

18. 生姜汁 10mL, 生葱汁 10mL, 梨汁 10mL, 藕汁 10mL, 牛奶 10mL。共调匀, 炖熟后服用, 1 次 10mL, 1 日 2 次。用于治疗胃痛, 呕吐。

19. 生姜汁 20mL, 蜂蜜 40mL。共煎沸, 1 次温服。用于治疗呕吐不止。

20. 韭菜根适量。洗净, 捣烂取汁, 1 次 1 酒杯 (约 15mL), 1 日 2 次, 用温开水送服。用于治疗呕吐。

反胃

反胃又称胃反、翻胃, 是指饮食入胃, 停而不化, 朝食暮吐, 暮食朝吐, 或食入一二小时而吐, 或积至一昼夜而吐, 所吐之物皆为未消化的食物。

中医古籍中记载的呕、吐、哕、膈等病症的论述中即包括反胃一症。"饮食入而还出""食晬时乃出""盛满而上逆"等, 皆属反胃。

本病多因饮食不当, 饥饱不常, 或嗜食生冷, 损及脾阳, 或忧虑愁思, 伤及脾胃, 或痰饮内停, 脾失健运, 或虫积胃中, 脾胃失和, 以至中焦失权, 不能消化谷物, 饮食停留, 终至呕吐而出。

反胃的临床表现为: 脘腹胀满, 朝食暮吐, 暮食朝吐, 吐后即觉舒适, 神疲乏力, 面色无华等。治疗的总原则为健脾和中, 降逆止呕。此外, 还应根据不同病因病机, 辅以相应治法。

反胃与呕吐二症皆有吐出食物的症状, 应予鉴别。呕吐病在上脘, 责之胃不受纳; 反胃病在下脘, 责之脾不运化。呕吐之症, 实证居多, 病发急暴, 食入则吐。反胃之症, 虚寒为主, 病多缠绵。

在中医辨证时, 又有脾胃虚冷、命门火衰、寒的内停、痰气交阻、酒积湿热、瘀血留滞、阴虚血燥、气阴两虚、虫积等引起反胃的区别。

中药辨证治疗

方一

药物组成：黄芪15g，人参9g，茯苓12g，白术12g，甘草9g，陈皮12g，砂仁9g，半夏曲12g，生姜9g，大枣5枚。

功能主治：具有温中健脾，和胃降逆的功能。适用于脾胃虚冷引起的反胃。症见食入而反出，朝食暮吐或暮食朝吐，吐出不消化食物，脘腹胀满，食少便溏，体倦乏力，四肢欠温，少气懒言，面色白亮而无神，舌淡苔白润，脉浮涩或虚缓无力。

用法用量：水煎，分3次服，1日1剂。

方二

药物组成：人参9g，熟地15g，附片12g，甘草9g，炮姜9g。

功能主治：具有补火以生土，温阳以助运的功能。适用于命门火衰引起的反胃。症见朝食暮吐，甚则食下一日反出，完谷不化，饮食不下，泛吐清涎，澄澈清冷，形寒畏冷，腰膝冷痛，面浮足肿，腹胀飧泄，阳痿尿频，甚或二便不行，神疲欲寐，面色淡白，舌淡苔白，脉微细沉迟。

用法用量：水煎，分3次服，1日1剂。

方三

药物组成：茯苓15g，泽泻15g，附片9g，白术12g，桂枝12g，生姜9g，甘草6g。

功能主治：具有温阳化饮的功能。适用于寒饮内停引起的反胃。症见反胃吐出宿谷及清水痰涎，或泛吐涎沫，脘痞食少，心悸头眩，或喘咳气逆，舌苔白滑腻，脉弦滑。

用法用量：水煎，分3次服，1日1剂。

方四

药物组成：香附12g，砂仁9g，青皮9g，陈皮12g，槟榔12g，厚朴12g，白蔻9g，半夏曲12g，茯苓12g，白术12g，生姜9g，甘草6g。

功能主治：具有解郁化痰的功能。适用于痰气交阻引起的反胃。症见反胃吐出饮食痰涎，胸膈痞满，烦闷不舒，脘腹胀满，大便不爽，呃逆嗳气，烦躁喜怒，舌苔白腻，脉沉弦。

用法用量：水煎，分3次服，1日1剂。

方五

药物组成：葛花15g，砂仁9g，白蔻9g，木香12g，陈皮9g，青皮9g，人参6，白术12g，茯苓12g，神曲12g，干生姜6g，猪苓12g，泽泻12g。

功能主治：具有清热利湿，解酒和胃的功能。适用于酒积湿热引起的反胃。症见心中懊侬而热，愠愠欲吐，反胃吐出宿食酸臭，头重身困，胸脘痞闷，口干而渴，小便黄赤，舌苔黄厚而腻，脉滑数或濡数。

用法用量：水煎，分3次服，1日1剂。

方六

药物组成：桃仁15g，大黄12g，芒硝9g，桂枝12g，甘草9g。

功能主治：具有活血化瘀，行气降逆的功能。适用于瘀血留滞引起的反胃。症见食入格阻不化而反出，胸脘刺痛拒按，痛有定处，甚则吐血，便黑，大便结滞不爽，口燥咽干而渴，舌质紫暗或有瘀斑，脉弦涩。

用法用量：将上药共研细末，以鲜韭菜汁和之为丸，每次5~10g，1日2次服。

方七

药物组成：生地15g，熟地15g，桃仁12g，红花9g，当归12g，甘草6g，升麻9g，槟榔12g。

功能主治：具有泽枯润槁的功能。适用于阴虚血燥引起的反胃。症见食下涩滞，久而反出，口干心烦，心悸少寐，头晕目眩，腰酸耳鸣，形体羸瘦，肌肤枯燥，骨蒸盗汗，面色无华，大便燥结，舌红少苔，脉细数。

用法用量：水煎，分3次服，1日1剂。

方八

药物组成：姜半夏12g，人参6g，蜂蜜15g。

功能主治：具有益气养阴，降逆止呕的功能。适用于气阴两虚引起的反胃。症见食入反出，食欲不振，大便干结，心悸自汗，手足如灼，气短倦怠，唇干口燥，舌红无苔，或舌苔花剥，脉虚细而数。

用法用量：水煎，分3次服，1日1剂。

方九

药物组成：胡黄连12g，乌梅12g，花椒9g，黄檗9g，雷丸12g，槟榔 15g。

功能主治：具有驱虫安胃的功能。适用于虫积引起的反胃。症见反胃而心烦不宁，时作时止，食则吐蚘，甚则发生虫痛厥逆，面有虫斑，舌有大红点，脉乍大乍小。

用法用量：水煎，分 3 次服，1 日 1 剂。

单验方及食疗

1. 党参 30g，生赭石 30g，清半夏 30g，茯苓皮 30g，全瓜蒌 15g，生甘草 3g。水煎，分 3 次服，1 日 1 剂。用于治疗反胃，呃逆。

2. 旋覆花 9g，代赭石 15g，潞党参 9g，姜半夏 9g，生姜 9g，甘草 6g，大枣 4 枚。水煎，分 3 次服，1 日 1 剂。用于治疗胃食管反流病。

3. 吴茱萸 9g，人参 4.5g，附片 7.5g，生姜 15g，大枣 5 枚。水煎，分 3 次服，1 日 1 剂。用于治疗反胃。

4. 公丁香 4g，砂仁 9g，郁金 12g。水煎，分 3 次服，1 日 1 剂。用于治疗反胃。

5. 公丁香 3g，砂仁壳 12g，陈皮 12g，柿蒂 12g，生姜 9g。水煎，分 3 次服，1 日 1 剂。用于治疗反胃，呕吐。

6. 猫胎衣 1 副，小鼠未生毛者 10 只。将上药阴干，焙枯存性，研为细末，1 次 6g，1 日 2 次，白酒为引送服。用于治疗反胃。

7. 公丁香 6g，柿蒂 12g。水煎，分 3 次服，1 日 1 剂。用于治疗反胃。

8. 竹茹 12g，姜半夏 12g，灶心土 18g。水煎，分 3 次服，1 日 1 剂。用于治疗反胃。

9. 石榴皮、荜茇各适量。共研为细末，水泛为丸，如豌豆大，1 次 10~20 丸，1 日 1~2 次，用温开水送服。用于治疗反胃。

10. 黄连 3g，鹿角霜 6g，炮姜 6g，陈皮 6g，姜半夏 6g，肉桂 9g，炒谷芽 9g。共研为细末，1 次 6g，1 日 1 次，用温开水冲服。用于治疗噎膈，反胃，消化不良。

11. 鲜葛根 30g。将葛根捣烂，取汁，1 次服下。用于治疗反胃，干呕不止。

12. 威灵仙 25g，蜂蜜 50g。水煎，代茶饮，1 日 1 剂。用于治疗反胃。

13. 白胡椒 1g，绿豆 3g，木瓜 5g。水煎，代茶饮，1 日 1 剂。用于治疗反胃。

14. 鲜薤白 100g，白糖 50g。将薤白捣烂，取汁，用白糖水送服，1 日 2 次。用于治疗反胃。

15. 茯苓 125g，胡椒 3g，糯米 250g，猪肚 1 个。将前两味药共研为细末，与糯米共置于猪肚内，加水适量，炖熟后酌情服食。用于治疗噎膈，反胃。

16. 羊肝 1 副（约 500g），炒穿山甲 6g，白豆蔻 3g，肉桂 4.5g。先将羊肝切一缝，再将其余药物研成细末后装入肝内，蒸熟后分 2~4 次服食。用于治疗反胃。

17. 韭菜汁 150mL，牛奶 150mL。共调匀，煮沸，待温后分 2 次服用。用于治疗反胃。

胁痛

胁痛是以一侧或两侧胁肋疼痛为主要表现的病症，也是临床上多种疾病常见的一种自觉症状。现代医学中的病毒性肝炎、胆囊炎、胆石症、胆道蛔虫、肋间神经痛等疾病均可发生胁痛。

中医学认为，胁痛属于肝胆二经，因两胁属于足厥阴肝经足少阳胆经循行所过。胁痛一般多与肝气郁结、气滞血瘀、肝胆湿热、肝阴不足以及邪犯少阳、痰饮内停有关。

胁痛一症，因病有外感、内伤之分，证有虚实之辨、病位有气血之别。病虽在肝胆，病机主要责之气、血两端。治疗则根据"通则不痛"的理论和肝藏血主疏泄的道理，对胁痛的治疗应以通为主，以气血为主。临床上大抵胀痛多属气郁，其疼痛游走不定，治宜疏肝解郁，理气止痛；若为刺痛，且痛有定处，多属血瘀，治宜活血祛瘀，通络止痛；隐痛多属血虚，其痛绵绵，治宜养血疏肝。至于肝胆湿热、肝阴不足、邪犯少阳、痰饮内停而致胁痛，可以分别予以清热利湿、养阴柔肝、和解少阳，以及攻逐水饮等法。

在中医辨证时，又有邪犯少阳、痰饮内停、肝郁气结、瘀血阻络、肝胆湿热、肝阴不足等引起胁痛的区别。

中药辨证治疗

方一

药物组成：柴胡9g，法半夏9g，黄芩6g，党参6g，生姜9g，炙甘草3g，大枣5枚。

功能主治：具有和解少阳的功能。适用于邪犯少阳引起的胁痛。症见胁痛，往来寒热，胸胁苦闷，口苦咽干，耳聋目眩，不欲饮食，心烦喜呕，舌苔白滑，脉弦。

用法用量：水煎，分3次服，1日1剂。

方二

药物组成：葶苈子12g，大枣10枚。

功能主治：具有攻逐水饮的功能。适用于痰饮内停引起的胁痛。症见悬饮，胸胁胀痛，咳唾、转侧、呼吸时疼痛加重，气短息促，舌苔白，脉沉弦或沉滑。

用法用量：水煎服。

方三

药物组成：青皮9g，白芥子9g，郁金12g，香附12g，柴胡9g，白芍18g，枳壳9g，川芎9g，炙甘草6g。

功能主治：具有疏肝理气散结的功能。适用于肝郁气结引起的胁痛。症见胁痛以胀痛为主，痛无定处，疼痛每随情志的变化而增减，胸闷不舒，善太息，脘腹胀满，饮食减少，舌苔薄，脉弦。

用法用量：水煎，分3次服，1日1剂。

方四

药物组成：炒灵五脂6g，当归9g，川芎6g，桃仁9g，丹皮6g，赤芍9g，乌药9g，延胡索6g，甘草9g，香附9g，红花9g，枳壳6g。

功能主治：具有活血化瘀通络的功能。适用于瘀血阻络引起的胁痛。症见胁痛如刺，痛有定处，入夜尤甚，胁肋下或有积块，舌质紫暗或有瘀斑，脉涩。

用法用量：水煎，分3次服，1日1剂。

方五

药物组成：龙胆草12g，栀子9g，黄芩6g，柴胡6g，生地12g，车前子6g，泽泻12g，当归6g，木通9g，甘草3g。

功能主治：具有清热利湿的功能。适用于肝胆湿热引起的胁痛。症威胁肋胀痛，口苦心烦，胸闷纳呆，恶心呕吐，目赤或黄疸，小溲黄，舌苔黄腻，脉弦滑。

用法用量：水煎，分3次服，1日1剂。

方六

药物组成：北沙参9g，麦冬9g，当归9g，枸杞子9g，生地12g，苦楝子5g。

功能主治：具有养阴柔肝的功能。适用于肝阴不足引起的胁痛。症见胁肋隐痛，其痛悠悠不休，口干咽燥，心中烦热，头目眩晕，或两目昏花，视物不清，舌红少苔，脉弦细而数。

用法用量：水煎，分3次服，1日1剂。

单验方及食疗

1. 旋覆花30g。水煎，分3次服，1日1剂。用于治疗胁肋痛。

2. 五灵脂12g，生蒲黄12g，青皮9g。水煎，分3次服，1日1剂。用于治疗胁痛（另有右胁痛加郁金12g，左胁痛加姜黄9g）。

3. 香附9g，郁金9g，当归9g，延胡索3g。水煎，分3次服，1日1剂。用于治疗胁痛。

4. 钩藤15g。水煎取浓汁50mL，顿服。用于治疗肝气横逆，左胁疼痛。

5. 全瓜蒌30g，薤白6g。水煎，分3次服，1日1剂，连服5剂。用于治疗胁肋痛。

6. 丹参9g，柴胡9g，乌药9g。水煎，分3次服，1日1剂，连服5剂。用于治疗胁痛。

7. 木香9g，山楂9g，土鳖虫9g。共研为细末，1次9g，1日2次，用黄酒或白酒送服。用于治疗胁痛。

8. 郁金5g，木香5g。共研为细末，1日分2次，用白酒送服。用于治疗胁痛。

9. 枳壳15g，青皮15g，姜黄9g，肉桂6g，三七3g，甘草3g。共研为细末，1次6g，1日2次，用温开水送服。用于治疗胸胁痛（肋间神经痛）。

10. 韭菜100g。将韭菜连根捣烂，加醋炒热，用纱布包住，趁热敷痛处。用于治疗肝热所致的胁肋痛。

11. 鸡蛋 6 个，花椒 12g，小茴香 15g，二层锅灰 18g。将后三味药共研为细末，分成 6 包，用药末拌鸡蛋，炒后服，1 次 1 包，1 日 3 次。用于治疗两胁痛。

12. 鸡蛋 9 个，炒小茴香 30g，醋炒郁金 30g。将后二味药共研为细末，分成 9 包，取一个鸡蛋，打一个小孔，倒出蛋清，装入药末，外用蛋清和面粉将小孔封闭，置火灰中煨焦黄，食之，1 日 2~3 次。用于治疗胸胁胀痛。

13. 鸡蛋 1 个，仙鹤草 50g。将仙鹤草水煎，取汁，用其汁煮鸡蛋，食蛋并喝汤，1 日 2 次。用于治疗胁肋痛。

14. 丝瓜络 6g，柴胡 6g，白芍 6g，郁金 3g。水煎，代茶饮，1 日 1 剂。用于治疗两胁胀满疼痛。

15. 红花 3g，柴胡 6g，生山楂 6g，白芍 6g。水煎，代茶饮，1 日 1 剂。用于治疗胁痛。

16. 青皮 6g，柴胡 6g，香附 6g，郁金 3g。水煎，代茶饮，1 日 1 剂。用于治疗胸胁胀痛。

17. 刺蒺藜 6g，青皮 6g。水煎，代茶饮，1 日 1 剂。用于治疗胸胁。

18. 虎杖 6g，柴胡 6g，黄芩 3g。水煎，代茶饮，1 日 1 剂。用于治疗两胁肋疼痛。

19. 佩兰 6g，柴胡 6g，枳壳 6g，香附 6g。水煎，代茶饮，1 日 1 剂。用于治疗胸脘胁胀满疼痛。

20. 姜黄 6g，枳壳 6g，桂枝 3g，甘草 3g。水煎，代茶饮，1 日 1 剂。用于治疗胁肋疼痛，胸脘胀满。

胃痛

胃痛又称胃脘痛，系指上腹胃脘部近心窝处经常发生胀满或疼痛的病证。现代医学中的急慢性胃炎、胃及十二指肠溃疡，以及胃神经官能症多属于本病范围。

中医古籍中记载的"胃脘当心而痛""心腹痛""心胃痛"等均本病范畴。可分为虚痛、气痛、热痛、寒痛、瘀痛、食痛、虫痛等。

胃痛主要病变在胃，且与肝脾密切相关。其临床表现除上腹胃脘部胀满或疼痛外，可伴有恶心、呕吐、食欲缺乏、嘈杂，或吐酸水，大便溏薄或秘结，甚则可致呕血、便血等症。

中医具体辨证时，又有脾胃虚寒、胃阴不足、肝郁气滞、饮食积滞、肝火燔灼、瘀血留阻、寒邪犯胃等引起胃痛的区别。

胃痛是一种常见病、多发病，应认真做好防治工作。对本病除药物治疗外，平时应注意饮食方面的调理，避免受寒，不食不易消化及生冷食物等。

中药辨证治疗

方一

药物组成：白芍 21g，黄芪 15g，桂枝 15g，炙甘草 12g，饴糖 30g，大枣 4 枚生姜 5 片。

功能主治：具有温中健脾止痛的功能。适用于脾胃虚寒引起的胃痛。症见胃脘隐隐作痛，绵绵不绝，食少纳呆，泛吐清水，喜按喜暖，饥饿时痛甚，得食稍减，遇冷则剧，畏寒肢冷，大便稀溏，小便清长。其痛时轻时重，数年不愈，严重者可兼呕血或便血。偏于气虚者，可见面色不华，形体消瘦，倦怠乏力，食少纳呆，甚则兼见小腹坠胀，久泻不禁，脱肛。舌质淡嫩，边有齿痕，苔白薄而滑，脉沉迟或濡弱。

用法用量：水煎，分 3 次服，1 日 1 剂。

方二

药物组成：麦冬 15g，法半夏 12g，潞党参 12g，甘草 10g，北沙参 12g，当归 15，生地黄 15g，枸杞子 15g，川楝子 10g，粳米 15g，大枣 4 枚。

功能主治：具有养阴益胃止痛的功能。适用于胃阴不足引起的胃痛。症见胃脘隐隐灼痛，口干唇燥，嘈杂似饥，或饥而不欲食。可见干呕呃逆，甚则噎膈反胃。大便干燥。舌红少津，少苔或无苔，脉弦细或兼数。

用法用量：水煎，分 3 次服，1 日 1 剂。

方三

药物组成：柴胡 9g，白芍 15g，枳壳 12g，川芎 12g，香附 12g，炙甘草 10g。

功能主治：具有疏肝理气，和胃止痛的功能。适用于肝郁气滞引起的胃痛。症见胃脘胀满攻冲作痛，连及两胁，胸闷痞塞，喜长叹息，食少纳呆，嗳气泛酸，或见呕吐。大便不畅。舌苔薄白或薄黄，脉弦。

用法用量：水煎，分 3 次服，1 日 1 剂。或研细为末，1 日 2 ~ 3 次，每次用温开水送服 6g。

方四

药物组成：山楂 18g，神曲 9g，麦芽 24g，连翘 9g，法半夏 9g，茯苓 15g，陈皮 5g，莱菔子 9g。

功能主治：具有消食导滞止痛的功能。适用于饮食积滞引起的胃痛。症见多有暴食的病史。出现胃脘胀满，疼痛拒按，嗳腐酸臭，恶闻食气，恶心呕吐，吐后痛减，大便不爽，舌苔厚腻，脉滑。

用法用量：水煎，分 3 次服，1 日 1 剂。或共研细末，炼蜜为 9g 丸，1 日 2 ~ 3 次，每次服 1 丸。

方五

药物组成：炒栀子 15g，枳壳 12g，川芎 12g，香附 12g，黄连 12g，苍术 12g，陈皮 12g，炮姜炭 6g，甘草 10g，生姜 10g。

功能主治：具有疏肝泄热解郁，和胃止痛的功能。适用于肝火燔灼引起的胃痛。症见胃脘烧灼疼痛，痛势急迫，疼痛拒按，喜冷恶热、胃灼热泛酸，口干苦，甚则呕吐苦水，或兼见吐血、便血。烦躁易怒，便秘溲赤。舌红苔黄，脉弦数。

用法用量：水煎，分 3 次服，1 日 1 剂。病情较重时，可 1 日 2 ~ 3 剂，每次煎服 1 剂。

方六

药物组成：五灵脂 12g，当归 15g，川芎 12g，桃仁 15g，丹皮 12g，赤芍 15g，乌药 15g，延胡索 15g，甘草 10g，香附 15g，红花 15g，枳壳 12g。

功能主治：具有活血化瘀通络，理气止痛的功能。适用于瘀血留胃引起的胃痛。症见胃脘疼痛如针刺或刀割，痛有定处而拒按，可兼见吐血便黑。舌质暗紫或有瘀斑，脉涩。

用法用量：水煎，分 3 次服，1 日 1 剂。病情较重时，可 1 日 2 ~ 3 剂，每次煎服 1 剂；必要时加服失笑散 5g 冲药汁服。

方七

药物组成：高良姜 9g，香附 9g。

功能主治：具有温胃散寒止痛的功能。适用于寒邪犯胃引起的胃痛。

症见感受寒冷或恣食生冷之后，出现胃脘疼痛较甚，得温痛减，痛时常兼恶寒，或呕吐白沫，口不渴或喜热饮。舌苔白，脉紧。

用法用量：水煎，分3次服，1日1剂。或按照此用量比例，增加药量，研细为末，1日2～3次，每次用温开水送服6g。

单验方及食疗

1. 百合30g，乌药9g，延胡索9g。水煎，分3次服，1日剂。用于治疗虚热胃痛。

2. 百合30g，乌药9g。水煎，分3次服，用于治疗胃脘痛。

3. 桃仁15g，五灵脂15g。微炒后研为细末，加米醋制成丸如小豆粒大，每次用温开水送服15～20粒，用于治疗慢性胃炎之血瘀胃痛。

4. 云南白药1瓶，红枣、饴糖各500g。每次用红枣10枚、饴糖60g蒸熟，再倒入云南白药1/8于碗内，与饴糖搅匀趁热空腹饮服，每日2次，连服2～3个月。可化瘀，理气，止痛。用于治疗消化性溃疡引起的胃痛。

5. 鸡蛋壳适量。洗净内膜，在锅里干炒至发黄后，研为细粉装入瓶中。三餐前各吃一小勺（约5g），用温开水送服。起初的1个月，其他消炎药照样吃，第二个月以后逐渐减量，到第三个月基本可以停药，只吃鸡蛋壳粉末，6个月后可痊愈。用于治疗十二指肠球部溃疡引起的胃痛。

6. 薏苡仁30g，黄附片15g。共研为细末贮存，每次1.5g，用温开水送服。用于治疗胃寒痛。

7. 荔枝核120g，木香20g。荔枝核烧焦与木香共研为细末，每次5g，用温开水调服。用于治疗胃寒气滞疼痛。

8. 诃子6g，藿香6g，白豆蔻6g。共研为细末。每次3g，用姜汤服。用于治疗慢性胃炎之恶心吐酸，胃痛。

9. 海螵蛸9g，木贼草18g，大黄9g。共研为细末，每次6g，1日2次，用温开水送服。用于治疗胃病吐酸水，疼痛。

10. 延胡索12g，五灵脂12g，金铃子12g，没药12g。共研为细末，每次5g，每日晨用淡盐开水冲服。用于治疗胃痛。

11. 猪肚1个，胡椒粉10g，花椒粉5g。食盐少许。将猪肚子洗净，装入胡椒粉、花椒粉及适量食盐，加水适量，炖熟，于2～3日内服完。用于治疗胃寒痛。

12. 干姜 10g，大枣 30g，桂圆 30g，红糖 20g。先将以上各药淘洗干净，加水 500mL 煎煮 15 分钟。每日 1 剂，分早、晚服用。用于治疗慢性胃炎，胃神经官能症引起的胃痛。

13. 橘皮 20g，粳米 50g。先将橘皮煎煮水，去渣取汁，再将粳米煮成粥，待粥将成时，加入橘汁，同煮为稀粥，每日 1 剂，分早、晚服食。用于治疗脘腹胀满、嗳气、食欲不振等引起的气滞症胃痛。

14. 核桃仁 45g，炒芝麻 45g，白胡椒（每岁 1 粒），黑豆（微炒）60g，大枣（去核）100g，生姜 70g。将上药共捣如泥，每次 20g，1 日 2 次，用温开水冲服。用于治疗胃寒痛。

15. 新鲜香菜 50 ~ 100g，白萝卜汁适量。将香菜洗净捣烂榨汁，或再加白萝卜汁 1 匙共饮。对于老年人胃痛伴有喜暖者效果尤佳。适用于对因油腻食物积滞引起的胃病疼痛。

16. 白果仁 10 枚，生姜 3 片，鲜藕节 250g，梨 1 个，甘蔗汁 50mL，竹沥 10g，白萝卜 1 个，蜂蜜 250g。将上药共捣烂，绞取汁，1 日分 2 次服。用于治疗胃痛。

17. 海带 250g，白酒 500mL。将海带切碎后浸泡于白酒中，待泡成糊状后服药酒，每次 10 ~ 25mL，1 日 3 次服。用于治疗胃痛。

18. 鲜核桃仁 300g，白酒 500mL。将核桃仁捣烂，置白酒中浸泡 20 天后服药酒，一次 10 ~ 15mL，1 日 3 次服。用于治疗胃痛。

19. 芝麻、蜂蜜各适量。芝麻炒熟。食用时，取芝麻两匙，蜂蜜一汤匙，拌匀后细嚼慢咽，一日数次。用于治疗慢性胃炎引起的腹胀、厌食疼痛。

20. 生姜 9g，茶叶 6g。水煎，代茶饮。用于治疗胃痛。

吐酸

吐酸俗称泛酸，又称噫酸，是指酸水由胃中上泛，经口吐出者；若酸水上泛，随即咽下者，称为吞酸。

中医古籍中记载的"吞酸""噫酸""咽酸"等与本证均有密切联系。

泛吐酸水，有寒热之分。高鼓峰《医家心法·吞酸》说："凡是吞酸，尽属肝木曲直作酸也。刘河间主热，李东垣主寒。毕竟东垣言其因，河间言其化也。盖寒则阳气不舒，气不舒则郁而为热，热则酸矣；然亦有不因寒而吐酸者，尽是水气郁甚，熏蒸湿土而成也，或吞酸或吐酸也。又有饮食太过，胃脘填塞，脾气不运而酸者，是佛郁之极，湿热的变，如酒缸太热则酸也。然总是木气所致。"以上说明，吐酸一证，虽分寒热，总以治肝为根本。热证吐酸往往是吐酸而兼见心烦、口干、口苦或口渴，治宜清肝泻火；寒证吐酸往往是吐酸而兼见脘胀不适，喜温喜按，嗳气臭腐，治宜温养脾胃。

中医具体辨证时，又将吐酸分为以下三种情况：

一是肝气犯胃吐酸，症见吐酸时作，胃中有烧灼感，反复发作，兼见胸胁不舒，口苦咽干，心烦易怒等。治宜清肝理气，和胃降逆。

二是饮食积滞吐酸，症见吐酸时作，并有嗳腐食臭，脘痞厌食等症。治宜消食导滞，理气和胃。

三是寒湿内阻吐酸，症见吐酸时作，并有脘腹痞闷，不思饮食等症。治宜温养脾胃，理气和中。

吐酸患者除药物治疗外，应注意饮食调理，不宜吃生冷和不易消化的食物，饮食应有节制，不可饥饱无常。

中药辨证治疗

方一

药物组成：黄连12g，吴茱萸3g，柴胡9g，栀子9g，瓦楞子15g，青皮9g，郁金12g。

功能主治：具有清肝理气，和胃降逆的功能。适用于肝气犯胃引起的吐酸。症见吐酸时作，胃中有烧灼感，反复发作，兼见胸胁不舒，口苦咽干，心烦易怒。舌苔薄，脉弦数。

用法用量：水煎，分3次服，1日1剂。

方二

药物组成：山楂18g，神曲9g，莱菔子9g，法半夏9g，陈皮5g，麦芽24g，连翘9g，茯苓15g。

功能主治：具有消食导滞，理气和中的功能。适用于饮食积滞引起的吐酸。症见吐酸时作，胃中有烧灼感，嗳腐食臭，脘痞厌食，舌苔黄厚而腻，脉滑。

用法用量：水煎，分3次服，1日1剂。或共研细末，水泛为丸，每次5g，1日3次，用温开水送服。

方三

药物组成：党参15g，茯苓15g，白术15g，炙甘草9g，陈皮12g，法半夏12g，木香9g，砂仁9g。

功能主治：具有养肝健胃，理气和中的功能。适用于寒湿内阻引起的吐酸。症见吐酸时作，兼见胸闷脘痞，不思饮食，舌苔白滑，脉弦滑。

用法用量：水煎，分3次服，1日1剂。或共研细末，水泛为丸，每次5g，1日3次，用温开水送服。

单验方及食疗

1. 白及5g，海螵蛸10g。水煎，分3次服，1日1剂。用于治疗吐酸。

2. 甘草15g，煨姜5g。水煎，分3次服，1日1剂。用于治疗胃痛，吐酸。

3. 钟乳石适量。研为细末，1次3g，1日3次，用温开水冲服。用于治疗吐酸。

4. 牡蛎60g，黄连60g，丁香6g。研为细末，1次3g，1日2次，用温开水冲服。用于治疗胃痛，吐酸。

5. 生胡椒10粒，杏仁5个，大枣3枚（去核）。共研为细末，用温开水1次冲服。用于治疗吐酸。

6. 香附30g，高良姜9g，延胡索10g。研为细末，1次6g，1日2~3次，用温开水冲服。用于治疗吐酸。

7. 海螵蛸60g。研为细末，1次3g，1日3次，饭前用温开水冲服。用于治疗吐酸。

8. 明矾60g，枯矾60g。共研为细末，1次4g，1日1次，用温开水冲服。用于治疗吐酸。

9. 鸡蛋壳适量。将鸡蛋壳焙干，研为细末，1次3g，1日2~3次，用温开水冲服。用于治疗吐酸。

10. 延胡索18g，枯矾60g，海螵蛸45g，甘草45g。将上药共研为细末，炼蜜为9g丸，每次1丸，1日3次，用温开水送服。用于治疗吐酸。

11. 枸橘4个，瘦猪肉60g。加水适量，共炖熟，弃药渣，食肉喝汤。用于治疗吐酸。

12. 鲜韭菜叶60g。将韭菜叶捣烂，加半碗凉开水，调匀，1日分2

次服用。用于治疗吐酸。

13. 鸡蛋壳 20 个，白糖 100g。鸡蛋壳焙干，研为细末，加白糖调匀，1 次 5g，1 日 3 次，饭前用温开水冲服。用于治疗吐酸。

14. 生花生米适量。嚼服，1 次 30 ~ 50g，1 日 3 次。用于治疗吐酸。

15. 生大豆适量。嚼服，用量酌定。用于治疗吐酸。

便秘

便秘是指粪便在肠道内停留过久，干燥坚硬，而致大便秘结不通，排便时间延长，通常在 4 ~ 7 天以上排便一次，或欲大便而排出艰难的一种症状。本证可见于现代医学的多种急、慢性疾病中，如肠梗阻、肠粘连、溃疡病、肛裂、痔疮等。

中医古籍中记载的"大便难""脾约""不大便""不更衣""阳结""阴结""大便秘""秘密""风秘""气秘""热秘""寒秘""湿秘""热燥""风燥"等即属本病范畴。

中医认为，便秘可由多种原因所致，如肠胃燥热、津液耗损，情志失和、气机郁滞，年老体弱、气血不足等，致使大肠传导功能失常，粪便在肠内停留时间过久，水分被吸收，而粪便干燥，燥结不通。

由于便秘的病因病机不同，临床表现各有差异，故辨证施治亦不相同。由于阳明腑实，燥屎内结引起的"热秘"，治宜清热润肠攻下；由于肝脾气滞，腑气不通引起的"气秘"，治宜顺气行滞，降气通秘；由于脾肾阳衰，传送无力引起的"冷秘"，治宜温补脾肾为主，辅以通润之品。若为气血不足而致便秘时，可根据气血亏损的不同程度，或益气润肠，或养血润燥。

治疗便秘还需注意，凡年老、体弱之人，幼儿、孕妇患有便秘，一般不宜使用峻下通便药，以较为平和的泻下药为好，以免产生不良后果。此外，对于习惯性便秘患者，除必要的药物治疗外，还应加强体育锻炼，注意饮食调理，养成定时上厕所的习惯，不可单独依赖药物治疗。

在中医辨证时，又有胃肠实热、肝脾气滞、脾肺气虚、脾肾阳虚、血虚阴亏等引起便秘的区别。

中药辨证治疗

方一

药物组成：①大黄12g，芒硝15g，炙甘草6g。

②大黄12g，厚朴6g，枳实9g。

③麻子仁250g，白芍125g，枳实125g，大黄250g，厚朴125g，杏仁125g。

④玄参30g，麦冬24g，生地24g，大黄9g，芒硝4.5g。功能主治：具有开塞通闭，攻坚地实的功能。用于治疗胃肠实热引起的便秘。症见大便干结，数日不通，腹中胀满，疼痛拒按，面赤身热，日晡热甚，多汗，尿赤，时欲饮冷，口舌生疮，口臭，语声重浊，呼吸气粗，舌干，苔黄厚腻，或焦黄起芒刺，脉沉实或滑实。

用法用量：方①以水600mL，先煮大黄、甘草，取药汁200mL，去渣，纳芒硝，加热溶化，少少温服之。本方具有润燥软坚，和胃荡实的功能，适用于燥实内阻而痞满较轻、燥屎内结而未甚者。

方②以水800mL，煮取药汁400mL，去渣，分2次温服之。本方具有轻下热结，除满消痞的功能，适用于便秘燥屎将结之际，结而未坚。

方③共研为细末，蜜和为丸，如梧桐子大，每次10丸，1日3次，用温开水送服，服用量可逐渐加大，直至便解顺利为止。

方④以水1600mL，煮取药汁600mL，先服200mL，不泻再加服。本方具有滋阴增液，泄热通便的功能，适用于气分温病，热实津枯。

方二

药物组成：槟榔6g，沉香6g，木香6g，乌药6g，大黄6g，枳壳6g。

功能主治：具有顺气通滞，降气通便的功能。用于治疗肝脾气滞引起的便秘。症见大便多日不通，后重窘迫，欲便不得，精神抑郁，噫气频作，胸脘痞闷，胁肋胀满，妇女或见经期乳胀，或呕吐上逆，咳嗽气喘，舌苔白腻，脉沉或弦。

用法用量：上药各用水磨取药汁75mL，和匀，温服。

方三

药物组成：黄芪15g，党参12g，白术12g，炙甘草5g，当归9g，陈皮3g，升麻3g，柴胡3g，枳壳9g，蜂蜜12g。

功能主治：具有补益脾肺，润肠的功能。用于治疗脾肺气虚引起的便秘。症见大便燥结或软，但数日不通，有时虽有便意，但解下困难，努挣不出，努则汗出气短，甚则喘促，便后虚疲至极，倦怠懒言，语声低怯，腹不胀痛，或有肛门脱垂，形寒面白，唇甲少华，舌淡嫩，苔薄白，脉虚弱。

用法用量：水煎，分3次服，1日1剂。或共研为细末，炼蜜为9g丸，每次1丸，1日2~3次，温开水送服。

方四

药物组成：肉苁蓉150g，沉香50g。

功能主治：具有补益脾肾，温通信凝的功能。用于治疗脾肾阳虚引起的便秘。症见大便秘结，兼见面色青白，肢冷身凉，喜热畏寒，口中和，小便清长，夜间多尿，尿后余沥不尽，舌质淡，苔白润，六脉沉迟，或反微涩。

用法用量：或共研为细末，炼蜜为9g丸，每次1丸，1日2~3次，温开水送服。

方五

药物组成：何首乌15g，火麻仁15g，生地24g，山药12g，枸杞子12g，山茱萸12g，怀牛膝9g，菟丝子12g，鹿角胶12g，龟板胶12g。

功能主治：具有养阴生津，润肠通便的功能。用于治疗血虚阴亏引起的便秘。症见于热病恢复期，纳少大便秘结难下，或产后，或患痈疽之后，或高年血虚之人，或胃中素多温热之人，大便长期干燥秘结，排便非常困难，往往数周一次，形体消瘦，咽干少津，面色不泽，心慌头晕，唇甲淡白，舌质淡或舌红少津，脉细或细数无力。

用法用量：水煎，分3次服，1日1剂。或共研为细末，炼蜜为9g丸，每次1丸，1日2~3次，温开水送服。

单验方及食疗

1. 火麻仁5g，郁李仁6g，生地12g。水煎，分3次服，1日1剂。用于治疗便秘。

2. 朴硝9g，栀子9g。水煎，分3次服，1日1剂。用于治疗便秘。

3. 大黄5g，槟榔3g，二丑6g。水煎服，使用次数酌定。用于治疗便秘。

4. 火麻仁20g，郁李仁20g，柏子仁20g，桃仁15g。水煎，分3次服，1日1剂。用于治疗津枯便秘。

5. 食盐3g，凉开水300mL。将食盐放入开水中溶化后，每天早晨喝150mL。用于治疗习惯性便秘。

6. 吴茱萸5g，枳壳5g，当归12g。水煎，分3次服，1日1剂。用于治疗冷秘。

7. 黑芝麻60g，大黄60g，茶叶15g。共研为细末，1次10g，1日1~2次，用温开水冲服。用于治疗便秘。

8. 朴硝9g。研为细末，1次3g，1日1~3次，用温开水冲服。用于治疗便秘。

9. 炒莱菔子90g。研为细末，1次10g，1日3次，用温开水冲服。用于治疗便秘。

10. 蜂蜜90g，皂角粉适量。将蜂蜜炼成老蜜后加入皂角粉搅匀，趁热做成肛门栓剂，用时取1枚塞入肛门。用于治疗便秘。

11. 生荸荠250g。削去外皮，1次吃完，1日1次。用于治疗便秘。

12. 红薯叶100g。将红薯叶洗净，炒熟后当菜食用。用于治疗便秘。

13. 菠菜适量。将菠菜用沸水烫后，凉拌食之。用于治疗便秘。

14. 马齿苋适量。将马齿苋煮熟后当菜食用。用于治疗便秘。

15. 蜂蜜100g，黑芝麻50g，猪油50g。将上药共煎熬成膏，1日分2次服。用于治疗津枯便秘。

16. 绿豆或小豆50g。将其煮成稀粥，经常食用。用于治疗便秘。

17. 生蜂蜜20g。加入适量开水调服，1日1~2次。用于治疗便秘。

18. 番泻叶5g。用沸水浸泡后，代茶饮。用于治疗便秘。

19. 桃仁10g，松子仁10g，郁李仁10g，粳米适量。加水适量，共煮成粥，食之。用于治疗便秘。

20. 苏子30g，火麻仁15g，粳米适量。将前二味药用水浸泡后捣烂，加入粳米，共煮成粥，食之。用于治疗便秘。

五更泻

五更泻又叫晨泻、鸡鸣泻，是老年人的一种常见病，症状是每到黎明，肚脐周围就会发生疼痛，肠鸣即泻，泻后即安，常给患者带来很大烦恼。

中医认为"五更泻"主要是由肾虚引起，故一般认为五更泄即是肾泻。五更泻也有因食积、酒积、肝火、脾肾阳虚等因所致者。食积五更泄泻，症见黎明前腹中攻痛欲泻，泻后疼痛稍减，脉沉滑，应以消积导滞、和胃止泻为治；酒积五更泄泻，症见黎明前腹痛欲泻，泻下沫，小便赤色，或如米泔，脉洪数或弦数，应以清热止泻，消胀止痛为治；肝火五更泄泻，症见胸胁常痛，痛连少腹，少寐，每至黎明前则左下腹痛欲登厕，一泻即止，脉多弦数，应以清肝胆湿热，止泻为治；脾肾阳虚五更泻，症见食欲减退，形体羸瘦，大便溏泻，每日三五次，或天明泄泻，腹鸣作胀，右下腹痛，尺脉虚弱，应以补肾健脾为治。

中药辨证治疗

方一

药物组成：山楂18g，神曲15g，莱菔子15g，法半夏12g，陈皮12g，麦芽18g，连翘12g，茯苓15g，木香12g，补骨脂15g，白芍12g，甘草10g。

功能主治：具有消积导滞，和胃止泻的功能。用于治疗因食积引起的五更泻。症见黎明前腹中攻痛欲泻，泻后疼痛稍减，脉沉滑。

用法用量：1日1剂，水煎，分3次服。亦可制成水泛丸，1日3次，每次5～10g，饭后服。

方二

药物组成：黄连15g，枳壳15g，木通12g，大腹皮12g，地骨皮12g，甘草10g。

功能主治：具有清热止泻，消胀止痛的功能。用于治疗因酒积引起的五更泻。症见黎明前腹痛欲泻，泻下沫，小便赤色，或如米泔，脉洪数或弦数。

用法用量：1日1剂，水煎，分3次服。

方三

药物组成：龙胆草15g，栀子12g，黄芩12g，柴胡9g，生地18g，车前子12g，泽泻15g，当归9g，木通12g，甘草6g。

功能主治：具有清肝胆湿热，止泻的功能。用于治疗因肝火引起的五更泻。症见胸胁常痛，痛连少腹，少寐，每至黎明前则左下腹痛欲登厕，一泻即止，脉多弦数。

用法用量：1 日 1 剂，水煎，分 3 次服。

方四

药物组成：肉豆蔻（生用）60g，补骨脂（炒）120g，五味子 60g 吴茱萸 120g，大枣 50 枚，生姜 120g。

功能主治：具有补肾健脾的功能。用于治疗脾肾阳虚引起的五更泻。症见食欲减退，形体羸瘦，大便溏泻，每日三五次，或天明泄泻，腹鸣作胀，右下腹痛，尺脉虚弱等症。

用法用量：先将肉豆蔻、补骨脂、五味子、吴茱萸四味药共研为细粉，加大枣、生姜切碎，用水煮至枣熟，去姜，取枣肉和药粉为丸，如梧桐子大。1 次 50～70 丸，空腹时用温开水送服。

单验方及食疗

1. 补骨脂 60g，白酒 500mL。将补骨脂浸泡在白酒中，约一周后每晚饮用一小盅。连用数次。具有温肾助阳，止泻的功能。用于治疗五更泻。

2. 荔枝干 10～15 枚（去壳除核），干莲子 10 粒，粳米 100g。将上药加水适量共煮成粥，每日晚餐时 1 次服食，连食半月，见效后再服数日，以巩固疗效。用于治疗五更泻。

3. 补骨脂 10g，猪腰子 1 对。将补骨脂淘洗干净，猪腰子洗净切成小块，加水适量，共煎煮 1 小时，调味后分 2～3 次食用，连用数次。用于治疗五更泻。

4. 苡仁 60g，米饭锅巴（焦黄色为佳）60g。将上药加清水适量，入锅内同煮，待薏苡仁煮烂即可食用。用于治疗五更泻。

5. 芡实、百合、粳米各 50g。将上药加水适量煮粥。食用时加少许食盐调味，经常于每晚配餐时食用。适用于治疗五更泻。

6. 生姜、红糖、米醋各适量。生姜洗净切成薄片，用米醋浸腌 24 小时。每次用 3 片生姜加适量红糖，以沸水冲泡代茶饮，常饮有效。适用于五更泻。

7. 核桃仁 3～5 枚。生食或炒食，1 日 2～3 次，连服 20 日左右大多能痊愈。此法尤适用于体质虚弱、营养不良的老年人。适用于治疗五更泻，症见晨间腹鸣、腹痛及泄泻。

黄疸

黄疸是以目黄、身黄、小便黄为主要症状的一类病症，其中尤以眼睛黄染、小便黄为本病的特征。本证可见于现代医学中黄疸的疾病以病毒性肝炎为多，其他有急性胆囊炎、胆石症、胆汁瘀积性肝硬化、肝癌、钩端螺旋体病，以及溶血性黄疸等。

中医古籍中记载的"黄瘅""谷疸""酒疸""女劳疸""黑疸""阳黄""阴黄""急黄""瘟黄"等即属本病范畴。

中医认为引起黄疸的病因有内、外两方面。外因多由感染外邪，饮食不节所致；内因多与脾胃虚寒，中气不足，脾失健运有关。

本病可分为阳黄、阴黄、急黄三大类型。一般地说，阳黄多因湿热蕴蒸，胆汁外溢肌肤所致，可表现为身目俱黄，黄色鲜明，并伴有腹部胀满，食欲减退，苔黄而腻等症，治宜清热利湿为主；阴黄多因寒湿阻滞脾胃，阳气不宣，胆汁外泄，或因阳黄失治，以致脾胃受损，转为阴黄，故身目虽黄，但黄色晦暗，或如烟熏，或伴有腹胀，大便不实，神疲畏寒，舌质淡而苔腻等症，治宜健脾和胃，温化寒湿；急黄多因湿热毒盛，内陷心包，故发病急剧，黄疸迅速加深，其色如金，并伴有高热烦渴，胁痛腹满，神昏谵语，苔黄而燥等症，治宜清热解毒，凉营开窍。

黄疸除药物治疗外，还应注意饮食起居的调节，如宜新鲜清淡饮食，不可过食肥甘厚味，忌烟酒及辛辣食物，注意休息和情志上的调节，以利于疾病的治疗。

在中医辨证时，又有湿热、寒湿、瘟毒、瘀血、脾虚血亏等引起黄疸的区别。

中药辨证治疗

方一

药物组成：①栀子12g，大黄9g，枳实12g，淡豆豉10g。

②茵陈蒿15g，白术12g，猪苓12g，茯苓12g，泽泻12g，桂枝9g。

③茵陈蒿18g，栀子9g，大黄9g。

功能主治：具有清利湿热的功能。用于治疗湿热引起的黄疸。症见目黄身热，黄色鲜明，或见发热，口渴，心中懊恼，身倦无力，脘腹胀满，食少纳呆，厌恶油腻，恶心呕吐，小便深黄或短赤，大便干结，舌苔黄腻，脉滑数。

用法用量：水煎，分 3 次服，1 日 1 剂。热重于湿者选用方①，湿重于热者选用方②，湿热并重者选用方③。

方二

药物组成：茵陈蒿 15g，白术 12g，附片 12g，干姜 6g，甘草 9g。

功能主治：具有温化寒湿，健脾和胃的功能。用于治疗寒湿引起的黄疸。症见目黄身热，黄色晦暗，食少纳呆，脘闷腹胀，四肢困重，形寒肢冷，小便不利，大便溏薄，舌苔白腻，脉濡缓或沉迟。

用法用量：水煎，分 3 次服，1 日 1 剂。

方三

药物组成：茵陈蒿、黄连、大黄、赤芍、犀角、甘草各等份。

功能主治：具有清热解毒，凉血开窍的功能。用于治疗瘟毒引起的黄疸。症见起病急骤，黄疸迅速加深，身目均呈深黄色，其色如金，高热口渴，烦躁不安，或神昏谵语，或鼻衄、齿衄、呕血、便血，肌肤出现瘀斑，舌质红绛，苔黄腻干燥少津，脉数。

用法用量：共研为粗末，每次 15g，以水 300mL，煎至 200mL，去渣，不拘时温服。

方四

药物组成：制大黄 75g，黄芩 60g，桃仁 200g，杏仁 200g，甘草 90g，赤芍 120g，生地 300g，干漆 30g，虻虫 200g，水蛭 100 条，土鳖虫 100g，蛴螬 200g。

功能主治：具有活血行瘀，软坚散结的功能。用于治疗瘀血引起的黄疸。症见身黄，其色晦暗，面色青紫或黧黑，或胁下有症块，疼痛不舒，或小腹胀痛而小便不利，皮肤可见蛛纹丝缕，或有低热，或大便漆黑，舌质紫暗或有瘀斑，脉弦涩或细涩。

用法用量：共研细末，炼蜜为丸，如小豆大，每次 5 丸，1 日 3 次，用酒送服。

方五

药物组成：白芍 18g，桂枝 9g，炙甘草 6g，生姜 9g，大枣 5 枚，饴糖 30g。

功能主治：具有健脾补气养血的功能。用于治疗脾虚血亏引起的黄疸。症见肌肤发黄无光泽，神疲乏力，心悸失眠，头晕，爪甲不荣，舌质淡，脉濡细。

用法用量：水煎，分 3 次服，1 日 1 剂。

单验方及食疗

1. 茵陈 50g，白茅根 50g，甘草 15g，大枣 10 枚。水煎，分 3 次服，1 日 1 剂。用于治疗黄疸。

2. 龙胆草 15g，栀子 9g。水煎，分 3 次服，1 日 1 剂。用于治疗黄疸。

3. 茵陈 15g，干姜 6g，附片 5g，甘草 3g，生姜 3g。水煎，分 3 次服，1 日 1 剂。用于治疗阴黄。

4. 田基黄 20g，虎杖 15g，美从蕉 10g，车前子 10g。水煎，分 3 次服，1 日 1 剂。用于治疗黄疸。

5. 板蓝根 12g，茯苓 12g，水灵芝 12g，鱼鳅串 12g，白糖 15g。水煎，分 3 次服，1 日 1 剂。用于治疗黄疸。

6. 水灵芝 30g。水煎，分 3 次服，1 日 1 剂。用于治疗黄疸。

7. 鲜丝瓜根 30g，黄酒适量。水煎，取汁，加入黄酒，1 次 20~30mL，1 日服 2~3 次。用于治疗黄疸。

8. 地骨皮 9g，茯苓皮 10g，生姜 9g，米酒适量。水煎，取汁，加入米酒，一次 20mL，1 日 2~3 次。用于治疗黄疸。

9. 熊胆适量。1 次 0.5~1g，1 日 1~2 次，用温开水冲服。用于治疗黄疸。

10. 炒瓜蒂 60g。共为细末，1 次 5g，1 日 1~2 次，用温开水冲服。用于治疗黄疸。

11. 猪胆汁少许，鸡蛋 1 个。将鸡蛋小头开一小孔，放入猪胆汁后封严，煮熟后食之，1 日 1 剂，连服数剂。用于治疗黄疸。

12. 猪胆汁 1000mL，炼蜜 750mL，炒熟的面粉适量。将猪胆汁与炼蜜混合，加入面粉制成 9 丸，1 次 1 丸，1 日 2~3 次，用温开水送服。用于治疗黄疸。

13. 茵陈 60g，蜂蜜 500g。将茵陈水煎，取汁，兑入蜂蜜，再煮沸，过滤取汁，当茶饮。用于治疗黄疸。

14. 无花果叶 9g。水煎，取汁，代茶饮。用于治疗黄疸。

15. 茵陈 50g，田基黄 15g，甘草 6g，黄豆 100g。水煎，去药渣，取黄豆和药汁，1 日分 2 次服，连服 10 ~ 15 剂。用于治疗黄疸。

吐血

吐血是指血从胃、食道而来，经口吐出，血色红或紫黯，常夹有食物残渣。现代医学中的胃与十二指肠溃疡、慢性胃炎、食道癌、胃癌等疾病，当发展到一定程度时可发生吐血。

吐血的病因病机比较复杂，一般认为多因胃热炽盛、肝火犯胃、胃脘瘀血、阴虚火旺、脾不统血，以及脾肾阳虚等有关。治疗时可根据以上不同情况分别予以清泻胃热，凉血止血；清肝和胃，降逆止血；活血化瘀，止血降逆；滋阴降火，凉血止血；健脾益气，统纳摄血；温补脾肾，固阳摄血等。

从症状上来区分：胃热炽盛吐血与肝火犯胃吐血，血色鲜红或紫红，与阴虚火旺吐血之血色无大区别，所区别处，前者病程短，多突发暴作，而后者病程长，反复发作不已，结合临床其他兼证表现，足资鉴别。脾虚吐血与阳虚吐血，血色淡而不鲜，临床表现又与实热证迥然不同，不难鉴别。脾虚吐血，血色淡；阳虚吐血，血色黯淡，亦可区分。血瘀吐血，血色紫黑有瘀块，不同于各种吐血。

吐血一症，证急势重，如大量吐血，血出如涌，不能自止者，病情多较严重，必须采用相应的急救措施，以免发生危险。

本病除药物治疗外，平素还应注意饮食调理，防止暴饮暴食，忌辛辣刺激性和不易消化的食物。此外，还应注意情志因素，不要受刺激，以防肝火过旺而致吐血。

在中医辨证时，又有胃热炽盛、肝火犯胃、胃脘血瘀、阴虚火旺、心脾不足、脾肾阳虚等引起吐血的区别。

中药辨证治疗

方一

药物组成：黄连 9g，黄芩 9g，大黄 9g，生荷叶 9g，生艾叶 9g，生侧柏叶 9g，生地 15g。

功能主治：具有清泻胃热，凉血止血的功能。用于治疗胃热炽盛引起的吐血。症见突然吐血，量多色鲜红或紫红，夹有食物残渣，吐前多伴有烦热口渴，自觉胃脘有热上冲，或胃脘疼痛，或胸脘痞闷，胃中嘈杂吞酸，或于酒食后诱发，大便秘结或解而不畅，色黑如漆，小便色赤，唇红口臭，舌质红，苔黄厚，脉滑数。

用法用量：水煎，分3次服，1日1剂。

方二

药物组成：代赭石15g，白芍12g，石决明15g，瓜蒌仁12g，龙胆草9g，青黛6，甘草6g。

功能主治：具有清肝凉血，镇肝降逆的功能。用于治疗肝火犯胃引起的吐血。症见吐血兼见心烦胸闷，善怒胁痛，口苦或口酸，多噩梦，或见唇青，或频作呃逆，舌质红，苔黄，脉弦数。

用法用量：水煎，分3次服，1日1剂。

方三

药物组成：生地24g，山茱萸12g，山药12g，茯苓12g，泽泻12g，丹皮9g，阿胶12g，藕汁12g，白茅根12g，羚羊角3g。

功能主治：具有滋阴降火的功能。用于阴虚火旺引起的吐血。症见吐血反复不已，色红量多，多伴有五心烦热，口干欲饮，乏力消瘦，面赤心烦，失眠多梦，舌质红苔少，脉细数。

用法用量：水煎，分3次服，1日1剂。

方四

药物组成：丹参12g，三七6g，当归12g，川芎9g，香附12g，党参12g，益母草12g。

功能主治：具有活血化瘀，止血降逆的功能。用于胃脘血瘀引起的吐血。症见吐血其色紫黑有瘀块，伴胃脘刺痛，痛处固定，拒按，面色黯黑，口渴但欲漱不欲咽，舌有紫斑，脉弦涩。

用法用量：水煎，分3次服，1日1剂。

方五

药物组成：白术12g，当归12g，党参12g，黄芪12g，酸枣仁12g，木香6g，远志9g，炙甘草9g，龙眼肉12g，茯苓15g，生姜2片，大枣3枚。

功能主治：具有归脾统血，益脾气的功能。用于心脾不足引起的吐血。症见吐血缠绵不已，血色淡而不鲜，胃脘隐痛喜按，面色白亮而无神，气短神怯，四肢无力，惊悸少寐，饮食无味，时有大便色黑，或腹痛便溏，唇淡，舌质淡少苔，脉沉细或细涩。

用法用量：水煎，分3次服，1日1剂。或共研为细粉，炼蜜为10g丸，每日2次，每次1丸，用温开水送服。

方六

药物组成：灶心黄土30g，生地15g，白术9g，附片9g，黄芩9g，阿胶9g，炙甘草9g。

功能主治：具有温补脾肾，固阳涩血的功能。用于脾肾阳虚引起的吐血。症见吐血反复发作，病程迁延，血色黯淡，伴见面白息微，四肢厥冷，畏寒欲寐，大便溏薄，小便清长，舌质淡苔薄白而滑，脉沉细而迟滞。

用法用量：水煎，分3次服，1日1剂。或共研为细粉，炼蜜为10g丸，每日2次，每次1丸，用温开水送服。

单验方及食疗

1. 伏龙肝50g，阿胶25g。先水煎伏龙肝，取其澄清液，加入阿胶烊化，1日分2次服。用于治疗吐血。

2. 大黄炭8g，黄芩炭8g。水煎及时服。用于治疗吐血。

3. 鲜藕30g，小蓟30g。水煎，分3次服，1日1剂。用于治疗吐血。

4. 三七6g，延胡索9g，当归12g。水煎，分3次服，1日1剂。用于治疗吐血。

5. 仙鹤草60g，白茅根60g。水煎，分3次服，1日1剂。用于治疗吐血。

6. 蒲黄炭25g，三七粉10g，血余炭5g。将上药共研为细末，1次5g，1日2次，用温开水送服。用于治疗吐血。

7. 白及15g，郁金15g。将上药共研为细末，1次9g，1日2次，用温开水送服。用于治疗吐血。

8. 海螵蛸粉3g，三七粉3g。将上药混匀，用温开水1次冲服。用于治疗吐血。

9. 海螵蛸30g，白及30g，浙贝母9g。将上药共研为细末，1次6g，1日3次，用温开水送服。用于治疗吐血，胃脘疼痛。

10. 百草霜、红糖各适量。先将百草用研为细粉，1次9g，1日2次，用红糖水送服。用于治疗吐血。

11. 鸽子 1 只，蜂蜜 500g，白糖 500g。先将鸽子宰杀，去毛及内脏并洗干净，加水适量炖熟，再加入蜂蜜和白糖，炖至烂熟，吃肉喝汤。用于治疗吐血。

12. 猪蹄 1 对，侧柏叶 10g，白及 10g。先将两味药研为细末，再同猪蹄加水适量，共炖熟，食蹄喝汤，用量酌定。用于治疗吐血（胃溃疡出血）。

13. 小蓟根 50g，猪蹄 250g。加水适量，共炖熟，弃药渣，食蹄喝汤，用量酌定。用于治疗吐血。

14. 阿胶 20g，冰糖 15g。将阿胶捣碎，放入冰糖，加水适量，隔水炖半小时，空腹时 1 次服用。用于治疗吐血。

15. 白萝卜汁 100mL，莲藕汁 100mL。兑匀，共煮沸后服用，1 日 2 次。用于治疗吐血。

16. 白矾 3g，白糖 75g。用开水溶解后冷服，1 日 2～3 次。用于治疗吐血。

17. 黑木耳 30g。炒焦后研为细末，1 次 5g，1 日 3 次，用温开水送服。用于治疗吐血。

18. 鲜侧柏叶适量。炒黑后研为细末，1 次 3g，1 日 2 次，用米汤送服。用于治疗吐血。

19. 玫瑰花 100 朵（去心、蒂），白糖 100g。将玫瑰花水煎，取汁，加入白糖调匀，代茶饮。用于治疗吐血。

20. 仙鹤草 60g。水煎，代茶饮。用于治疗吐血。

便血

凡血从肛门流出体外，无论在大便前，或大便后下血，或单纯下血，或与粪便混杂而下，均称为便血。引起便血的常见疾病有消化道出血、痔疮、肛裂、肛瘘、直肠癌、肠结核等。

中医古籍中记载的"后血""便血""下血""远血""近血""血箭""肠风""脏毒"亦为本病。中医学认为，便血多因脾虚而失于统摄之权，或饮酒嗜辛，湿热蕴结，下注大肠，损伤肠道脉络而致。

因肠道湿热而致的便血，其色鲜红，并伴有大便不畅或稀溏，或有腹痛、口苦、舌苔黄腻等症，治宜清化热湿热，凉血止血；因脾胃虚寒而致的便血，其色紫黯，甚则黑色，并伴有腹部隐痛、面色不华、神倦懒言、便溏、舌质淡等症，治宜温中健脾，养血止血。

便血一症，除审察其病因、病机、主要兼症之外，尤当注意观察主症特点（如便血之远近、色泽、质地等），这对于判定病位、明确病性、确立治则等至关重要。凡先血后便，血色清鲜者为"近血"，病在广肠、肛门，多因风火湿热为病，属热属实，病较轻浅，治法当以祛邪为主；先便后血，血色晦暗之"远血"，病在小肠和胃，多由饮食劳倦，损伤脏气，脏腑阴阳失调所致，病情深重，虚证居多，故治疗当以扶正为先。又如，血下如溅、质清色鲜，则属外风入客，或内风下乘大肠所致的"肠风"；若血下污浊、肛门肿硬疼痛，则属蕴湿化毒，下迫大肠肛门，损伤阴络而致的"脏毒"之病。

在中医辨证时，又有风火熏迫大肠、大肠湿热蕴毒、肝肾阴虚、脾肾阳虚等引起便血的区别。

中药辨证治疗

方一

药物组成：槐花 15g，侧柏叶 15g，炒荆芥穗 6g，炒枳壳 9g，生艾叶 9g。

功能主治：具有凉血泄热，息风宁血的功能。用于治疗风火熏迫大肠引起的便血。症见大便下血，兼见唇干口燥，口渴饮冷，牙龈肿痛，口苦口臭，口舌生疮，大便秘结，肛门灼热，舌质红，苔黄，脉数有力。

用法用量：水煎，分 3 次服，1 日 1 剂。或将各药用量改为等份，共研为细末，1 次服 9g，用温开水送服。

方二

药物组成：赤小豆 15g，当归 12g，地榆 15g，茜草 12g，黄芩 9g，黄连 9g，栀子 9g，茯苓 12g，薤白 12g。

功能主治：具有清化湿热，和营解毒的功能。用于治疗大肠湿热蕴毒引起的便血。症见大便下血，兼见面目发黄，口干而苦，不欲饮食，胸脘痞闷，恶心呕吐，少食腹胀，便下不爽，气味秽臭，或见肛门肿硬疼痛，小便短赤，或混浊，舌苔黄腻，脉滑数。

用法用量：水煎，分 3 次服，1 日 1 剂。

方三

药物组成：甘草 12g，生地 15g，白芍 12g，麦冬 12g，阿胶 12g，黄连 9g，火麻仁 15g，牡蛎 15g，鳖甲 15g，龟板 15g。

功能主治：具有滋阴降火，养血宁血的功能。用于治疗肝肾阴虚引起的便血。症见大便下血，症兼头晕目眩，两颧红赤，五心烦热，夜寐不安，骨蒸盗汗，梦中失精，腰酸肢倦，形体消瘦，舌质红绛，脉细数。

用法用量：水煎，分 3 次服，1 日 1 剂。

方四

药物组成：灶心土 30g，生地 15g，白术 12g，附片 9g，黄芩 12g，阿胶 12g，炙甘草 9g。

功能主治：具有健脾温肾，益气摄血的功能。用于治疗脾肾阳虚引起的便血。症见大便下血，脘腹隐痛，面色无华，肢倦懒言，少食便溏，甚则畏寒肢冷，小便清长，舌质淡白，脉沉细无力。

用法用量：水煎，分 3 次服，1 日 1 剂。

单验方及食疗

1. 椿根皮 9g，地榆炭 9g，槐花炭 9g。水煎，分 3 次服，1 日 1 剂。用于治疗便血。

2. 木槿花 25g。水煎服。用于治疗痔疮出血。

3. 赤小豆 10g，茯苓 10g，地榆 10g，槐花 10g，侧柏叶 10g。水煎，分 3 次服，1 日 1 剂。用于治疗便血。

4. 黄芩 10g，黄檗 10g。水煎，分 3 次服，1 日 1 剂。用于治疗便血因湿热而致者。

5. 小蓟 100g。水煎，分 3 次服，1 日 1 剂。用于治疗便血。

6. 三七粉 5g，白及 6g，黄芩炭 10g。水煎，分 3 次服，1 日 1 剂。用于治疗便血。

7. 大黄 3g，阿胶 10g。先将大黄研为细末，再将阿胶烊化并与大黄末调匀，内服，1 次 1 剂，1 日 3 剂，连服 9 剂。用于治疗便血。

8. 旱莲草 100g。焙干炒焦，研为细末，1 次 10g，1 日 2 次，用米汤送服，1 日 1 剂。用于治疗便血。

9. 鸡冠花 100g。焙干炒焦，研为细末，1 次 10g，1 日 3 次，用温开水冲服，1 日 1 剂。用于治疗便血。

10. 焦栀子30g。研为细末，1次5g，1日2次，用温开水冲服。用于治疗便血。

11. 血见愁5g，血余炭10g，带籽莲房40g，鸡蛋5个，猪大肠头1副。将前三味药共研为细末，兑入鸡蛋汁中，混合均匀，装入猪大肠头内，加水适量，煮熟，分4次食用，1日2次。用于治疗便血，血色鲜红，经久不愈者。

12. 明矾粉2.5g，鸡蛋1个。将鸡蛋打一小孔，装入明矾粉，封好，煮熟，空腹时服用。用于治疗便血。

13. 茜草30g，猪蹄1个。加水适量，共炖至猪蹄烂熟后，弃药渣，食蹄并喝汤。用于治疗便血。

14. 瓦松25g，鲜猪肉200g。加水适量，共炖熟，1日分2次，食肉并喝汤。用于治疗便血。

15. 野棉花25g，槐角25g，杜仲25g，猪大肠1节。将前三味药共研为粗末，装入猪大肠内，加水适量，煮熟，酌量食之。用于治疗便血。

16. 侧柏叶150g，猪大肠250g。将上药分别洗净，切碎，加水适量，共炖熟，食大肠并喝汤，连服2~3剂。用于治疗便血。

17. 豆腐渣200g，红糖30g。共炒熟，1次食之。用于治疗肠风下血。

18. 地榆炭15g，银耳9g。加水适量，共炖至烂熟后，食银耳并喝汤。用于治疗便血。

19. 仙鹤草10g。水煎，代茶饮。用于治疗便血。

20. 金银花30g，白糖适量。水煎，取汁，代茶饮。用于治疗便血。

癃闭

癃闭俗称尿闭。癃是指小便排出困难，尿量少而解频，其病势较缓。闭是指小便不能排出，且少腹胀急难忍，其病势较急。临床上合称为癃闭。本病相当于现代医学中各种原因所致的尿潴留及无尿等。

癃闭除与肾和膀胱关系密切外，还常常与肺、脾、三焦有关。因此，在辨证施治时，还须结合诸脏腑的不同情况综合分析，以利疾病的痊愈。

对癃闭的治疗应根据"腑以通为用"的原则，着重于通，但通法又非单纯应用通利小便之品。一般来说，凡湿热蓄积、肺热壅盛、肝气郁滞、浊瘀阻塞所致癃闭者，多属实证，治疗时可分别予以清热利湿，清肺利水，疏理气机，通利小便，以及行瘀散结，清利水道等方法；因脾气不升、肾阳亏损、命门火衰、气化不行所致者，多属虚证，治宜升清降浊、化气利水，或温阳益气，补肾利尿。

若小便点滴不通，证情急迫，内服药往往缓不济急，此时可采用外治法以急通小便。如导尿法、针灸疗法等。

在中医辨证时，又有上焦肺热壅滞、中焦脾胃湿热、下焦肾阳不足、膀胱阻塞等引起癃闭的区别。

中药辨证治疗

方一

药物组成：茯苓 15g，黄芩 12g，桑白皮 12g，栀子 12g，车前子 12g，木通 12g，芦根 15g，泽泻 12g，白茅根 15g，葶苈子 12g。

功能主治：具有清泻肺热，利气行水的功能。用于治疗上焦肺热壅滞引起的癃闭。症见小便不畅，或点滴不通，呼吸迫促，胸中烦闷，咽干口燥，渴欲冷饮，舌质红，苔薄黄，脉数。

用法用量：水煎，分 3 次服，1 日 1 剂。

方二

药物组成：茯苓 15g，猪苓 15g，滑石 15g，桂枝 12g，车前子 12g，苍术 12g，黄连 9g，泽泻 12g，陈皮 9g，海金沙 9g，法半夏 9g。

功能主治：具有清热利湿的功能。用于治疗中焦湿热蕴结引起的癃闭。症见溺癃不爽，胸腹满闷，口淡不渴，泛泛欲呕，大便不利，舌苔黄腻，脉濡数。

用法用量：水煎，分 3 次服，1 日 1 剂。

方三

药物组成：熟地 24g，山药 12g，山茱萸 12g，丹皮 9g，肉桂 6g，附片 12g，怀牛膝 12g，泽泻 12g，茯苓 12g，车前子 12g。

功能主治：具有补气温阳，化气行水的功能。用于治疗下焦肾阳不足引起的癃闭。症见溺癃，排泄无力，面色白亮而无神，神衰气弱，怯冷而腰膝酸软，舌质淡，脉沉细弱。

用法用量：水煎，分 3 次服，1 日 1 剂。

方四

药物组成：党参 15g，黄芪 15g，白术 12g，陈皮 9g，升麻 9g，柴胡

9g，当归12g，肉桂6g，附片12g，车前子12g，泽泻12g，炙甘草9g。

功能主治：具有行瘀散结，通利水道的功能。用于治疗膀胱阻塞引起的癃闭。症见小便滴沥不爽，或阻塞不通，小便时有堵塞疼痛感，少腹胀满而痛，舌质如常，或偏紫黯，脉涩。

用法用量：水煎，分3次服，1日1剂。

单验方及食疗

1. 射干60~90g。水煎，分2次服。用于治疗小便不通。

2. 金钱草50g。水煎，趁热服。用于治疗小儿小便不通。

3. 车前草30g，瞿麦30g。水煎服。用于治疗小便不通。

4. 玉米心10g，车前草30g，龙须草30g，大黄片30g。水煎，分3次服，1日1剂。用于治疗癃闭。

5. 土茯苓20g，白茅根20g。水煎，分3次服，1日1剂。用于治疗癃闭。

6. 生黄芪60g，生甘草6g。水煎，分3次服，1日1剂。用于治疗气虚小便不利。

7. 韭菜籽25g。先将韭菜籽炒黄，研细末，1次10g，用温开水冲服。用于治疗小便不通。

8. 滑石30g，琥珀5g，生甘草5g。共研细末，每次10g，1日3次，用温开水冲服。用于治疗小便不通。

9. 紫苏子60g。研细末，用温开水冲服。用于治疗癃闭，少腹胀痛。

10. 独蒜1枚，栀子6枚，盐少许。共捣烂，摊于纸上贴肚脐，如未通，可涂于阴囊上。用于治疗小便不通。

11. 绿豆芽250g。将绿豆芽用沸水烫半小时后分数次食之。用于治疗小便不通。

12. 西瓜汁1000mL。1日服2次，1次500mL。用于治疗小便不利。

13. 石韦120g，灯芯草60g。水煎，代茶饮。用于治疗小便不利。

14. 茶叶15g，蜂蜜60g。先用开水泡茶叶，再用茶叶水冲服蜂蜜。用于治疗小便不通。

15. 生黄芪120g，甘草梢24g。水煎，代茶饮。用于治疗老年人气虚小便不通。

16. 知母6g，黄檗3g，熟地6g，生地6g。水煎，代茶饮。用于治疗小便点滴难下（前列腺肥大）。

尿血

尿血是指小便中混有血液或伴有血块，但无尿道疼痛症状，或有轻微尿痛，轻者尿色淡红，甚者尿色鲜红的病症。尿中有血可分为尿血与血淋两种情况，其主要区别在于：前者排尿不痛或痛不明显，后者小便淋漓涩痛，甚至牵引小腹。现代医学认为，尿血主要见于泌尿系统疾病，如尿道损伤、尿道结石、急性尿道炎、膀胱结石、膀胱结核、肾结核、肾炎，以及血友病、肿瘤性疾病等。

中医古籍中记载的"溺血""溲血""尿血"即是本症。

尿血之证虽主要是因热蕴下焦肾和膀胱所致，但心、肝之火亦可下移膀胱，损伤脉络以致营血妄行而尿血，或因脾肾两虚，固摄无力，而致尿血。

尿血有虚实之分，实证多属下焦热盛，起病较急，尿色鲜红，并伴有心烦口渴、舌红、脉数等症，治宜清热泻火，凉血止血；虚证多系脾肾两亏，久病不愈，尿血淡红，并伴有面色不华、体倦乏力、腰脊酸痛等症，治宜补益脾肾，固涩止血。

在中医辨证时，又有气滞湿阻、湿热蕴结、气滞血瘀、脾肾阳虚、肝肾阴虚等引起尿血的区别。

中药辨证治疗

方一

药物组成：小蓟12g，生地15g，滑石15g，通草12g，蒲黄9g，竹叶9g，藕节12g，当归12g，栀子9g，甘草6g。

功能主治：具有清热利尿，凉血止血的功能。用于治疗膀胱湿热引起的尿血。症见小便短涩带血，色鲜红或暗红，甚或夹杂血块，伴尿道刺痛或灼热感，小腹胀满不舒，间有发热，口苦咽干，舌红苔薄黄或薄腻，脉数。

用法用量：水煎，分3次服，1日1剂。

方二

药物组成：龙胆草12g，栀子9g，黄芩6g，柴胡6g，生地18g，车前子 6g，泽泻 12g，当归 6g，木通 9g，甘草 3g，小蓟 12g，白茅根 15g，蒲黄 9g，藕节 12g。

功能主治：具有泻肝清胆，凉血止血的功能。用于治疗肝胆湿热引起的尿血。症见小便短赤带血，兼见发热口苦，渴不欲饮，纳减腹胀，恶心欲呕，胁肋疼痛，或身目发黄，舌边红苔黄腻，脉弦数。

用法用量：水煎，分 3 次服，1 日 1 剂。

方三

药物组成：生地 18g，木通 12g，淡竹叶 12g，甘草梢 6g，小蓟 12g，白茅根 15g，蒲黄 9g，栀子 9g。

功能主治：具有清心泻火，凉营止血的功能。用于治疗心火亢盛引起的尿血。症见小便带血深赤伴灼热感，面赤咽干，口舌生疮，渴喜冷饮，心中烦热，夜寐不安，舌质红绛，苔黄，脉洪数。

用法用量：水煎，分 3 次服，1 日 1 剂。

方四

药物组成：生地 18g，知母 12g，黄檗 9g，山茱萸 12g，山药 12g，白茅根 15g，茯苓 12g，栀子 9g，丹皮 9g，泽泻 12g，蒲黄 9g。

功能主治：具有滋阴益肾，安络止血的功能。用于治疗肾阴亏损引起的尿血。症见小便带血鲜红，兼见头晕耳鸣，咽干，颧红盗汗，骨蒸潮热，精神萎靡，虚烦不寐，大便干结，舌红苔少，脉细数。

用法用量：水煎，分 3 次服，1 日 1 剂。

方五

药物组成：黄芪 15g，党参 12g，白术 12g，炙甘草 5g，当归 9g，陈皮 5g，升麻 5g，柴胡 5g，山药 12g，熟地 18g，肉苁蓉 12g，山茱萸 12g，茯神 12g，菟丝子 12g，五味子 12g，赤石脂 15g，巴戟天 12g，杜仲 12g，牛膝 12g。

功能主治：具有健脾补肾，益气固涩的功能。用于治疗脾肾两虚引起的尿血。症见小便带血淡红，面色萎黄，神疲肢倦，气短乏力，头晕耳鸣，纳减便溏，腰腿酸软，舌淡苔薄白，脉濡缓。

用法用量：水煎，分 3 次服，1 日 1 剂。

单验方及食疗

1. 藕节 120g，红糖 30g。水煎，分 3 次服，1 日 1 剂。用于治疗尿血。

2. 旱莲草 20g，车前子 20g。水煎，分 3 次服，1 日 1 剂。用于治疗尿血。

3. 白茅根 6g，生地 15g，旱莲草 15g，小蓟 30g，益母草 30g。水煎，分 3 次服，1 日 1 剂。用于治疗尿血。

4. 琥珀末 6g，灯芯草 50g。灯芯草水煎，取药汁冲服琥珀末。用于治疗尿血。

5. 党参 10g，椿根白皮 30g。水煎，分 3 次服，1 日 1 剂。用于治疗尿血。

6. 牛膝 30g，小麦秆 30g，乳香 3g。水煎，分 3 次服，1 日 1 剂。用于治疗尿血。

7. 仙鹤草 9g，百草霜 6g。水煎服。用于治疗尿血。

8. 三七 5g。水煎服；或研为细末，用温开水冲服。用于治疗尿血。

9. 鸡冠花 500g。将鸡冠花烧灰存性，研为细末，1 次 10g，1 日 2 次，用温开水冲服。用于治疗尿血。

10. 鲜芦荟秆 30g，白糖适量。将鲜芦荟秆削去外皮，切成碎块，置清水中漂洗至无黏液后取出，于饭前蘸白糖食之。用于治疗尿血。（因芦荟有小毒，慎用之。）

11. 鸡蛋 1 个，大黄粉 2.5g。先将鸡蛋打一小口，倒出蛋清，再将大黄末装入蛋内，蒸熟食之。用于治疗尿血。

12. 桃树胶 60g，红糖 60g。水煎服。用于治疗尿血。

13. 鲜车前草 250g，蜂蜜 30g。先将车前草捣烂，取汁，再与蜂蜜调匀，开水冲，代茶饮。用于治疗尿血。

14. 鲜车前草 60g，鲜旱莲草 60g。水煎，代茶饮，1 日 1 剂。用于治疗尿血。

鼓胀

鼓胀是以腹大胀满，皮急如鼓，脉络显露为主要特征的疾病，因腹部鼓胀如鼓而命名。现代医学中的肝硬化、血吸虫病、腹腔内肿瘤、结核性腹膜炎等形成腹水，腹部胀满肿大，都属于鼓胀的范畴。

前人根据鼓胀的病因病机将其分为"气鼓""血鼓""水鼓""虫鼓"

等，但以气、血、水三者为多见，且每多互相牵连为患，仅有主次之分，并非单独的病，故今多统称鼓胀。

鼓胀的发病可因饮食不节，损伤脾胃；或情志郁结，气机失调，横逆乘脾；或血吸虫感染；或黄疸、积聚日久，损伤肝、脾、肾诸脏，致水液代谢障碍而发病。

鼓胀系重病，在病机上有本虚标实、虚实夹杂的情况，故治疗过程中应因人、因病情而异，不宜攻伐太过，以免损伤正气。此外，在药物治疗的同时，或须注意饮食的调摄，一般宜采用低盐的饮食，在尿量特别少时，给予无盐饮食，待腹水消退后，可酌情增加食盐摄入量。同时，患者还应注意保暖，以防正虚外邪乘虚而入，加重病情。

在中医辨证时，又有气滞湿阻、湿热蕴结、气滞血瘀、脾肾阳虚、肝肾阴虚等引起鼓胀的区别。

中药辨证治疗

方一

药物组成：柴胡9g，白芍16g，枳壳12g，川芎12g，香附12g，苍术12g，厚朴12g，陈皮9g，炙甘草6g。

功能主治：具有疏肝理气，行湿除满的功能。用于治疗气滞湿阻引起的鼓胀。症见腹部膨大如鼓，皮色苍白，胁下胀满或疼痛，饮食减少，食后胀甚，嗳气不舒，小便短少，舌苔白腻，脉沉弦或弦缓。

用法用量：水煎，分3次服，1日1剂。

方二

药物组成：白术12g，人参6g，甘草9g，猪苓12g，姜黄12g，茯苓12g，干姜6g，砂仁9g，泽泻12g，陈皮9g，知母12g，黄芩9g，黄连9g，法半夏12g，枳实12g，厚朴12g。

功能主治：具有清利湿热，健脾调气的功能。用于治疗湿热蕴结引起的鼓胀。症见腹胀大而满，腹部紧张拒按，肌肤灼热，烦热，口苦口臭，大便干，小便黄，面色黄晦，舌质红，苔黄腻或灰腻，脉弦数。

用法用量：水煎，分3次服，1日1剂。或共研末为散，每次6g，1日2次，用温开水冲服。

方三

药物组成：当归9g，生地12g，桃仁12g，红花6g，枳壳6g，赤芍

9g，柴胡6，橘梗6g，川芎6g，牛膝6g，甘草3g。

功能主治：具有疏肝理气，活血化瘀的功能。用于治疗气滞血瘀引起的鼓胀。症见腹大坚满，腹壁青筋显露，胸背颈项或面部可见红斑赤缕，面色青紫，胁肋刺痛，形体瘦削，口渴欲饮，唇舌红黯不鲜或紫，脉弦细或弦涩。

用法用量：水煎，分3次服，1日1剂。

方四

药物组成：附片12g，人参9g，干姜6g，白术12g，甘草6g，茯苓12g，猪苓12g，泽泻12g，桂枝12g。

功能主治：具有健脾温肾，化气行水的功能。用于治疗脾肾阳虚引起的鼓胀。症见腹部膨大，入暮益甚，按之不坚，兼有面色晦滞，畏寒肢冷，或下肢浮肿，身倦神疲，尿少便溏，舌质淡胖，苔薄白滑，脉沉细无力。

用法用量：水煎，分3次服，1日1剂。

方五

药物组成：生地18g，山茱萸12g，山药12g，泽泻12g，茯苓12g，丹皮9g，何首乌12g，丹参12g，鸡血藤12g，玄参12g。

功能主治：具有滋养肝肾，凉血化瘀的功能。用于治疗肝肾阴虚引起的鼓胀。症见腹部胀大，甚则青筋暴露，形体消瘦，兼见面色萎黄，或面黑唇紫，口燥心烦，手足心热，尿少短黄，大便干，舌质红绛，少津无苔，脉弦细数。

用法用量：水煎，分3次服，1日1剂。

单验方及食疗

1. 丹参30g，茯苓15g。水煎，分3次服，1日1剂。用于治疗鼓胀，肝硬化腹水。

2. 鳖甲18g，穿山甲3g。水煎，分3次服，1日1剂。用于治疗鼓胀，肝硬化腹水。

3. 重楼18g，板蓝根18g，五味子15g，丹参30g。水煎，分3次服，1日1剂。用于治疗鼓胀，肝硬化腹水。

4. 椒目10g，木香10g，枳壳10g，大腹皮10g。水煎，分3次服，1日1剂。用于治疗鼓胀。

5. 生姜500g，红糖500g，青萝卜500g，胡萝卜500g，二丑25g。先将二丑研为细末，并加入红糖熬成膏，再将余药捣烂取汁，用药汁冲服药膏，1次30g。1日3次。用于治疗鼓胀。

6. 牵牛子60g。研为细末，1次3g。1日2次，用温开水冲服。用于治疗鼓胀，肝硬化腹水。

7. 木贼草60g。研为细末，1次3g。1日2次，空腹时用温开水冲服。用于治疗鼓胀（肝硬化腹水）。

8. 砂仁30g，蟾蜍1只。将砂仁由蟾蜍肛门塞入，以泥包好，置火中煨焦，然后剥去泥土，研为细末，1次5g，1日3次，用温开水送服。用于治疗鼓胀（气鼓）。

9. 穿山甲60g。将穿山甲砂烫后研为细末，1次4g。1日2次，用温开水冲服。用于治疗鼓胀（肝硬化腹水）。

10. 大蒜10g，车前子10g。共捣烂如泥，取适量，敷肚脐处，隔日换药一次。用于治疗水鼓，气鼓。

11. 黄牛肉150g，皮硝30g。加水适量，共炖熟，1日2次，食肉喝汤。用于治疗鼓胀。

12. 鲤鱼1条，葱白200g，米醋200mL。将上药加水适量，共炖熟，食鱼、葱喝汤，1日2次服。用于治疗鼓胀（早期肝硬化腹水）。

13. 大头鱼500g，芒硝60g。先将大头鱼剖开，除去内脏，再将芒硝装入鱼腹内，加清水煮熟，酌量服食。用于治疗鼓胀。

14. 大头鱼1500g，大蒜360g。先将大头鱼剖开，除去内脏，再将剥净的大蒜放入鱼腹内，加清水炖熟，酌量食用。用于治疗鼓胀。

15. 癞蛤蟆1只，大蒜100g，猪肚子1个。先将癞蛤蟆去皮及内脏，再加入其余二味药共炖熟，1日分2次食之。用于治疗鼓胀。

16. 鸡蛋1个，硫黄末3g。将鸡蛋打入碗中，与硫黄末调匀后共蒸熟，1日分2次服。用于治疗鼓胀。

17. 冬瓜1个，赤小豆500g。先将冬瓜去瓤后装入赤小豆，再加水煮熟，食药喝汤，1日3次，服量酌定。用于治疗水鼓。

18. 水牛角3g，绿豆100g。先将水牛角研末，加水适量，与绿豆共炖熟，1日分2次，食豆喝汤。用于治疗鼓胀，肝硬化腹水。

19. 花生米30g，豇豆30g，白糖30g。上药共用水炖熟，1日分2次食之。用于治疗鼓胀。

20. 大蒜 40g，猪肝 40g，米醋 40mL。再加水适量，共炖熟，1 日分 2 次食之。用于治疗鼓胀。

淋证

凡小便频数短涩、淋漓刺痛、欲出未尽，小腹拘急，或痛引腰酸者称为淋证。淋证可见于现代医学的泌尿系感染性疾病、尿道结石、输尿管结石、乳糜尿、前列腺炎等疾病。

淋证是肾与膀胱的功能失常，其主要原因在于湿热，由于湿热内蕴，可导致气滞。上可使肺失宣降之力而令气化不及膀胱，中可造成湿滞脾胃而使水液不能正常输转。湿遏愈甚，病久可因体虚而致肺虚脾弱，中气下陷。湿邪内郁化热，流注下焦，若热与血搏，可迫血下行；倘肾阴伤耗，气血壅滞，精气内耗，致正虚邪陷。因此，淋证虽一般表现为实证、热证，但因病机转化而致脾虚下陷，肾气受损而成虚证；若邪未去而正衰，又为虚中夹湿。且淋证之间又常相互交替转化，固应注意彼此之间的关系。

由于本证以湿热为患者多，故以清宣通利为主要治法，此为实证。至于虚证，必以无湿热夹杂，始能用补法，如虚中夹实，又必须辨其脉证，针对病机处理。此外，如兼有外感，若系风寒为病，则辛温解表法要慎重使用，因发汗必令气阴外泄，应考虑前人"淋家不可发汗"的经验，以免再伤阴血而加重病情。

在中医辨证时，又有石淋、血淋、气淋、膏淋、劳淋之分，治法各不相同。

中药辨证治疗

方一

药物组成：琥珀粉 6g，滑石 15g，萹蓄 12g，石韦 12g，冬葵子 12g，海金沙 12g，郁金 12g，瞿麦 12g，车前子 12g，金钱草 15g。

功能主治：具有排石通淋的功能。用于治疗石淋。症见小便阻塞，或溺时突然中断，疼痛剧烈，上连腰腹，砂石排出后疼痛即缓解，常有尿后继血，舌正常，脉沉或数。

用法用量：水煎，分 3 次服，1 日 1 剂。

方二

药物组成：小蓟 12g，滑石 15g，炒蒲黄 9g，生地 15g，藕节 12g，甘草梢 9g，炒栀子 12g，瞿麦 12g，车前子 12g，淡竹叶 9g。

功能主治：具有凉血止血，清热利湿的功能。用于治疗血淋。症见溺时刺涩疼痛，灼热胀满，淋漓不尽，尿血紫红，或尿中夹有血丝、血条，舌偏红，苔薄黄，脉数。

用法用量：水煎，分 3 次服，1 日 1 剂。

方三

药物组成：沉香 9g，王不留行 12g，石韦 12g，滑石 15g，茯苓皮 12g，泽泻 15，白术 12g，瞿麦 12g，青皮 9g，台乌 9g，小茴香 9g。

功能主治：具有疏滞利气，渗银行水的功能。用于治疗气淋。症见小便涩滞，淋漓不尽，少腹胀痛，舌质正常，或有薄白苔，脉沉弦。

用法用量：水煎，分 3 次服，1 日 1 剂。

方四

药物组成：萆薢 15g，赤茯苓 12g，石韦 12g，滑石 15g，甘草梢 9g，石菖蒲 15，猪苓 12g，海金沙 12g，焦黄柏 9g。

功能主治：具有分清泌浊，清热渗湿的功能。用于治疗膏淋。症见小便涩痛灼热，尿液如米泔，或滑腻黏稠，舌质红有腻苔，脉沉细数。

用法用量：水煎，分 3 次服，1 日 1 剂。

方五

药物组成：熟地 24g，茯苓 12g，山药 12g，山茱萸 12g，丹皮 6g，泽泻 15g，附片 12g，肉桂 6g。

功能主治：具有温阳益肾的功能。用于治疗劳淋。症见小便淋漓，时作时止，遇劳则发，肢冷畏寒，神衰气弱，腰膝乏力，面色晦滞或苍白，舌淡苔润，脉微而弱。

用法用量：水煎，分 3 次服，1 日 1 剂。或共研细末，炼蜜为 10g 丸，每次 1 丸，1 日 2 次，用温开水送服。

单验方及食疗

1. 车前子 30g，石韦 30g。水煎，分 3 次服，1 日 1 剂。用于治疗热淋。

2. 鱼腥草 20g，车前草 30g，海金沙 15g，甘草 10g。水煎，分 3 次服，1 日 1 剂。用于治疗膏淋。

3. 马齿苋 50g，白糖 60g。水煎，分 3 次服，1 日 1 剂。用于治疗乳糜尿。

4. 地骨皮 30g，茯苓皮 20g。水煎，分 3 次服，1 日 1 剂。用于治疗淋证。

5. 泽兰 15g，高良姜 15g，藿香 10g，薄荷 10g，木通 3g。水煎，分 3 次服，1 日 1 剂。用于治疗淋证。

6. 萹草 20g，薏苡仁 25g。水煎，分 3 次服，1 日 1 剂。用于治疗淋证。

7. 小石韦 30g。水煎，分 3 次服，1 日 1 剂。用于治疗热淋，石淋。

8. 桑螵蛸 60g，生龙骨 30g。共研为细末，1 次 6g，1 日 2 次，用淡盐开水冲服。用于治疗淋证，尿浊。

9. 车前子适量。研为细末，1 次 9g，1 日 2 次，用温开水冲服。用于治疗血淋，小便涩痛。

10. 大黄适量，鸡苦胆 2 个。先将大黄研为细末，再装入鸡苦胆内，封口，烧熟食之，1 日 2 次。用于治疗膏淋。

11. 豇豆 500g，老母鸡 1 只。将母鸡宰杀，除去毛和内脏，并洗干净，加水适量，与豇豆共炖熟，酌量食鸡喝汤。用于治疗乳糜尿。

12. 葵花秆 200g，鸡蛋 3 个。加水适量，共煮熟，1 日分 3 次，食蛋喝汤。用于治疗淋证。

13. 小茴香 12g，大黄 15g，鸡蛋 4 个，面粉适量。将前二味药共研为末，与鸡蛋、面粉调匀，做成饼，烤熟后酌情食之。用于治疗淋证。

14. 金钱草 30g，猪小肠适量。加水适量，共煮熟，1 日分 2 次，食肠喝汤。用于治疗湿热淋。

15. 豨莶草 30g，鸡爪 2 对，陈酒 50mL。加水适量，共煮熟，1 日分 2 次，食鸡爪喝汤。用于治疗湿热淋，尿浊。

16. 枸杞叶 25g，公猪肚子 1 个。加水适量，共煮熟，1 日分 2 次，食肉喝汤。用于治疗气淋，尿浊。

17. 黑木耳 30g，黄酒适量。将黑木耳焙焦枯，研为细末，1 次 10g，1 日 1 次，用黄酒冲服。用于治疗血淋。

18. 小黑豆 250g，童便适量。将黑豆置童便内浸泡，7 日后服黑豆，1 次 7 粒，1 日 3 次。用于治疗热淋，小便赤痛。

19. 金银花 15g，蒲公英 15g。水煎，代茶饮，1 日 1 剂。用于治疗淋证。

20. 芹菜汁 250mL，蜂蜜 50g。将上药调匀，1 日分 3 次，用温开水冲服。用于治疗湿热淋浊。

遗精

遗精即不性交而精自遗泄。所谓遗精一症，是指遗精次数频繁，并出现全身症状者。其中有梦而遗精的称为"梦遗"，无梦而遗精，甚至清醒时精液自出者，称为"滑精"。

历代医家将其归属于"虚劳"范围。中医古籍中记载的"精自下""失精""梦失精""梦泄精""梦泄"皆指此证。

成年未婚男子，或婚后夫妻分居者，一月出现一两次遗精，属于生理现象，一般不会出现明显症状，无须忧虑和治疗。

遗精可见于现代医学中的前列腺炎、神经官能症，以及某些慢性疾病。

本病多因烦劳过度、多思妄想、恣情纵欲致阴虚火旺，扰动精室，或房劳过度、早婚、手淫等，损伤肾精，致精关不固，或过食醇甘厚味，损伤脾胃，内生湿热，湿热下注，扰动精室，而致遗精。

大抵遗精一症，"变幻虽多，不越乎有梦、无梦、湿热三者之范围而已"。其治疗方法，"不过分其有火无火，虚实两端而已。其有梦者，责之相火之强，当清心肝之火，病自可已。无梦者，金属肾虚不固，又当专用补涩，以固其脱"，若湿热为病，当清利其湿热。

在中医辨证时，又有精气满遗、心火旺盛、心脾两虚、心肾两虚、相火妄动、肾气不固、湿热下注等引起遗精的区别。

中药辨证治疗

方一

药物组成：生地 15g，丹参 12g，黄檗 9g，牡蛎 15g，山药 12g，酸枣仁 12g，茯苓 12g，茯神 12g，麦冬 12g，五味子 12g，车前子 12g，远志 9g，金樱子 15g。

功能主治：具有清心安神的功能。用于治疗精气满溢引起的遗精。症见身体素壮，有梦而遗，次数多于常人，遗泄后感觉困倦神疲，舌脉均正常。

用法用量：水煎，分 3 次服，1 日 1 剂。

方二

药物组成：黄芩 12g，麦冬 12g，地骨皮 9g，车前子 12g，石莲肉 12g，茯苓 15g，黄芪 12g，人参 6g，甘草 6g。

功能主治：具有清心泻火，安神涩精的功能。用于治疗心火旺盛引起的遗精。症见昼则心悸不安，夜则多梦遗精，易惊，健忘，或兼小便黄赤，舌尖红，脉数。

用法用量：水煎，分 3 次服，1 日 1 剂。

方三

药物组成：人参 6g，山药 12g，茯神 12g，麦冬 12g，石莲肉 12g，当归 12g，白芍 12g，远志 9g，酸枣仁 12g，芡实 12g，莲须 9g，茯苓 12g。

功能主治：具有补益心脾，益气固精的功能。用于治疗心脾两虚引起的遗精。症见梦遗频频，形体消瘦，困倦神疲，面色青白而无光，动辄气短，自汗，食欲不振，心悸，失眠，健忘，唇淡口和，舌质淡白，脉细弱。

用法用量：水煎，分 3 次服，1 日 1 剂。

方四

药物组成：桑螵蛸 15g，石菖蒲 12g，龙骨 15g，人参 6g，当归 12g，龟板 15g，远志 9g。

功能主治：具有补益心肾，止遗固精的功能。用于治疗心肾两虚引起的遗精。症见多有梦而遗，腰酸或痛，精神疲倦，心悸，失眠，健忘，舌质淡白，脉细弱。

用法用量：水煎，分 3 次服，1 日 1 剂。或共研为散剂，每次 6g，1 日 2 次，用温开水送服。

方五

药物组成：①龙胆草 12g，栀子 9g，黄芩 6g，柴胡 6g，生地 15g，车前子 6g，泽泻 12g，当归 6g，木通 9g，甘草 3g。

②生地 15g，熟地 15g，白芍 12g，当归 9g，川芎 6g，知母 12g，黄檗 9g，麦冬 12g，黄芩 9g，柴胡 6g，甘草 6g。

功能主治：具有泻肝火，固精关的功能。用于治疗相火妄动引起的遗精。症见阳强易举，有梦而遗，或无梦滑泄，初患病时口苦，尿赤，舌苔黄，脉弦劲。

用法用量：水煎，分 3 次服，1 日 1 剂。若兼有口干，舌红，脉细数等阴虚火旺症状者，治宜滋阴降火，可选用方②。

方六

药物组成：沙苑蒺藜 12g，芡实 12g，莲须 12g，龙骨 15g，牡蛎 15g，莲子肉 12g。

功能主治：具有固肾涩精的功能。用于治疗肾气不固引起的遗精。症见无梦而遗，甚或稍有思念，或稍遇劳累则滑遗不禁，以至于昼夜数次，形瘦神疲，头晕耳鸣，身体困倦，腰膝酸软无力，短气不足以息，舌淡，脉沉细。

用法用量：水煎，分 3 次服，1 日 1 剂。或共研为末，炼蜜为 10g，每次 1 丸，1 日 2 次，用淡盐开水送服。

方七

药物组成：陈皮 12g，法半夏 9g，茯苓 12g，苍术 12g，黄檗 12g，白术 12g，知母 12g，甘草 9g。

功能主治：具有除湿健脾，升清降浊的功能。用于治疗湿热下注引起的遗精。症见多有梦遗精，偶或无梦而滑精，时或烦热，阴部潮湿或痒，小便黄赤，舌苔厚或黄，脉滑或数。

用法用量：水煎，分 3 次服，1 日 1 剂。

单验方及食疗

1. 淫羊藿 100g，鹿茸 5g，食盐 5g。水煎，分 3 次服，1 日 1 剂。用于治疗遗精。

2. 芡实 20g，枸杞子 20g，补骨脂 15g，韭菜子 15g，牡蛎 40g。水煎，分 3 次服，1 日 1 剂。用于治疗遗精，滑精。

3. 熟地 30g，龙骨 15g，桑螵蛸 6g。水煎，分 3 次服，1 日 1 剂。用于治疗遗精。

4. 雄蚕蛾 6g，枸杞子 15g，龙骨 15g。水煎，分 3 次服，1 日 1 剂。用于治疗遗精。

5. 鲜金樱子根 50g，夜交藤 12g，大枣 7 枚。水煎，分 3 次服，1 日 1 剂。用于治疗遗精。

6. 生黄檗 100g，干荷叶 100g。将上药共研细末，1 次 5g，1 日 2 次，淡盐开水冲服。用于治疗遗精，白浊。

7. 鹿角胶 30g，陈酒 50mL。将鹿角胶加水烊化后，1 日分 2 次，用陈酒冲服。用于治疗肾虚遗精。

8. 麻雀脑 9 个，麝香 0. 6g，黄精 30g，大五倍子 1 个。将上药共研为细末，炼蜜为 9g 丸，1 次 1 丸，1 日 2 次，用温开水送服。用于治疗遗精经久不愈者。

9. 刺猬皮 1 张。将刺猬皮砂烫后研为细末，每晚睡前用黄酒、蜂蜜调服 3g。用于治疗遗精。

10. 煅龙骨 50g，五倍子 40g。将上药共研细末，加水调成糊状，用胶布敷于脐部。用于治疗遗精。

11. 莲须 30g，公猪小肠 1 节。将上药加水适量，共炖熟，1 日分 2 次，连汤服用。用于治疗心火上炎所致之遗精。

12. 绿豆粉 8g，芡实 8g，鳖鱼 1 只。将上药共加水适量，共炖熟，1 日分 2 次，药渣与汤同食之。用于治疗阳虚遗精。

13. 金樱子根 30g，菟丝子 30g，猪肾 1 对。先将猪肾剖开，除去筋膜，与余药共炖熟，1 日分 2 次，食肾喝汤。用于治疗遗精。

14. 锁阳 60g，瘦猪肉 50g。将上药共用水蒸熟，1 日分 2 次，食肉喝汤。用于治疗遗精。

15. 杜仲末 6g，猪肾 1 个。将猪肾剖开，除去筋膜，再将杜仲末装入猪肾内，以湿纸包 4 ~ 5 层，煨熟后食肾及药，1 日 2 次。用于治疗肾阳虚遗精。

16. 金樱子根 60g，墨鱼 60g，瘦猪肉 50g。将上药加水适量，共炖熟，1 日分 2 次，食肉喝汤。用于治疗遗精。

17. 豆蔻 30g，草果炭 10g，乌鸡 1 只。先将乌鸡宰杀，去内脏及毛，再将后两味药装入鸡腹内，缝合，煮熟食之，1 日 2 次，用量酌定。用于治疗遗精。

18. 猪肾 1 个，黑附片粉 3g。先将猪肾切开，去掉筋膜，加入附片粉，用湿纸包好煨熟，1 日分 2 次食之。用于治疗遗精。

19. 白糖 9g，鸡蛋 1 个，黄酒适量。将鸡蛋打开，调入白糖后，用黄酒送服。用于治疗阴虚遗精。

20. 枸杞子 50g，大米适量。加水适量，共煮粥食用。用于治疗遗精。

阳痿

阳痿或称阳瘘。男性未过"八八"天癸未尽之年，阴茎不能勃起，或勃起不坚，或坚而不持久，致使不能进行性交者，称阳痿。本病可见于现代医学中的性神经衰弱，以及某些慢性虚弱性疾病。

中医古籍中记载的"阴萎""阴器不用""不起""阳事不举""年六十，阴萎"等，皆属本症。

阳痿多由纵欲过度，或少年误犯手淫，以致肾精亏损，命门火衰；或思虑惊恐，损伤心肾，以致气血两虚所导致。亦有少数因湿热下注，或肝气瘀结，致宗筋弛缓，发为阳痿。

此外，尚有初婚过于紧张、兴奋，或夫妇久别重聚，过于激动，临房时反见阳痿者，此非病态，只要注意精神调理，免于过度紧张，无须治疗，自可恢复。

在中医辨证时，又有元阳不足、心脾两虚、惊恐伤肾、湿热下注等引起阳痿的区别。

中药辨证治疗

方一

药物组成：熟地 15g，山药 12g，枸杞子 12g，杜仲 12g，山茱萸 12g，炙甘草 6，肉桂 1.5g，附片 12g。

功能主治：具有温补肾阳的功能。用于治疗元阳不足引起的阳痿。症见阳痿，阴冷，腰痛，膝软，耳鸣，脱发，牙齿松动，畏寒肢冷，形体瘦弱，短气乏力，头晕目眩，面色白亮而无神，舌淡胖润或有齿痕，脉沉细尺弱。

用法用量：水煎，分 3 次服，1 日 1 剂。或共研细末，炼蜜为 10g 丸，每次 1 丸，1 日 2 次，用淡盐开水送服。

方二

药物组成：白术 15g，当归 15g，党参 15g，黄芪 15g，酸枣仁 15g，木香 6g，远志 9g，炙甘草 9g，龙眼肉 15g，茯苓 15g，生姜 3 片，大枣 3 枚。

功能主治：具有补心健脾的功能。用于治疗心脾两虚引起的阳痿。症见心悸怔忡，易惊，多梦失眠，面色白亮而无神，形瘦神疲，舌淡，脉细。

用法用量：水煎，分3次服，1日1剂。或共研细末，炼蜜为10g丸，每次1丸，1日2次，用温开水送服。

方三

药物组成：人参9g，茯苓15g，石菖蒲12g，远志9g，朱砂1g。

功能主治：具有安神定志的功能。用于治疗惊恐伤肾引起的阳痿。症见怵惕不宁，多疑易惊，精神不振，多梦失眠，平时阴茎尚能勃起，但每同房时则焦虑不安，反致阳痿不举，舌脉无异。

用法用量：水煎，分3次服，1日1剂。或共研细末，炼蜜为10g丸，每次1丸，1日2次，用温开水送服。

方四

药物组成：龙胆草12g，栀子9g，黄芩6g，柴胡6g，生地15g，车前子6g，泽泻12g，当归6g，木通9g，甘草3g。

功能主治：具有清热胜湿的功能。用于治疗湿热下注引起的阳痿。症见阳痿而兼见阴部潮湿或痒痛，小便短赤，舌苔黄或厚，脉弦或数。用法用量：水煎，分3次服，1日1剂。

单验方及食疗

1. 荷叶50g。水煎，分3次服，1日1剂。用于治疗阳痿。

2. 鲜淫羊藿30g，鲜金樱子30g。水煎，分3次服，1日1剂。用于治疗阳痿。

3. 酒炒肉苁蓉15g，鹿角霜15g，黑附片6g。水煎，分3次服，1日1剂。用于治疗阳痿。（服药期间，忌房事百日。）

4. 大海马1对，羊肾1对，白酒500mL。将上药共置白酒中浸泡，半月后服药酒，1次25mL，1日2次。用于治疗阳痿。

5. 鸡肾（睾丸）50个，白酒2000mL。将鸡肾置白酒中浸泡，半月后服药酒，每晚临睡前服50mL。用于治疗阳痿。

6. 蜻蜓50只，蟋蟀50只，狗肾2具。将蜻蜓、蟋蟀去头、翅、足，狗肾切碎，再焙焦黄，共研为细末，1次5g，1日3次，用白酒冲服。用于治疗阳痿。

7. 黑牛鞭 2 具，海狗肾 2 具，淫羊藿 30g，阳起石 30g。先将牛鞭、狗肾焙干，共研为细末，再用淫羊藿、阳起石煎汤冲服药末，1 次 6g，1 日 2 次。用于治疗阳痿。

8. 枸杞子 100g，淫羊藿 30g，覆盆子 40g，五味子 50g，菟丝子 50g。将上药焙干，共研为细末，炼蜜为 5g 丸，1 日 2 次，用温开水冲服。用于治疗阳痿。

9. 当归 60g，白芍 60g，小茴香 10g，蜈蚣 20 条。将上药共焙干，共研为细末，分成 30 包，1 次 1 包，1 日 2 次，淡盐开水冲服。用于治疗阳痿。（服药期间忌烟酒。）

10. 蛇床子 200g。将蛇床子加水煎汤，熏洗阴茎，每日 1 次。用于治疗阳痿。

11. 狗肾 10g，山羊肾 100g。将上药加水适量，共炖熟，1 日分 2 次，食肾喝汤。用于治疗阳痿。

12. 锁阳 10g，阳起石 10g，龙骨 10g，淫羊藿 10g，山茱萸 10g，海螵蛸 10g，黄狗肾 1 个。将上药加水适量，共炖熟，1 日分 3 次，食肉喝汤。用于治疗阳痿。

13. 麻雀数只。将麻雀去毛及内脏，煮熟后食之，1 日 1 只。用于治疗阳痿。

14. 泥鳅鱼适量。将泥鳅加水适量，煮熟，食鱼喝汤，1 日 2 次。用于治疗阳痿。

15. 硫黄 60g，老母鸡 1 只。先用硫黄喂老母鸡，1 日 2g，3 周后将鸡宰杀，去毛及内脏，清煮后酌量食肉喝汤。用于治疗阳痿。

16. 狗鞭 20g，当归 10g，冰糖 100g。将上药用水、酒各半为汤，共炖熟，1 日分 2 次，食药喝汤。用于治疗阳痿。

17. 土茯苓 60g，瘦猪肉适量。共炖熟，1 日分 2 次，食肉喝汤。用于治疗阳痿。

18. 羊肾 1 对，枸杞叶 60g。将上药加水适量，共炖熟，1 日分 2 次，食肉喝汤。用于治疗阳痿。

19. 无花果 10 个，瘦狗肉 100g。将上药加水适量，共炖熟，1 日分 2 次，食肉喝汤。用于治疗阳痿。

20. 生大虾 10 个，生大葱叶适量。将大虾用开水浸烫后，取生大葱叶包裹食之。用于治疗阳痿。

头痛

头痛是许多疾病的常见症状，可以单独出现，亦可出现于多种急、慢性疾病之中。头痛涉及的范围很广，此处所述之头痛，主要是指内科杂病范围内，以头痛为主要症状者。

头痛在中医古籍中称"真头痛""脑痛""首风""脑风""头风"等。

头痛一症，有外感内伤之分。外感头痛多为新患，其病程较短，兼有表证，痛势较剧而无休止，又有风寒、风热、风湿之别。内伤头痛多为久痛，不兼表证，其病程较长，痛势较缓而时作时止，当辨虚实，因证而治。

头痛可在多种慢性疾病中出现，是临床上极为常见的症状。头为诸阳之会，三阳经脉皆循行头面，厥阴经脉亦上达巅顶，古人常依据头痛部位来判断疾病部位。如太阳头痛，多在头脑后部，下连项背；阳明头痛多在前额，连及眉棱；少阳头痛多在头之两侧，并及于耳部；厥阴头痛则见于巅顶，可连及目系。

治疗头痛，必须找出病因，然后结合整体病理机制，辨证施治，决不可采用头痛医头的做法。

在中医辨证时，又有外感风寒、外感风热、外感风湿、肝阳上亢、中气虚弱、血虚阴亏、瘀血阻络、痰浊上蒙等引起头痛的区别。

中药辨证治疗

方一

药物组成：川芎9g，白芷6g，甘草5g，羌活9g，荆芥6g，细辛5g，防风9g，薄荷5g。

功能主治：具有疏风散寒的功能。用于治疗外感风寒引起的头痛。症见头痛有时连及项背，或有紧束感受，遇风寒则痛剧，喜戴帽，畏寒发热，骨节酸痛，口不渴，舌苔薄白，脉浮紧。

用法用量：水煎，分3次服，1日1剂。或共研细末，水泛为丸，每次6g，1日2次，用清茶送服。

方二

药物组成：黄连12g，黄芩12g，黄檗12g，栀子12g，大黄18g，连翘 9g，姜黄 9g，薄荷 6g，玄参 6g，当归尾 6g，菊花 6g，葛根 3g，川芎3g，桔梗 3g，天花粉 3g。

功能主治：具有清热泻火的功能。用于治疗外感风热引起的头痛。症见头胀而重，遇热加重，发热恶寒，面目赤红，咽喉肿痛，口干渴，舌尖红，苔薄黄，脉浮数。

用法用量：水煎，分 3 次服，1 日 1 剂。或共研细末，水泛为丸，每次 9g，1 日 1 次，临卧时用清茶送服。

方三

药物组成：羌活 12g，独活 12g，藁本 6g，防风 6g，炙甘草 6g，川芎6g，蔓荆子 4g。

功能主治：具有祛风胜湿的功能。用于治疗外感风湿引起的头痛。症见头重如裹，昏沉疼痛，遇雨加剧，胸闷不畅，脘满纳呆，肢体困重，或有溲少便溏，舌苔白腻，脉濡或滑。

用法用量：水煎，分 3 次服，1 日 1 剂。

方四

药物组成：枸杞 12g，菊花 12g，熟地 24g，山药 12g，山茱萸 12g，茯苓 9g，泽泻 9g，丹皮 9g。

功能主治：具有滋养肝肾的功能。用于治疗肝阳上亢引起的头痛。症见眩晕而痛，偏于两侧，或连巅顶，烦躁易怒，怒则加重，耳鸣失眠，或有胁痛，口干面红，舌红苔少，或苔薄黄，脉弦或细数。

用法用量：水煎，分 3 次服，1 日 1 剂。或共研细末，炼蜜为丸，如梧桐子大，每次服 9g，1 日 2~3 次，温开水或淡盐开水送服。

方五

药物组成：黄芪 15g，人参 12g，甘草 9g，白术 6g，陈皮 6g，当归6g，白芍 6，升麻 4g，细辛 3g，蔓荆子 3g，川芎 3g。

功能主治：具有补中益气的功能。用于治疗中气虚弱引起的头痛。症见头脑空痛，疲劳则甚，身倦无力，食欲不振，气短便溏，舌苔薄白，脉虚无力。

用法用量：水煎，分 3 次服，1 日 1 剂。

方六

药物组成：党参 9g，白术 12g，炙甘草 5g，茯苓 12g，熟地 12g，当归 9g，白芍 12g，川芎 6g。

功能主治：具有双补气血的功能。用于治疗血虚阴亏引起的头痛。症见隐隐头痛，头晕，心悸少寐，目涩昏花，面色白亮而无神，唇舌色淡，脉细而弱。

用法用量：水煎，分 3 次服，1 日 1 剂。

方七

药物组成：当归 9g，生地 12g，桃仁 12g，红花 6g，枳壳 6g，赤芍 9g，柴胡 6，川芎 6g，甘草 3g，桔梗 6g，牛膝 6g。

功能主治：具有活血化瘀通络的功能。用于治疗瘀血阻络引起的头痛。症见痛处固定，经久不愈，其痛如刺，或曾头部创伤，舌质色紫，脉细涩或沉涩。

用法用量：水煎，分 3 次服，1 日 1 剂。

方八

药物组成：法半夏 9g，陈皮 5g，茯苓 15g，白术 12g，天麻 9g，生姜 3 片，大枣 3 枚，甘草 5g。

功能主治：具有化痰除湿止痛的功能。用于治疗痰浊上蒙引起的头痛。症见头痛头昏，眩晕，胸闷脘痞，呕恶痰涎，纳呆，舌苔白腻，脉弦滑。

用法用量：水煎，分 3 次服，1 日 1 剂。

单验方及食疗

1. 防风 15g，桑叶 15g，荆芥 10g。水煎，分 3 次服，1 日 1 剂。用于治疗外感头痛。

2. 白芷 15g，炙天南星 10g，川芎 10g，半夏 6g，甘草 3g。水煎，分 3 次服，1 日 1 剂。用于治疗痰浊头痛。

3. 夏枯草 30g。水煎，分 3 次服，1 日 1 剂。用于治疗肝阳头痛。

4. 丹参 30g，葛根 30g。水煎，分 3 次服，1 日 1 剂。用于治疗血瘀头痛。

5. 羚羊角 10g，黄连 5g，白酒适量。将前二味药共研为细粉，1 次 1g，1 日 2 次，用白酒冲服。用于治疗头痛。

6. 全蝎 6g，蜈蚣 6 条。将上药共研为细粉，分为 6 包，1 次 1 包，1 日 2 次，用温开水冲服。用于治疗头痛（痛无定处，入夜更甚，经久不愈）。

7. 细辛3g，艾叶10g。将细辛研为极细粉末，再掺入艾叶，点燃后用鼻吸烟雾。左侧头痛，用右鼻孔吸烟雾，右侧头痛，用左鼻孔吸烟雾，1日1次。用于治疗偏头痛。

8. 荜茇10g，细辛3g，白芷3g，麝香0.1g。将上药共研为细末，取少许吹入鼻中。用于治疗头痛。

9. 蚕沙60g，僵蚕15g，川芎15g。将上药加水适量，共用水煎至约200mL时，用纸将药锅口封住，纸中间开一小孔，使蒸气熏痛处，1日1次。用于治疗偏、正头痛。

10. 蓖麻仁6g，乳香2g。将上药共捣成膏状，摊于布上，贴于两太阳穴。用于治疗头痛。

11. 人参6g，天麻20g，瘦猪肉适量。将上药加水适量，共用水炖熟，1日2次，食肉、人参并喝汤。用于治疗头痛。

12. 天麻60g，蝉蜕30g，冰糖30g，猪脑1个。将前二味药共研为细末，每日早晨取药末9g，猪脑1个，加冰糖共蒸熟，饭前1次食之。用于治疗头痛。

13. 白芷60g，猪肉250g。将上药加水适量，共炖熟，1日分2次，食肉喝汤。用于治疗头痛。

14. 炒苍耳子10g，鸡蛋1个。将鸡蛋用针刺数小孔，同苍耳子加水适量，共煮熟，食鸡蛋，并服10mL药汁，1日1次。用于治疗血管神经性头痛，偏头痛。

15. 绿壳鸭蛋2个，大青叶50g。将上药加水适量，共炖熟，1日分2次，食蛋喝汤。用于治疗肝火头痛。

16. 白木槿花30g，猪肉50g。将上药加水适量，及食盐少许，共煮熟，食肉喝汤。用于治疗头昏、头痛。

17. 路路通7个，猪蹄1个。将路路通用纱布包裹，加水适量，与猪蹄共炖熟，弃药渣，1日分2次，食猪蹄并喝汤，连服3日为1个疗程。用于治疗偏、正头痛。

18. 鸡蛋3个，川芎粉9g。将川芎粉调入鸡蛋中，共用油炒熟，1日分3次，食之。用于治疗头痛。

19. 鹅蛋、猪油各适量。将鹅蛋开一小口，装入猪油，用面团将其包严，烧熟食之，1次1个，1日2次。用于治疗顽固性头痛。

20. 川芎9g，花茶3g。水煎，代茶饮。用于治疗头痛。

眩晕

眩晕是临床上常见的症状。眩是指眼花，晕是指头晕，二者多同时并见，故统称为眩晕。眩晕发作有轻重不同，轻者闭目即止，重者视物昏花旋转，如坐舟车之状，严重者张目即觉天旋地转，不能站立，胸中上泛呕恶，耳鸣、汗出，甚或仆倒。

本症在中医古籍中称"头眩""掉眩""徇蒙招尤""眩冒""目眩""癫眩""风眩""头旋""眩晕""头晕"等。

眩晕可见于现代医学的多种疾病之中，如内耳性眩晕、脑动脉硬化、颈椎疾病、心血管病、血液病、神经官能症，以及头部外伤等。

眩晕一症，属虚者多，属实者少，如风火上扰眩晕，虽为实证，往往伴有阴伤，可于清热息风之中兼以养阴，不可概用苦寒清泻。痰浊中阻眩晕属于实证，眩晕程度较重，伴有恶心呕吐，易与其他各证鉴别。

此外，头部外伤，伤及脑髓，虽经诊治，往往遗留头晕之后遗症，临床可在上述辨证的基础上加用活血化瘀之品。至于乘坐舟车头晕呕吐者，称为"晕车""晕船"，不治可愈或服止晕药则止。

凡中年以上，因阴虚阳亢而致的眩晕，有可能是中风的先兆，故防治眩晕尤为重要。眩晕患者平素宜少食肥甘厚味，忌烟、酒、辛辣等物，戒躁怒、节房事，可适当参加一定的体力劳动和体育锻炼，以利疾病好转。

在中医辨证时，又有风火上扰、阴虚阳亢、心脾血虚、中气不足、肾精不足、痰浊中阻引起眩晕的区别。

中药辨证治疗

方一

药物组成：龙胆草12g，栀子9g，黄芩6g，柴胡6g，生地15g，车前子6g，泽泻12g，当归6g，木通9g，甘草3g。

功能主治：具有清泻肝胆之火的功能。用于治疗风火上扰引起的眩晕。症见头晕胀痛，烦躁易怒，怒则晕痛加重，面赤耳鸣，少寐多梦，口干口苦，舌红苔黄，脉弦数。

用法用量：水煎，分3次服，1日1剂。

方二

药物组成：枸杞 12g，菊花 12g，熟地 24g，山药 12g，山茱萸 12g，茯苓 9g，泽泻 9g，丹皮 9g。

功能主治：具有养阴平肝定眩的功能。用于治疗阴虚阳亢引起的眩晕。症见头晕，目涩，心烦失眠，多梦，或有盗汗，手足心热，口干，舌红少苔或无苔，脉细数或细弦。

用法用量：水煎，分 3 次服，1 日 1 剂；或共研细末，炼蜜为丸，如梧桐子大，每次服 9g，1 日 2～3 次，用温开水或淡盐开水送服。

方三

药物组成：黄芪 15g，党参 12g，白术 12g，炙甘草 5g，当归 9g，陈皮 3g，升麻 3g，柴胡 3g。

功能主治：具有补中益气的功能。用于治疗心脾血虚引起的眩晕。症见头晕眼花，劳心太过则加重，心悸神疲，气短乏力，失眠，纳少，面色不华，唇舌淡白，脉细弱。

用法用量：水煎，分 3 次服，1 日 1 剂；或共研细末，炼蜜为丸，如梧桐子大，每次服 9g，1 日 2～3 次，用温开水送服。

方四

药物组成：①生地 24g，山药 12g，枸杞子 12g，山茱萸 12g，怀牛膝 9g，菟丝子 12g，鹿角胶 12g，龟板胶 12g。

②熟地 18g，山药 12g，枸杞子 12g，杜仲 12g，山茱萸 6g，炙甘草 6g，肉桂 1.5g，黑附片 12g。

功能主治：具有补肾填精，温补肾阳的功能。用于治疗肾精不足引起的眩晕。症见头晕耳鸣，精神萎靡，记忆减退，目花，腰膝酸软，遗精阳痿，舌瘦淡红，脉沉细，尺部细弱。

用法用量：水煎，分 3 次服，1 日 1 剂。或共研细末，炼蜜为 9g 丸，每次服 1 丸，1 日 2 次，淡盐开水送服。若兼见畏寒肢冷，舌质淡，脉沉微者，选用方②。

方五

药物组成：黄连 9g，黄芩 9g，法半夏 9g，陈皮 5g，茯苓 15g，炙甘草 5g，竹茹 6g，枳实 9g，生姜 3 片，大枣 3 枚。

功能主治：具有清热化痰的功能。用于治疗痰浊中阻引起的眩晕。症见头晕头重，胸膈满闷，恶心呕吐，不思饮食，肢体沉重，或有嗜睡，舌苔白腻，脉濡滑，或弦滑。

　　用法用量：水煎，分3次服，1日1剂。

单验方及食疗

　　1. 金沸草20g，菊花20g。水煎，分3次服，1日1剂。用于治疗眩晕。

　　2. 荷叶15g。水煎，分3次服，1日1剂。用于治疗头晕，耳鸣。

　　3. 天麻18g，钩藤30g。水煎，分3次服，1日1剂。用于治疗眩晕。

　　4. 当归24g，川芎12g，荷叶15g。水煎，分3次服，1日1剂。用于治疗血虚眩晕。

　　5. 白蒺藜9g，石决明15g，菊花9g，珍珠母6g。水煎，分2次服，1日1剂。用于治疗肝阳上亢所致的眩晕。

　　6. 何首乌90g，枸杞子90g，锁阳9g，山茱萸9g。将上药焙干，共研为细末，1次6g，1日2次，用温开水冲服。用于治疗神经衰弱，头晕目眩。

　　7. 枸杞子100g，白酒500mL。将枸杞子浸泡于白酒中，10日后服药酒，1次10mL，1日3次。用于治疗肝肾阴虚所致的眩晕。

　　8. 女贞子60g，旱莲草30g，桑椹30g。将上药共研为细末，炼蜜为10g丸，每次1丸，1日2次，用淡盐开水送服。用于治疗肾阴不足所致的眩晕。

　　9. 菟丝子12g，菊花12g，天麻12g，枸杞子9g。水煎服。或共研为细末，炼蜜为10g丸，每次1丸，1日2次，用温开水送服。用于治疗肝肾不足所致的眩晕。

　　10. 野菊花500g，白芷100g，绿豆壳250g。将上药共装入枕头内，枕之。用于治疗头晕。

　　11. 鲜芥菜120g，鸡蛋2个，白糖适量。将芥菜水煎，取汁，冲入鸡蛋后加入少许白糖，调匀后服用，1日2次。用于治疗老年眩晕。

　　12. 木鳖子果皮3g，猪脑1个。将上药加水适量共炖熟，食脑喝汤，1日2次。用于治疗头晕。

　　13. 黄连20g，菊花20g，羊肝适量。先将羊肝切成片，再将黄连、菊花共研为末，与羊肝片拌匀，1日分2次蒸熟后食之。用于治疗肝阴不足，肝火上炎所致的头目眩晕。

14. 木槿花 10g，鸡蛋 1 个。将上药共加水适量煮熟，食蛋喝汤，1日 1 次。用于治疗眩晕。

15. 乌鸦肉 20g，天麻 20g，米酒 50mL。将上药共蒸熟，1 日分 2 次，食肉喝汤。用于治疗头目眩晕。

16. 红螃蟹 1 只，桂圆肉 15g。将上药共加水适量炖熟，1 日分 2 次，食肉喝汤。用于治疗眩晕。

17. 天麻 30g，山药 60g，鸡 1 只。先将鸡宰杀、去毛及内脏、并洗干净，再将天麻、山药置鸡腹中，装入大碗内，蒸熟后食肉喝汤，1 日 2次，服量酌定。用于治疗头目眩晕。

18. 冰糖 500g，核桃仁 500g。将上药共捣如泥，1 次 30g，1 日 1 次，用温开水冲服。用于治疗肾阳不足所致的眩晕。

19. 菊花 30g，桑叶 30g，荷叶 30g。水煎，代茶饮，1 日 1 剂。用于治疗眩晕。

20. 桑枝 60g，蚕沙 60g。水煎，代茶饮，1 日 1 剂。用于治疗肝火上乘所致的眩晕。

失眠

失眠中医称为"不寐"，是指经常性的睡眠减少而言，或不易入睡，或睡而易醒，醒后不能再度入睡，甚或彻夜不眠，均属失眠。

中医古籍中记载的"目不瞑""不得眠""不得卧""无眠""不眠""少睡""少寐""不睡"等均属失眠范畴。

充足而良好的睡眠，是维护身心健康、延年益寿的重要保障。所以经常失眠的患者应在出现轻微症状的时候，就应积极采取预防治疗措施，以避免带来严重后果。

失眠一症，有虚实之异，临证首先当别虚实。凡虚证失眠者皆正气不足，失眠多为渐致，证有血虚、阴虚、气虚的不同，而以阴血虚者为常见，治以扶正为主，兼以安神。凡实证失眠者，多是邪扰心神，失眠多为暴起，其表现为不易入睡，卧起不安，证有郁热、心火痰热等区分。治疗以清热泻火，清热化痰诸法，邪祛则神自安。

凡因天时寒热不均，被褥冷暖太过，睡前饮浓茶、咖啡等兴奋性饮料，或偶因精神刺激、思虑太过而致偶然不能入睡者，不属病态。若因疼痛、喘咳、瘙痒等而致的不能入睡，不属本症讨论范围。

中医认为失眠多由心阴亏损、心肾不交、心脾两虚、胆气虚怯、肝经湿热、痰热扰心、心火亢盛、余热扰膈、胃中不和等原因引起。临床治疗各不相同。

中药辨证治疗

方一

药物组成：潞党参 10g，玄参 15g，丹参 15g，茯苓 15g，五味子 12g，远志 9g，橘梗 12g，当归 12g，天冬 12g，麦冬 12g，柏子仁 12g，酸枣仁 12g，生地 15g。

功能主治：具有滋心阴，养心神的功能。用于治疗心阴亏损而致的失眠。症见不易入睡，心悸而烦，多梦健忘，潮热盗汗，手足心热，口燥咽干，舌红少津，脉细数等症。

用法用量：水煎，分 3 次服，1 日 1 剂。或可制成蜜丸，1 日 3 次，每次 5～10g，饭后服。

方二

药物组成：黄连 10g，黄芩 10g，白芍 12g，阿胶 15g，肉桂 6g 半夏 9g，夏枯草 12g。

功能主治：具有滋肾水，降心火，交通心肾的功能。用于治疗心肾不交而致的失眠。症见难以入睡，甚则彻夜不眠，头晕耳鸣，潮热盗汗，五心烦热，健忘多梦，腰膝酸软，男子遗精，舌红少苔，脉细数等症。

用法用量：水煎，分 3 次服，1 日 1 剂。

方三

药物组成：潞党参 15g，当归 15g，川芎 12g，茯苓 15g，白芍 15g，熟地 15g，白术 15g，甘草 12g，炒枣仁 15g，远志 9g，夜交藤 15g。

功能主治：具有健脾益气，养血安神的功能。用于治疗心脾两虚而致的失眠。症见失眠，多梦易醒，面色少华，身体倦怠，气短懒言，心悸健忘，食少便溏，舌淡苔薄，脉细而弱等症。

用法用量：水煎，分 3 次服，1 日 1 剂。

方四

药物组成：白芍 15g，远志 9g，炒枣仁 15g，竹茹 10g，潞党参 15g，当归 15g。

功能主治：具有温胆益气宁神的功能。用于治疗胆气虚怯而致的失眠。症见恐惧不能独自睡眠，寐而易惊，如人将捕之，心惮惮然，头晕目眩，喜太息，或呕苦汁，舌质胖淡，脉细弱而缓等症。

用法用量：水煎，分 3 次服，1 日 1 剂。

方五

药物组成：龙胆草 15g，当归 12g，黄芩 12g，栀子 12g，柴胡 9g，生地 15g，车前子 15g，泽泻 12g，木通 12g，甘草 9g，龙齿 20g，珍珠母20g，磁石 20g。

功能主治：具有清热泻火安神的功能。用于治疗肝经郁热而致的失眠。症见睡卧不宁，多梦易醒，烦躁易怒，胸胁胀满，喜太息，口苦目赤，小便短赤，舌红苔黄，脉弦数。

用法用量：水煎，分 3 次服，1 日 1 剂。

方六

药物组成：黄连 15g，竹茹 10g，枳实 12g，法半夏 9g，橘红 9g，茯苓 12g，甘草 9g，生姜 6g。

功能主治：具有清热化痰安神的功能。用于治疗痰热扰心而致的失眠。症见睡卧不宁，多梦易醒，心烦不安，胸闷多痰，恶心欲呕，口苦而黏，舌红苔黄腻，脉滑数。

用法用量：水煎，分 3 次服，1 日 1 剂。

方七

药物组成：黄檗 12g，木通 15g，栀子 12g，甘草梢 9g，生地 15g，知母 12g，灯芯草 6g。

功能主治：具有清心安神的功能。用于治疗心火亢盛而致的失眠。症见失眠多梦，胸中烦热，心悸怔忡，面赤口苦，口舌生疮，小便短赤疼痛，舌尖红，脉数有力。

用法用量：水煎，用药汁分 3 次送服朱砂安神丸，1 日 1 剂。

方八

药物组成：竹叶 12g，石膏 30g，麦冬 12g，潞党参 12g，法半夏 9g，粳米 30g，甘草 9g，栀子 12g，淡豆豉 12g。

功能主治：具有清热除烦的功能。用于治疗余热扰膈而致的失眠。症见坐卧不安，难于入寐，虚烦不宁，胸膈窒闷，嘈杂似饥，舌质红，苔薄黄，脉细数。

用法用量：水煎，分 3 次服，1 日 1 剂。

方九

药物组成：焦麦芽 15g，焦山楂 15g，厚朴 12g，莱菔子 12g，香附 12g，陈皮 12，甘草 9g，连翘 12g。

功能主治：具有和胃降浊的功能。用于治疗胃中不和而致的失眠。症见胸闷脘痞而失眠，腹中胀满，饮食不消，甚则呕哕，或不时的气，大便不利，舌淡偏红，有垢腻苔，脉滑。

用法用量：水煎，分 3 次服，1 日 1 剂。

单验方及食疗

1. 磁石 30g，炒酸枣仁 15g，延胡索 12g，茯神 12g，知母 12g，麦冬 12g，生地 15g，灵芝 15g，莲米 12g，川芎 9g，黄连 9g，甘草 6g。先将磁石打碎，用清水煎 15 分钟，再加入其余药共煎半小时，分 3 次服，1 日 1 剂，饭后 1 小时服。用于治疗失眠。

2. 炒酸枣仁 15g，延胡索 12g，灵芝 12g，柏子仁 12g，五味子 12g，龙眼肉 15g。水煎，分 3 次服，1 日 1 剂。用于治疗失眠。

3. 炒酸枣仁、灵芝各等量。共研为细粉，晚饭后用温开水冲服 10～20g。用于治疗失眠。

4. 含羞草（干）30～60g。水煎，分 3 次服，1 日 1 剂。用于治疗失眠。

5. 夜交藤 60g，辰炒草 15g。水煎，分 3 次服，1 日 1 剂。用于治疗失眠。

6. 金针根、合欢花、夜交藤、辰砂草各 15g。水煎，分 3 次服，1 日 1 剂。用于治疗失眠。

7. 炒酸枣仁 9g。先将酸枣仁捣碎，水煎，每晚睡前 1 小时服用。用于治疗失眠。

8. 炒酸枣仁 9g，麦冬 3g，远志 3g。加水 500mL 共煎成 50mL，于睡前服用。用于治疗失眠。

9. 甘草 10g，浮小麦 30g，大枣 6 枚。放入两碗清水中煎至一碗，去渣饮汤，连服 5～7 天，用于治疗失眠。

10. 钩藤 30g，豨莶草 30g，苍耳子 6g。水煎，分 3 次服，1 日 1 剂。用于治疗失眠。

11. 蛤蟆油 3g，冰糖适量。加水适量，共炖服，连服 1 至 2 周。用于治疗失眠。

12. 枸杞子 15g，大枣 6g，鸡蛋 1 个，冰糖适量。先将前两味药，加水 1 碗，煮沸后 5 分钟，打入鸡蛋，稍加糖服用，每天 1 次。用于治疗失眠。

13. 冬虫夏草 10g，鸭 1 只，盐、味精等调料各适量。鸭宰杀煺毛、洗净去内脏后，将冬虫夏草放入鸭腹内，缝好切口，加水适量，炖熟，入调料，酌量食用。用于治疗失眠。

14. 炒酸枣仁 20g，粳米 100g，莲米、百合、大枣各适量。先将酸枣仁加水适量，浓煎取汁备用，再将粳米及莲米、百合、大枣共煮粥，粥半熟时加入酸枣仁汁，煮至粥熟，常食用。用于治疗失眠。

15. 柏子仁 15g，粳米、蜂蜜各适量。先将柏子仁除去杂质及皮壳，粳米煮粥，粥半熟时加柏子仁，粥熟后加入蜂蜜，再稍煮一二沸即可，常食用。用于治疗失眠。

16. 远志 20g，莲子 15g，粳米或小米 100g，夜交藤、合欢皮各适量。先将远志、夜交藤、合欢皮共用水煎，取浓汁备用，再将莲米和粳米或小米共煮成粥，粥半熟时加入上药汁，煮至粥熟，常食用。用于治疗失眠多梦。

17. 百合、绿豆各 500g，冰糖、牛奶各适量。先将百合、绿豆、冰糖共加水适量，熬成粥，服用时加入牛奶。用于治疗夏季失眠。

18. 茯苓、莲子各 15g，面粉 100g，白糖适时。先将茯苓、莲子共碾压成细粉，与面粉、白糖调成糊，以微火在平底锅中摊烙成极薄的饼，可随时食用。用于治疗失眠。

19. 柏子仁 15g，猪心 1 只。先将猪心洗净，开一小孔，放入柏子仁，置碗中，加入水、料酒、食盐、葱、姜等各适量，隔水炖 1 小时以上，待猪心熟透时取出去柏子仁后切片，加入原汤，食猪心饮汤。用于治疗心悸怔忡，失眠健忘。（体胖血脂高者不宜服。）

20. 桂圆肉 20g，远志肉 15g，丹参 15g。水煎（或加糖少量），代当茶饮，1 日 1 剂。用于治疗冠心病患者失眠。

腰痛

腰痛，亦称腰脊痛。腰上连背膂，下接尻尾，中为脊柱，其两侧平脐部位即是腰部，这是一身恃以转动开合之枢纽。若因某种原因引起腰脊部疼痛，称为腰脊痛。因腰脊相邻，其疼痛部位或以正中脊部为重，或在脊柱两侧腰部为甚，故一般称腰脊痛，或统称腰痛。

现代医学中常见的风湿、类风湿、腰肌劳损、肾小球肾炎、肾盂肾炎、肾结石，以及外伤等疾病均可出现腰痛。

本病多见于中、老年人，其症状往往呈慢性进展，对劳动影响很大。

腰痛一症，新病多实证，久病多虚证。因感受风寒湿邪或因损伤所致腰痛，经久未愈多兼肾虚；反之，若肾气不足也易感受风寒湿邪，或易受闪扭损伤。腰痛"悠悠戚戚，屡发不已"，是肾虚腰痛的主要表现。古人认为，腰痛以虚证居多，占十之八九，实邪而为腰痛者，不过十之一二。腰痛肾阳虚损者居多，阳气一虚则风寒湿邪乘虚客于经脉气血必为之阻滞，故久病腰痛也常常兼气血瘀滞，所以温补肾阳、行气活血为治疗腰痛一症之大法。

本病除药物治疗外，尚可配合针灸、按摩、理疗、拔火罐等方法，以提高疗效。

在中医辨证时，又有太阳风寒、风寒湿痹、劳损肾虚、闪挫瘀血引起腰痛的区别。

中药辨证治疗

方一

药物组成：炮干姜30g，炮附片30g，炙甘草30g。

功能主治：具有温经散寒的功能。适用于太阳风寒引起的腰痛。症见病人素无腰痛，因外感风寒，发病急骤，腰脊强痛而有拘急感，并伴有头痛、项强、肩背痛，甚或尻、腘、腨部及周身关节均痛，发热、恶寒、无汗或有汗，舌苔薄白，脉浮紧。

用法用量：共研为粗末，每次取12g，用水250mL，加生姜5片，煎至160mL。去渣，空腹时温服。

方二

药物组成：独活 9g，桑寄生 6g，杜仲 6g，牛膝 6g，细辛 6g，秦艽 6g，茯苓 6，桂心 6g，防风 6g，川芎 6g，人参 6g，甘草 6g，当归 6g，白芍 6g，生地 6g。

功能主治：具有益肾，气血双补的功能。适用于风寒湿痹久痛兼肾虚引起的腰痛。症见腰痛，且多伴有尻尾及下肢疼痛，疼痛时轻时重，得暖则舒，遇寒冷或阴雨天气以及秋冬季节则加重，起病或急或缓，一般腰部转侧活动功能正常，或稍受限制。疼痛性质多为钝痛或隐痛，且伴有僵硬"发板"的感觉。

用法用量：水煎，分 2 次服，1 日 1 剂。

方三

药物组成：①熟地 18g，山药 12g，枸杞子 12g，杜仲 12g，黑附片 12g，山茱萸 6g，炙甘草 6g，肉桂 1. 5g。

②生地 24g，山药 12g，枸杞子 12g，山茱萸 12g，怀牛膝 9g，菟丝子 12g，鹿角胶 12g，龟板胶 12g。

功能主治：具有温补肾阳，滋补肾阴的功能。适用于劳损肾虚引起的腰痛。症见腰痛绵绵不休，休息后可暂时减轻，稍遇劳累则疼痛加剧，且伴有不同程度的气短、身重、头晕、耳鸣、脱发、牙齿松动、膝软、足跟痛、梦遗、滑精、阳痿，或妇女月经不调等症状，肾阳虚者则畏冷、肢凉、喜暖、舌质淡白或胖嫩、脉沉细。肾阴虚者，则有低热、五心烦热、面部烘热、盗汗、尿赤、口干、舌红、脉细数等症状。

用法用量：水煎，分 3 次服，1 日 1 剂。或共研为细末，炼蜜为 9g 丸，1 次 1 丸，1 日 2 次，用温开水送服。肾阳虚用方①；肾阴虚用方②。

方四

药物组成：当归 15g，肉桂 6g，延胡索 12g，杜仲 12g，小茴香 9g，木香 9g，牵牛 6g。

功能主治：具有行气止痛的功能。适用于闪挫瘀血引起的腰痛。症见起病突然，有明显外伤史，疼痛剧烈。根据闪挫部位，或脊痛，或腰痛，或腰腿疼痛，影响腰部活动，不能俯仰转侧，动则痛甚。若因闪扭所伤，外无肿迹可察，若因挫伤，则局部可有瘀血肿痛。

用法用量：水煎，分 3 次服，1 日 1 剂。或共研为细末，1 次 6g，1 日 2 次，用水酒各半送服。

单验方及食疗

1. 当归10g，八角10g，小茴10g，独活10g，羌活10g，杜仲10g。水煎，分3次服，1日1剂。用于治疗腰痛。

2. 桂枝9g，防风9g，木瓜9g，牛膝9g，杜仲25g。水煎，分3次服，1日1剂。用于治疗腰痛。

3. 白术15g，薏苡仁24g，五加皮6g，干姜3g。水煎，分3次服，1日1剂。用于治疗腰痛。

4. 巴戟天15g，枸杞子15g，补骨脂9g，菖蒲9g。水煎，分3次服，1日1剂。用于治疗腰痛。

5. 土鳖虫20g，黄酒适量。将土鳖虫焙干，研为细末，1次3g，1日2次，用黄酒送服。用于治疗腰痛。

6. 金毛狗脊20g，三七10g，续断10g，杜仲10g，炙川乌10g，炙草乌10g，乳香5g，没药5g，儿茶5g，冰片3g，白酒适量。将上药与白酒浸泡，20天后。1次15～20mL，1日2次，分早晚服用。用于治疗腰痛。

7. 三七6g，杜仲15g，石榴皮15g，白酒适量。将前三味药置白酒中浸泡，半月后酌量服药酒，1日2次，分早晚服用。用于治疗腰痛。

8. 雄猪肾5对，黑附片20g，杜仲100g。先将猪肾切成薄片，焙干，再与另两味药共研为末，炼蜜为6g丸，1日1次，晨起，用温开水送服。用于治疗腰痛。

9. 黑附片9g，蛇床子9g，肉桂9g，吴茱萸9g，木香9g，面粉30g，生姜汁适量。将前五味药共研细粉，与面粉混匀，用姜汁调成膏状，摊于纸上，外敷患处，晚上睡时敷上，早晨起床时取下，1日1次。用于治疗腰痛。

10. 鲜辣椒叶适量，白酒少许。将辣椒叶洗净，捣烂，炒热后洒入白酒，趁热敷患处，1日2次。用于治疗腰痛。

11. 猪肾1对，补骨脂6g，杜仲6g。将后两味药捣成细末，装入剖开、除去内膜并洗净的猪肾内，加水适量，蒸熟，1日分2次食之。用于治疗腰痛。

12. 猪肾1对，威灵仙15g。将威灵仙捣成细末，装入剖开、除去内膜并洗净的猪肾内，用白菜叶包严，煨熟食之（不放盐）。用于治疗腰痛。

13. 猪肾 1 对，小茴香 15g。将小茴香研末，装入剖开、除去内膜并洗净的猪肾内，外用白面包裹，煨熟后再研末，1 次 15g，1 日分 2 次，用黄酒冲服。用于治疗肾虚腰痛。

14. 猪肾 1 对，徐长卿 15g。先将猪肾剖开、除去内膜并洗净，再加水适量，共炖熟，弃药渣，1 日分 3 次，食肾喝汤。用于治疗肾虚腰痛。

15. 猪肾 1 对，杜仲 30g。先将猪肾剖开、除去内膜并洗净，再加水适量，共炖熟，弃药渣，1 日分 2 次，食肾喝汤。用于治疗肾虚腰痛。

16. 猪肾 1 对，杜仲 20g，补骨脂 20g，肉桂粉 6g。先将杜仲、补骨脂加盐水炒，再与肉桂粉拌匀，装入剖开、除去内膜并洗净的猪肾内，加水适量，共蒸熟，弃药渣，1 日分 2 次食之。用于治疗腰痛。

17. 猪肾 1 对，大黑豆 125g。先将猪肾剖开、除去内膜、并洗净，再加水适量，共炖熟，弃药渣，1 日分 2 次，食肾喝汤。用于治疗腰痛。

18. 猪脊髓 1 条，杜仲 25g，当归 15g，怀牛膝 12g。加水适量，共炖熟，弃药渣，1 日分 3 次，食肾喝汤。用于治疗肾虚腰痛。

19. 猪蹄适量，淫羊藿 30g。加水适量，共炖熟，弃药渣，1 日分 2 次，食蹄喝汤。用于治疗肾虚腰痛。

20. 栗子仁 200g，核桃仁 250g。将上药共捣烂如泥，1 次 9g，1 日分 3 次，用温开水冲服。用于治疗肾虚腰痛。

自汗、盗汗

自汗、盗汗是由于阴阳失调，腠理不固，而致汗液外泄失常的病证。不因劳累、天热、穿衣过暖或服用发汗药物等因素而时时汗出者称为自汗；睡时汗出，醒来自止者称为盗汗。

汗乃心之液。阴主血，在内为心所主，外营肤腠；阳主气，在于肤腠之间，职司开合。人的气血调和及阴阳平秘便安然无病，如有偏胜，阴虚阳必凑，阳的阴分则血热，故发热汗出；阳虚阴必乘，故发厥汗出。由此可知，汗是发于阴而出于阳，汗的根本在于阴中的营血，但汗的启闭在于营中的卫气。

除外感者外，凡内伤之汗，非营虚即为卫弱。自汗者多阳虚，腠理不密，卫阳不固，阴乘阳分，津液外泄，溅溅然汗出而无时，此为肺胃之阳气所司；盗汗者多阴虚，营血亏损，阴精不充，阳乘阴分，故人于寐时则卫气入于阴分，而夜不内藏，故睡中蒸蒸汗出，此为心肾之阴液所司。

自汗、盗汗既可单独出现，也可作为症状而伴见于其他疾病的过程中。中医辨证时又有营卫不和、风湿伤表、热炽阳明、暑伤气阴、气虚、阳虚自汗及心血不足、阴虚内热、脾虚湿阻、邪阻半表半里盗汗的区别。

因自汗、盗汗均以腠理不固，津液外泄为共同病变，故在辨证施治的原则指导下，可酌加收敛固涩之品，以增强止汗作用。

中药辨证治疗

（一）自汗

方一

药物组成：桂枝9g，白芍9g，炙甘草6g，生姜9g，大枣5枚。

功能主治：具有调和营卫的功能。适用于营卫不和引起的自汗。症见汗出恶风，周身酸楚，时寒时热，舌苔薄白，脉缓。

用法用量：水煎，分3次服，1日1剂。

方二

药物组成：防己12g，黄芪15g，甘草6g，白术9g，生姜3片，大枣5枚。

功能主治：具有祛风胜湿，益气固表的功能。适用于风湿伤表引起的自汗。症见自汗断续，汗量不多，恶风畏寒，肢体重着麻木，小便短少，舌苔薄白，脉浮缓或濡滑。

用法用量：水煎，分3次服，1日1剂。

方三

药物组成：石膏30g，知母9g，炙甘草3g，粳米9g。

功能主治：具有清热泻火的功能。适用于热炽阳明引起的自汗。症见自汗频出，汗量较多，高热面赤，烦渴引饮，舌苔黄燥，脉洪大有力。

用法用量：水煎至米熟即可，分3次服，1日1剂。

方四

药物组成：西洋参5g，石斛15g，麦冬9g，黄连3g，竹叶6g，荷梗15g，知母6g，甘草3g，粳米15g，西瓜翠衣30g。

功能主治：具有清暑泄热，益气生津的功能。适用于暑伤气阴引起的自汗。症见自汗频繁，汗量较多，烦渴引饮，胸膈痞闷，舌质红，苔黄而燥，脉洪大无力。

用法用量：水煎，分 3 次服，1 日 1 剂。

方五

药物组成：黄芪 30g，炙甘草 5g，人参 12g，当归 3g，陈皮 3g，升麻 3g，柴胡 3g，白术 15g，防风 6g，生姜 3 片。

功能主治：具有补气，固表止汗的功能。适用于气虚引起的自汗。症见自汗常作，动则益甚，时时畏寒，气短气促，倦怠懒言，面色白亮而无神，平时不耐风寒，极易感冒，舌质淡，苔薄白，脉缓无力。

用法用量：水煎，分 3 次服，1 日 1 剂。

方六

药物组成：黄芪 15g，炙甘草 5g，人参 12g，当归 3g，陈皮 3g，升麻 3g，柴胡 3g，白术 9g，附片 3g，桂枝 3g，生地 24g，山药 12g，山茱萸 12g，泽泻 9g，丹皮 9g，茯苓 9g，五味子 12g，煅龙骨 18g，煅牡蛎 18g。

功能主治：具有温阳敛阴的功能。适用于阳虚引起的自汗。症见自汗，动则加重，形寒肢冷，纳少腹胀，喜热饮，大便溏薄，面色萎黄或淡白，舌淡苔白，脉虚弱。

用法用量：水煎，分 3 次服，1 日 1 剂。

（二）盗汗

方一

药物组成：白术 9g，茯神 9g，黄芪 9g，龙眼肉 9g，枣仁 9g，人参 5g，木香 5，当归 5g，远志 3g，炙甘草 3g，生姜 3 片，大枣 3 枚，五味子 12g，煅龙骨 18g，煅牡蛎 18g。

功能主治：具有补血养心敛汗的功能。适用于心血不足引起的盗汗。症见盗汗常作，心悸少寐，面色不华，气短神疲，舌淡苔薄，脉虚。

用法用量：水煎，分 3 次服，1 日 1 剂。

方二

药物组成：当归 12g，生地 18g，熟地 18g，黄连 9g，黄檗 9g，黄芩 9g，黄芪 12g，糯稻根 12g，浮小麦 12g。

功能主治：具有滋阴降火敛汗的功能。适用于阴虚内热引起的盗汗。症见盗汗频作，午后潮热，两颧发红，五心烦热，形体消瘦，女子月经不调，男子梦遗滑精，舌红少苔，脉细数。

用法用量：水煎，分 3 次服，1 日 1 剂。

方三

药物组成：藿香 6g，法半夏 5g，茯苓 10g，薏苡仁 12g，白蔻仁 3g，厚朴 4g，糯稻根 12g，苍术 9g，陈皮 9g。

功能主治：具有化湿和中，宣通气机的功能。适用于脾虚湿阻引起的盗汗。症见盗汗常作，头痛如裹，肢体困倦，纳呆口腻，舌质淡苔薄白而腻，脉濡缓。

用法用量：水煎，分 3 次服，1 日 1 剂。

方四

药物组成：柴胡 12g，黄芩 9g，炙甘草 6g，生姜 9g，法半夏 9g，黄连 9g，碧桃干 9g。

功能主治：具有和解少阳的功能。适用于邪阻半表半里引起的盗汗。症见盗汗，病程较短，寒热往来，两胁满闷，口苦，欲呕，舌苔薄白或薄黄，脉弦滑或弦数。

用法用量：水煎，分 3 次服，1 日 1 剂。

单验方及食疗

1. 白芍 12g，枣仁 12g，乌梅 12g。水煎，分 3 次服，1 日 1 剂。用于治疗自汗，盗汗。

2. 炙黄芪 30g，生地 30g，煅牡蛎 15g，大枣 3 枚。水煎，分 3 次服，1 日 1 剂。用于治疗自汗，盗汗。

3. 炙黄芪 10g，土炒白术 10g，浮小麦 5g。水、酒各半煎服。用于治疗自汗，盗汗。

4. 党参 10g，麻黄根 10g，浮小麦 10g，煅牡蛎 10g，柴胡 7g，升麻 7g，炙甘草 7g，生姜 3 片。水煎，分 3 次服，1 日 1 剂。用于治疗自汗，盗汗。

5. 浮小麦 60g。水煎，分 3 次服，1 日 1 剂。用于治疗盗汗。

6. 生黄芪 20g，白术 15g，防风 5g，生龙骨 30g，生牡蛎 30g。水煎，分 3 次服，1 日 1 剂。用于治疗自汗。

7. 浮小麦 30g，糯稻根 30g。水煎，分 3 次服，1 日 1 剂。用于治疗自汗，盗汗。

8. 桑螵蛸 10g，煅龙骨 10g。将上药共研细末，1 次 6g，1 日 2 次，用温开水冲服。用于治疗自汗，盗汗。

9. 黄芪 30g，葛根 30g，荆芥 6g。加水适量，共煎汤，浸泡手足。用于治疗手、足自汗。

10. 五倍子 2g，玄参 2g。将上药共研为末，用水调成糊敷肚脐上。用于治疗盗汗。

11. 凤凰衣 20g，大枣 20g，桂圆肉 15g，鸡蛋 1 个。先将凤凰衣焙干，研末，再与余药共蒸熟，1 日分 2 次食之。用于治疗自汗。

12. 母鸡 1 只，麻黄根 15g，肉苁蓉 30g，煅牡蛎 60g。先将母鸡宰杀，去毛及内脏，洗净，与其余药加水适量，共炖熟，弃药渣，酌量食鸡喝汤，1 日 2 次。用于治疗自汗。

13. 猪蹄 1 只，干芋头 6g，荷梗 50g，大枣 10 枚，红糖 60g。将上药加水适量，共炖熟，弃药渣，酌量食肉喝汤，1 日 2 次。用于治疗自汗，盗汗。

14. 猪排骨 100g，睡莲花 15g，四块瓦 15g。将上药加水适量，共炖熟，弃药渣，酌量食排骨喝汤，1 日 2 次。用于治疗出虚汗。（四块瓦为报春花科植物伞排草的全草。）

15. 猪瘦肉 60g，仙桃草 100g。将上药加水适量，共炖熟，弃药渣，酌量食肉喝汤，1 日 2 次。用于治疗阴虚盗汗，眩晕。（仙桃草为玄参科植物水苦荬 Veronica peregrina L. 的全草。）

16. 黑木耳 50g，大枣 50g，冰糖适量。加水适量，共煮熟食之。用于治疗自汗，盗汗。

17. 老荞麦 250g，白糖适量。先将荞麦炒焦，研末，再加入白糖拌匀，每晚睡前用开水冲服 30g。用于治疗盗汗。

18. 山茱萸 25g。水煎，代茶饮。用于治疗自汗，盗汗。

19. 浮小麦 50g，黑枣 12 枚。水煎，代茶饮。用于治疗自汗。

20. 五味子 10g，桑葚子 10g。水煎，代茶饮。用于治疗自汗，盗汗。

第二章　妇产科疾病

闭经

　　女子年满十八岁，月经尚未来潮，或月经周期建立后非怀孕而停经三个月以上者均称为经闭。前者为原发性经闭，后者为继发性经闭。生理性停经，多见于青春期前、妊娠、哺乳及绝经后期，以及少见的居经、避年经及暗经等，均不属经闭范畴。凡属先天性无子宫、无阴道或处女膜闭锁等器质性病变所致的经闭，亦不属此症范畴。

　　导致闭经的原因大致不外虚实两个方面，虚者多属肝肾不足，精血亏损，或气血虚弱，血海空虚，无余可下；实者则多由气滞血瘀，或痰湿阻滞，冲任不通而致。

　　对闭经的治疗，应采用"虚者补之，实者通之"的原则。肝肾不足者，宜滋补肝肾，养血调经；气血虚弱者，宜益气健脾，养血调经；气滞血瘀者，宜活血化瘀，理气行滞；痰湿阻滞者，宜燥湿祛痰，通经活血。见闭经之症，不分虚实，一概通利之法不可取。

　　本症在中医辨证时，又有肾气亏损、气血虚弱、气滞血瘀、痰湿阻滞等引起闭经的区别。

中药辨证治疗

　　方一

　　药物组成：淫羊藿 12g，仙茅 12g，桂心 6g，当归 12g，川芎 9g，白芍 12g，鸡血藤 12g，香附 9g，红花 6g，刘寄奴 12g。

　　功能主治：具有温补肾阳，调理冲任的功能。适用于肾气亏损引起的闭经。症见月经超龄未至，或初潮较迟，量少，色红或褐，渐至经闭，一般无白带，腹无胀痛，腰背酸痛，四肢不温，头晕耳鸣，面色黯淡或有褐斑，舌质正常或稍淡，脉沉细无力。

用法用量：水煎，分3次服，1日1剂。

方二

药物组成：党参15g，当归12g，川芎12g，赤芍12g，茺蔚子12g，白芍12g，香附12g，红花6g。

功能主治：具有益气养血通经的功能。适用于气血虚弱引起的闭经。症见月经大多后期而至，量少而渐至停闭，小腹无痛，或面色萎黄淡白，头晕心悸，或纳少便溏，面浮肢肿，神疲乏力，舌质正常或淡，脉细弱或细无力。

用法用量：水煎，分3次服，1日1剂。

方三

药物组成：枳实12g，柴胡9g，甘草9g，丹参12g，茺蔚子12g，白芍12g，月季花12g。

功能主治：具有疏肝理气，活血通经的功能。适用于气滞血瘀引起的闭经。症见月经数月不通，小腹胀痛或拒按，精神抑郁，胸闷胁痛，性急易怒，舌边紫黯或有瘀点，脉沉弦。

用法用量：水煎，分3次服，1日1剂。

方四

药物组成：鹿角霜15g，白术12g，枳壳9g，黄芪15g，当归12g，川芎12g，昆布12g，法半夏12g，益母草15g。

功能主治：具有温肾补脾，祛痰利湿，行气通经的功能。适用于痰湿阻滞引起的闭经。症见经水逐渐减少以至闭经，形体日渐肥胖，腰酸浮肿，带下较多，胸闷恶心，心悸气短，纳谷少馨，乏力倦怠，面色白亮而无神，舌质淡胖或舌苔白腻，脉沉濡或细滑。

用法用量：水煎，分3次服，1日1剂。

单验方及食疗

1. 茜草20g，大枣10枚。水煎，分3次服，1日1剂。用于治疗闭经。

2. 益母草60g，红糖60g。水煎，分3次服，1日1剂，连用10剂。用于治疗闭经。

3. 鳖甲30g，当归15g，桃仁6g，红花6g。水煎，分3次服，1日1剂。用于治疗闭经。

4. 炒艾叶 9g，生姜 9g，肉桂 6g。水煎，分 3 次服，1 日 1 剂。用于治疗闭经。

5. 赤芍 100g，白酒 500mL。将赤芍浸泡于白酒中，7 天后服药酒，1 次 10mL，1 日 2 次。用于治疗闭经。

6. 蚕沙 30g，黄酒 500mL。用黄酒煮蚕沙，取汁，1 次 30mL，1 日 3 次服。用于治疗闭经。

7. 水蛭 6g，丹参 30g。将上药共研为末，1 日分 2 次兑水、酒适量服。用于治疗闭经。

8. 丹参 3g，黄酒 10mL。将丹参研为末，用黄酒 1 次冲服。用于治疗闭经。

9. 黑大豆 15g，苏木 18g。将黑大豆炒后研为末，1 次 9g，1 日 2 次，用苏木的水煎液冲服。用于治疗闭经。

10. 炒柏子仁 100g，酒炙牛膝 100g，卷柏 100g。将上药共研为细末，炼蜜为丸，如黄豆大，1 次 30 丸，饭前用米汤送服。用于治疗闭经。

11. 老母鸡 1 只，胡椒 10g，木耳 50g，干姜 20g。先将母鸡宰杀，去毛及内脏，并洗净，与上药加水适量，共炖熟后食之，用量酌定。用于治疗闭经。

12. 白鸽 1 只，血竭 1g。先将白鸽宰杀，去毛及内脏，并洗净，再将血竭研细，装入腹内，加水适量，煮熟后食之。用于治疗闭经。

13. 木芙蓉根 10g，黄荆根 10g，苍耳 10g，艾梗 10g，鸡肉适量。将上药加水适量，与鸡肉共炖熟，弃药渣，食之，用量酌定。用于治疗闭经。

14. 母鸡 1 只，黄芪 100g，山楂 5g。先将母鸡宰杀，去毛及内脏，并洗净，加水适量，与黄芪、山楂共炖熟，弃药渣，食之，用量酌定。用于治疗闭经。

15. 徐长卿 10～15g，猪肉适量。将上药加水适量，与猪肉共炖熟，弃药渣，食之，用量酌定。用于治疗闭经。

16. 牛肋筋 60g，猪肉 200g。将上药加水适量，共炖至肉熟，弃药渣，1 日分 3 次，食肉喝汤。用于治疗闭经。（牛肋筋为锦葵科植物小叶黄花稔的全草。）

17. 绿豆 150g，猪肝 200g。先将绿豆淘洗干净，加水适量煮熟后，加入洗净剁碎的猪肝，煮约 5 分钟后分 3 次食用，1 日 1 剂，至治愈为止。

用于治疗闭经。

18. 乌鸡肉 150g，丝瓜 100g，鸡内金 15g。将上药加水适量，共炖至鸡肉烂，加食盐少许，1 日分 2 次食之。用于治疗体弱血虚引起的闭经。

19. 桃仁 10g，墨斗鱼 200g，油、盐各适量。将墨斗鱼洗净切片，加水适量与桃仁共煮熟，以油、盐调味，食鱼喝汤。用于治疗血滞经闭。

20. 红糖 100g，大枣 100g，生姜 25g。水煎，代茶饮，1 日 1 剂，连续服用至月经来潮为止。用于治疗闭经。

痛经

痛经，亦称"行经腹痛"。是指妇女在月经期间或行经前后小腹及腰部疼痛，甚则剧痛难忍的症状。如果经期仅感小腹或腰部轻微胀痛，这是正常现象，不属"痛经"范围。本病可发生于现代医学的子宫发育不良、子宫过于前屈或后倾、子宫颈管狭窄，或盆腔炎、子宫内膜异位症等疾病。

产生本病的主要机理是气血运行不畅所致。引起气血不畅的原因有气滞血瘀、寒湿凝滞、气血虚弱、肝肾亏损等。

根据"通则不痛"的原则，对痛经的治疗，应以通调气血为主。因气瘀而致血瘀者，以行气解瘀为主，佐以活血；因血瘀而致不通者，以行血逐瘀为主；因血热气滞者，以清热凉血为主；因气血虚弱而致痛经者，以补为通，宜益气养血；因肝肾亏损致痛经者，重在调补肝肾。

在临证选方时，应根据疼痛的部位、时间、性质，结合其他兼症进行综合分析，以通为用，从而达到"通则不痛"的目的。

本症在中医辨证时，又有肝郁气滞、胞宫血瘀、寒湿凝滞、湿热郁结、气血两虚、冲任虚寒、肝肾亏损等引起痛经的区别。

中药辨证治疗

方一

药物组成：柴胡 9g，白芍 18g，枳壳 9g，炙甘草 6g，川芎 9g，香附 9g。

功能主治：具有疏肝理气止痛的功能。适用于肝郁气滞引起的痛经。症见经前或经行小腹坠胀而痛，经量多少不定、血色或红或紫，亦可挟有血块，经行不畅，胁痛乳胀，烦躁胸闷，舌质正常或紫黯，脉弦。

用法用量：水煎，分3次服，1日1剂。

方二

药物组成：炒小茴香5g，干姜3g，延胡索9g，没药9g，当归9g，川芎6g，肉桂2g，赤芍9g，蒲黄9g，炒五灵脂9g。

功能主治：具有活血化瘀，兼以理气的功能。适用于胞宫血瘀引起的痛经。症见行经时小腹疼痛比较剧烈，痛引腰骶，经行不畅，经色紫黯有块，瘀块下则痛减，舌质黯或有瘀斑，脉沉迟而涩。

用法用量：水煎，分3次服，1日1剂。

方三

药物组成：吴茱萸12g，橘梗6g，干姜6g，甘草6g，细辛3g，当归6g，生地15g，法半夏9g，茯苓12g。

功能主治：具有温经散寒，理气行血的功能。适用于寒湿凝滞引起的痛经。症见经前或经期小腹冷痛，得热则减，形寒肢冷，月经后期，经量少，涩滞不爽，经色黯红挟有血块，大便多溏，带下绵绵，舌质黯或有瘀斑，舌苔白腻而滑，脉沉紧或沉迟。

用法用量：水煎，分3次服，1日1剂。

方四

药物组成：柴胡9g，当归9g，白芍12g，白术12g，茯苓15g，甘草6g，烧生姜5g，薄荷3g，丹皮9g，栀子12g，薏苡仁15g，败酱草12g，大枣5枚。

功能主治：具有清热利湿止痛的功能。适用于湿热郁结引起的痛经。症见经前或经期少腹刺痛而有灼热感，且拒按，月经提前或先后不定期，经色黯红秽臭，质黏稠，平日黄白带下，大便干或不爽，小便短赤，舌质红，苔黄腻，脉滑数。

用法用量：水煎，分3次服，1日1剂。

方五

药物组成：当归15g，白芍12g，桂枝9g，生姜12g，甘草6g，饴糖15g，大枣5枚。

功能主治：具有补气养血的功能。适用于气血两虚引起的痛经。症见经期或经后腹痛绵绵，喜按喜温，月经量少，色淡质稀，面白或萎黄，头晕心悸，倦怠无力，舌质淡，苔薄白，脉细无力。

用法用量：除饴糖外，余药水煎取药汁，再将饴糖兑入溶化调匀服用，1日1剂。

方六

药物组成：当归12g，桂枝9g，白芍9g，细辛3g，炙甘草6g，肉桂6g，干姜6g，大枣5枚。

功能主治：具有温经止痛的功能。适用于冲任虚寒引起的痛经。症见经期或经后小腹冷痛，得热痛减，遇寒加剧，喜温喜按，经期愆后，量少色淡，带下清稀，腰脊酸痛，背寒肢冷，小便清长，舌质淡嫩，苔薄白，脉沉弱。

用法用量：水煎，分3次服，1日1剂。

方七

药物组成：当归12g，熟地18g，山药12g，山茱萸12g，茯苓12g，泽泻12g，丹皮9g，白芍12g。

功能主治：具有补益肝肾，理气止痛的功能。适用于肝肾亏损引起的痛经。症见经期或经后小腹隐隐作痛，经量少，经色淡，腰膝酸软，头晕耳鸣，舌质红嫩，苔少，脉沉细数。

用法用量：水煎，分3次服，1日1剂。

单验方及食疗

1. 延胡索9g，郁金9g，生蒲黄6g。水煎，分3次服，1日1剂，以黄酒为引。用于治疗痛经。

2. 艾叶10g，香附12g，红糖15g。水煎，分3次服，1日1剂。用于治疗痛经。

3. 五灵脂6g，生蒲黄9g，香附10g。水煎，分3次服，1日1剂。用于治疗痛经。

4. 小茴香9g，木香6g，生姜4片。水煎，分3次服，1日1剂。用于治疗痛经。

5. 肉桂6g，延胡索6g，干姜6g，小茴香12g。水煎，分3次服，1日1剂。用于治疗痛经。

6. 赤芍15g，乌药15g，香附15g，当归20g。水煎，分3次服，1日1剂。用于治疗痛经。

7. 月季花30g，红砂糖60g。将月季花焙干，研粉，与红砂糖混匀，

1 次 5～10g，1 日 3 次，用热酒冲服。用于治疗痛经。

8. 翻白草 120g，盐炒益母草 90g，醋炒丹参 15g。将上药共研为细末，1 次 10g，1 日 2 次，行经时用黄酒冲服。用于治疗痛经。

9. 雪莲花 200g，黄酒（或白酒）1000mL。将雪莲花用酒浸泡，3 周后服药酒，1 次 20mL，1 日 2 次。用于治疗痛经，月经先后无定期。

10. 白芷 10g，五灵脂 6g，青盐 100g。将上药共炒热，用纱布包好，敷于小腹部，1 日 2 次。用于治疗痛经。

11. 鲜生姜 15g，红糖 15g。将上药加水适量，共煎取汁，1 次服下。用于治疗痛经。

12. 企边桂 5g，红糖 30g。将企边桂捣为细粉，用红糖开水一次冲服。用于治疗痛经。

13. 益母草 30g，延胡索 15g，鸡蛋 2 个。将上药加水适量，共煎至蛋熟，取蛋去壳后再煮片刻，弃药渣，食蛋喝汤，经前 1～2 天开始服，1 日 1 剂，连服 5～7 天。用于治疗痛经。

14. 韭菜 100g，茜草根 100g，艾梗 100g，麦冬 50g，鸡蛋 3 个。将前四味药加水适量，煎取药汁，1 日分 3 次，用热药汁冲鸡蛋服下。用于治疗痛经。

15. 艾叶 50g，香附 50g，鸡蛋 2 个，红糖适量。将前二味药加水适量，煎取药汁，趁热用药汁冲鸡蛋，加红糖调服，1 日 1 剂，连服 3～5 剂。用于治疗痛经。

16. 鸭蛋 3 个，生姜 20g，白酒 50mL，红糖适量。先将生姜与鸭蛋加适量水，共煮至熟，再加入白酒、红糖调匀，食蛋喝汤，趁热 1 次服下。用于治疗痛经。

17. 黄酒 500mL，红糖 50g。先将黄酒煮沸，再加入红糖调匀，1 次100mL，趁热服下，1 日 2 次。用于治疗痛经。

18. 小过路黄 30g，鸡肉 200g。加水适量，共炖熟，吃肉喝汤，用量酌定。用于治疗痛经。（小过路黄为报春花科植物聚花过路黄 Lysimachia congestiflora Hemsl 的全草。）

19. 黄酒 400mL，红糖 400g，核桃仁 200g。先将黄酒、红糖共加热溶化，取出用碗装好，再加入核桃仁，浸渍 1～2 天，晒干，1 日服 3 次，1 次 15～20g。用于治疗痛经。

20. 乌药 6g，香附 6g，当归 6g，艾叶 6g，白芍 6g。水煎，代茶饮，

1日1剂。用于治疗痛经。

崩漏

妇女不在行经期间，阴道大量出血，或持续下血，淋漓不断者，称为崩漏，亦称崩中漏下。一般以突然出血、来势急、出血量多叫"崩"；来势缓、出血量少，或淋漓不尽的称为"漏"。崩与漏的表现虽然有异，但发病机理相同，治疗原则也无很大区别，故统称为崩漏。

崩漏是多种妇科疾病均可出现的症状，现代医学中的功能性子宫出血、女性生殖器炎症，以及肿瘤等所致的阴道出血，都属于崩漏的范畴。

本病多发生于青春期及更年期。其发病机理，主要是冲任损伤，不能固涩所致。

崩漏发生的原因，一般认为是由冲任损伤，制约经血机能失常所致。引起冲任损伤的原因，以肾阴虚、肾阳虚、脾虚、血瘀四证为多见。

对崩漏的治疗，应按"急则治标""缓则治本"的原则。若来势急、下血如注的，急宜止血；久漏不止者，则宜扶正及固涩。临证时可根据其不同证候特点而辨证施治，如属血热者，宜清热凉血，固经止血；血瘀者，宜活血行瘀；脾、肾虚损者，宜益气健脾，养血止血。在中医辨证时，又有肾阴虚、肾阳虚、脾虚、血瘀等引起崩漏的区别。

中药辨证治疗

方一

药物组成：生地15g，女贞子12g，旱莲草12g，阿胶15g，当归12g，甘草6g。

功能主治：具有滋补肾阴，凉血止血的功能。适用于肾阴虚引起的崩漏。症见阴道出血量多，或淋漓不断，血色鲜红，或紫红，质稠，偶有血块，腰酸肢软，头晕耳鸣，五心烦热，口干不欲饮，舌质红或淡（血虚时），脉细数。

用法用量：水煎，分3次服，1日1剂。

方二

药物组成：鹿含草12g，党参12g，三七粉9g。

功能主治：具有温补肾阳，益气止血的功能。适用于肾阳虚引起的崩漏。症见阴道出血量多或淋漓不断，血色淡红，质稀，无块，或面生黄褐斑，形寒肢冷，身体较胖，腰痛，舌体胖淡，或有齿痕，脉沉弱或虚数（血虚时）。

用法用量：前二味药水煎，取药汁，冲三七粉服，1日1剂。

方三

药物组成：党参15g，白术15g，黄精15g，三七粉9g。

功能主治：具有补脾益气，兼以止血的功能。适用于脾虚引起的崩漏。症见阴道出血量多或淋漓不止，血色淡，质稀，面色不润，神倦纳少，下腹坠胀，或大便不实，舌淡，脉细弱或虚数（血虚时）。

用法用量：前三味药水煎，取药汁，冲三七粉服，1日1剂。

方四

药物组成：丹参15g，赤芍12g，茜草12g，降香12g，三七粉9g。

功能主治：具有活血化瘀，兼以益气的功能。适用于血瘀引起的崩漏。症见阴道出血量多或淋漓不止，经色紫黯，挟有瘀块，小腹疼痛，拒按，瘀块排出后则疼痛减轻，舌质紫黯或舌边尖有瘀点，脉沉涩或弦滑。

用法用量：前四味药水煎，取药汁，冲三七粉服，1日1剂。

单验方及食疗

1. 鸡冠花25g，海螵蛸20g，白扁豆10g。水煎，分3次服，1日1剂。用于治疗崩漏（功能性子宫出血）。

2. 生黄芪30g，生白术30g，生龙骨30g，生牡蛎30g，山茱萸10g，五倍子30g，茜草15g，棕榈炭15g，三七粉10g，紫草30g，地榆15g，生地30g。水煎，分3次服，1日1剂，一般服3~5剂即可止血。血止后应再调治1~3个月经周期。用于治疗崩漏（少女青春期功血验方）。

3. 何首乌30g，小蓟45g，红糖30g。前二味药水煎，取药汁，冲入红糖和匀，1次服下。用于治疗崩漏。

4. 炒地榆9g，炒槐米9g，炒蒲黄9g，食醋250mL。上药用食醋煎煮，取汁，1日分2次服。用于治疗崩漏。

5. 黄芪30g，三七粉6g，当归20g。黄芪、当归水煎，取药汁，冲三七粉服，1次服下。用于治疗崩漏。

6. 鱼腥草60g，白茅根30g，白糖50g。水煎，分3次服，1日1剂。用于治疗崩漏。

7. 阿胶 20g，黄精 30g。将黄精水煎，取汁，用药汁烊化阿胶服。用于治疗崩漏。

8. 香附 250g，热酒适量。将香附炒黑，研成细末，用热酒调匀服，1 次 10g，1 日 2 次，连服 10 日。用于治疗崩漏，腹胀而痛。

9. 三七 9g，血余炭 15g。将三七研成粉，血余炭水煎，取药汁，冲服三七粉，1 次 1.5g，1 日 2 次。用于治疗崩漏。

10. 贯众 15g，五灵脂 15g。将上药炒炭存性，共研为末，1 次 6g，1 日 3 次（体弱者减半），用温开水冲服。用于治疗崩漏。

11. 鲜地榆 500g，黄母鸡 1 只。先将母鸡宰杀，去毛及内脏，并洗净，再洗净的将地榆装入鸡腹内，将上药加水适量，放于锅中用小火炖熟，弃药渣，食肉喝汤，用量酌定。用于治疗崩漏。

12. 算盘子 10g，瘦猪肉 250g。将上药加水适量，共炖熟，弃药渣，食肉喝汤，用量酌定。用于治疗崩漏。［算盘子为大戟科植物算盘子 Glochidion puberum（L.）Hutch. 的根。］

13. 向日葵花盘 100g，炙黄芪 15g，瘦猪肉 200g。将前二味药加水适量，煎取药汁，用药汁煮猪肉至熟，食肉喝汤，1 日 1 剂，连服 3~5 剂。用于治疗崩漏色淡。

14. 黑母鸡 1 只，金樱子根 250g，三七 3g。将后二味药共研为末，装入宰杀、去毛、洗净的鸡腹内，加水适量，共蒸熟，弃药渣，分 2~3 次服下。用于治疗崩漏。

15. 百草霜 60g，鸡蛋 4 个。取出鸡蛋清与百草霜和匀，烘干，研粉，用温开水 1 次冲服。用于治疗崩漏。

16. 藕节 15g，仙鹤草 15g，焦栀子 15g，白茅根 10g，百草霜 10g，侧柏炭 10g，丝瓜络 15g，紫珠叶 15g，冰糖 60g，鸡蛋 3 个。将上药加水适量，共煮熟，食蛋并喝汤，1 日 1 剂，连服 3~5 剂。用于治疗崩漏（功能性子宫出血）。（紫珠叶为马鞭草科植物杜虹花及同属一些植物的叶。）

17. 旱莲草 30g，鸡蛋 2 个。将旱莲草加水适量，煎取药汁，用药汁煮鸡蛋至熟，1 日 1 剂，汤蛋同食，连服 3~5 剂。用于治疗崩漏。

18. 岩白菜 100g，猪肉 200g。将上药加水适量，共炖熟，弃药渣，1 日分 2 次服下。用于治疗红漏，白带。

19. 鲜大蓟 260g，艾叶炭 18g。水煎，取药汁，代茶频频饮用。用于治疗崩漏。

20. 棕榈炭 15g，面粉 100g。将棕榈炭研粉，面粉炒炭，混匀，加水适量，煮成稀糊食之。用于治疗崩漏。

倒经

倒经，又称经行吐衄，是指月经来潮前一两天，或正值行经时，出现有规律的吐血或衄血，多伴随月经周期发作，常可导致月经减少或不行。因此种出血颇似月经倒行逆上，中医古籍中又称为"倒经"或"逆经"。

既往月经正常的妇女，偶尔在行经前后发生一两次吐血或衄血，不应作倒经而论。

倒经一症，多因血热气逆所致，脾不统血引起的较为少见。临床应从出血的量、色、质，并结合兼证进行鉴别分析。至于倒经发生在经前、经期或经后，则不必过于拘泥。但据临证观察，本症发生在经前者居多。治疗应本作"热者清之""逆者平之"的原则，以清热凉血降逆为主。在中医辨证时，又有肝经郁火、胃火血热、阴虚肺燥、脾不统血等引起倒经的区别。

中药辨证治疗

方一

药物组成：柴胡 9g，当归 9g，白芍 12g，白术 12g，茯苓 15g，甘草 6g，烧生姜 5g，薄荷 3g。

功能主治：具有清肝解郁，降逆止血的功能。适用于肝经郁火引起的倒经。症见经前或经期发生吐衄，口苦咽干，面红目赤，头晕而胀，烦躁易怒，夜寐不安，胸胁及乳房胀痛，经行先后无定期，经来不畅，舌红量少，少腹胀痛，小便黄赤，舌质红苔黄，脉弦数。

用法用量：水煎，分 3 次服，1 日 1 剂。

方二

药物组成：生地 30g，赤芍 12g，丹皮 9g，犀角粉 0.6g，麦冬 12g，黄芩 9g，黄连 9g。

功能主治：具有清胃泻火，凉血止血的功能。适用于胃火血热引起的倒经。症见经前或经期吐衄，口渴口臭，喜冷恶热，牙龈肿痛或溃烂出血，经行先期，色红或紫，量多质黏，大便干结，小便黄赤，舌质红苔黄，脉洪数。

用法用量：除犀角粉外，其余药水煎，取药汁，冲服犀角粉。1日1剂。

方三

药物组成：北沙参15g，玉竹12g，甘草5g，桑叶9g，麦冬12g，生扁豆9g，天花粉9g。

功能主治：具有养阴润肺，清热凉血的功能。适用于阴虚肺燥引起的倒经。症见吐衄多发生于经期或经后，量少色红，平时头晕耳鸣，咽干鼻燥，干咳音哑，午后潮热，颧赤盗汗，月经量少，色赤无块，舌质嫩红而干，苔花剥或无苔，脉细数无力。

用法用量：水煎，分3次服，1日1剂。

方四

药物组成：白术9g，当归9g，党参9g，黄芪9g，酸枣仁9g，木香3g，茯苓12，生姜2片，大枣3枚。

功能主治：具有健脾益气，引血归经的功能。适用于脾不统血引起的倒经。症见经期或经后口鼻出血，色淡红，质稀薄，面色白亮而无神，倦怠嗜卧，气短懒言，食少腹胀，大便溏泻，带下绵绵，质稀色白，经行量多，或崩或漏，经色浅淡，质地清稀，舌胖质淡，边有齿痕，脉细或虚大无力。

用法用量：水煎，分3次服，1日1剂。或共研为细末，炼蜜为9g丸，1日2次，每次用温开水送服1丸。

单验方及食疗

1. 桃仁6g，丹皮10g，茯苓10g，白芍10g，桂枝10g，血余炭9g，黄酒30mL。水煎，分3次服，1日1剂。用于治疗经期鼻衄（倒经）。

2. 茜草30g，白茅根30g，牛膝15g。水煎，分3次服，1日1剂，连服3~5剂。用于治疗经期鼻衄或吐血。

3. 生地10g，藕节10g，麦冬10g，当归10g，丹参10g，白茅根30g，麦冬10g。水煎，分3次服，1日1剂，连服3~5剂。用于治疗经水上逆，鼻衄或吐血。

4. 焦生地30g，川牛膝6g，白茅根60g。水煎，分3次服，1日1剂。

用于治疗倒经。

5. 五灵脂15g，当归6g，白茅根9g。水煎，分3次服，1日1剂，连服数剂。用于治疗倒经。

6. 鲜小蓟90g，伏龙肝20g。水煎，分3次服，1日1剂。用于治疗倒经。

7. 鲜生地30g，珍珠母30g，丹皮炭12g，焦栀子6g，荆芥炭6g，黄芩6g，牛膝炭15g，生甘草3g。水煎，分早、晚2次服，1日1剂。用于治疗倒经。

8. 全当归20g，珍珠母20g，代赭石20g，生地15g，玄参15g，黄芪15g，川牛膝15g，茜草15g，赤芍15g，香附15g，白茅根15g，益母草15g，黄芩6g，黄连6g，红花6g，生甘草6g。在月经来潮前7天开始服药，水煎，分3次服，1日1剂，一般服药两个周期即可见效。用于治疗倒经。

9. 鲜韭菜30g，童便100mL。将韭菜洗净，连根捣烂，榨取汁和童便一起服下，连服2剂。用于治疗倒经。

10. 苏木12g，丝瓜络250g。将上药共研为细末，水泛为丸如黄豆大，于月经干净后，1次10g，1日2次，用温开水冲服。用于治疗倒经。

11. 白术20g，补骨脂25g，薏苡仁55g，白糖适量。将上药分别炒至微黄，共研为末，兑入白糖，1次15g，1日3次，用温开水冲服。用于治疗倒经。

12. 鲜藕150g，鲜侧柏叶60g，黄酒少许。将上药捣烂，取汁，加黄酒，1日分3次服。用于治疗倒经。

带下病

健康、成熟的妇女，阴道内常分泌少量白色黏性液体，称之为白带。在正常情况下，白带量少、色白、无特殊气味，亦无局部刺激症状，主要起润滑和保护阴道表面的作用，并于月经期的前后、妊娠期可能有所增多，此为正常生理现象。如果带下量多，黏稠如脓，或清稀如水，或杂见五色，有腥臭气味，伴有局部或全身症状者，称为带下病。

根据带下的不同颜色，可将其分为白带、黄带、赤白带、五色带几种，各自分泌的带量、带色及气味均有所不同。

带下病产生的主要原因可因脾虚肝郁，湿热下注，或肾气不足，下无亏损所致。治疗多以健脾、升阳、除湿为主。若系肾虚或湿毒所致者，前者宜温肾培元，固涩止带，后者宜清热解毒，除湿止带。

在中医辨证时，又有气虚、脾虚、肾虚、湿热、痰湿、肝郁、虚热、虚寒、气郁、阴虚等引起带下病的区别。

中药辨证治疗

（一）白带

方一

药物组成：土炒白术30g，炒山药30g，人参6g，酒炒白芍15g，酒炒车前子9g，制苍术9g，甘草3g，陈皮1.5g，黑荆芥1.5g，柴胡1.8g。

功能主治：具有健脾益气，升阳除湿的功能。适用于脾虚引起的带下病中之白带。症见白带多，质黏，无特殊臭气，终日淋漓不断，纳谷少馨，神疲乏力，四肢酸软，劳累后白带更多，或伴有浮肿，或伴有腹胀，舌质淡苔白或腻，脉缓弱。

用法用量：水煎，分3次服，1日1剂。

方二

药物组成：鹿角霜15g，紫石英15g，菟丝子12g，续断12g，白术12g，茯苓12，当归12g，白芍12g，女贞子12g，海螵蛸12g。

功能主治：具有温肾健脾，固涩止带的功能。适用于肾虚引起的带下病中之白带。症见白带清稀如水，量多如注，无臭气，小腹和四肢发冷，腰酸腿软，头晕眼花，小便清长，舌质淡苔薄白，脉微弱。

用法用量：水煎，分3次服，1日1剂。

方三

药物组成：龙胆草15g，黄檗15g，生地15g，当归12g，赤芍12g，椒目12g，甘草9g。

功能主治：具有清热除湿的功能。适用于湿热引起的带下病中之白带。症见带下色乳白，呈凝乳块状（或豆腐渣状），气味腥臭，外阴异常瘙痒，或兼阴道刺痛，舌苔薄白或黄腻，脉濡数。

用法用量：水煎，分3次服，1日1剂。

方四

药物组成：潞党参12g，茯苓12g，白术12g，陈皮12g，法半夏12g，甘草 12g，鹿角霜 15g，当归 12g，益母草 12g。

功能主治：具有化痰燥湿，扶脾温肾的功能。适用于痰热引起的带下病中之白带。症见白带多，质稠黏，痰多，恶心食欲缺乏，胸闷腹胀，口淡而腻，舌苔白腻，脉沉滑。

用法用量：水煎，分 3 次服，1 日 1 剂。

（二）黄带

方一

药物组成：枳壳 12g，桔梗 12g，赤芍 12g，黄檗 15g，贯众 12g，当归 12g，甘草 9g，白鲜皮 15g，鬼箭羽 12g。

功能主治：具有清热利湿，排脓止带的功能。适用于湿热引起的带下病中之黄带。症见带下量多，色黄绿如脓，有臭气，外阴瘙痒，或有刺痛感，每逢经期症状加重，或带下黏稠如脓，有秽臭，小腹坠痛，小便觉热，舌质红或正常，苔薄黄，脉濡数。

用法用量：水煎，分 3 次服，1 日 1 剂。外阴痒甚者可兼用蛇床子30g，大风子肉 30g，松香 30g，枯矾 30g，大黄 15g，黄丹 15g，轻粉 9g，煎水外洗阴部。

方二

药物组成：黄芪 15g，党参 12g，白术 12g，当归 9g，陈皮 3g，升麻3g，甘草 5g，柴胡 3g，山茱萸 12g。

功能主治：具有补脾益气，升阳止带的功能。适用于气虚引起的带下病中之黄带。症见黄带久日不止，量多而稀薄，色浅黄无臭气，月经周期不准，经期多延长，腰酸腿软，食欲不振，面部及下肢或见浮肿，舌苔薄白，脉虚缓。

用法用量：水煎，分 3 次服，1 日 1 剂。

（三）赤白带

方一

药物组成：黄连 12g，黄芩 12g，黄檗 12g，紫花地丁 15g，椿根皮 12g。

功能主治：具有清热除湿的功能。适用于湿热引起的带下病中之赤白带。症见带下赤白相杂，质黏气臭，量多，绵绵不断，外阴湿痒，甚或肿痛，小腹坠胀而痛，小便赤涩，或频数而痛，胸闷心烦，口干苦，舌质红，苔滑腻而黄，脉滑数。

用法用量：水煎，分 3 次服，1 日 1 剂。

方二

药物组成：龙胆草 12g，栀子 9g，黄芩 6g，柴胡 6g，生地 15g，车前子 6g，泽泻 12g，当归 6g，木通 9g，甘草 3g。

功能主治：具有疏肝泻火的功能。适用于肝郁湿火引起的带下病中之赤白带。症见白带量多，黏稠而有腥气，时挟血液，或阴部刺痒，少腹胀痛，心烦易怒，头晕，胁胀，舌边红，苔黄，脉弦滑。

用法用量：水煎，分 3 次服，1 日 1 剂。

方三

药物组成：知母 12g，黄檗 12g，生地 24g，山茱萸 12g，山药 12g，丹皮 9g，茯苓 12g，椿根皮 12g，泽泻 12g，三七粉 6g。

功能主治：具有滋阴清热的功能。适用于虚热引起的带下病中之赤白带。症见白带多，质稀薄，有时混有血液，阴部干涩灼热，有瘙痒感，头晕耳鸣，心悸而烦，口苦咽干，小便色黄，腰酸，舌红苔少或呈花剥，脉细数无力。

用法用量：水煎，分 3 次服，1 日 1 剂。

（四）五色带

方一

药物组成：当归 12g，白芍 12g，白术 9g，茯苓 15g，柴胡 5g，黄芩 12g，地骨皮 15g，秦艽 15g，木通 12g，车前子 15g，灯草 10 根。

功能主治：具有理气活血，祛湿清热的功能。适用于气郁引起的带下病中之五色带。症见带下颜色或白或红，气味腥臭，小腹疼痛，精神郁闷，头胀胁痛，或胸闷食少，舌苔白，脉多弦涩。

用法用量：水煎，分 3 次服，1 日 1 剂。

方二

药物组成：知母 12g，黄檗 12g，生地 24g，山茱萸 12g，山药 12g，丹皮 9g，茯苓 12g，排风藤 12g，泽泻 12g，白花蛇舌草 12g，半枝莲 12g。

功能主治：具有清利湿热，兼顾养阴的功能。适用于湿热引起的带下病中之五色带。症见带下色质不一，量或少或多，气味恶臭难闻，常觉头晕乏力，身体消瘦，有时低热，口中黏腻，舌苔腻而微黄，脉弦滑而数。

用法用量：水煎，分 3 次服，1 日 1 剂。

方三

药物组成：当归 12g，白芍 12g，生地 24g，山茱萸 12g，山药 12g，丹皮 9g，茯苓 12g，排风藤 12g，泽泻 12g，白花蛇舌草 12g，半枝莲 12g。

功能主治：具有清热坚阴，调理肝肾的功能。适用于阴虚引起的带下病中之五色带。症见带下赤多白少，恶臭更甚，小腹疼痛，其痛放射至大腿部或背部，伴有发热，小便频数刺痛，舌质暗红苔薄黄，脉细数。

用法用量：水煎，分 3 次服，1 日 1 剂。

方四

药物组成：当归 12g，枸杞子 12g，生地 24g，山茱萸 12g，山药 12g，党参 12g，黄芪 12g，三七粉 6g，菟丝子 12g，鹿胶 12g，龟胶 12g。

功能主治：具有温补固涩，兼养气血的功能。适用于虚寒引起的带下病中之五色带。症见五色带下，缠绵日久，量多稀薄，其气腐臭，腰酸腿软，时而腹痛，肌肉消瘦，头目眩晕，身倦神疲，舌淡苔少，脉虚细。

用法用量：水煎，分 3 次服，1 日 1 剂。或共研为细末，炼蜜为 9g 丸，1 日 2 次，每次用温开水送服 1 丸。

单验方及食疗

1. 白果 10 枚（去皮）。研为细末，1 日分 3 次，用米汤冲服。用于治疗白带，小便过多。

2. 白术 20g，补骨脂 25g，薏苡仁 50g。将上药分别炒至微黄，共研为细末，兑入白糖，1 次 15g，1 日 3 次，用温开水冲服。用于治疗白带过多。

3. 棉花籽 30g，炒侧柏叶 10g。将上药共研细末，1 次 10g，1 日 2 次，黄酒为引送服。用于治疗赤白带。

4. 干姜 6g，甘草 6g，白胡椒 6g，百草霜 15g。将上药共研细末，1 次 6g，1 日 3 次，用黄酒送服。用于治疗赤白带。

5. 炒山药 30g，炒芡实 30g，黄檗 6g，车前子 6g，白果 6 枚。水煎，分 3 次服，1 日 1 剂。用于治疗黄带。

6. 大黄 6g，黄檗 6g。水煎，分 3 次服，1 日 1 剂。用于治疗黄带。

7. 樗白皮 9g，苦参 9g。水煎，分 3 次服，1 日 1 剂。用于治疗赤带。

8. 棉花籽 30g，覆盆子 30g，醋炙香附 30g，莲房炭 30g。将上药共研为细末，1 次 9g，1 日 2 次，用黄酒送服。用于治疗赤带。

9. 黄芩120g，艾叶120g，柏树枝500g。将上药分别炒炭，共研为细末，米糊为丸，如黄豆大，1次9g，1日2次，用温开水送服。用于治疗赤带。

10. 海螵蛸60g，贯众（去皮、毛）60g。将上药分别焙干，共研为细末，用温开水或甜酒送服，1次9g，1日2次。用于治疗赤、白带下。

11. 炒白扁豆50g，炒山药30～50g，水煎，代茶饮。用于治疗白带过多。

12. 小茴香末120g，车前草3株，鸡蛋8个。用车前草的水煎液冲服小茴香末15g、鸡蛋1个，1日2次。用于治疗白带。

13. 白鸡冠花12g，丹参10g，鸡蛋7个。将前二味药加水适量，煎取其药汁煮鸡蛋，食蛋喝汤，用量酌定。用于治疗白带量多，以前腹痛。

14. 鸡冠花30g，鸡蛋2个。加水适量，共煎煮至蛋熟，食蛋喝药汤。用于治疗带下。

15. 鲜商陆30g（干品减半），母鸡1只（也可用瘦猪肉适量）。加水适量，用商陆炖鸡或瘦猪肉，共炖至烂熟，放少许食盐，分数次食用。用于治疗带下，子宫颈糜烂。

16. 银耳30g，猪肉250g。先将银耳洗净，加水适量，与猪肉共炖至肉熟，食肉喝汤，用量酌定。用于治疗赤白带下。

17. 茵陈50g，猪蹄1只。将上药加水适量，共炖熟，弃药渣，食肉喝汤，连服1～5剂。用于治疗赤白带下。

18. 葵花秆内芯100g，瘦猪肉200g。将上药加水适量，共炖至肉熟，食肉喝汤，1日分2次服。用于治疗白带量多。

19. 梧桐树根皮15g，白鸡冠花15g，瘦猪肉25g，甜酒适量。先将瘦猪肉加甜酒炒熟，再与上药一同加水适量，共煎服。用于治疗白带量多。

20. 白花蛇舌草60g，瘦猪肉100g。将白花蛇舌草捣碎，加水适量，与瘦猪肉一同炖至肉熟，弃药渣，食肉喝汤，1日2次，连服2～3剂。用于治疗白带量多。

妊娠呕吐

妊娠呕吐，是指妊娠期恶心呕吐，恶闻食气，食入即吐，或吐不能食而言。一般见于妊娠早期。轻者往往至妊娠两三个月后，自然消失；重者频频呕吐，或不食亦吐，可持续到妊娠后期。呕吐之物，多为食物、痰涎，或清水、酸水、黄绿苦水，甚则混血如同酱色。严重者，可危及胎儿与孕妇。若仅是恶心、嗜食酸、择食，或晨起偶有呕吐痰涎，为妊娠早期常有的反应，无须药物治疗，过些时后即可消除。

中医古籍中有"恶阻病""子病""妊娠阻病""妊娠恶阻""病食""病儿"的记载，属此病范畴。

产生恶阻的主要机理是胃失和降，冲脉之气上逆所致。根据不同的临床表现，大致可分为脾胃虚弱、痰湿阻滞、肝胃不和等证型。

对本病的治疗，应把握住"降逆止呕"这一原则，根据病情的寒、热、虚、实，灵活选用。一般地说，实者或疏肝清热，和胃降逆，或除湿化热，和胃降逆；虚者或温中散寒，和胃降逆，或益气养阴，和胃降逆；虚实夹杂者，应权衡其偏重，或先补后攻，或先攻后补，或攻补兼施。在中医辨证时，又有胃虚、胃寒、胃热、痰滞、肝热引起妊娠呕吐的区别。

本病属于常见、多发病，一般多在短期内即可治愈，但亦有严重者，可危及胎儿和孕妇，故应及时治疗。对本病除必要的药物治疗外，还应注意饮食和情志方面的调理，以利于病人早日康复。

中药辨证治疗

方一

药物组成：制半夏 12g，茯苓 6g，生地 6g，陈皮 9g，白芍 9g，旋覆花 9g，川芎 9g，桔梗 9g，甘草 9g，细辛 3g，生姜 12g。

功能主治：具有益气健中，调气降逆的功能。适用于胃虚引起的妊娠呕吐。症见素体虚弱，妊娠初期，呕吐不能食，或食入即吐，脘闷腹胀，精神倦怠，乏力思睡，舌质淡，苔白，脉滑无力。

用法用量：水煎，分 3 次服，1 日 1 剂。

方二

药物组成：人参 30g，公丁香 15g，藿香叶 15g。

功能主治：具有温中散寒，降逆止呕的功能。适用于胃寒引起的妊娠呕吐。症见妊娠早期，呕吐不止，或吐清水，中脘作痛，喜食热饮，体倦畏寒，肢冷蜷卧，面色青白，舌质淡，苔白滑，脉沉迟。

用法用量：上药共研为粗散。每次 9g，用水 150mL，煎至 100mL，弃渣温服，不拘时候。

方三

药物组成：黄连 9 ~ 12g，苏叶 6 ~ 9g，竹茹 6g，制半夏 6g，麦冬 6g。

功能主治：具有清泻胃火，降逆止呕的功能。适用于胃热引起的妊娠呕吐。症见受孕之后，恶心呕吐，心烦口渴，颜面潮红，喜冷饮，便秘，舌质红，苔黄而干，脉滑数。

用法用量：水煎，分 3 次服，1 日 1 剂。

方四

药物组成：黄芩 6g，黄连 3g，制半夏 6g，竹茹 9g，龙胆草 3g，枳壳 6g，旋覆花 4.5g。

功能主治：具有清肝和胃，降逆止呕的功能。适用于肝热引起的妊娠呕吐。症见妊娠早期，呕吐酸水或苦水，食入即吐，头目眩晕，口臭口苦，胸闷胁痛，嗳气，舌质红，苔正常或微黄，脉弦滑而数。

用法用量：水煎，分 3 次温服，1 日 1 剂。

方五

药物组成：芦根 45g，木通 45g，栀子仁 30g，桔梗 30g，黄芩 30g，炙甘草 30g，地黄汁少许。

功能主治：具有清热化痰，降逆止呕的功能。适用于痰滞引起的妊娠呕吐。症见妊娠二三月，呕吐痰涎或黏沫，头晕目眩，恶心，胸膈满闷，不思饮食，心悸气促，口中淡腻，舌质淡，苔白腻，脉滑。

用法用量：共研粗末，每次 15g，用水 300mL，煎至 150mL，弃药渣，加入地黄汁，再煎沸，不拘时候，温服。

单验方及食疗

1. 竹茹 10g，姜半夏 10g，陈皮 15g，生姜 12g，茯苓 12g。水煎，分 3 次服，1 日 1 剂。用于治疗妊娠呕吐。

2. 伏龙肝 45g。水煎，分 3 次服，1 日 1 剂。用于治疗妊娠呕吐。

3. 灶心土 30g，鲜姜 5g。水煎，分 3 次服，1 日 1 剂。用于治疗妊娠呕吐。

4. 生姜 12g，制半夏 6g，茯苓 12g。水煎，分 3 次服，1 日 1 剂。用于治疗妊娠呕吐。

5. 姜半夏 9g，厚朴 9g，砂仁 6g。水煎，分 3 次服，1 日 1 剂。用于治疗妊娠呕吐。

6. 柿蒂 20 个，红糖 15g。水煎，分 3 次服，1 日 1 剂。用于治疗妊娠呕吐。

7. 柚子皮 30g，醋炙竹茹 10g。水煎，分 3 次服，1 日 1 剂，连服 3~5 剂。用于治疗妊娠呕吐。

8. 黄连 5g，苏叶 10g。水煎，分 3 次服，1 日 1 剂，连服 5 剂。用于治疗妊娠呕吐，烦渴口苦。

9. 竹茹 15g，鲜芦根 50g，陈皮 10g。水煎，分 3 次服，1 日 1 剂。用于治疗妊娠呕吐。

10. 制香附 30g，藿香叶 6g，甘草 6g。共研细末，1 次 6g，1 日 3 次，用温开水送服。用于治疗妊娠呕吐。

11. 鲜姜 30g，白糖 30g。水煎，代茶饮，1 日 1 剂，直至呕吐停止。用于治疗妊娠呕吐。

12. 绿豆 7 粒，大米 7 粒，白胡椒 7 粒，大枣 1 枚，生姜 1 块，茶叶少许。取生姜挖成中空待用，大枣去核后将绿豆、大米、白胡椒纳入其中，然后将枣放入生姜中，加入茶叶，开水泡服，代茶饮。1 日 1 剂，直至呕吐停止。用于治疗妊娠呕吐，不思饮食。

13. 黄芪 60g，糯米 120g。将上药共炒至黄色，水煎取汁，1 日分 3~4 次，代茶饮，连服 3 天。用于治疗妊娠呕吐，烦渴口苦。

14. 鲜竹叶 30g。水煎，取汁，代茶饮，连服数剂。用于治疗妊娠呕吐兼胃热者。

15. 甘蔗汁 200mL，生姜汁 3mL。两汁混匀，频频服之。用于治疗妊娠呕吐。

16. 鲜白萝卜 1000g。将萝卜切碎，捣烂，纱布包压取汁，代茶频饮，连服 2~3 天。用于治疗妊娠呕吐不止。

17. 鲤鱼 1 条，砂仁 6g。将鱼去内脏，砂仁装入鱼腹内，加水适量，煮熟后去砂仁，食鱼喝汤，用量酌定。用于治疗妊娠呕吐。

18. 鲤鱼 1 条，砂仁 2g，藿香 2g，陈皮 2g，干姜 1g，肉桂 1g，小茴香 5g。先将鱼剖腹，洗净，用纱布包其余诸药，加水适量，与鱼共炖熟，食鱼喝汤，用量酌定。用于治疗妊娠恶心、呕吐。

19. 大茴香 3g，鸡蛋 1 个。将鸡蛋壳上开一小孔，装入研细的大茴香粉，置植物油中反复煎炸至熟后，食之，1 日 1 剂，连服 7 剂。用于治疗妊娠呕吐。

20. 糯米100g，生姜汁3汤匙。将上二味药加水适量，煮至米熟，放凉后服下；或将其同炒至糯米爆破，研为末，1次10～15g，1日2次，用温开水冲服。用于治疗妊娠呕吐。

胎漏

胎漏，是指妇女怀孕前半期，阴道不时少量下血，或点滴不止，或时有时无，或淋漓不断，但无腰酸、腹胀、小腹坠胀等症状。若下血不止，常可导致堕胎、小产。

中医古籍中有"妊娠下血""胞漏血""胞漏""胎漏"的记载，即属本症范畴。

胎漏一症，总因冲任不固，不能制约其经血，以致荫胎之血下漏。究其原因，有气虚、血虚、肾虚、血热、虚热及外伤诸端。临床鉴别时，要详审病因，细辨脉证，还应与激经相鉴别。激经，又称"妊娠经来""盛胎""垢胎"。其临床特点是：在妊娠初期，月经仍按期来潮，但量少，且饮食、精神、脉象均无变化。对孕妇、胎儿无明显损害，属一种异常生理现象，到妊娠四五个月后自行停止，不必用药。而胎漏下血乃不时而来，且多有全身见症，又易致堕胎、小产，不可忽视。

漏胎发生主要是因冲任不固，不能摄血养胎所致。冲任不固可因气血虚弱、肾气不足、血热及外伤诸因素造成。

对本病的治疗应以安胎为主，临床上可根据不同情况，分别采用补益气血，补肾益气，滋阴清热等方法。在中医辨证时，又有气虚、血虚、肾虚、血热、虚热、外伤胎漏的区别。除药物治疗外，孕妇应注意调理情志，劳逸适度，饮食以清淡营养为宜，妊娠早期或晚期还应戒房事。在用药上更应慎重，凡大辛、大热、大寒、大苦、行血、破血、通利、有毒之品均需慎用或禁用，以免造成滑漏之弊。

中药辨证治疗

方一

药物组成：人参12g，炙黄芪15g，炙甘草6g，炒升麻3g，白术6g，阿胶12g，焦艾叶9g。

功能主治：具有补中益气，升陷安胎的功能。适用于气虚引起的胎漏。症见妊娠早期，阴道不时下血，量少不鲜，或下黄水，面色白亮而无神，精神倦怠，怕冷，气短，腰酸腹胀下坠，舌质淡或有齿痕，苔薄白，脉滑。

用法用量：水煎，分 3 次服，1 日 1 剂。

方二

药物组成：人参 9g，当归 6g，杜仲 6g，白芍 6g，熟地 9g，白术 4.5g，炙甘草 3g。

功能主治：具有养血安胎的功能。适用于血虚引起的胎漏。症见妊娠胎漏下血，量少色淡，面色淡黄，头晕目眩，心悸少寐，大便干燥，舌质淡红，苔薄黄或无苔，脉细数而滑。

用法用量：水煎，分 3 次服，1 日 1 剂。

方三

药物组成：菟丝子 9g，桑寄生 9g，续断 6g，黄芪 9g，白术 6g，阿胶 9g，莲房炭 6g。

功能主治：具有补肾安胎的功能。适用于肾虚引起的胎漏。症见胎漏下血，量少色淡，腰脊酸痛，腿软乏力，头晕耳鸣，小便频数，舌质淡，苔白滑，脉滑或沉溺、两尺尤弱。

用法用量：水煎，分 3 次服，1 日 1 剂。或共研为细末，炼蜜为 6g 丸，1 日 2 次，每次服 1 丸。

方四

药物组成：生地 9g，熟地 9g，白芍 6g，山药 4.5g，续断 4.5g，黄檗 4.5g，生甘草 3g，侧柏炭 6g。

功能主治：具有清热养血，止漏安胎的功能。适用于血热引起的胎漏。症见妊娠前半期阴道不时下血，血色鲜红，面红唇赤，心烦失眠，大便干燥，小便短赤，舌质红，苔黄少津，脉数而滑。

用法用量：水煎，分 3 次服，1 日 1 剂。

方五

药物组成：生地 120g，阿胶 60g，蒲黄 60g。

功能主治：具有滋阴清热，止漏安胎的功能。适用于虚热引起的胎漏。症见胎漏下血，时下时止，头目眩晕，心悸少寐，口干咽燥，饮水不多，两颧潮红，午后发热，掌心灼热，舌质红，无苔，脉细数，两尺尤细。

用法用量：共研为粗散。每次服9g，以水250mL，加入竹茹如鸡蛋大一团，煎至125mL，弃药渣，饭后温服。

方六

药物组成：生地3g，熟地3g，人参3g，当归身5g，黄芪5g，菟丝子6g，桑寄生6g，续断4g，阿胶4g。

功能主治：具有扶气养血，安胎止漏的功能。适用于外伤引起的胎漏。症见体质虚弱，胎漏下血，腰酸腿软，或小腹坠胀，神疲乏力，舌质淡，苔正常，脉滑无力。

用法用量：水煎服，1日1剂。

单验方及食疗

1. 阿胶9g，白芍9g，当归9g，生地6g，川芎6g，陈皮12g。水煎，分3次服，1日1剂。用于治疗胎漏。

2. 苎麻根30g，水案板30g，艾叶15g。水煎，分3次服，1日1剂，连服5～7剂。用于治疗胎漏，胎动不安。（水案板为眼子菜科植物眼子菜 Potamogeton franchetii A. Benn. etBaag. 的全草。）

3. 黑豆60g，黄芪40g。水煎，分3次服，1日1剂，直至症状消除为止。用于治疗胎漏。

4. 潞党参15g，山药15g，菟丝子12g，白术10g，续断10g，桑寄生10g，熟地12g，甘草6g。水煎，分早、晚2次服，1日1剂。用于治疗胎漏。

5. 艾叶5g，苎麻根5g，南瓜蒂3个，阿胶15g。先将前三味药加水适量，煎取药汁，再将阿胶烊化于药汁中，连服2～3剂。用于治疗胎漏，胎动不安。

6. 生地10g，砂仁5g。水煎，分3次服，1日1剂，连服3～5剂。用于治疗胎漏，胎动不安。

7. 阿胶40g，醋艾叶12g。先将艾叶加水适量，煎取药汁，再将阿胶烊化于药汁中服用，直至症状消除为止。用于治疗胎漏。

8. 阿胶30g，蛤蚧粉15g。先将蛤蚧粉加水适量，煎取药汁，再将阿胶烊化于药汁中服用，直至症状消除为止。用于治疗胎漏。

9. 侧柏炭30g，生地30g。共研为末，1次10～15g，1日2次，黄酒为引冲服。用于治疗胎漏。

10. 全当归 15g，姜厚朴 2g，炒枳壳 2g，艾叶 2g，荆芥 2g，生黄芪 5g，菟丝子 5g，羌活 5g，川芎 5g，白芍 5g，甘草 1.5g，川贝母 3g，生姜 3 片。先将川贝母研为末，再将余药用米泔水适量，煎取药汁后冲服川贝末，1 日 1 剂，连服 3~5 剂。用于治疗胎漏，胎动不安。

11. 陈艾 10g，鸡蛋 2 个。先将陈艾加水适量煮沸，再放入鸡蛋煮熟，弃药渣，连汤带蛋 1 次吃下，连服 5 剂。用于治疗胎漏、滑胎。

恶露不绝

产后由阴道排出的瘀浊败血，称为恶露。恶露一般在产后 20 天左右排尽。如果超过这段时间仍淋漓不断者，称为"恶露不绝""恶露不净"，又称"恶露不止"等。

本病的发生，主要是冲任为病，气血运行失常所致。导致气血运行失常的因素，大致有气虚、血瘀、血热及阴虚四个方面。中医辨证时，根据这四个方面分为气虚、血瘀、血热、阴虚引起产后恶露不绝加以区别。

临床上如见过期恶露不止，淋漓不断，量多，色淡红，汁稀薄，无臭味，并伴有神疲懒言，小腹空坠，面色白亮而无神，舌淡，脉缓者，属于气虚；若恶露不止，量较多，舌紫红，质黏稠，有臭味，并伴有面色潮红，咽干口燥，舌红，脉细而数者，是属血热；若恶露淋漓涩滞不爽，量少，色紫黯，有块，并伴有小腹疼痛而拒按，舌紫黯，脉弦涩等症者，属于血瘀；若恶露淋漓不尽，色红，质稀，并伴有头晕耳鸣，腰酸，或潮热盗汗等症者，是为阴虚所致。

本症之虚证、实证、热证，须从小腹痛与不痛，恶露有无臭气来区分。由于产后胞宫易因虚致瘀，又因瘀致虚，因此，治法也宜虚实兼顾。在具体治疗时恶露不绝不论属虚属实，终为冲任不固所致，故治疗当以固冲任止血为主，临证用药再根据证型的不同，灵活掌握。若为脾气虚弱，宜补气摄血；瘀血阻滞，宜活血化瘀；血热者，宜清热凉血；阴虚者，宜养阴清热。但应注意，补涩勿太过，以防止血留瘀；又禁用破血之品，以防耗血动血。

中药辨证治疗

方一

药物组成：党参 15g，山茱萸 12g，阿胶 12g，甘草 12g，白术 12g，枳壳 12g，益母草 12g。

功能主治：具有大补元气的功能。适用于气虚引起的恶露不绝。症见恶露过期不止，量多，色淡质稀，无臭味，小腹坠胀，精神疲乏，或汗出，畏寒，舌质淡或胖，脉缓弱。

用法用量：水煎，分 3 次服，1 日 1 剂。

方二

药物组成：当归 15g，川芎 12g，蒲黄 12g，五灵脂 12g，党参 15g，枳壳 12g，益母草 12g。

功能主治：具有活血祛瘀的功能。适用于血瘀引起的恶露不绝。症见恶露日久不止，色紫黯，间有血块，有时如烂肉样，小腹疼痛拒按，或按之有块，舌质黯或边有瘀点，脉沉细或沉涩。

用法用量：水煎，分 3 次服，1 日 1 剂。

方三

药物组成：败酱草 15g，生地 15g，白芍 12g，赤芍 12g，当归 12g，枳实 12g，续断 12g，竹茹 9g。

功能主治：具有清热凉血的功能。适用于血热引起的恶露不绝。症见恶露淋漓不绝，色鲜红，质稠黏，或有臭味，腹痛拒按，或低热起伏，或口干咽燥，舌质红或淡（血虚时），苔少，脉细数或滑数。

用法用量：水煎，分 3 次服，1 日 1 剂。

方四

药物组成：生地 15g，白芍 15g，山药 15g，续断 12g，甘草 9g，女贞子 15g，阿胶 12g，当归 12g，黄精 15g，益母草 12g。

功能主治：具有养阴清热的功能。适用于阴虚引起的恶露不绝。症见恶露淋漓不尽，色红质稀，腰酸，头晕耳鸣，或潮热盗汗，舌红或淡（血虚时），苔少或光剥，脉细数。

用法用量：水煎，分 3 次服，1 日 1 剂。

单验方及食疗

1. 血竭 6g，赤石脂 6g，牡蛎 6g，海螵蛸 15g，鹿茸 6g，三七粉 4.5g。前五味药加水适量，煎取药汁，冲服三七粉，1 日 2 次，直至症状消除。用于治疗产后恶露不绝。

2. 马齿苋 30g，五灵脂 10g，川芎 10g。水煎，分 3 次服，1 日 1 剂，直至症状消除为止。用于治疗产后恶露不绝。

3. 益母草 30g，红糖 15g。水煎，分 3 次服，1 日 1 剂，直至症状消除为止。用于治疗产后恶露不绝。

4. 茜草 6g，红花 6g，桃仁 6g，艾叶 6g。水煎，分 3 次服，1 日 1 剂，直至症状消除为止。用于治疗产后恶露不绝。

5. 焦荆芥穗 15g，血余炭 3g，棕榈炭 6g。水煎，分 3 次服，1 日 1 剂，直至症状消除为止。用于治疗产后恶露不绝。

6. 阿胶 15g，艾叶炭 15g，藕节炭 15g。将后二味药水煎，取汁，用药汁烊化阿胶服。用于治疗产后恶露不绝。

7. 丹参 50g，土鳖虫 5 只，桃仁 20 个，黄酒 250mL，红糖 250g。加水适量，煎取药汁，1 日分 3 次服下，服药期间忌食生冷食物。用于治疗产后恶露不下，小腹冷痛。

8. 地榆全株 60g。水煎，分 3 次服，1 日 1 剂，直至症状消除为止。用于治疗产后流血过多。

9. 蒲黄 15g，五灵脂 15g，益母草 30g，当归 10g。将上药共研为细末，1 次 10g，1 日 3 次，用温开水送服。用于治疗产后恶露不绝，腹痛。

10. 棉花籽 15g。置瓦上焙黄，研为细末，1 日 2 次，用温开水冲服。用于治疗产后恶露不绝。

11. 酢浆草 60g，鸡肉 200g。加水适量，共炖至肉熟，弃药渣，1 日分 3 次，食肉喝汤。用于治疗产后流血过多。（酢浆草为酢浆科植物酢浆草 Oxalis corniculata L. 的全草。）

12. 白花九里明 60g，鸡肉 200g。加水适量，共炖至肉熟，弃药渣，1 日分 3 次，食肉喝汤。用于治疗产后流血过多。[白花九里明为菊科植物大头艾纳香 Changer Tseng 的全草。]

13. 瑞香叶 20g，猪蹄 1 对。加水适量，共炖至猪蹄熟，弃药渣，食肉喝汤，1 日分 3 次服。用于治疗产后恶露过多。（瑞香叶为瑞香科植物瑞香 Daphne odora Thunb. 的叶。）

14. 何首乌 60g，鸡肉 100g。加水适量，共炖至肉熟，弃药渣，1 日分 3 次，食肉喝汤。用于治疗产后流血过多。

15. 血余炭 5g，阿胶 15g，鸡蛋 1 个。先将血余炭研为细末，鸡蛋开一小孔，将血余炭末装入鸡蛋内，并用面粉包裹鸡蛋后煨熟，另将阿胶用开水烊化后与鸡蛋同服，1 日 1 剂，连服 10 剂。用于治疗产后 2 个月子宫出血不断。

16. 鲜马齿苋 30g，鸡蛋 1 个。将马齿苋切碎，与鸡蛋同炒，分 2 次服，连服 3 剂。用于治疗产后恶露不止，腹痛。

17. 黑芝麻 60g。1 次 20g，1 日 3 次，嚼服。用于治疗产后流血过多。

18. 黑豆 150g，红糖 20g。将黑豆炒焦，研为末，1 次 3g，1 日 2 次，用红糖水送服。用于治疗产后恶露不绝。

19. 血余炭 6g。研为细末，1 次 3g，1 日 2 次，用温开水冲服。用于治疗产后恶露不绝。

20. 黑芝麻 200g，核桃仁 20 个，红糖 40g。将黑芝麻、核桃仁炒黄，共捣碎，加红糖拌匀，每日饭后服 10～20g，用温开水冲服。用于治疗产后恶露不绝。

缺乳

缺乳，亦称乳汁不行，是指产后乳汁甚少或全无而言。本病不仅出现于产后，整个哺乳期均可出现。哺乳期由于再度妊娠而出现的缺乳，或妇人先天无乳，皆不属于缺乳的范畴。

乳汁不足，多因身体虚弱，气血生化之源不足，或因肝气瘀滞，乳汁运行受阻而致。气血虚弱所致者，临床上多表现为：产后乳少，甚则全无，乳汁清稀，乳房柔软、无胀痛感，面色无华，神疲食少，心悸气短。肝郁气滞者，除乳汁少或全无的症状外，多伴有胸胁胀闷，精神抑郁，或有微热，食欲不振等。

缺乳，临证辨别虚实最为要紧。一般以乳房有无胀痛为辨证要领。若乳房柔软无胀痛感，多属气血俱虚；若乳房硬痛拒按，或有身热，多属气血壅滞。前者多伴有气血虚弱有全身症状，后者则多有气血壅滞的临床表现，治疗当遵"虚则补之，实则疏之"的原则，若能配合针灸治疗，效果更佳。

治缺乳应以调理气血，通脉下乳为总治则。若气血不足而致者，可补养气血，佐以通乳，若为肝郁气滞者，宜疏肝解郁，通络下乳。除必要的药物治疗外，对乳母还应注意饮食、休息，以及情志等方面的调节，以利排乳。如多食蛋类、肉类、蔬菜、水果，以保持乳汁的营养成分。同时应注意生活起居和精神等方面的调节。

本病在中医辨证时，又有气血虚弱、肝郁气滞、血脉壅滞缺乳的区别。

中药辨证治疗

方一

药物组成：人参 12g，黄芪 15g，当归 15g，木通 12g，麦冬 12g，桔梗 9g，猪蹄 1 只。

功能主治：具有补中益气，佐以通乳的功能。适用于气虚引起的缺乳。症见产后乳汁不行或甚少，乳房无胀痛感，面色苍白，皮肤干燥，食少便溏，畏寒神疲，头晕耳鸣，心悸气短，腰酸腿软，或溲频便干，舌淡，苔少，脉虚细。

用法用量：上药与猪蹄共炖熟，食蹄喝汤。

方二

药物组成：茯苓 15g，陈皮 12g，法半夏 12g，厚朴 12g，紫苏 9g，砂仁 9g，白芍 12g，漏芦 12g，通草 9g，天花粉 12g，王不留行 12g。

功能主治：具有疏肝理气通乳的功能。适用于肝郁气滞引起的缺乳。症见产后乳汁忽然不行，乳房胀闷微痛，精神抑郁，胸胁不舒，胃脘胀满，食欲减退，舌苔薄黄，脉沉弦。

用法用量：水煎，分 3 次服，1 日 1 剂。

方三

药物组成：当归 24g，川芎 9g，桃仁 9g，姜炭 2g，炙甘草 2g，瞿麦穗 12g，麦冬 12g，王不留行 12g，龙骨 12g，炮穿山甲 12g，木通 15g。

功能主治：具有活血化瘀通乳的功能。适用于血脉壅滞引起的缺乳。症见产后乳汁不行或全无，乳房硬痛而拒按，胸闷嗳气，或伴少腹胀痛，恶露量少，色黯有块，面色略带青紫，舌略呈青色，脉沉涩。

用法用量：水煎，分3次服，1日1剂。

单验方及食疗

1. 黄芪30g，王不留行15g。水煎，分3次服，1日1剂。用于治疗产后缺乳。

2. 漏芦30g，红糖120g。将漏芦加水适量，煎取药汁，加入红糖调匀，温服，1日1剂。用于治疗产后缺乳。

3. 黄芪30g，白术30g，党参30g，当归30g。水煎，分3次服，1日1剂。用于治疗产后缺乳。

4. 穿山甲9g，王不留行9g，炒棉花籽30g。水煎，分3次服，1日1剂。用于治疗产后缺乳。

5. 葱白适量，王不留行30g。水煎，分3次服，1日1剂。用于治疗产后缺乳。

6. 生麦芽60~120g，炒王不留行9g，漏芦9g，龟板15g。水煎，分3次服，1日1剂。用于治疗产后缺乳。

7. 全瓜蒌1个，术子参15g。水煎，分3次服，1日1剂。用于治疗产后乳汁稀少。

8. 冬虫夏草6g，天花粉24g，甘草3g。将上药加水适量，共煎，取食煎后的冬虫夏草，并喝药汁，1日1剂。用于治疗产后乳少。

9. 紫河车1个。将紫河车浸于白酒中，7天后取出，焙黄，研末，1次10g，1日3次，用温开水送服。用于治疗产后缺乳。

10. 丝瓜络（同种子共用）适量。烧炭存性，研为末，1次10g，用温黄酒送服，以出汗为度。用于治疗产后缺乳。

11. 通草9g，蒲公英9g，黄芩15g，穿山甲12g，鲜黄花鱼1条（约250g）。将前四味药，加水适量，煎取药汁，再用药汁煮黄花鱼至熟，食鱼喝汤，1次服完。用于治疗产后缺少乳汁。

12. 鲜虾米120g，黄酒250mL。用黄酒将虾米煮熟，趁热吃下。用于治疗产后缺乳。

13. 黄芪30g，当归15g，白芷9g，通草6g，猪蹄2只。将上药加水适量，共炖至肉熟，食肉喝汤，用时酌定。用于治疗产后缺少乳汁。

14. 通草6g，丝瓜络12g，猪蹄2只。将前二味药加水适量，煎取药汁，用药汁煮猪蹄，1日分2次，食肉喝汤，用量酌定。用于治疗产后缺少乳汁。

15. 黄花菜 10g，通草 10g，黄豆 250g，穿山甲粉、猪肉各适量。将以上前三味药，加水适量，与猪肉共炖至肉熟，1 日 3 次，食肉并喝汤，并用肉汤冲服穿山甲粉 1.6g。用于治疗产后乳汁过少。

16. 豆腐 120g，红糖 30g。用红糖水煮豆腐，趁热 1 次服完。用于治疗产后缺乳。

17. 生南瓜子 50g，核桃仁 30g。将南瓜子去壳，取仁，同核桃仁共捣烂食之。用于治疗产后缺乳。

18. 核桃 21 个（去壳），芝麻 90g。将核桃、芝麻共研为末，加水适量，蒸熟后服食，用量酌定。用于治疗产后缺乳。

19. 通草 10g，鲫鱼 1 条（约 250g），鲤鱼 1 条（约 250g）。先将二鱼分别去鳞及内脏，再加水适量，共炖至鱼熟，食鱼喝汤。用于治疗产后缺乳。

20. 冬虫夏草 5g，鸡蛋 4～7 个，猪蹄 2 只。将冬虫夏草与鸡蛋、猪蹄加水适量，共炖熟，食肉喝汤，吃蛋及煮后的冬虫夏草，1 日分 3 次服下。用于治疗产后缺乳。

子宫脱垂

子宫脱垂，是指子宫位置低于正常，下垂或脱出于阴道口外的一种妇科症状。中医古籍中有"阴挺""阴挺出下脱""阴脱""阴菌""阴痔""子宫脱出""产肠不收"等名称。

本病的发生，主要是因中气不足，或肾气亏损，冲任不固，带脉失约所致。临床表现为阴道口处有物突出，劳动、行走、站立、咳嗽时则脱出，睡卧后可收回，严重时不能自行还纳，并伴有小腹下坠，带下增多，尿频，排尿困难，癃闭或失禁，大便秘结，四肢无力，面色少华等。

子宫脱垂多发于劳动妇女，对妇女的健康和劳动生产能力影响很大。因此，应当积极做好预防工作。避免生育过多、过密；提高接生技术，避免阴道、会阴损伤；保证产期休息；加强妇女劳动保护等。

中医将本病大致分为气虚、肾虚，以及湿热下注等证型，治疗时可分别予以补气升提为主，辅以补肾、清利湿热等法。此外，亦可采用服药、熏洗、针灸等综合疗法。

本病在中医辨证时，又有气虚、肾虚、气血两虚、湿热下注引起子宫脱垂的区别。

中药辨证治疗

方一

药物组成：黄芪 15g，党参 15g，炙甘草 9g，当归 12g，陈皮 6g，升麻 6g，柴胡 6g，枳壳 9g，益母草 12g。

功能主治：具有补气升陷的功能。适用于气虚引起的子宫脱垂。症见有物自阴道脱出，卧或收入，劳累加剧，下腹重坠，腰部酸胀，神疲乏力，或小便频数，白带增多，舌质淡，苔薄，脉虚细。

用法用量：水煎，分 3 次服，1 日 1 剂。或共研细末，炼蜜为 9g 丸，每次 1 丸，1 日 2～3 次。

方二

药物组成：黄芪 12g，党参 12g，白术 15g，茯苓 15g，炙甘草 5g，当归 12g，川芎 9g，熟地 15g，白芍 15g，鹿角霜 12g。

功能主治：具有培补气血的功能。适用于气血两虚引起的子宫脱垂。症见子宫脱出，面色萎黄，皮肤干燥，头眩脑响，耳鸣眼花，腰酸骨楚，大便干燥，舌质偏淡，脉虚细数。

用法用量：水煎，分 3 次服，1 日 1 剂。

方三

药物组成：人参 15g，熟地 15g，杜仲 6g，当归 9g，山茱萸 3g，枸杞子 9g，炙甘草 6g，鹿茸粉 3g，益母草 9g。

功能主治：具有补肾养阴，温阳益气的功能。适用于肾虚引起的子宫脱垂。症见阴中有物脱出，少腹下坠，小便频数，腰酸腿软，头晕耳鸣，舌质淡红，脉沉细。

用法用量：水煎，分 3 次服，1 日 1 剂。

方四

药物组成：龙胆草 15g，栀子 12g，黄芩 9g，柴胡 9g，生地 15g，车前子 9g，泽泻 15g，当归 9g，甘草 6g，生黄芪 15g。

功能主治：具有清热利湿，佐以升提的功能。适用于湿热引起的子宫脱垂。症见子宫突出阴道口外，灼热肿痛，或溃烂流黄水，小腹坠痛，带多黄色，心烦口渴，或小便热赤，次频而痛，或大便秘结，舌苔黄腻，脉多滑数。

用法用量：水煎，分3次服，1日1剂。

单验方及食疗

1. 金樱子根20g，甜酒15mL。水煎服，1日1剂。用于治疗子宫脱垂。

2. 棉花根60g，枳壳30g。水煎，分3次服，1日1剂。用于治疗子宫脱垂。

3. 黄芪30g，升麻9g，益母草12g。水煎，分3次服，1日1剂。用于治疗子宫脱垂。

4. 益母草60g，红糖120g。水煎，分3次服，1日1剂。用于治疗子宫脱垂。

5. 生枳壳100g。水煎，取汁，1日分3次服。用于治疗子宫脱垂。

6. 黄芪30g，棉花根120g。水煎，分3次服，1日1剂。用于治疗子宫脱垂。

7. 苎麻根30g，大枣30g，南瓜蒂3个。水煎，分3次服，1日1剂，连服10～20剂。用于治疗子宫脱垂。

8. 五倍子15g，蛇床子15g，荆芥15g，枳壳15g。将上药加水适量，煎取药汁，洗患处。用于治疗子宫脱垂。

9. 陈艾适量。将陈艾搓成艾茸，放碗中烧烟熏患处。用于治疗子宫脱垂。

10. 蓖麻仁（去壳）50g，雄黄5g。将上药共捣烂，敷百会、神阙穴。用于治疗子宫脱垂。

11. 芙蓉花10g，红萝卜60g，鸡血七6g，益母草12g，猪肉500g。将上药加水适量，与猪肉共炖熟，弃药渣，食肉喝汤，用量酌定。用于治疗子宫脱垂。（鸡血七为蓼科植物中华抱茎蓼 Polygonum amplexicaule D. Donvar. sinense Forb. et Hemsl. 的根。）

12. 党参50g，黄芪50g，升麻25g，柴胡15g，炙甘草15g，仔鸡1只。先将仔鸡宰杀，去毛及内脏，并洗净，再加水适量，与前五味药共炖至鸡肉烂熟，弃药渣，食肉喝汤，用量酌定。用于治疗子宫脱垂。

13. 蜜炙鲜大蓟根20g，鲜猪肉适量。将上药加水适量，共炖熟，弃药渣，食肉喝汤，用量酌定。用于治疗子宫脱垂。

14. 吉祥草20g，肉或鸡蛋适量。将吉祥草切碎，加水适量，炖肉食；或与鸡蛋、甜米酒适量煮熟后服下。用于治疗子宫脱垂。[吉祥草为百合科植物吉祥草 Reineckia carnea（Andr.）Kunth 的带根全草。]

15. 阴地蕨60g，瘦猪肉200g。将阴地蕨与猪肉共加水适量，炖熟，弃药渣，食肉喝汤，用量酌定。用于治疗子宫脱垂。[阴地蕨为阴地蕨科科植物阴地蕨 Botrychiumternatum（Thunb.）Sw. 的带根全草。]

16. 山药500g，乌鸡1只。先将鸡宰杀，去毛及内脏，并洗净，再将山药装入鸡腹内，加水适量，用小火炖熟，食肉喝汤，用量酌定。用于治疗子宫脱垂。

17. 升麻10g，黄芪10g，党参10g，制白附子10g，鸡肉适量。将上药加水适量，与鸡肉共炖熟，弃药渣，食肉喝汤，用量酌定。用于治疗子宫脱垂。

18. 无花果60g，瘦猪肉适量。将无花果切片，加水适量，与瘦猪肉共炖熟，食肉、药并喝汤，1日1剂，连食5~7剂。用于治疗子宫脱垂。

19. 土党参60g，鸡肉200g。将上药加水适量，共炖熟，食肉、药并喝汤，用量酌定。用于治疗子宫脱垂。（土党参为桔梗科植物金钱豹 Campanumoea javanica Bl. 的根。）

20. 升麻4g，鸡蛋1个。升麻研为细末，鸡蛋钻一小孔，将升麻粉装入鸡蛋内搅匀，封口蒸熟，1日早、晚各食1个，10天为1个疗程，疗程间隔2天再服。用于治疗子宫脱垂。

脏躁

脏躁是指妇女情志烦乱，无故悲伤欲哭，哭笑无常，呵欠频作为主要表现的情态疾病。本病近似于现代医学中的癔症。

脏躁的发生与患者情志及体质因素有关。如体质虚弱，而又多忧思愁虑，积久伤心，劳倦伤脾，心脾两伤，则精血化源不足；或因病后、产后阴伤失血，精血亏损，五脏失养，五志之火内动，上扰心神而致脏躁。

本病临床上常见精神抑郁，情绪易激动，发作时精神恍惚，心中烦乱，无故悲伤，哭笑无常，呵欠频作，或语无伦次，并伴有胸闷不舒，两胁作痛，善太息，或心烦失眠，口燥咽干等症。

因本病多发生在妊娠期、经期、产后和绝经前后，且与精神因素密切相关，故除必要的药物治疗外，还应注意保健摄生，特别注意精神勿受刺激，情志舒畅，这对防治本病有积极作用。

对脏躁的治疗，当先分别虚实。实证或由肝气不舒，或因痰热郁结。以气郁为主者，精神抑郁，胸闷胁胀；以痰热为主者，胸闷，咳咯黄痰，心烦口苦。虚证则为阴虚阳亢，必见虚烦潮热，口燥咽干等症。临床从虚实、气郁、痰热入手，自能分辨清楚。

本病在中医辨证时，又有肝气不舒、痰热郁结、阴虚阳亢引起脏躁的区别。

中药辨证治疗

方一

药物组成：柴胡 9g，当归 9g，白芍 12g，白术 12g，茯苓 15g，甘草 9g，烧生姜 5g，薄荷 3g，小麦 12g，大枣 10 枚。

功能主治：具有疏肝理气，养心安神的功能。适用于肝气不舒引起的脏燥。症见精神抑郁，无故悲伤欲哭，不能自制，胸闷不舒，善太息，心烦不宁，两胁胀痛，或有月经不调，舌质淡红，苔薄白，脉弦。

用法用量：水煎，分 3 次服，1 日 1 剂。

方二

药物组成：法半夏 9g，陈皮 5g，茯苓 15g，炙甘草 5g，竹茹 6g，枳实 9g，生姜 6g，柴胡 9g，当归 9g，白芍 12g，大枣 5 枚。

功能主治：具有清热化痰，疏肝理气的功能。适用于痰热郁结引起的脏燥。症见无故悲伤欲哭，甚则哭笑无常，胸中窒闷，咯黄痰，心烦口苦，渴不欲饮，小便黄，大便干，舌质红，苔黄腻，脉滑数。

用法用量：水煎，分 3 次服，1 日 1 剂。

方三

药物组成：百合 15g，生地 15g，甘草 9g，小麦 15g，大枣 10 枚。

功能主治：具有滋阴清热，养心安神的功能。适用于阴虚阳亢引起的脏燥。症见无故悲伤欲哭，或善惊多疑，心烦失眠，午后面部烘热，头晕目眩，口燥咽干，小便短赤，舌质红，苔薄白而干，脉细而数。

用法用量：水煎，分 3 次服，1 日 1 剂。

单验方及食疗

1. 香附 10g，菖蒲 3g，远志 3g，茯神 6g，陈皮 9g。水煎，分 3 次服，1 日 1 剂。用于治疗脏躁。

2. 柴胡 10g，木通 9g，香附 9g，郁金 9g，桔梗 9g。水煎，分 3 次服，1 日 1 剂。用于治疗脏躁。

3. 大枣 10 枚，炙甘草 10g，远志 10g。水煎，分 3 次服，1 日 1 剂。用于治疗脏躁。

4. 百合 15g，知母 10g，炙甘草 9g。水煎，分 3 次服，1 日 1 剂。用于治疗脏躁。

5. 枣仁 12g，丹参 12g，柏子仁 12g，生地 15g。水煎，分 3 次服，1 日 1 剂。用于治疗脏躁。

6. 生牡蛎 20g，生龙骨 20g。水煎，分 3 次服，1 日 1 剂。用于治疗脏躁。

7. 菌灵芝 10～15g。水煎，分 3 次服，1 日 1 剂。用于治疗脏躁。

8. 丹参 12g，当归 10g，红花 5g。水煎，分 3 次服，1 日 1 剂。用于治疗癔症性肢体瘫痪或肢体震颤。

9. 制南星 10g，竹沥 9g，法半夏 9g，炒枳实 9g，炒竹茹 6g。水煎，分 3 次服，1 日 1 剂。用于治疗癔症性发作。

10. 凤凰衣 18g，大枣 5 枚（去核）。将上药共研为细末，1 次 6g，1 日 2 次，用黄酒送服。用于治疗脏躁。

11. 黑木耳 120g，大枣 120g，红糖 120g，生姜 10g。将上药共研为细末，蒸熟，1 次 15g，1 日 2 次，用温开水送服。用于治疗脏躁。

12. 黑木耳 80g，红糖 60g，公丁香 3g，桃仁 3g。将上药共研为细末，1 次 9g，1 日 2 次，用温开水送服。用于治疗脏躁。

13. 鸡蛋 1 个，白胡椒 3g，干姜 3g。先将白胡椒、干姜共研为末，再将鸡蛋打一小孔，装入药末，封口，煨熟后用黄酒一次送服。用于治疗脏躁。

14. 银耳 120g，白糖 250g，白萝卜 250g。将上药加水适量，共炖熟，酌量食之。用于治疗脏躁。

15. 鱼脑适量，百合 15g。将上药加水适量，共炖熟后 1 次服下。用于治疗脏躁。

16. 毛豆适量，猪脑 1 个，天麻 10g。将上药加水适量，共炖熟，每晚睡前 1 次服用。用于治疗脏躁。

17. 葡萄干 10g，百合 15g，大枣 5 枚（去核）。将上药加水适量，共炖熟，1 日 2 次服之。用于治疗脏躁。

阴痒

阴痒是指外阴或阴道瘙痒的症状，甚则痒痛难忍，坐卧不安，有时可波及肛门周围。患者常伴有不同程度的带下。亦称"阴门瘙痒"。现代医学中的滴虫性阴道炎、霉菌性阴道炎、老年性阴道炎、外阴白斑，以及卵巢功能低下、某些维生素缺乏、糖尿病等均可引起阴痒，亦有精神因素而致者。

中医认为，本病发生的根本原因有湿热下注和肝肾阴虚两个方面。前者属实，后者属虚。因此在对阴痒进行辨证时，首先要辨明虚实。一般而论，实证常带下量多，色黄或白，且阴痒较甚，多见于青、中年妇女；虚证每带下量少，色黄或赤，阴部干涩灼热，并每多见于绝经期后的妇女。本病在中医辨证时，针对湿热下注及肝肾阴虚两方面加以区别。

对阴痒的治疗常需采用内外结合的办法，内服药物时实证宜清利湿热，杀虫止痒，虚证宜滋阴降火，调补肝肾；外治以局部熏洗或外擦药为主。

中药辨证治疗

方一

药物组成：龙胆草 12g，栀子 9g，黄芩 6g，柴胡 6g，生地 15g，车前子 6g，泽泻 12g，当归 6g，木通 9g，甘草 3g，白鲜皮 12g，鹤虱 12g。

功能主治：具有清利湿热，兼以杀虫的功能。适用于湿热下注引起的阴痒。症见阴部瘙痒，甚至奇痒难忍，黄带如脓，其气腥臭，心烦难寐，口苦而腻，胸胁苦闷，小便短数，舌苔黄腻，脉弦滑。

用法用量：水煎，分 3 次服，1 日 1 剂。另可外用蛇床子 30g，大风子 30g，大黄 15g 煎汤熏洗。

方二

药物组成：熟地 24g，山药 12g，山茱萸 12g，茯苓 9g，丹皮 9g，泽泻 9g, 知母 12g, 黄檗 9g, 当归 12g, 白鲜皮 12g, 仙茅 9g, 淫羊藿 9g。

功能主治: 具有滋阴降火, 润燥疏风的功能。适用于肝肾阴虚引起的阴痒。症见阴部干涩灼热, 有瘙痒感, 夜间加剧, 带下量少色黄, 或如血样, 眩晕耳鸣, 腰酸腿软, 或时有烘热汗出, 舌质红, 苔少, 脉弦细或细数无力。

用法用量: 水煎, 分 3 次服, 1 日 1 剂。或共研细末, 炼蜜为 10g 丸, 1 日 2~3 次, 每次服 1 丸。

单验方及食疗

1. 荆芥 30g, 防风 30g, 黄檗 30g, 苦参 45g。水煎, 分 3 次服, 1 日 1 剂。用于治疗阴痒。

2. 龙胆草 10g, 栀子 10g, 芦荟 5g, 青黛 3g。水煎, 分 3 次服, 1 日 1 剂。用于治疗肝火亢盛所致阴痒。

3. 龙胆草 9g, 茯苓 15g, 朱砂 1g。除朱砂外, 其余药加水适量, 煎取药汁, 冲朱砂服, 1 日 1 剂。用于治疗阴痒。

4. 鹤虱 40g, 蛇床子 40g。将上药加水适量, 煎取药汁, 冲洗阴部。用于治疗阴痒。

5. 桃树叶 150~200g。加水适量, 煎取药汁, 趁热熏洗阴部, 1 日 1 剂, 连用 7 天。用于治疗阴部瘙痒, 阴道滴虫。

6. 大蒜 4 头, 鲜小蓟 120g。将上药加水适量, 煎取药汁, 趁热熏洗阴部, 1 日 1 剂。用于治疗阴部瘙痒, 白带多, 阴道滴虫。

7. 老苋菜根 30g, 蛇床子 10g。将上药共研为细末, 用凡士林调药末, 制成手指大的条型, 临睡前塞入阴道内, 12 小时后取出, 连用 3~5 天。用于治疗阴痒, 白带过多。

8. 猪肝一小块, 硫黄 15g, 青黛 10g, 桃仁 10g。将后三味药共研为细末, 涂在猪肝上, 每晚睡前放入阴道内, 第二天早晨取出, 连用 3 天。用于治疗阴痒。

9. 苍术 15g, 苦参 20g, 艾叶 5g。将上药共研为粗末, 制成小条, 灸外阴部, 1 日灸 3~5 次, 连用 3 天。用于治疗阴痒, 白带量多。

10. 蜘蛛香 25g, 花椒 15g, 苦参 12g, 菜油 10mL。用菜油将余药炸焦, 去渣, 加水少许, 连续擦患处 3 天。用于治疗阴痒。(蜘蛛香为败酱科植物心叶缬草 Valeriana jatamansi Jones 或阔叶缬草 Valeriana officinalis L.

var. latifolia Miq. 的根。）

11. 红鸡冠花 130g，白鸡冠花 30g，当归 10g，白胡椒 10g，猪肉 250g。将上药加水适量，共炖至肉熟，弃药渣，食肉喝汤，用量酌定。用于治疗阴痒。

不孕症

凡婚后夫妇同居三年以上，未避孕而不受孕者，称为原发性不孕；若曾生育，或流产后三年以上，未避孕而不再受孕者，称为继发性不孕。

中医古籍中称不孕为"全不产""无子""断绪"等。

不孕症有男女双方面的原因，以下所选各方药主要是针对女方而设。另外，女子不孕，若为先天性生理缺陷而致者，则非药物所能奏效。故凡妇女不孕，在排除男方因素外，还应多方面检查原因，而后根据情况，采取不同的治疗措施。

中医认为，女子不孕的原因有肾虚、肝郁、痰湿、气血不足、阴虚血热等多种因素。治疗时应结合月经的期、量、色、质，以及肾虚、血瘀、及痰湿等不同情况，以补肾气，益精血，养冲妊，调月经为总则，再分别予以辨证施治，从而使气血调和，肾气旺盛，精血充沛，妊通冲盛，月经如期，达到受孕之目的。

本病在中医辨证时，又有肾虚、气血不足、阴虚血热、肝郁气滞痰湿郁阻、血瘀湿热等引起不孕的区别。

中药辨证治疗

方一

药物组成：人参 60g，土炒白术 60g，茯苓 60g，酒炒白芍 60g，川芎 30g，炙甘草 30g，当归 120g，熟地 120g，盐制菟丝子 120g，酒炒杜仲 60g，鹿角霜 60g，蜀椒 60g。

功能主治：具有温阳补肾，调养冲任的功能。适用于肾虚引起的不孕。症见月经量少，血色暗淡，经期延后或闭经，小腹冷，性欲淡漠，腰酸腿软，或小便清长，舌淡，苔白润，脉沉迟。

用法用量：共研细末，炼蜜为 10g 丸，1 日 2~3 次，每次饭后用温开水送服 1 丸。或按照上药比例，适当减量后，水煎，分 3 次服，1 日 1 剂。

方二

药物组成：熟地 30g，酒炒白芍 15g，酒洗当归 15g，蒸山茱萸 15g，潞党参 15g，制何首乌 15g。

功能主治：具有益气补血，滋肾养精的功能。适用于气血不足引起的不孕。症见月经量少或量多，色淡，经期多延后，面色萎黄，或有黑斑，头晕目眩，形体瘦弱，乏力，舌质淡，苔薄白，脉沉细。

用法用量：水煎，分 3 次服，1 日 1 剂。

方三

药物组成：酒洗地骨皮 30g，丹皮 15g，沙参 15g，麦冬 15g，玄参 15g，五味子 1.5g，土炒白术 9g，石斛 6g。

功能主治：具有养阴清热的功能。适用于阴虚血热引起的不孕。症见月经先期，量多色红，或月经后期，量少色紫，面赤唇红，头晕耳鸣，失眠，口干咽燥，或心烦，或潮热盗汗，或有流产史，舌红，苔薄黄，脉数。

用法用量：水煎，分 3 次服，1 日 1 剂。

方四

药物组成：酒炒香附 9g，酒炒白芍 30g，酒洗当归 15g，土炒白术 15g，酒洗丹皮 9g，天花粉 6g。

功能主治：具有舒肝解郁，养血益脾的功能。适用于肝郁气滞引起的不孕。症见经期先后无定，量多少不一，色紫或有小血块，或痛经，经前乳房胀痛，急躁易怒，舌质正常或暗红，苔白或微腻，脉弦细。

用法用量：水煎，分 3 次服，1 日 1 剂。

方五

药物组成：川芎 30g，半夏曲 30g，香附 30g，白术 30g，茯苓 15g，神曲 15g，陈皮 3g，甘草 3g，鹿角霜 15g，当归 15g。

功能主治：具有燥湿化痰，佐以理气的功能。适用于痰湿郁阻引起的不孕。症见形体肥胖，肢体多毛，经闭不行，或月经不调，白带多，头眩心悸，乏力，四肢浮肿，胸闷纳少，苔白腻，脉濡滑。

用法用量：共研细末，水泛为丸，1 日 2 次，每次用温开水送服 5g。或按照上药比例，适当减量后，水煎，分 3 次服，1 日 1 剂。

方六

药物组成：朴硝 3g，丹皮 3g，当归 3g，大黄 3g，桃仁 3g，细辛

1g，厚朴 1g，桔梗 1g，赤芍 1g，人参 1g，茯苓 1g，桂心 1g，甘草 1g，牛膝 1g，陈皮 1g，虻虫 3g，水蛭 5g，附片 6g。

功能主治：具有清热解毒，活血化瘀的功能。适用于血瘀湿热引起的不孕。症见少腹一侧或双侧疼痛，临经更甚，或有低热，月经周期失调，或经血淋漓不断，夹有血块，经色紫暗，腰酸带多，目眶暗黑，舌质红，苔薄黄，脉沉弦或滑数。

用法用量：共研粗末，以水、酒各半，煮取 600mL，1 日分 4 次服，日 3 夜 1，服后覆取微汗。

单验方及食疗

1. 玉兰花（将开或未开放者）10 朵。水煎，分 3 次服，1 日 1 剂。用于治疗不孕症。

2. 旋覆花 15g，仙鹤草 15g，益母草 15g，丹参 15g，麦冬 15g，麦芽 15g，红糖 30g。先将前六味药加水适量，煎取药汁，以红糖为引，分 3 次服，1 日 1 剂。用于治疗瘀血引起的不孕症。

3. 党参 10g，白术 10g，砂仁 10g，甘草 10g，陈皮 12g，香附 12g，乌药 12g。将上药加水适量，煎取药汁，于月经期间，1 日分 3 次服，1 日 1 剂。用于治疗不孕症。

4. 当归 9g，川芎 9g，白芍 9g，干姜 5g，郁金 5g，菟丝子 5g，红花 5g，肉桂 2g。水煎，分 3 次服，不孕者连服数剂；流产者头 3 个月，每月 1 剂，后 3 个每月 2 剂。用于治疗不孕，流产（脾虚型）。

5. 南瓜蒂 9g，南瓜子 9g。水煎服。用于治疗不孕症。

6. 炒面粉 75g，硫黄 25g。将上药共研为末，炼蜜为 3g 丸，1 次 3 丸，1 日 1 次，于睡前服下。用于治疗闭经，不孕症。

7. 雄蚕蛾 9g（去足、翅），鹿茸 36g，肉苁蓉 60g，山药 60g。将上药共研为细末，炼蜜为 9g 丸，1 次 1 丸，1 日 2 次，用温开水送服。用于治疗肾虚不孕。

8. 沉香 30g，细辛 30g，制草乌 10g，紫豆蔻 30g，乳香 30g，炒枳壳 30g，生甘草 30g。将上药共研为细末，炼蜜为 10g 丸，男女同时服药，1 次 1 丸，1 日 2 次；或将上药各 3g 研为末，炼蜜为丸，如黄豆大，于月经来潮第 1 天，男女各半，1 次服完，男用高良姜水煎汁为引，女用厚朴水煎汁为引。用于治疗瘀血型久不孕症。

9. 紫河车1具。焙干，研细末，1次15g，1日2~3次，用温开水送服。用于治疗不孕症。

10. 韭菜子30g（或适量），紫河车1具。将上药焙焦，共研为细末，1次10g，1日2次，空腹时温开水冲服，连服数剂。用于治疗不孕症，亦可用于男性不育。

11. 鹿鞭100g，当归25g，枸杞15g，北口芪15g，生姜3片，嫩母鸡1只（不超过800g），阿胶25g。将母鸡宰杀去毛及内脏，洗净，连同前五味药加水适量煮沸后，改用小火炖至鸡烂，再将阿胶下入，待阿胶溶化后调味食之，食量酌定。用于治疗血虚体弱、子宫寒冷引起的不孕症。

12. 甘草3g，细辛3g，豆蔻仁3g，制川乌3g，沉香3g，羊肉200~300g。先将前五味药加水适量，煎取药汁，再将羊肉用清水炖熟（不放调料），1日2次，依次服羊肉、药汁、羊肉汤各适量。用于治疗不孕症。

13. 党参50g，当归50g，乌鸡1只。先将乌鸡宰杀，去毛及内脏，并洗净，再将党参、当归用纱布包好，放入鸡腹内，煮熟后分数次吃肉、药并喝汤。用于治疗子宫虚寒，长久不孕。

14. 算盘子根30g，地骨皮20g，益母草20g，仔母鸡1只。先将母鸡宰杀，去毛及内脏，并洗净，再加水适量，与药共炖至熟，弃药渣，吃肉并喝汤，1日分3~4次服。用于治疗不孕症。

15. 断节参30g，鸡1只。先将母鸡宰杀，去毛及内脏，并洗净，再加水适量，与药共炖至熟，弃药渣，吃肉并喝汤，用量酌定。用于治疗不孕症。（断节参为萝藦科植物昆明杯冠藤 Cynanchum wallichii Wight 的根。）

16. 当归17.5g，千年健17.5g，牛膝20g，虎骨10g，木香10g，末麻15g，追地风15g，防风15g，川芎5g，高粱酒1500g。将上药共浸泡于酒中，10日后即可服用，1次15~25mL，数月能见效。用于治疗不孕症。

第三章　儿科疾病

麻疹

　　麻疹是指传染时邪疠毒（麻疹病毒），以致发热 3~4 日后，遍体出现红色疹点，稍见隆起，扪之中手，状如麻粒而言。其中尤以颊黏膜出现麻疹黏膜斑为其特征。多见于半岁以上的婴幼儿。

　　中医古籍中记载的"斑""疱疹""斑疹""痘疹"均包括本症。直至元代始定名为麻疹。由于地区不同，名称各异：江浙一带，将麻疹称"痧子"或"瘄子"，华北一带称"疹子"或"糠疮"，华南多称"麻子"等。

　　本病主要发于儿童，四季均可发病，但以冬、春两季较多。麻疹的传染性很强，并发症多，严重地威胁儿童的生命与健康。

　　麻疹发病过程，在"顺证"的情况下，一般经过初热期、见形期、收没期三个阶段。尚有"逆证"相当于现代医学的麻疹合并肺炎。逆证的变化，又多见于见形期，此时可见发疹后高热持续，气急，发绀，鼻翼翕动，咳嗽不畅，甚或神昏谵语，抽搐等危险症状。各个阶段均有其显著的症状特点，这些症状特点，在临床上起着各分期的指导作用。

　　本病在中医辨证时，又有风热时邪侵袭肺胃（初热期）、邪毒入里肺部蕴热（见形期）、邪透疹没肺胃阴伤（收没期）、邪毒炽盛闭肺内陷（险逆期）的区别。

中药辨证治疗

　　（一）顺证

　　方一

　　药物组成：蝉蜕 3g，薄荷 3g，牛蒡子 5g，前胡 4g，瓜蒌壳 4g，菊花 3g，连翘 4g，芦根 5g。

　　功能主治：具有轻清宣透的功能。适用于风热时邪侵袭肺胃（初热期）麻疹。症见乍热乍退，鼻塞流涕，喷嚏，咳嗽声如破壶，目赤，眼泪汪汪，常伴泄泻，顿倦思睡，尿黄，脉数，指纹青红。经 2～3 天，病情不解，且同时口腔出现麻疹黏膜斑，即可确诊。

用法用量：水煎，分 3 次服，1 日 1 剂。

随症加减：热甚者加大青叶 5g，金银花 5g；烦躁者加竹叶心 5g，炒焦栀子 5g；抽风者加地龙 3g，钩藤 5g；目赤甚者加夏枯草 5g；咽红者加板蓝根 5g，山豆根 3g；咳频者加杏仁 3g，浙贝母 5g；呕吐甚者加竹茹 5g，枇杷叶 5g；鼻出血者加白茅根 10g；便秘者去瓜壳，加瓜蒌仁 5g，杏仁泥 3g；夹食泻甚者加麦芽 5g，建曲 5g；皮疹久而不出者加浮萍 3g，西河柳 5g；风寒束闭者去薄荷，加芫荽子 5g，苏叶 5g；暑热内郁者加石膏 10g，滑石 6g。

方二

药物组成：①蝉蜕 3g，薄荷 3g，牛蒡子 5g，前胡 4g，葛根 6g，连翘 6g，赤芍 6g，木通 5g，大青叶 6g，芦根 9g，白茅根 6g。

②紫草 6g，赤芍 6g，木通 3g，蝉蜕 3g，贯众 6g，芦根 6g，板蓝根 6g，石膏 12g，麦冬 6g，甘草 3g。

功能主治：具有清热，解毒，透疹的功能。适用于邪毒入里肺部蕴热（见形期）麻疹。症见体温上升，唇红颊赤，涕浊痰稠，咳嗽声嘶，腹泻加剧，耳后或发际红疹隐隐，渐及额、面、背、胸、腹而达四肢，过膝（肘）至蹠（掌）而透齐。先稀后密，先红后赭。舌质红，苔黄或黄燥，脉洪数，指纹紫。

用法用量：水煎，分 3 次服，1 日 1 剂。开始见点用方①；疹将透齐用方②。

随症加减：高热者，兑服紫雪丹；烦躁者加竹叶心 5g，黄连 3g；津液不足者加生地 9g，玄参 6g，石斛 6g；口烂者加生石膏 15g，杏仁 5g，葶苈子 5g；出疹不快者加升麻；疹密如云头片者加紫草 9g，丹皮 5g，生地 6g；疹色乌黑者加皂角刺 5g，桃仁 5g，红花 3g；便秘者加大黄 6g，枳实 6g；声哑者加山豆根 5g，胖大海 2 枚；夹斑出血者改用化斑汤（石膏 12g，知母 4g，甘草 2g，粳米 9g，玄参 4g，犀角 0.6g）治之。

方三

药物组成：①生地 9g，玄参 6g，麦冬 6g，石膏 9g，知母 6g，山药 6g，甘草 6g。

②沙参6g，麦冬6g，玉竹6g，天花粉6g，生地9g，桑叶3g，扁豆6g，山药6g，冰糖适量。

功能主治：具有养阴清热的功能。适用于邪透疹没肺胃阴伤（收没期）麻疹。症见疹出高潮后，皮疹开始隐退，体温逐渐下降，诸症随之减轻，精神渐复，皮疹三天退净，留下色素斑及糠状落屑，苔黄质红或无苔少津。

用法用量：水煎，分3次服，1日1剂。皮疹始退用①；皮疹退净用②。

随症加减：余热不清者加青蒿6g，鳖甲6g，丹皮6g；肺热咳甚者加桑白皮6g，地骨皮6g，马兜铃3g，黄芩6g；耳溢脓者加龙胆草6g，青黛3g；畏光者加木贼6g，谷精草3g，石决明9g；重听者加菖蒲5g；声嘶者加木蝴蝶3g，胖大海2枚；舌烂口糜者加西瓜霜适量，儿茶1g，黄连3g，石膏12g。

（二）逆证

方一

药物组成：黄连6g，黄芩3g，焦栀子3g，石膏9g，葛根6g，大青叶6g，知母4g，生地6g，紫草4g，丹皮4g，犀角1g，大黄3g。

功能主治：具有清热解毒，养阴凉血的功能。适用于热毒内郁，阴液亏损之麻疹逆证。症见壮热，烦渴，面红，目赤，唇裂，气粗，甚则口鼻或皮肤出血，皮疹郁结难出或出而不透，其色晦暗，或神昏谵语，大便闭结，小便黄赤，舌红苔黄，无津，脉洪数。

用法用量：水煎，及时服，1日1~2剂。

方二

药物组成：升麻3g，麻黄3g，白芍6g，紫苏子5g，葛根6g，浮萍3g，生姜、葱白各适量为引，芫荽外熨。

功能主治：具有疏风散寒的功能。适用于风寒外束麻疹逆证。症见恶寒，无汗，面唇青白，皮疹一出即没，大便清稀，小便清长，苔白，多见于冬令。

用法用量：水煎，及时服，1日1~2剂。

方三

药物组成：人参3g，黄芪6g，白术5g，当归5g，陈皮3g，升麻3g，柴胡3g，紫草6g，红花3g。

135

功能主治：具有扶正托邪的功能。适用于正虚邪陷麻疹逆证。症见神情倦怠，身形瘦削，身微热，面色白亮而无神，唇白淡，微呕，便溏，尿清，舌质淡，苔白。皮疹隐于皮下，欲出不出，或皮疹色淡，旋出旋收。

用法用量：水煎，及时服，1日1~2剂。

方四

药物组成：麻黄3g，杏仁3g，石膏9g，知母5g，桑白皮5g，葶苈子3g，大青叶6g，紫草6g，红花3g，蒲公英6g，甘草4g，竹沥、茶叶各适量为引。

功能主治：具有宣肺豁痰，泄热透邪的功能。适用于痰热壅肺麻疹逆证。症见壮热不退，或退后复升，咳剧，气喘，鼻翕，唇青，喉中痰鸣如拉锯，胸高气促，鼻如烟煤，甚则神昏谵语，扬手掷足，皮疹出而即没，舌苔白腻或黄燥，大便稀涩色绛，小便赤涩，脉洪数或转细数，指纹粗黑而滞或直透命关。

用法用量：水煎，及时服，1日1~2剂。

方五

药物组成：附片6g，干姜5g，桂心3g，五味子5g，人参5g，甘草3g，茶叶适量为引。

功能主治：具有回阳救逆的功能。适用于内陷外脱麻疹逆证。症见以上各证中，如皮疹突然隐退，并见四肢厥冷，脉微细或结代，或神志不清，是为麻毒内陷，阳气欲绝之证。

用法用量：水煎，及时服，1日1~2剂。

单验方及食疗

1. 金银花9g，蝉蜕6g，甘草3g。水煎，分3次服，1日1剂。用于治疗小儿麻疹。

2. 炙麻黄3g，甘草3g，炒杏仁5g，生石膏30g，川贝母2g。水煎，分3次服，1日1剂。用于治疗小儿麻疹，高热，喘促。

3. 防风2g，生地2g，土茯苓2g，葛根6g。水煎，分3次服，1日1剂。用于治疗小儿麻疹。

4. 苇根15g，白茅根15g，葛根15g。水煎，分3次服，1日1剂。用于治疗小儿麻疹。

5. 苇根10g，西河柳6g，大葱1棵。水煎，分3次服，1日1剂，连服 3 剂。用于治疗小儿麻疹。

6. 浮萍 15g，麦苗 15g。水煎，分 3 次服，1 日 1 剂，连服 3 剂。用于治疗小儿麻疹。

7. 芫荽 20g。加水适量，1 次煎服；另取适量捣烂，加白酒数滴，搓患儿后背。用于小儿麻疹初出不爽，烦躁不安，或麻疹内陷。

8. 芫荽 500g，紫草 30g。将上药加水适量稍煎，至药液约 3000mL 时，取 10~15mL 药液加白酒数滴 1 次服下，剩余药液洗浴全身。用于治疗小儿麻疹。

9. 鲜松针 100g，鲜侧柏枝 100g，鲜侧柏叶 100g。将上药加水适量，煎取药汁洗浴。用于治疗小儿麻疹。

10. 浮萍 200g，紫草 200g。将上药加水适量，煎取药液，趁热用毛巾蘸取药液敷胸、背、手、脚。用于治疗小儿麻疹。

11. 芫荽 20g，豆腐适量。水煎，代茶饮。用于小儿麻疹初出不爽，烦躁不安，或麻疹内陷。

12. 鲜紫背浮萍适量。水煎，代茶饮。用于小儿麻疹。

13. 鲜鱼鳅串 15g，鲜白茅根 15g，麦冬 15g。将鱼鳅串、白茅根捣烂，同麦冬一起置陶瓷容器内，盖严，用沸水适量，浸泡 30 分钟后，代茶饮。用于治疗小儿麻疹。

14. 苎麻花 15g。水煎，代茶饮。用于治疗小儿麻疹。

15. 淡竹叶 15g。水煎，代茶饮。用于治疗小儿麻疹初起，咳嗽。

16. 鲜白茅根 15g，鲜白萝卜 1 个，鲜荸荠 5 个。将白萝卜、荸荠切片，白茅根切碎，共加水适量，煎取药汁，代茶饮，连用 3 天。用于治疗小儿麻疹后期，微热，咳嗽，口渴。

17. 甘蔗汁、梨汁各等量，白糖 20g。将甘蔗汁、梨汁、白糖加开水适量，代茶饮。用于治疗小儿麻疹后余毒未清。

18. 白葡萄数粒，麻雀血数滴。加水适量，煎服。用于治疗小儿麻疹不透。

19. 板栗 10 粒。捣烂，加开水适量，浸泡片刻后一次服下。用于治疗小儿麻疹不透。

20. 香菌 20g，芫荽 20g，鸡蛋 3 个。将香菌浸泡，切碎，同芫荽、鸡蛋煮汤，酌情服食，连服 2 剂。用于治疗小儿麻疹初起，高热面赤，或疹透而覆没，内陷。

水痘

水痘是一种呼吸道及接触传播的传染病。

水痘不是我国的法定传染病，但水痘经常在集体机构爆发，是引起突发公共卫生事件的重要原因。水痘多见于儿童，临床上以皮肤、粘膜分批出现迅速发展的斑疹、丘疹、疱疹与结痂为特征。

水痘还有一种临床表现形式，即带状疱疹。儿童感染水痘痊愈后，有部分人体内水痘病原体潜伏在神经系统内。

成年后，在某些情况下，潜伏的水痘病原体会再次发作，形成带状疱疹。带状疱疹的一个重要表现是剧烈的神经痛，病人非常痛苦，但疾病本身并不严重。水痘的控制关键在于预防，预防的主要措施是接种水痘疫苗。

水痘的病原体是水痘－带状疱疹病毒。该病毒在外界环境中生活力很弱，能被乙醚灭活。该病毒在感染的细胞核内增殖，且仅对人有传染性，存在于患者疱疹的疱浆血液和口腔分泌物中，传染性强。

中药辨证治疗

方一

药物组成：金银花6g，连翘6g，桔梗4g，薄荷4g，淡竹叶3g，荆芥穗3g，淡豆豉3g，牛蒡子4g，芦根5g，生甘草3g。

功能主治：具有疏风清热的功能，适用于外感风热引起的水痘。症见水痘出如露珠，水疱浆液清莹明亮，四周淡红，色不明显，伴有头痛，发热，鼻塞流涕，咳嗽喷嚏，舌苔薄白，脉浮数，指纹红紫。

用法用量：水煎，分3次服，1日1剂。或共研细粉，水泛为丸，每次用温开水送服3~5g，1日2~3次。

方二

药物组成：蜡梅花6g，连翘6g，金银花4g，菊花4g，板蓝根6g，蝉蜕3g，赤芍6g，黄连4g，木通4g，蒲公英6g，甘草3g。

功能主治：具有清热解毒的功能。适用于毒热炽盛引起的水痘。症见痘形大而密，根盘明显，周围有胭脂色红晕，痘色紫暗，疱浆混浊，且伴有壮热烦躁，口渴唇红，口舌生疮，小便短赤，舌苔黄干而厚，脉滑数，指纹紫滞。

用法用量：水煎，分 3 次服，1 日 1 剂。

单验方及食疗

1. 金银花 9g，蒲公英 9g，土茯苓 9g。水煎，分 3 次服，1 日 1 剂。用于治疗小儿水痘。

2. 薄荷 3g，僵蚕 5g，蝉蜕 3g，金银花 12g，连翘 7g，生甘草 5g。水煎，分 3 次服，1 日 1 剂。用于治疗小儿水痘。

3. 野菊花 10g，板蓝根 20g，金银花 15g，甘草 3g。水煎，分 3 次服，1 日 1 剂。用于治疗小儿水痘。

4. 鲜生地 15g，桃仁 5g，红花 3g，荆芥穗 3g。水煎，分 3 次服，1 日 1 剂。用于治疗小儿水痘。

5. 蒲公英 6g，薄荷 6g，甘草 3g。水煎，分 3 次服，1 日 1 剂。用于治疗小儿水痘。

6. 防风 5g，枇杷叶 5g，防己 5g，金银花 5g，连翘 8g。水煎，分 3 次服，1 日 1 剂，连服 3 剂。用于治疗小儿水痘，发热。

7. 紫草 5g，白糖适量。先将紫草浸泡于 800mL 清水中 2 小时，再用砂锅煎至 300mL，加入白糖和匀，1 日分 2 次服下。用于治疗小儿水痘。

8. 柽柳叶 50g，浮萍 15g，金银花 20g。将上药加水适，煎取药液，趁热外洗，1 日 1 剂。用于治疗小儿水痘。

9. 蚕茧 20 枚，枯矾 50g。将蚕茧烧灰存性，与枯矾共研为末，外撒患处，1 日 1 次。用于治疗小儿水痘。

10. 天花粉 6g，滑石 9g。将上药共研为细末，用水调匀，外敷患处，1 日 2 次。用于治疗小儿水痘溃破。

11. 鲜虾适量。将鲜虾洗净，加水适量，煎取药汁，趁热尽量饮用。用于治疗小儿水痘、麻疹。

12. 竹笋 1 个，鲫鱼 1 条。将竹笋去外皮、切片，鲫鱼去内脏，加水适量，共炖熟，酌情服用。用于治疗小儿水痘及麻疹初起。

13. 绿豆 25g，黑豆 25g，赤小豆 25g，甘草 15g。将前三味药共加水适量，煮熟，晒干，同甘草共研为细末，1 次 5g，1 日 2～3 次，开水冲服。用于预防小儿水痘、麻疹。

14. 荸荠 5 个，酒酿 100g。将荸荠捣烂取汁，和入酒酿，隔水炖沸，分数次服下。用于小儿水痘、麻疹初起。

139

15. 茶叶1000g。将茶叶放入适量开水中，稍泡即捞出，趁湿铺于床上，在茶叶上盖一层草纸，令患儿卧于纸上睡1~2小时。用于小儿水痘。

16. 胡萝卜120g，芫荽60g，荸荠50g。水煎，代茶饮。用于治疗小儿水痘。

17. 胡萝卜150g，芫荽100g。水煎，代茶酌量饮。用于治疗小儿水痘。

18. 金银花30g，石膏30g，玄参15g，紫草15g，泽泻15g，薄荷9g，荆芥6g。水煎，分数次代茶饮。用于治疗小儿水痘。

腮腺炎

腮腺炎又称痄腮，是由腮腺炎病毒引起的急性呼吸道传染病。主要表现为发热，单侧或双侧耳下腮腺肿大，疼痛及压痛。小儿可并发脑膜脑炎，成人患者可并发睾丸炎，而并发卵巢炎者少见。

本病常见于儿童，尤以5~9岁小儿为多。全年均可发病，但以冬、春二季最多。发病以散发为主，亦可引起流行。腮腺炎的病情轻重差异较大，轻者仅见腮肿，患儿无所痛苦；重者可见高热、头痛、烦躁、口渴，或伴有呕吐等，但预后多较良好。个别病例可因瘟毒内陷而发生痉厥、昏迷。

中医称之为"大头瘟""衬耳寒""腮肿""含腮疮""蛤蟆瘟""鳗鲡瘟"等。认为本病系风瘟疫毒所致，病邪经口鼻侵入肺胃，故初起恶寒发热，纳呆呕恶。移热于胆，蓄积不散，致腮颊焮热肿痛。肝胆相为表里，疫毒由肝及胆，循厥阴肝经由阴股入毛中，络阴器而抵少腹，在男则睾丸肿痛，在女可发小腹疼痛。若为小儿，则易内陷厥阴，而发惊厥等证。对腮腺炎的治疗，临床上多分为两种情况，即温毒在表阶段，以疏风清热，消肿散结为主；邪热入里，热毒蕴结，治以清热解毒，软坚散结为主。

腮腺炎为常见的病毒性传染病，对儿童健康危害较大，因此应做好预防工作。例如，在本病流行期间注射流行性腮腺炎减毒活疫苗，服用板蓝根煎剂等，均有一定预防效果。

中药辨证治疗

方一

药物组成：柴胡3g，升麻3g，连翘5g，薄荷5g，牛蒡子5g，僵蚕

5g，板蓝根 9g，马勃 3g，黄芩 5g，桔梗 5g。

功能主治：具有清热解毒，疏肝泄胆的功能。适用于腮腺炎腮腺肿大期。症见恶寒发热，头痛不适，纳呆或恶心呕吐，甚者抽风，经 1 ~ 2 天腮腺部焮热肿痛，先一侧继及另侧，咀嚼困难，同时热增，面红，口渴，尿赤，舌尖红，苔黄，脉滑数，指纹青紫。

用法用量：水煎，分 3 次服，1 日 1 剂。

随症加减：表解里热者，去薄荷；热毒盛者，加夏枯草 5g，龙胆草 5g，蒲公英 9g；呕吐者，加竹茹 4g；腮腺肿甚者，加敷中成药如意金黄散；抽风者，加钩藤 6g，蜈蚣 2g；腹痛者，加槟榔 5g，厚朴 5g。

方二

药物组成：夏枯草 6g，玄参 5g，全瓜蒌 5g，浙贝母 4g，牡蛎 10g，大青叶 5g，板蓝根 6g，王不留行 4g。

功能主治：具有软坚散结，清解余热的功能。适用于腮腺炎腮腺消散期。症见发热经 3 ~ 4 天开始下降，随之肿大的腮腺开始消散；但漫肿而硬，或睾丸肿痛者，舌苔黄而干，脉数。

用法用量：水煎，分 3 次服，1 日 1 剂。

随症加减：腮腺漫肿而消迟者，加海藻 5g，昆布 5g；睾丸肿痛甚者，加龙胆草 5g，荔枝核 6g，川楝子 6g。

单验方及食疗

1. 夏枯草 10g，板蓝根 20g，甘草 3g。水煎，分 3 次服，1 日 1 剂。用于治疗腮腺炎。

2. 金银花 9g，板蓝根 9g，连翘 6g，玄参 10g，蒲公英 9g，青黛 3g。水煎，分 3 次服，1 日 1 剂，连服 3 ~ 5 剂。用于治疗腮腺炎。

3. 紫花地丁 25g。水煎，分 3 次服，1 日 1 剂。用于治疗腮腺炎。

4. 板蓝根 10g，玄参 10g，蒲公英 10g，金银花 12g，连翘 6g，桔梗 6g。水煎，分 3 次服，1 日 1 剂，连服 3 ~ 5 剂。用于治疗小儿腮腺炎。

5. 玄参 15g。水煎，分 3 次服，1 日 1 剂。用于治疗腮腺炎。

6. 青黛 3g，荆芥穗 9g，野菊花 9g，玄参 9g，夏枯草 9g，生石膏 20g，紫花地丁 30g。水煎，分 3 次服，1 日 1 剂。用于治疗腮腺炎。

7. 吴茱萸 9g，虎杖 5g，紫花地丁 6g，胆南星 3g，冰片 3g。将上药共研为末，每次 8g，加醋适量调成糊状，敷双足涌泉穴，上盖塑料薄膜，再盖纱布，胶布固定，2 日换药 1 次。用于治疗腮腺炎。

8. 冰片 3g，鸡蛋 1 个，面粉适量。将冰片研为末，加蛋清和面粉调成糊状，涂患处，1 日 1 次。用于治疗腮腺炎。

9. 鲜仙人掌适量，冰片少许。①将仙人掌去刺，与冰片捣成泥状，外敷患处，1 日 1 次；②将仙人掌纵切为片，放少许冰片末，以切面贴患处。用于治疗腮腺炎。

10. 芒硝 3g，青黛 6g。醋调外敷患处。用于治疗腮腺炎。

11. 粉条儿菜根 25～50g，鸡蛋 1 个。将上药加水适量，煮至鸡蛋熟，食蛋。用于治疗腮腺炎。

12. 鲜鱼腥草适量。将其捣成泥状，外敷患处，或用干品 30g，水煎代茶饮。用于治疗腮腺炎。

13. 当归 20g，白芷 30g，夏枯草 10g，川芎 7g，桔梗 7g。水煎，代茶饮。用于治疗腮腺炎。

14. 板蓝根 15g。①水煎，代茶饮；②水煎服；③用鲜品 90g，捣烂用醋调匀，涂于患处 1 日 2～3 次。用于治疗腮腺炎。

15. 大青叶 20g，玄参 15g，牛蒡子 15g，白糖适量。将前三味药加水适量，煎取药液，加入白糖和匀，1 日 1 剂，代茶饮。用于治疗腮腺炎。

百日咳

百日咳是由百日咳嗜血杆菌引起的急性呼吸道传染病。本病多发于儿童，尤以 5 岁以下的幼童为多见，且年龄愈小，大多病情愈重。

中医古籍中记载的"时行顿咳""顿咳""疫咳""鹭丝咳""天哮""鸡咳"等属本病范畴。认为因风邪疫气由口鼻入肺，肺失清肃，肺气不能宣降，发为痉咳。因肺主气，司呼吸而合皮毛，而气之行，循环脏腑，流通经络。若外邪所乘，则肤腠闭密，使气内壅；与痰液相并而不得泻越，故咳逆上气而眦、面浮肿。咳伤肺络，故衄血、咯血。咳后作呕，有碍脾胃，滋生痰浊壅肺，又致痉咳，形成恶性循环，故痉咳顽固异常。因本病的特点是阵发性痉挛性咳嗽，并伴有吸气性吼鸣样回声，病程较长，可迁延两三个月之久，故有"顿咳""百日咳"之称。

本病临床症状除剧烈、阵发性、痉挛性咳嗽外，常伴有呕吐、面红、胸胁胀痛，以及咯血等。

根据本病发展的不同阶段（初期类似外感；中期以阵发性痉挛性咳嗽为主；末期痉咳减轻，病始缓解）治疗可分别采用宣肺化痰止咳，泻肺止咳和养阴润肺等方法。

良好的饮食与护理可减轻痉咳及并发症的产生，一般以少量多餐软食为宜，并应注意保暖、安静和充分的休息。

百日咳的传染性很强，因此必须做好预防工作，如适时隔离患儿，切断传染源；7 岁以下易感儿预防接种百日咳疫苗；在百日咳流行期间服用有预防作用的中草药等。

中药辨证治疗

方一

药物组成：杏仁 6g，枳实 6g，法半夏 3g，马兜铃 3g，茯苓 6g，黄芩 6g，全瓜蒌 6g，知母 6g，浙贝母 6g，炙百部 6g，甘草 3g。

功能主治：具有宣肺泄热，化痰止咳，和胃降逆的功能。适用于百日咳痉咳期肺热型。症见面赤唇红，痉咳，痰液黄稠，口干咽燥，舌红，苔黄，脉浮数，指纹浮紫。

用法用量：水煎，分 3 次服，1 日 1 剂。

随症加减：口舌少津者，加天冬 6g，麦冬 6g；痉咳夜甚或有低热者，加桑白皮 6g，地骨皮 6g；衄血，咯血，巩膜出血者，加侧柏叶 6g，白茅根 6g，青黛 3g；面浮肿者，加苦葶苈 6g，大枣 3 枚。

方二

药物组成：金沸草 6g，细辛 1．5g，紫菀 6g，桔梗 6g，前胡 6g，陈皮 6g，法半夏 3g，茯苓 6g，款冬花 6g，炙百部 6g，干姜 3g，甘草 3g。

功能主治：具有温肺化痰的功能。适用于百日咳痉咳期肺寒型。症见面白唇淡，痉咳，咳嗽痰稀，舌质淡，苔白，指纹青淡。

用法用量：水煎，分 3 次服，1 日 1 剂。

方三

药物组成：沙参 9g，白术 6g，五味子 6g，麦冬 6g，茯苓 6g，陈皮 6g，杏仁 6g，炙百部 6g，甘草 3g，大枣 3 枚。

功能主治：具有健脾和中，养肺止咳的功能。适用于百日咳恢复期。症见咳嗽次数减少，持续时间缩短，咳而无力，容易出汗，痰稀而少，气短声怯，唇舌淡白，舌质淡，苔少，指纹淡。

　　用法用量：水煎，分 3 次服，1 日 1 剂。

单验方及食疗

　　1. 百部 10g，白前 6g。水煎，分 3 次服，1 日 1 剂。用于治疗百日咳。

　　2. 北沙参 12g，枇杷叶 9g，百部 6g，甘草 3g。水煎，分 3 次服，1 日 1 剂。用于治疗百日咳。

　　3. 天冬 10g，麦冬 10g，百部 6g，瓜蒌仁（打碎）6g，陈皮 6g。水煎，分 3 次服，1 日 1 剂。用于治疗百日咳。

　　4. 百部 6g，麻黄 3g，鲜芦根 3g，白及 3g，生甘草 3g，百合 5g。水煎，分 3 次服，1 日 1 剂。用于治疗百日咳。

　　5. 鱼腥草 20g，鹅不食草 20g。水煎，分 3 次服，1 日 1 剂。用于治疗百日咳。

　　6. 鲜橘红 15～30g，鲜白茅根 30～50g，冰糖 250g。将前二味药加水适量，煎取药汁，加入冰糖和匀，1 日服 3 次，每次 20mL。用于治疗百日咳。

　　7. 礞石 50g，杏仁 15g，川贝 15g，麻黄 15g，甘草 15g，炼蜜 180g。将前五味药共研为细末，放入炼蜜中，搅拌为糊状，1 日服 4～5 次，每次 5～10mL，7 日服完。用于治疗百日咳。（本方为 3 周岁小儿服用量，应用时可根据幼儿年龄大小而相应增减用药量。）

　　8. 干枇杷花 6g，薄荷叶 1g。将上药加水适量，取药液空腹时服用，连服 3 剂。用于治疗百日咳。

　　9. 百部、僵蚕、地龙、全蝎、甘草各等量。将上药共研为细末，1～7 岁 1 次服 1.5g，1 日 3 次，1 周岁以下用量酌减。用于治疗百日咳。

　　10. 川贝母 15g，青黛 15g，白果 3g，石膏 3g，朱砂 2g。共研为细末，1 日服 2 次，每次用温开水送服 3g。用于治疗百日咳。

　　11. 麻雀 1 只，白糖适量。将麻雀除去毛和内脏，并清洗干净，肚内填满白糖，用面团包好蒸熟，1 次吃完。用于治疗百日咳，症见咳而无痰，午后为重者。

　　12. 马齿苋 25g，白糖适量。将马齿苋水煎取药汁，加入白糖和匀，1 日服 3～4 次。用于治疗百日咳。

13. 白萝卜 250g，蜂蜜 60g。将白萝卜切片，加水适量，煎取药汁，加入蜂蜜搅拌匀，1 日 3 ~ 4 次，1 次服 10 ~ 15mL。用于治疗百日咳。

14. 蝗虫数只。将蝗虫焙黄，研为细末，1 日服 2 ~ 3 次，每次 0.9g。用于治疗百日咳。

15. 罗汉果 1 个，柿饼 15g。将上药加水适量，煎取药汁服用。用于治疗百日咳。

16. 大梨 1 个，川贝母粉 10g，冰糖 20g。将梨从上面切开一小口，挖去心和籽，装入川贝母粉和冰糖，放入一大碗内，隔水蒸熟后食之，连服 5 剂。用于治疗百日咳。

17. 鲜生姜 300g，蜂蜜 1000g。将鲜生姜去皮后捣为泥，加水适量，煎取药汁一碗，和入蜂蜜，用小火熬成膏；1 ~ 3 岁 1 次 2mL，3 ~ 5 岁 1 次 4mL，每日服 2 ~ 3 次。用于治疗百日咳。

18. 鲜藕 1 节，白糖 60g。将藕切断，白糖装入藕孔内，隔夜后榨取汁服。用于治疗百日咳。

19. 去皮大蒜 30g，白糖 120g。将大蒜捣成蒜泥，加入开水 500mL，搅拌澄清，取澄清液兑入白糖溶化并和匀，每日 3 ~ 4 次，每次服 2 小匙。用于治疗百日咳。

20. 鱼腥草 30g，冰糖 30g，绿豆 120g。先将绿豆研碎，再与其余药共加水适量煎服。用于治疗百日咳。

泄泻

泄泻是指因感受外邪，或被饮食所伤，或情志失调，或脾胃虚弱，或脾肾阳虚等原因引起的以排便次数增多，粪便稀溏，甚至泄如水样为主证的病证。一般根据病因病机运用淡渗，升提，清凉，疏利，甘缓，酸收，燥脾，温肾，固涩的方法治疗。

泄泻的病位主要在脾胃和大小肠，其中主脏在脾，其致病原因包括感受外邪，饮食所伤，情志失调，脾胃虚弱，脾肾阳虚等。其主要致病因素为湿，即《难经》所谓"湿多成五泄"。

六淫外邪伤人，主要以湿为主，常夹杂寒、暑、热等病邪，导致肠胃功能失调，皆使人发生泄泻，脾脏喜燥而恶湿，外来之湿入侵则最容易困遏脾阳，从而影响脾的运化功能而导致泄泻。寒邪或者暑邪也能直接影响脾胃，使脾胃功能失调，运化失常，清浊不分，而成泄泻。

中药辨证治疗

方一

药物组成：藿香 5g，大腹皮 5g，白芷 3g，陈皮 3g，紫苏 3g，茯苓 6g，半夏曲 3g，白术 5g，厚朴 3g，橘梗 3g，炙甘草 3g，生姜 3 片，大枣 3 枚。

功能主治：具有疏风散寒，化湿祛邪的功能。适用于风寒引起的泄泻。症见泄泻清稀多沫，臭味不大，肠鸣腹痛，或见恶寒发热，鼻塞流清涕，轻咳，口不渴，舌苔薄白，脉浮，指纹红。

用法用量：水煎，分 3 次服，1 日 1 剂。或共研细粉，水泛为丸，每次用温开水送服 1～3g，1 日 2～3 次。

方二

药物组成：葛根 9g，黄芩 5g，黄连 5g，炙甘草 3g。

功能主治：具有清热利湿的功能。适用于湿热引起的泄泻。症见发热或不发热，泻下稀薄或黏稠，色黄或绿，日十余次，兼见口渴心烦，小便短赤，舌苔黄腻，脉滑数，指纹深红或紫滞。

用法用量：水煎，分 3 次服，1 日 1 剂。

方三

药物组成：山楂 9g，神曲 3g，半夏 4g，茯苓 4g，陈皮 3g，连翘 3g，莱菔子 3g。

功能主治：具有消食导滞和胃的功能。适用于伤湿引起的泄泻。症见腹痛胀满，大便黏滞，泻下腐臭如败卵，痛则欲泻，泻后痛减，口臭纳呆，常伴呕吐，舌苔黄厚或垢腻，脉滑，指纹暗红而伏。

用法用量：水煎，分 3 次服，1 日 1 剂。或共研细粉，水泛为丸，每次用温开水送服 1～3g，1 日 2～3 次。

方四

药物组成：莲子肉 3g，薏苡仁 3g，砂仁 2g，桔梗 2g，白扁豆 5g，白茯苓 6g，人参 5g，白术 6g，山药 6g，炙甘草 3g，大枣 3 枚。

功能主治：具有健脾止泻的功能。适用于脾虚引起的泄泻。症见久泻不愈，或时泻时止，大便稀溏，水谷不化，每于食后作泻，面色萎黄，不思饮食，神疲倦怠，睡时露睛，舌质淡，苔薄白而润，脉沉无力，指纹隐伏不露，或淡红。

　　用法用量：水煎，分 3 次服，1 日 1 剂。或共研细粉，水泛为丸，每次用温开水送服 1～3g，1 日 2～3 次。

单验方及食疗

　　1. 老鹳草 10～20g。水煎，分 3 次服，1 日 1 剂，连服 2～3 剂。用于治疗小儿泄泻。

　　2. 白头翁 2g，龙胆草 2g，车前草 2g。水煎，分 3 次服，1 日 1 剂。用于治疗小儿湿热泄泻。

　　3. 苍术 6g，防风 6g，乌梅 1 个，生姜适量。水煎，分 3 次服，1 日 1 剂。用于治疗小儿泄泻，消化不良。

　　4. 生姜 3 片，茶叶 6g。水煎，分 3 次服，1 日 1 剂，连服 2～3 剂。用于治疗小儿泄泻清稀，便中多泡沫。

　　5. 石榴皮 8g，高粱花 6g。水煎，1 日 1 剂。用于治疗小儿泄泻。

　　6. 炒白术 10g，炒山药 18g，滑石粉 5g，车前子 5g。水煎，1 日 1 剂。用于治疗小儿泄泻。

　　7. 山楂炭、鸡内金、姜炭各适量。将上药共研为细末，1 次 1～2g，1 日 3 次，用温开水送服。用于治疗小儿泄泻。

　　8. 山药 10g，滑石 10g，黄连 2g，甘草 2g，砂仁 1g，薄荷 2g。将上药共研细为末，1 次 2g，早、晚各 1 次，用温开水送服。用于治疗小儿泄泻。

　　9. 木鳖子 10g，公丁香 10g，麝香 0.3g，姜汁适量。先将前二味药捣碎，再加入麝香、姜汁捣匀，做成饼状，贴敷肚脐，1 日 1 次。用于治疗小儿泄泻。

　　10. 白胡椒 7 粒。捣烂，加酒适量，调成糊，敷脐部，用纸盖好，用纱布带扎紧。用于治疗小儿泄泻。

　　11. 鲜黄瓜 5 条，蜂蜜 100g。将黄瓜去瓤，切成条，加水适量，煮10 分钟后，再加入蜂蜜调匀内服，1 次 10～20g。用于治疗小儿夏季发热，泄泻。

　　12. 无花果 2 个，糯米 100g，红糖 15g。将上药加水适量，共煮成粥服用。用于治疗小儿泄泻。

　　13. 小米（炒黄）1 把，红糖适量。将小米煮粥，取米汤加红糖搅匀后服下。用于治疗小儿泄泻。

14. 白扁豆50g，山药50g，白糖50g。将前两味药置罐中加水适量，炖成稀糊状，加白糖和匀，1日分2次服。用于治疗小儿脾虚泄泻，饮食不佳，消瘦。

15. 山药30g，红、白糖各适量。将山药研末，蒸熟，加入红、白糖，每日早上服1次，用量酌定。用于治疗小儿泄泻。

16. 公丁香3g，葛根6g。水煎，代茶饮。用于治疗小儿泄泻。

17. 红茶、红糖各适量。加水适量，共煎成浓汁，喂服。用于治疗小儿泄泻。

18. 百合9g。炒黄，研为细末，1次1~2g，1日3次，温开水送服。用于治疗小儿泄泻。

19. 大青盐10g，陈茶叶10g，生姜15g，红糖30g。先将青盐炒成淡黄色，再与茶叶、生姜同炒至黄色，然后加水适量，与红糖共煎取药汁，1日分2次服。用于治疗小儿泄泻。

20. 鲜丝瓜1个，红糖适量。将鲜丝瓜放火上烧焦（皮焦内软）后榨取汁，再加水适量，放入锅内煮沸，加入红糖调匀服用。用于治疗小儿泄泻。

积滞

小儿内伤乳食，停聚胃脘，积久不化，以致气滞不行，称为积滞。

中医古籍中称"癖"，后历代医家又称之为"食滞""乳滞""不乳""宿食""食积""乳积"等。

积滞的临床表现以纳呆厌食，食而不化，腹胀腹痛，嗳腐，呕吐，大便稀薄或腥臭，或烦躁不安，两腮红赤，或面色萎黄，困倦不力等为特征。

对本病的治疗，应以消食导滞为主。临症时应根据病情的虚实，结合具体情况辨证施治。一般乳食积滞属于实证者，宜消食导滞；脾胃虚弱，虚中夹实者，宜健脾益气，佐以消导。

本病除药物治疗外，注意饮食调节亦是重要的一环。如采取定时定量喂食；食物应易于消化吸收和富于营养；断奶前后逐渐增加各种辅助食品；积极防治各种急、慢性传染病及消化道疾病。

积滞一症，缘由小儿乳食无节，恣食肥甘生冷等难于消化的食物所引起。其病机乃是食积中脘损伤脾胃。因此，临床见症往往是虚中夹实或实中有虚，故必须结合病儿的体质和病情，分别采取先消后补或先补后消，或消补兼施等法，方为全策。

本病在中医辨证时，又有乳食不节、过食生冷、脾胃虚弱等引起积滞的区别。

中药辨证治疗

方一

药物组成：①木香3g，黄连3g，陈皮5g，白术5g，枳实3g，山楂5g，连翘3g，砂仁3g，莱菔子3g，麦芽9g，神曲6g。

②香附3g，甘草3g，陈皮5g，砂仁3g，麦芽9g，神曲6g。

功能主治：具有消食导滞，消导宿乳的功能。适用于乳食不节引起的积滞。若为伤食则症见呕吐食物，腹痛拒按，嗳腐吞酸，不思饮食，夜卧不安，手足心热，或大便秘结，或便下酸臭，舌苔厚腻，脉滑数，指纹紫滞；若为伤乳则症见呕吐乳瓣，口中有乳酸味，不欲吮乳，腹部胀满，其余症状同伤食。

用法用量：水煎，分3次服，1日1剂。伤食用方①；伤乳用方②。均可制成水丸，1日2~3次，食后用温开水送服1~3g。

方二

药物组成：人参3g，白术6g，干姜5g，炙甘草3g。

功能主治：具有温中止泻的功能。适用于过食生冷引起的积滞。症见面色苍白，四肢逆冷，呕吐食物，嗳腐吞酸，不思饮食，脘胀腹痛，痛则欲泻，泻后痛止，便稀似水，腥臭异常，舌苔白腻，脉沉迟，指纹红滞。

用法用量：水煎，分3次服，1日1剂。或共研细粉，水泛为丸，1日2~3次，用温开水送服1~3g。

方三

药物组成：人参3g，白术5g，茯苓5g，陈皮5g，扁豆5g，山药5g，木香3g，谷芽9g，甘草3g，麦芽9g，神曲6g。

功能主治：具有健脾养胃，消食导滞的功能。适用于脾胃虚弱引起的积滞。症见面色苍白，体倦无力，恶心呕吐，食则胀饱，腹满喜按，大便不化，舌苔白腻，脉沉滑，指纹青淡。

用法用量：水煎，分 3 次服，1 日 1 剂。或共研细粉，水泛为丸，1 日 2~3 次，用温开水送服 1~3g。

单验方及食疗

1. 谷芽 10g，麦芽 10g，木香 3g，厚朴 6g，陈皮 5g，白术 5g，生姜 2 片。水煎，分 3 次服，1 日 1 剂，连服 3~5 剂。用于治疗小儿积滞，腹胀，纳呆神疲。

2. 防风 6g，南沙参 6g，隔山消 6g。水煎，分 3 次服，1 日 1 剂。用于治疗小儿消化不良。

3. 炒白术 5g，炒白扁豆 6g，炒黄檗 2g。水煎，分 3 次服，1 日 1 剂。用于治疗小儿消化不良。

4. 神曲 9g，麦芽 9g，生姜 9g。水煎，分 3 次服，1 日 1 剂。用于治疗小儿消化不良。

5. 莱菔子 9g，陈皮 6g。水煎，分 3 次服，1 日 1 剂。用于治疗小儿消化不良。

6. 山药 100g，鸡内金 15g，甜酒曲 8g。先将鸡内金沙烫，加甜酒曲炒黄，再与山药共研为细末，加入适量糯米粉，调匀，10 岁小儿分 10 次用开水调服，1 日 1 次，其他年龄酌情增减用量。用于治疗小儿积滞，脾胃虚弱，形体消瘦。

7. 酒制大黄 7g，麦芽 10g，白术 3g，朱砂 0.05g。将朱砂水飞，余药研末，混合匀后，1 次 2~3g，1 日 2 次，用温开水送服。用于治疗小儿食积、乳积。

8. 山药 100g，纯净硫黄 5g。将上药分别研为细末，先用开水冲泡山药末，1 次 10g，取药汁，再用该药汁送服硫黄末 0.2g，1 日 2 次，饭后服。用于治疗小儿积滞，虚寒泻痢。

9. 牛奶焦锅巴适量。研末，1 次 3g，1 日 1~2 次，用开水冲服。用于治疗小儿积滞。

10. 胡椒、公丁香各等量。将上药共研为细末，用水调匀制成饼，敷小儿脐部。用于治疗小儿消化不良。

11. 大米 50g。将大米放入锅内用小火炒煳，再加水适量，煮成粥，1 日分 3 次服。用于治疗小儿食积。

12. 鲜苎麻叶 5 张，鸡蛋 1 个。先将鸡蛋用针刺数十个小孔，再用苎麻叶包裹，置炭火中煨熟，去蛋壳，吃蛋，1 日 1 剂。用于治疗小儿消化不良。

13. 山楂（去核）、山药、白糖各适量。将山楂、山药洗净并蒸熟，冷后加白糖搅匀，压成薄饼，饭后适量服用。用于治疗小儿腹胀，不思饮食，消化不良。

14. 白术 9g，苍术 9g，莪术 9g，鲜鸡肝 1 个。将前三味药共研为末，鸡肝切片，与药末拌匀后蒸熟，晒干，再研为细末，1 次 2g，1 日 2 次，用开水送服。用于治疗小儿积滞。

15. 山药 500g，豆馅 150g，金糕 150g，面粉 60g，白糖 150g，青丝、红丝各少许。将山药洗净蒸烂，去皮，晾凉，然后捣成泥，加入面粉搓成面团，把面粉团擀开铺平，抹匀豆馅，再摆匀金糕，撒上白糖和青丝、红丝，切成条状入笼蒸熟，酌量食之。用于治疗小儿消化不良，尤其适用于幼儿服食。

16. 白术 30g，干姜 10g，大枣肉 250g，鸡内金 30g。将鸡内金、白术焙干熟研末，干姜研成末并合枣肉捣如泥，和匀上药末作小饼，在火上炙干后服用，用量酌定。用于治疗小儿消化不良。

17. 小活公鸡 1 只。杀鸡后取全架骨骼，用灰烫炒至焦黄为度，研细末，加麦面，量倍之，烙制成饼酌量服用。用于治疗小儿食积，面黄肌瘦，不思饮食。

18. 鸡蛋黄 2 个。将蛋黄焙焦，研末，用温开水冲服，用量酌定。用于治疗小儿积滞。

19. 炒山楂 30g，红糖 9g。水煎，代茶饮。用于治疗小儿消化不良。

20. 大枣 10 个，鲜橘皮 10g，干橘皮 3g。将大枣洗净、晾干、炒焦，加入干鲜橘皮，水煎，代茶饮。用于治疗小儿消化不良。

疳积

疳积，是指小儿脾胃虚损，运化失宜，长期营养障碍，以致气血耗伤，肌肤失养，而出现形体消瘦，毛发干枯，精神疲惫，头大颈细，腹胀肚大，青筋暴露，或者腹凹如舟，饮食异常，大便不调等症状的一种慢性疾患。本证多见于 3 岁左右的婴幼儿。

中医古籍中，名称繁多，有脾疳，心疳，肺疳，胃疳，肝疳等名称。

现多以"疳积"统称之。

导致小儿疳积的主要因素有：饮食不节，脾胃损伤；喂养不当，营养失调；由于慢性腹泻、寄生虫病、传染病等治疗不当或不及时，转化而成疳积。

本症表现虽多，但其主要病机是脾胃损伤、运化功能迟滞，水谷精微不能充养，气液匮乏，气血不荣所致。脾胃为后天之本，脾胃受损即可导致其他脏腑功能失调，而出现疳积的症状：如面目爪甲青，眼眵泪涩难睁等为肝疳；面红目脉络赤，时时惊烦，口舌生疮等为心疳；面白气逆咳嗽，鼻颊生疮等为肺疳；面色黑黎，骨瘦如柴，足冷腹痛泄泻等为肾疳等。分证虽多其根在脾，在治疗各种疳证时，首先要顾及脾土的健运，这是治疳的关键。

对本病的治疗，应以调理脾胃为主。但疳积是一种慢性消耗性疾病，见症较为复杂，往往虚实并见，故治疗时应根据不同情况，如患病初期实证尚显著者，应重在消积，而后健脾；虚实并见者可攻补兼施；若虚象毕现者，应着重于补脾益气。如有虫积者，还应辅以驱虫药物。

除药物治疗外，还应切实注意饮食调养，以保证小儿发育过程中所必需的营养物质。

本病在中医辨证时，又有脾胃损伤、病后失调等引起疳积的区别。

中药辨证治疗

方一

药物组成：芜荑3g，三棱3g，莪术3g，青皮4g，陈皮6g，芦荟3g，槟榔5g，使君子仁3g，甘草3g，黄连3g，胡黄连3g，麦芽9g，神曲6g。

功能主治：具有消疳理脾的功能。适用于脾胃损伤引起的疳积。症见面色黄白无华，形体羸瘦，毛发干枯，精神不振，饮食懒进，腹胀肚大，或食则呕吐，手足心热、焦急易哭，心烦口渴，夜眠不宁，大便溏泻或大便秘结，小便黄浊或如米泔，舌苔浊腻，脉濡细而滑或兼数，指纹淡滞。

用法用量：水煎，分3次服，1日1剂。

方二

药物组成：人参3g，白术5g，茯苓5g，陈皮5g，扁豆5g，山药5g，木香3g，谷芽9g，甘草3g，麦芽9g，神曲6g。

功能主治：具有扶脾养胃的功能。适用于病后失调引起的疳积。症见面色萎黄，形容憔悴，毛发枯槁，精神萎靡，不思饮食，食不消化，脘腹胀满，四肢不温，睡卧不宁，合目露睛，时有啼哭，哭声不扬，唇舌色淡，脉细无力，指纹色淡。

用法用量：水煎，分3次服，1日1剂。或共研细粉，水泛为丸，1日2~3次，食后用温开水送服1~3g。

单验方及食疗

1. 焦山楂6g，炒麦芽6g，焦神曲6g，鸡内金6g，炒大黄6g。水煎，分3次服，1日1剂。用于治疗小儿疳积。

2. 鲜红薯叶60g，红薯90g，鸡内金9g。水煎，分3次服，1日1剂。用于治疗小儿疳积。

3. 贯众5g，神曲5g，鸡内金6g，焦山楂5g。水煎，分3次服，1日1剂。用于治疗小儿疳积。

4. 生地10g，使君子仁10g，蒲公英15g。水煎，分3次服，1日1剂。用于治疗小儿疳积。

5. 鸡矢藤15g，青皮6g。水煎，分3次服，1日1剂。用于治疗小儿疳积。

6. 炒鸡内金50g。研为细末，1次3g，1日3次，用米粥调服。用于治疗小儿疳积。

7. 小茴香5g，大茴香5g，黄蜡15g，鸡蛋1个。将前三味药共研为末，鸡蛋打1个小口，装入适量的药粉，外用面粉调糊包裹，置火中烧熟后，每天早晨吃1个。用于治疗小儿疳积。

8. 红高粱100g。置锅内炒黄后取出，研为细粉，1次15g，1日3次，用温开水送服。用于治疗小儿疳积。

9. 胡黄连30g，白糖适量。先将胡黄连研为细粉，再与白糖拌匀，1次2g，1日3次，用米汤送服。用于治疗小儿疳积。

10. 牛膝全草适量。加水适量，煎取药液，洗澡。用于治疗小儿疳积。

11. 青蛙肉、猪肝各等量。将上药装入碗内，隔水共蒸熟，1日分2次服用，连用3剂。用于治疗小儿疳积，形体消瘦，毛发干枯。

12. 芙蓉花15g，鸡肝1副。芙蓉花晒干，研为末，同鸡肝装入碗内，隔水共蒸熟食之，1日1剂。用于治疗小儿疳积。

13. 黑木耳 6g，黑米 15g。将上药加水适量，共煮成粥服用，1 日 1 剂。用于治疗小儿疳积。

14. 鹅不食草 3g，鸡肝 100g。将鹅不食草焙干，研为末，同鸡肝装入碗内，共蒸熟，1 日分 2 次食之。用于治疗小儿疳积。

15. 蜂蜡 5g，鸡蛋 1 个。用香油适量将蜂蜡熔化后与鸡蛋同炒熟，每天早晨空腹时吃 1 次。用于治疗小儿疳积。

16. 全蝎（焙焦）6g，鲜牛肉 100g。将上药加水适量，共炖熟，1 日分 2~3 次食肉喝汤，五天为 1 个疗程。用于治疗小儿疳积。

17. 蛤蚧 1 只，猪肉适量或鸡蛋 2 个。将蛤蚧切碎同猪肉或鸡蛋加水适量，共炖熟食之，1 日 1 剂。用于治疗小儿疳积。

18. 鸡内金 15g，大黄 6g，面粉适量。将前二味药共研为末，与面粉调匀，烙饼，不拘时食之。用于治疗小儿疳积。

19. 瓜子金 15g。水煎，代茶饮，1 日 1 剂。用于治疗小儿疳积。（瓜子金为远志科植物瓜子金 Polygalae Japonica Houtt. 的全草。）

20. 鱼腥草 15g。水煎，代茶饮。用于治疗小儿疳积。

惊风

小儿惊风，为儿科四大证（痘、疹、惊、疳）之一，又称惊厥，俗称抽风，是临床上较为常见的一个证候。以抽风或伴神志昏迷为特征。本证一般以 1~5 岁婴幼儿为多见，年龄越小，发病率越高，7 岁以上逐渐减少。其病势凶险，变化迅速，对小儿生命威胁很大，为儿科危重急症之一。

惊风可由多种原因引起，但以外感时邪，内蕴痰热，以及大病、久病之后，脾虚肝旺，肝肾阴亏为主要发病因素。

本症有急惊风和慢惊风的区别。急惊风又名"惊厥"，俗称"抽风"，多属阳热实证。主要症状有搐、搦、掣、颤、反、引、窜、视，称之为"惊风八路"。其临床特点是：来势急骤，且惊厥发生之前常有高热、呕吐、烦躁、摇头弄舌、时发惊啼等先兆症状，但为时短暂，常不易察觉，其后可出现四肢拘急、项背强直、目睛上视、牙关紧闭、抽搐昏迷等。慢惊风为虚证、寒证。其临床特点是：以抽搐无力、抽动缓慢或见形神疲惫，嗜睡或昏迷，面色萎黄或白亮而无神，四肢发冷，呼吸微浅，囟门低陷或隆起，摇头拭目，似搐非搐，似抽非抽，手足蠕动等。

对惊风的治疗，应根据其标本缓急的不同情况，急则治其标（必要时中西医结合共同抢救），缓则治其本。在一般情况下，急惊风以疏肝清热，开窍豁痰，平肝息风，安神镇惊为主；慢惊风来势虽慢，但病情缠绵难治，疗效反不及急惊风显著，一般宜温中健脾，温阳逐寒，育阴潜阳，柔肝息风为主，同时可配合针灸、推拿等疗法，以提高疗效。

惊风是小儿常见的危重症，临床上应对与惊风相似的某些证候加以鉴别。例如痫证：发作突然昏倒，抽搐时口吐白沫，二便失禁，抽后神苏一若常人，每日数发或数日一发。脐风：多发于新生儿，一般在 3 日以内，7 日之外即不属此证。客忤：发作多不发热，眼不上窜、脉不弦急。虫证：蛔扰攻痛，虽见二目直视，口噤不言，手足不温，但多不发热，不抽搐，以腹痛为主。

惊风先有预兆，常见的预兆症状如：弄舌、吐舌、舌斜、舌卷、囊缩、口撮、口噤、口斜，不能吃乳，咬牙齿，牙关紧闭，摇头，颈项强直、鼻孔煽动，昏睡露睛，眼神惊恐，惕动不安，哭叫无泪，发上逆，面青、指纹青、山根青、太阳穴青筋暴露，大便绿色，循衣摸床，在空理线等均为风。这些症状不必全见，但见一二即是风证。

本病在中医辨证时，又有因外感、暑热、痰热、食滞、惊恐引起急惊风及肝肾阴虚、脾胃阳虚、脾肾阳虚引起慢惊风的区别。

中药辨证治疗

（一）急惊风

方一

药物组成：柴胡 3g，薄荷 4g，麦冬 5g，栀子 5g，黄连 3g，茯神 5g，钩藤 5g，木通 5g，甘草 3g。

功能主治：具有疏风清热，息风化痰的功能。适用于外感引起的急惊风。症见惊厥抽搐，身热无汗，头痛咳嗽，流涕咽红，烦躁不安，舌苔薄白，脉浮数。

用法用量：水煎及时服，1 日 1～2 剂。

方二

药物组成：犀角 2g，生地 9g，麦冬 6g，玄参 6g，竹叶心 3g，丹参 4g，黄连 3g，金银花 6g，连翘 4g，丹皮 5g，钩藤 5g，羚羊角 2g。

功能主治：具有清营泻热，开窍息风的功能。适用于暑热引起的急惊风。症见昏迷抽搐，壮热头痛，口渴自汗，呕吐项强，舌红绛，苔薄黄腻，脉弦数。

用法用量：水煎及时服，1日1～2剂。

方三

药物组成：羚羊角片2g，霜桑叶6g，贝母6g，鲜生地9g，钩藤6g，菊花6g，茯神木6g，生白芍6g，鲜淡竹茹6g，生甘草3g。

功能主治：具有清热化痰，平肝息风的功能。适用于痰热引起的急惊风。症见突然惊厥，身热面赤，烦躁口渴，气粗痰鸣，牙关紧闭，二便秘涩，舌红，苔黄而厚，脉弦滑数。

用法用量：水煎及时服，1日1～2剂。

方四

药物组成：神曲9g，生山楂6g，茯苓6g，法半夏4g，陈皮3g，连翘3g，莱菔子3g，麝香0.2g，牛黄0.2g，朱砂1g。

功能主治：具有消食导滞，佐以镇惊的功能。适用于食滞引起的急惊风。症见青惊厥，纳呆呕吐，腹胀作痛，便闭或便下酸臭，面黄神呆，或喉间痰鸣，舌苔垢腻而黄，脉滑大而数。

用法用量：水煎及时服，1日1～2剂。

方五

药物组成：远志6g，石菖蒲6g，茯神6g，龙齿12g，人参3g，朱砂1g，茯苓6g。

功能主治：具有镇惊安神的功能。适用于惊恐引起的急惊风。症见面多不发热或发低热，面青手足不温，时时惊惕，睡眠不安，或昏睡不醒，醒时惊啼，手足抽搐，舌苔薄白，指纹青。

用法用量：水煎，分3次服，1日1剂。或共研细末，水泛为丸，1日2～3次，每次用温开水送服1～2g。

（二）慢惊风

方六

药物组成：白芍6g，阿胶6g，龟板6g，生地12g，麻仁6g，五味子3g，牡蛎12g，麦冬6g，甘草3g，鳖甲6g，鸡子黄1枚。

功能主治：具有育阴潜阳，柔肝息风的功能。适用于肝肾阴虚引起的慢惊风。症见抽搐无力，时抽时止，或手足颤动，身有低热，形体消瘦，面色潮红，或虚烦不眠，手足心热，舌红少苔，唇干口燥，脉弦细数。

用法用量：水煎，分3次服，1日1剂。或共研细末，水泛为丸，1日2~3次，每次用温开水送服1~2g。

方七

药物组成：桂枝3g，人参3g，茯苓6g，白芍6g，白术6g，陈皮3g，山药6g，扁豆6g，甘草3g。

功能主治：具有温中散寒，健脾缓肝的功能。适用于脾胃阳虚引起的慢惊风。症见时作时抽，或目睛上视，嗜睡露睛，或昏睡不醒，面色萎黄，四肢不温，大便溏薄，舌淡苔白，脉沉弱。

用法用量：水煎，分3次服，1日1剂。

方八

药物组成：人参3g，白术6g，茯苓6g，甘草6g，黄芪6g，附片3g，肉桂3g，山药6g。

功能主治：具有温补脾肾，益气防脱的功能。适用于脾肾阳衰引起的慢惊风。症见摇动瘈疭，手足蠕动，精神萎弱，昏睡不醒，面色晦黄，囟陷冷汗，四肢厥冷，大便清稀，呼吸微弱，舌淡苔白，脉沉微弱。

用法用量：水煎，分3次服，1日1剂。

单验方及食疗

1. 金银花10g，钩藤10g，瓜子金10g。水煎及时服，1日1~2剂。用于治疗小儿急惊风。

2. 远志3g，石菖蒲3g。水煎及时服，1日1~2剂。用于治疗小儿急惊风。

3. 胡椒3g，鸡内金3g，枳壳6g。水煎，分3次服，1日1剂。用于治疗小儿慢惊风。

4. 干姜5g，肉桂3g，公丁香3g，灶心土1小块。水煎，分3次服，1日1剂。用于治疗小儿慢惊风。

5. 琥珀5g，全蝎5g，胆南星10g，天麻10g。将上药共研细末，1次0.15~0.25g，用温开水送服。用于治疗小儿急惊风。

6. 僵蚕1.5g，全蝎1.5g，枯矾0.9g，朱砂0.9g。将上药共研细末，1次0.3g，1日2~3次，用姜汤送服，令微出汗。用于治疗小儿慢惊风。

7. 制白附子 3g，法半夏 20g，胆南星 10g。将上药共研为细末，1 次 3g，1 日 3 次，用温开水送服。用于治疗小儿慢惊风。

8. 牛黄 0.3g，琥珀 3g，朱砂 0.5g，郁金 3g。将上药共研为细末，1 岁以下 1 次 0.15g，1～3 岁 1 次 0.3g，1 日 2 次，用温开水送服。用于治疗小儿惊风，抽搐呕吐。

9. 栀子 30g，面粉 30g，鸡蛋 1 个，带须葱白 3 根。将上药共捣烂，敷于脐部。用于治疗小儿慢惊风。

10. 细辛 2g，法半夏 3g，薄荷叶 3g。将上药共研细末，取少许吹入鼻孔中。用于治疗小儿急惊风。

11. 大鲫鱼 3 条。取大鲫鱼脑汁，用开水送服。用于治疗小儿惊风。

12. 鲜车前草、蜂蜜各适量。先将车前草捣烂取汁，再兑蜂蜜调匀，代茶饮。用于治疗小儿惊风。

13. 钩藤 12g，紫荆树皮 3g。水煎，代茶饮（只服 1 天）。用于治疗小儿惊风。

14. 核桃仁 100g，老枣树皮 1 把。将上药共用水煎后，去树皮，食核桃仁，1 次 10g，1 日 3 次，并酌情服药液。用于治疗小儿急、慢惊风。

15. 鸡蛋 1 个（用蛋黄），龟板 10g，煅牡蛎 10g，阿胶 5g。先将牡蛎、龟板水煎取汁，再把阿胶烊化于药汁中，兑入鸡蛋黄调匀，1 次服下。用于治疗小儿慢惊风。

16. 牛黄少许，梨汁适量。将上药搅匀内服。用于治疗小儿急惊风。

遗尿

小儿遗尿，又称"夜尿症"，俗称尿床，是指 3 岁以上小儿，每于睡眠中小便自遗，醒后方觉得一种病症。本病若长期不愈，可影响小儿的精神和生活。3 周岁以下的婴幼儿，由于智力发育尚未完善，排尿的正常习惯还未养成，或白天贪玩少睡，过度疲劳，或精神紧张，均可引起暂时遗尿，对此可不视为病态。

遗尿多与肾气不足，下元虚寒，或病后体质虚弱，脾肺气虚，无权约束水道，亦有因肝经湿热下注，以及不良排尿习惯而致者。

小儿遗尿以虚证居多，治疗时应以培元补肾为主，辅以收敛固涩。如属湿热下注而致者，则宜泻肝清热。若能配合针灸、推拿等疗法，则效果更佳。

此外，若系不良习惯而导致的遗尿，只要改变其不良习惯，无须药物治疗，亦可自愈。若因其他疾病而致遗尿时，则应找出病因，对症治疗，遗尿即能随之而愈。

本病在中医辨证时，又有肾阳虚弱、脾肺气虚、肝经郁热等引起遗尿的区别。

中药辨证治疗

方一

药物组成：桑螵蛸 6g，远志 5g，石菖蒲 5g，龙骨 9g，人参 3g，茯神 6g，当归 6g，龟板 6g。

功能主治：具有温补肾阳，佐以固摄的功能。适用于肾阳虚弱引起的小儿遗尿。症见夜尿频多，每晚必遗，患儿发育迟缓，面色白亮而无神，肢冷恶寒，腰膝酸软，唇舌淡白，脉沉迟无力。

用法用量：水煎，分 3 次服，1 日 1 剂。

方二

药物组成：黄芪 9g，人参 5g，当归 5g，陈皮 3g，升麻 3g，柴胡 3g，白术 5g，益智仁 5g，山药 5g，甘草 3g。

功能主治：具有健脾益肺，佐以固涩的功能。适用于脾肺气虚引起的小儿遗尿。症见小便频数，尿量不多，睡中遗尿，气短声怯，动辄汗出，易于感冒，食少便溏，舌淡无华，脉细弱。

用法用量：水煎，分 3 次服，1 日 1 剂。

方三

药物组成：龙胆草 3g，黄芩 5g，当归 3g，栀子 3g，泽泻 6g，柴胡 3g，木通 5g，车前子 5g，生地 5g，生甘草 3g。

功能主治：具有泻肝清热的功能。适用于肝经郁热引起的小儿遗尿。症见睡中遗尿，小便黄臊，手足心热，面赤唇红，夜间齘齿，或警惕不安，舌苔薄黄，脉滑数。

用法用量：水煎，分 3 次服，1 日 1 剂。

单验方及食疗

1. 菟丝子 6g，枸杞子 6g，覆盆子 6g，五味子 6g，补骨脂 6g。水煎，分3次服，1日1剂。用于治疗小儿遗尿。

2. 夜关门10g，黑豆15g。水煎，分3次服，1日1剂。用于治疗小儿遗尿。

3. 桑螵蛸10g，益智仁10g。将上药加水适量，煎取药汁，于每日午后及晚睡前分2次服，连服4天。用于治疗小儿遗尿。

4. 益智仁6g，茯神9g，党参9g，升麻5g，青盐3g。水煎，分3次服，1日1剂。用于治疗小儿遗尿。

5. 韭菜子（微炒）50g，补骨脂60g。将上药共研为细末，1次6g，1日2次，用温开水送服。用于治疗小儿遗尿。

6. 骨碎补50g，食盐5g，清水250mL。先将清水倒入容器中，加入食盐溶化后，放入骨碎补浸泡12小时，取出，焙干，研为细末，1次3g，睡前用温开水送服。用于治疗小儿遗尿。

7. 鸡内金适量。焙干，研为细末，1次1g，1日1~2次，用甜酒少许送服。用于治疗小儿遗尿。

8. 炒桑螵蛸3只，鸡内金15g，煅牡蛎15g，黄芪15g，炙甘草15g。将上药共研为细末，5~12岁，1次3g，睡前1~2小时用温开水送服。用于治疗小儿遗尿。

9. 炒桑螵蛸600g，熟糯米500g。将上药共研为细末，1次3g，1日2次，空腹时用温开水送服。用于治疗小儿遗尿。

10. 葱白50g，硫黄10g。将上药共捣烂，睡前敷脐部，连用5日。用于治疗小儿遗尿。

11. 糯米100g，猪膀胱1个，黑黄豆10g，白糖适量。将糯米、黑黄豆淘洗干净，装入猪膀胱内，加水适量，炖熟后加入白糖服用，1周1次，连服5周。用于治疗小儿遗尿。

12. 夜关门30g，猪膀胱1个。将夜关门研细后装主猪膀胱内，加水适量，炖熟食之。用于治疗小儿遗尿。

13. 桑螵蛸20g，龟肉500g。将上药加水适量，共煮熟，食龟肉，用量酌定。用于治疗小儿遗尿。

14. 泽泻10g，鸡肠1副。将泽泻研末，装入洗净的鸡肠内，加水适量，炖熟后，食肠喝汤，1日1剂，连服3剂。用于治疗小儿遗尿。

15. 莲须30g，猪膀胱1个。将莲须纳入猪膀胱内，加水适量，小火炖熟，酌情服食。用于治疗小儿遗尿。

16. 核桃仁100g，小鸽子1对。将核桃仁打碎后放入去毛和内脏的鸽子腹内，加适量盐，放入碗中，隔水蒸熟，1日分2次食之。用于治疗小儿遗尿。

17. 益智仁20g，小茴香10g，猪膀胱1个。将前二味药共研为细末，纳入洗净的猪膀胱内，加水适量，炖熟，酌情服食。用于治疗小儿遗尿。

18. 鸭肠1副。将其洗净焙焦，研为细末，1日分2~3次，用温开水送服。用于治疗小儿遗尿。

19. 韭菜子3g，糯米60g。加水适量，共煮成稀粥，1日分3次服用。用于治疗小儿遗尿。

20. 肉桂15g，公鸡肝1副，公鸡肾1副。将上药共用水煮熟，食鸡肝和肾。用于治疗小儿遗尿。

夜啼

小儿夜啼多见于半岁以内的乳婴儿。发病时往往是白天如常，入夜则啼哭不已，或每夜定时啼哭。若因口疮、发热，或饥渴，或过寒过暖而致啼哭者，只要找出明确原因，及时处理，啼哭即可停止者，不属小儿夜啼范围。

小儿夜啼常以脾寒、心热、伤食、惊骇等为发病原因。本病在中医辨证时，又有脾经虚寒、心经积热、心虚禀弱、受惊恐惧等引起夜啼的区别。

小儿夜啼除根据病情用药物治疗外，平素应注意调节寒暖和饮食，少吃不易消化的食物，勿受惊骇，不可依靠迷信的方法治疗。

中药辨证治疗

方一
药物组成：川芎5g，当归5g，茯神6g，白芍5g，茯苓5g，木香3g，钩藤6g，甘草3g，大枣2枚。

功能主治：具有温脾散寒的功能。适用于脾经虚寒引起的小儿夜啼。症见夜间啼哭不歇，或曲腰而啼，啼而无泪，哭声时高时低，声长不扬，喜伏卧，面青手腹俱冷，食少便溏，唇舌淡白，脉沉细，指纹淡红沉滞。

用法用量：水煎，分3次服，1日1剂。

方二

药物组成：生地9g，木通6g，淡竹叶6g，甘草梢6g。

功能主治：具有清心导赤的功能。适用于心经积热引起的小儿夜啼。症见夜间啼哭，哭声有力，喜仰卧，见灯光则啼哭愈甚，烦躁，小便短赤，大便秘结，面赤唇红，舌尖红，苔薄，脉数有力，指纹色紫。

用法用量：水煎，分3次服，1日1剂。

方三

药物组成：牙硝1g，茯苓6g，麦冬6g，山药6g，寒水石3g，龙脑1g，朱砂1g，甘草6g。

功能主治：具有养血宁神的功能。适用于心虚禀弱引起的小儿夜啼。症见夜间啼哭，哭声无力，低沉而细，伴虚烦警惕不安，消瘦，低热，唇舌淡红或见樱红，舌尖红少苔或无苔，脉虚数，指纹淡红。

用法用量：水煎，分3次服，1日1剂。

方四

药物组成：黄连3g，朱砂1g，当归3g，生地6g，炙甘草3g。

功能主治：具有镇惊安神的功能。适用于受惊恐惧引起的小儿夜啼。症见夜间啼哭，多泪，睡中警惕易醒，振动不宁，忽而啼叫，口出白沫，唇与面色乍青乍白，紧偎母怀，大便青绿色，舌苔多无明显异常，脉夜间可见弦急而数，指纹青紫。

用法用量：水煎，分3次服，1日1剂。或按配方比例加量，共研为细末，水泛为丸，1次3～5g，睡前用温开水送服。

单验方及食疗

1. 蝉蜕5g，薄荷5g。水煎，分3次服，1日1剂。用于治疗不明原因的小儿夜啼。

2. 甘草6g，小麦10g，大枣3枚。水煎，分3次服，1日1剂。用于治疗不明原因的小儿夜啼。

3. 蝉蜕5g，薄荷1g，防风2g，钩藤3g，炒大黄1g。水煎，分3次服，1日1剂，连服3剂为一个疗程。用于治疗小儿夜啼。

4. 竹叶11片，灯芯草2g，小枣5枚。水煎，分3次服，1日1剂。用于治疗小儿夜啼。

5. 黄连2g，灯芯草适量。水煎，分3次服，1日1剂。用于治疗小儿夜啼。

6. 净蝉蜕 2g，灯芯草 2g，麦冬 5g，合欢皮 3g，炒柏子仁 3g，甘草 3g。水煎，分 3 次服，1 日 1 剂。用于治疗小儿夜啼。

7. 蝉蜕 10g。研为细末，1 日分 3 次，用乳汁冲服。用于治疗小儿夜啼。

8. 灯芯草适量。将灯芯草烧灰存性，研为细末，睡前用奶水送服。用于治疗小儿夜啼。

9. 朱砂 10g。研为细末，加水适量，调成糊状，敷两足心和两掌心及脐周。用于治疗小儿夜啼。

10. 黑白丑 5g。研为细末，加水适量，调成糊状，外敷脐部。用于治疗小儿夜啼。

11. 葛根粉 5~8g，蜂蜜适量。将葛根粉放入沸水里，使其溶化，再加入蜂蜜调匀，趁热食之。用于治疗小儿夜啼。

12. 葛根 10g，蜂蜜适量。将葛根轧碎，加水适量煎取药汁，加入蜂蜜调匀，食之。用于治疗小儿夜啼，有助于小儿安睡。

13. 黄连 3g，人乳汁 100mL，白糖 15g。将黄连水煎取药汁 30mL，兑入乳汁中，调入白糖，食之。用于治疗小儿因心热引起的夜啼。

14. 淡竹叶 30g，粳米 50g，冰糖适量。将淡竹叶加水适量煎汤，弃渣后入粳米、冰糖，煮粥，早、晚各 1 次，稍温顿服。用于治疗小儿因心火炽盛引起的夜啼。

15. 蝉蜕 3g，灯芯草 5g。水煎，代茶饮。用于治疗小儿夜啼。

16. 蝉蜕 6g，钩藤 6g。水煎，代茶饮。用于治疗小儿夜啼声音洪亮者。

17. 蝉蜕（去头、足）6 只，钩藤 3g，生龙骨 2g，生牡蛎 2g，薄荷 1g，甘草 1g。水煎，代茶饮，1 日 5~6 次，1 剂分 3 天服完。用于治疗小儿夜啼。

流涎

流涎是指小儿流涎，又称滞颐，俗称流口水，婴幼儿最为多见。正常流口水又称生理性流涎，因为婴儿正处于生长发育阶段，唾液腺尚不完善，加上婴儿口腔浅，不会调节口腔内的液体，因此，小儿流口水是很正常的现象。随着乳牙的出齐和月龄的增长，口腔深度增加，唾液的分泌量也会逐渐转为正常，这时流涎也会自然停止。

病理性流涎是指婴幼儿不正常流口水，原因大致有两个方面：一是大人们经常因宝宝好玩、可爱而捏压小儿脸颊部，导致腺体机械性损伤，腮腺有损伤的儿童，唾液的分泌量和流涎现象大大超过正常儿。二是小儿患有口腔疾病，如口腔炎、黏膜充血或溃烂，或舌尖部、颊部、唇部溃疡等，也可导致小儿流口水。小儿流口水，常常打湿衣服，容易感冒和并发其他疾病，有的不经治疗甚至会数年不愈。有少数小儿流涎是由脑炎后遗症、呆小病、面部神经麻痹导致调节唾液功能失调而造成的，应及时去医院明确诊断。

中医学中，小儿流涎的原因有脾胃虚寒、脾经蕴热两种情况，其基本病机是脾失摄津。在辨证时又有脾胃积热、脾胃虚寒等引起小儿流涎的区别。

中药辨证治疗

方一

药物组成：栀子3g，石膏9g，黄连3g，生地6g，黄芩3g，茯苓6g，灯芯3g。

功能主治：具有清热泻脾的功能。适用于脾胃积热引起的流涎。症见小儿流涎而唇红舌赤，或口疮口糜，烦恼不宁，叫扰啼哭，大便干结，小便短黄，指纹紫滞。

用法用量：水煎，分3次服，1日1剂。

方二

药物组成：公丁香3g，木香6g，法半夏3g，陈皮6g，白术6g，干姜3g。

功能主治：具有温中补脾的功能。适用于脾胃虚寒引起的流涎。症见小儿流涎而无热证者，或面色苍白，四肢微冷，口鼻气冷，唇舌色淡，指纹淡红隐而不显。

用法用量：水煎，分3次服，1日1剂。

单验方及食疗

1. 白术6g，炮姜6g，青皮6g，法半夏6g，公丁香1.5g，藿香1.5g。

水煎，分 3 次服，1 日 1 剂。用于治疗小儿流涎。

2. 灯芯花 1~3g，益智仁 3g。水煎，分 3 次服，1 日 1 剂。用于治疗小儿流涎。

3. 鸡内金 10g，石膏 10g。将上药共研为细末，1 次 3g，1 日 3 次，用温开水冲服。用于治疗小儿流涎。

4. 生白术、白糖各适量。将白术研为细末，与白糖和匀，加水适量，隔水蒸熟，1 次 2g，1 日 3 次服。用于治疗小儿流涎。

5. 儿茶 1. 5g，黄连 1. 5g。将上药共研为细末，用梨汁冲服，1 日 1 剂。用于治疗小儿流涎。

6. 焦栀子 4. 5g，糯米糕适量。先将栀子研为末，与糯米糕共捣成膏状，敷于脐部，外用绷带扎好，24 小时后将药去掉。用于治疗小儿流涎。

7. 五倍子 10g，细辛 6g。将上药共研为细末，醋调成糊状，敷于脐部，外用绷带扎好。用于治疗小儿流涎。

8. 吴茱萸 10g，鸡蛋 1 个（用蛋清），葱白适量。先将吴茱萸研为末，葱白捣烂，再与蛋清调匀敷脚心，外用纱布包好。用于治疗小儿流涎。

9. 肉桂 10g，食醋适量。将肉桂研为细末，用醋调成糊状，每晚睡前敷于脚心，用绷带包扎，次日清晨取下，连敷 3~5 次。用于治疗小儿脾胃虚寒引起的流涎不止。

10. 白矾 9g。每晚临睡前用热水一盆，加入白矾溶化，将双脚浸泡于白矾水中 15~30 分钟，7 天为 1 个疗程。用于治疗小儿脾胃虚弱所致的流涎不止。

11. 荜茇 4g，砂仁 2g，瘦猪肉、食醋各适量。将前两味药共研细末，加食醋少许，与猪肉共装入一个碗中，隔水蒸熟，1 日服 1 次，连服 3 次。用于治疗小儿流涎。

12. 丝瓜根 50g，瘦猪肉 100g。将丝瓜根洗净，加水适量，与肉拌煮，1 日分 2 次服用，连服 3 剂。用于治疗小儿流涎如水淋漓。

13. 法半夏 5g，瘦猪肉 100g。先将半夏水煎去渣取药汁，再用药汁拌肉，装入一个碗中，隔水蒸熟，1 日服 1 剂，连服 3 剂。用于治疗小儿流涎如水淋漓。

14. 猪尾巴 1 条，金樱子 20g，刺猬皮 15g，五倍子 15g，益智仁 15g，苍术20g。将后五味药研为细末，1次6g，用猪尾巴炖汤送服。用于治疗小儿流涎，口水过多。

15. 泥鳅1条，黄酒少许。将泥鳅去内脏，焙干研末，用黄酒送服，1日2次，连服2日。用于治疗小儿流涎。

16. 滑石、白糖各等量。将上二味药混匀，1次3～5g，温开水调服。用于治疗小儿流涎经久不愈者。

17. 大枣5枚，陈皮5g，竹叶5g。水煎，取药液代茶饮，连服3～5剂。用于治疗脾经蕴热兼有心热之小儿流涎。

18. 青果10g，石斛15g，灯芯草2g，生地15g。加水400mL，煮取100mL药液，再与雪梨汁50mL混合后，代茶饮，每日1剂，连服7～10日。用于治疗脾经蕴热之小儿流涎。

19. 薏苡仁100g，生山楂20g（鲜品更佳）。将上药加水适量，用小火煮1小时，代茶饮。用于治疗脾虚湿阻之小儿流涎。

20. 生姜2片，神曲半块，食糖适量。将上药共煮沸即可代茶随量饮之，或每日2～3次饮服。用于治疗脾脏虚寒之流涎。

鹅口

小儿鹅口，是儿科常见的口腔疾患，常发生于初生儿、早产儿，也可见于及病体弱、营养不良的婴幼儿，长期使用广谱抗生素，引起菌群失调，也可继发此病。口腔不洁，感染邪毒（白色念珠菌）为其发病原因。由于患儿口腔及舌上布满白斑，很像鹅口，所以称为鹅口疮。俗称"雪口"。

中医认为，本病的病因有虚实二端：心脾（胃）积热为实证；胎禀不足，虚火上浮，是为虚证。因舌乃心之苗，脾脉络于舌，口为胃之窍，若心脾积热，循经上行，熏灼口舌，故其病为实；若胎禀不足，后天乳食、药物、护理失当，致脾肾不足，水不制火，虚火上炎而发病，是为虚证。故在治疗本病时从心脾积热，脾肾阴虚入手。

本病初起，先见舌上或两颊内侧出现白屑，随拭随生，逐渐蔓延于牙龈、软腭、口唇等处，不易清除，重视可见出血。白屑周围有微赤色的红晕，互相粘连，状如凝固的乳块。轻者多无明显全身症状，或仅见哺乳时啼哭，重者不仅影响吮乳，并可见烦躁、流涎、便秘等，甚至因白屑阻塞咽喉而引起吞咽、呼吸困难等后果，故必须及时治疗。

本症临床表现轻重不一，轻者可用外治法，取清洁纱布或棉花，蘸冷开水先拭净口内白点，然后敷以冰硼散，每日 3 ~ 5 次。重者内外合治。

中药辨证治疗

方一

药物组成：栀子 3g，石膏 9g，黄连 3g，生地 6g，黄芩 3g，茯苓 6g，灯心 3g。（大便秘结者可加大黄 3g。）

功能主治：具有清热泻火的功能。适用于心脾积热引起的鹅口。症见小儿口腔及舌面满布白斑，状如积雪，面赤唇红，口臭流涎，烦躁不宁，叫扰啼哭，大便秘结，小便短赤，舌质红，苔白腻，指纹紫滞。

用法用量：水煎，分 3 次服，1 日 1 剂。

方二

药物组成：生地 6g，山茱萸 4g，山药 4g，泽泻 3g，茯苓 4g，丹皮 3g，肉桂 1g。

功能主治：具有滋水制火，引火归元的功能。适用于脾肾阴虚引起的鹅口。症见两颊、舌上满口雪白，体弱无力，面白颧红，口干不欲饮水，或大便溏泻，舌质淡，苔薄白，指纹淡红隐隐不显。

用法用量：水煎，分 3 次服，1 日 1 剂。

单验方及食疗

1. 生栀子 3g，生地 3g，生石膏 4.5g，木通 3g。水煎，分 3 次服，1 日 1 剂。用于治疗鹅口疮。

2. 藿香 5g，土炒苍术 6g，生石膏 12g。水煎，分 3 次服，1 日 1 剂。用于治疗鹅口疮。

3. 黄连 3g，薄荷 3g，五倍子 5g，甘草 3g。将上药加水适量，煎取药汁，1 次服下，另用浓煎液涂抹患处，1 日 2 ~ 3 次。用于治疗鹅口疮。

4. 仙人掌 20g。水煎服，并用鲜品捣烂，取汁，1 日数次涂患处。用于治疗鹅口疮。

5. 鸡内金适量。先将鸡内金焙干，研为细粉，取少许放乳头上，让患儿慢慢吮吸。用于治疗鹅口疮。

6. 王不留行 3g，枯矾 0.6g，百草霜 1.5g。先将王不留行炒焦，再与余药共研为细末，取少许撒患处，1 日 3 次。用于治疗鹅口疮。

7. 五倍子 15g，明矾 15g，冰片 1g。将上药共研为细末，取少许撒患处，1 日 1~2 次。用于治疗鹅口疮。

8. 白杨树皮 6g。研为细末，取少许撒患处，1 日 1~2 次。用于治疗鹅口疮，口疮。

9. 侧柏炭 3g，麻油 3mL。将侧柏炭研为细末，加麻油调匀，涂患处，1 日 2~3 次。用于治疗鹅口疮，口疮。

10. 吴茱萸、白附子各等量，食醋适量。将前二味药共研为细末，醋调成糊状，敷足心。用于治疗鹅口疮。

吐乳

吐乳是小儿常见症状之一。小儿吐乳可因饮食不节，或哺乳过饱，积滞中脘，损伤脾胃，胃失和降，上逆作吐；亦可因乳母过食寒凉生冷，致乳汁寒薄，哺乳后伤及脾胃，胃寒气逆则吐乳。此外，亦有因脾胃积热，或跌仆惊恐而致者。

古人论呕吐，常以有物有声谓之呕，有物无声谓之吐，无物有声谓之哕。但小儿呕吐很难把三者截然分开，故一般儿科统称为呕吐。

婴幼儿吐乳、溢乳、呃乳均列入此呕吐范畴。

小儿脾胃薄弱，形体发育和脏腑功能未臻完善。因此，应特别注意各方面的调理，尤其是饮食，乳贵有时，食贵有节，增添辅食应注意适合小儿的消化能力。用药亦应少量多次喂服。

小儿吐乳的辨证，首先要分清虚实寒热。大凡虚证起病缓慢，实证起病急骤；寒证朝食暮吐，热证食而即吐；实证热证有饮食内伤，客邪犯胃之因，虚证寒证多见于禀赋不足或慢性虚损之体。前人对小儿呕吐的治疗，特别强调节食，对呕吐频繁者，应予以禁食。中药服用也以少量多次分服为宜。若不能服用中药，可用针灸或推拿疗法，其效甚佳。

本病在中医辨证时，又有乳食积滞、脾胃湿热、胃气虚弱、胃阴不足、脾肾阳虚、风寒客胃、暑湿客胃等引起吐乳的区别。

另有哺乳后乳汁随口角溢出，称作"溢乳"，俗称"漾奶"。多因小儿胃容量小，贲门松弛，或哺乳方法不当等而致，若改进喂奶方法，或随年龄增长多可自愈，无须药物治疗，不在本节论述之列。

中药辨证治疗

方一

药物组成：神曲 60g，山楂 180g，茯苓 90g，法半夏 90g，陈皮 30g，连翘 30g，莱菔子 30g。

功能主治：具有消食化积，和胃止呕的功能。适用于乳食积滞引起的吐乳。症见食毕即吐，吐物气味酸臭，吐后胃脘舒适，脘腹胀满，厌食纳呆，大便酸腥秽臭，或秘结难下，舌苔厚腻而后，脉滑数。

用法用量：共研为细末，水泛为丸，每次用温开水或麦芽汤送服 3～6g，1 日 2～3 次。亦可改作汤剂水煎服，用量按原方比例酌减。

方二

药物组成：茵陈蒿 9g，栀子 6g，大黄 3g，黄连 6g，竹茹 6g，枳实 6g，姜半夏 6g，陈皮 6g，茯苓 6g，甘草 3g，生姜 3g。

功能主治：具有清热化湿，降逆止呕的功能。适用于脾胃湿热引起的吐乳。症见呕吐恶心，食入腹胀，多伴有寒热往来，或但热不寒，两胁胀痛，白睛及皮肤发黄，尿黄如柏汁，大便秘结或便稀，色白，舌苔黄腻，脉弦数。

用法用量：水煎，分 3 次服，1 日 1 剂。

方三

药物组成：人参 10g，白术 9g，茯苓 9g，甘草 6g，陈皮 9g。

功能主治：具有养胃气，降逆止呕的功能。适用于胃气虚弱引起的吐乳。症见吐出清水，不酸不腐，食欲差，囟门多凹陷，手足不温，面黄带白，神情淡漠，倦怠嗜睡，舌质淡，苔薄，脉细无力。

用法用量：共研为粗末，每次 3～6g，加生姜 3 片，大枣 1 枚，水煎服。亦可改作汤剂水煎服，用量按原方比例酌减。

方四

药物组成：竹叶 6g，生石膏 12g，法半夏 5g，人参 3g，麦冬 9g，甘草 3g，粳米 9g。

功能主治：具有滋养胃阴，清热止呕的功能。适用于胃阴不足引起的吐乳。症见干呕恶心，吐物不多，唇红舌干，手足心热，或日晡潮热，大便干结，小便短赤，舌质红，苔少，脉细数。

用法用量：水煎，分3次服，1日1剂。

方五

药物组成：公丁香3g，吴茱萸3g，党参6g，白术6g，干姜3g，甘草3g。

功能主治：具有温中扶阳，降逆止呕的功能。适用于脾肾阳虚引起的吐乳。症见多为朝食暮吐，吐出奶瓣或宿食，面色白亮而无神，四肢清冷，腹部隐痛喜按，蜷卧少动，大便稀薄，舌质淡，苔薄滑润，指纹淡青。

用法用量：水煎，分3次服，1日1剂。

方六

药物组成：人参3g，苏叶3g，葛根3g，前胡3g，姜半夏4g，茯苓6g，陈皮6，桔梗4g，枳壳4g，木香4g，甘草3g，生姜2片，大枣2枚。

功能主治：具有祛风散寒，和胃止呕的功能。适用于风寒客胃引起的吐乳。症多见于冬春，起病急，呕吐食物或奶瓣，呈喷射状，吐量多无秽浊气味，口不渴，饮水即吐，伴恶寒发热，脉浮。

用法用量：水煎，分3次服，1日1剂。

方七

药物组成：藿香6g，厚朴6g，黄连4g，生姜3片，大枣2枚。

功能主治：具有清暑化湿，和胃止呕的功能。适用于暑湿客胃引起的吐乳。症多见于长夏，起病急，呕吐食物或奶瓣，呈喷射状，吐量多有秽浊气味，口渴饮水，伴壮热烦躁，脉洪大。

用法用量：水煎，分3次服，1日1剂。

单验方及食疗

1. 陈皮6g，石菖蒲3g。水煎，分3次服，1日1剂。用于治疗小儿吐乳。

2. 生姜2片，灶心土9g。将上药加水适量，煎取药汁，1日分数次灌服。用于治疗小儿吐乳。

3. 生麦芽6g。水煎，分3次服，1日1剂。用于治疗小儿吐乳。

4. 生姜2片，大枣1枚，公丁香1g。水煎，分3次服，1日1剂。用于治疗小儿吐乳。

5. 灶心土适量，竹茹 9g。水煎，分 3 次服，1 日 1 剂。用于治疗小儿吐乳。

6. 生姜 3 片，大枣 1 枚，红糖少许。水煎，分 3 次服，1 日 1 剂。用于治疗小儿吐乳。

7. 白豆蔻 3g，砂仁 3g，甘草 3g。将上药共研为细末，1 次 1.5g，1 日 3 次，用温开水或乳汁送服。用于治疗小儿吐乳。

8. 肉豆蔻 3g，干姜 3g。将上药共研为细末，哺乳时取少许放在乳头上喂服，1 日 3~4 次。用于治疗小儿吐乳。

9. 海蛤粉 12g，生姜汁适量。用姜汁将海蛤粉调匀糊状，敷于涌泉穴上。用于治疗小儿吐乳。

10. 白豆蔻、砂仁、生甘草、炙甘草各等量。将上药共研为细末，取少许，撒患儿舌上，1 日 1~2 次。用于治疗小儿吐乳。

11. 小米 2g。将小米炒黑，加母乳和水各适量，煎后去米粒，1 次温服。用于治疗小儿吐乳。

12. 粳米 50g。将粳米煮成稀粥，用纱布过滤，取粥汤代茶饮，连服 3 剂。用于治疗小儿吐乳，食欲缺乏。

13. 甘蔗 1 节，生姜 6g。将上药放于火上烧热，捣汁内服。用于治疗小儿吐乳。

14. 藿香 3g，神曲 3g，炒麦芽 3g，山楂 3g，连翘 3g。水煎，代茶饮。用于治疗小儿吐乳。

第四章　外科疾病

疔疮

疔疮又称疔毒，是一种发病迅速、危险性较大的疮疡。此症随处可发生，但多发于颜面、手足等处。

疔的范围很广，包括现代医学所称的疖、痈、坏疽的一部分，以及皮肤炭疽及急性淋巴管炎等。对疔疮如果处理不当，发于颜面的易于走黄，而致生命危险；发于手足的，则可以损筋伤骨，影响功能。

疔疮的名称很多，发病原因亦殊。根据其发病部位和性质的不同特点，可将其分为颜面部疔疮、手足部疔疮、红丝疔、烂疔、疫疔等五种。

疔疮的临床特征除局部症状，如红、肿、热、痛外，可伴有全身症状，如恶寒、发热等。其治疗有内治、外治之别。内治以清热解毒为主，外治可根据病情发展的不同阶段，初期可用适宜的药物外敷，中期脓出不畅者可切开引流，后期脓尽新生，宜生肌收口，可用适宜的药物外敷等。

本病是外科中的常见多发病，应积极做好预防工作，如勤洗澡、勤理发、勤换衣服，忌食或少食辛辣、鱼腥等物。若一旦发病，应及时治疗，切记不要随意挤压，以免引起其他并发症。

本病在中医辨证时，又有毒热瘀滞、火毒炽盛、毒入血分的区别。

中药辨证治疗

方一

药物组成：金银花 15g，野菊花 15g，蒲公英 15g，紫背天葵 15g，紫花地丁 15g。

功能主治：具有清热解毒的功能。适用于毒热瘀滞引起的疔疮。症见红丝较细，其远端破溃或红肿热痛，无全身症状。

用法用量：水煎，分 3 次服，1 日 1～2 剂。

方二

药物组成：黄连12g，黄芩12g，黄檗12g，栀子12g，石膏25g，连翘15g，竹叶12g。

功能主治：具有清火解毒的功能。适用于火毒炽盛引起的疔疮。症见红丝较粗，伴有恶寒发热，头痛，食欲不振，周身无力，苔黄，脉数。

用法用量：水煎，分3次服，1日1～2剂。

方三

药物组成：犀角3g，生地30g，赤芍12g，丹皮9g，黄连12g，黄芩12g，黄檗12g，栀子12g，金银花15g，野菊花15g，蒲公英15g，紫背天葵15g，紫花地丁15g。

功能主治：具有凉血、清热、解毒的功能。适用于毒入血分引起的疔疮。症见疔疮发病后七至十天，红丝渐向躯干蔓延，伴有寒战、高热，头痛，胸闷烦躁，恶心，呕吐，舌硬口干，便秘或腹泻，舌质绛，苔黄糙，脉洪数或弦滑。

用法用量：水煎，分3次服，1日1～2剂。

单验方及食疗

1. 金银花25g，蒲公英20g，紫花地丁20g。水煎，分3次服，1日1剂。用于治疗疔，疖肿痛。

2. 鲜蒲公英120g～150g。水煎，分3次服，1日1剂或捣烂，取汁内服。用于治疗红丝疔。

3. 鲜芭蕉树根250g。捣烂，绞取鲜汁内服，并用药渣外敷患处。用于治疗疔毒走黄。

4. 苦参60g，防风30g。将上药共研为细末，炼蜜为6g丸，1日2次服，用温开水送服，1次1丸。用于治疗发际疔疮久治不愈。

5. 鲜野菊花120g。捣烂，取汁内服，1日3剂。用于治疗疔疮肿毒。

6. 当归18g，蒲公英30g，玄参15g，金银花15g，白芍15g。先将上药加水600mL，煎取300mL药液内服，再加水500mL，煎取200mL，用纱布浸药液，湿敷患处，1日1～2剂。用于治疗疔，疖肿痛。

7. 鲜马齿苋60g，白矾2g。将上药共捣烂如泥，外敷患处。用于治疗疔毒。

8. 鲜仙人掌60g。去刺，捣烂如泥，外敷患处。用于治疗疔，疖。

9. 重楼 500g，全蝎 15g，冰片 15g，樟脑 15g。先将上药用 1000mL75% 的酒精浸泡，半日后取药液外擦患处，不拘时次。用于治疗疔、疖肿痛未溃。

10. 鲜半夏 10g，雄黄 10g，猪胆汁 30mL。先将雄黄研末、半夏捣烂，再同猪胆汁共调均匀，外敷患处，1 日 1 次。用于治疗蛇头疔及其他疔疮，红肿热痛。

11. 紫金牛 30g，鸡蛋 3 个。将鸡蛋两头各凿一个小洞，然后同紫牛一起用水煎至蛋熟，吃蛋喝汤，1 日 1 剂。用于治疗人中疔或颜面部化脓性感染。[紫金牛为紫金牛科植物紫金牛的茎叶。]

12. 金银花 15g，绿豆 15g，生薏苡仁 15g。水煎，代茶饮，1 日数次。用于治疗疔、疖成脓破溃后久不收口。

13. 金银花 6g，蒲公英 6g，紫花地丁 6g，紫背天葵 6g，野菊花 6g。水煎，代茶饮，1 日 1~3 剂。用于治疗疔疮。

痈

痈是指颈后发际、肩背、臀部等处红肿热痛，形成蜂窝状脓头满布的疮疡而言，是一种发生于皮肉之间的急性化脓性疾患，即多个相邻的毛囊、皮脂腺急性化脓性感染。痈的含义在中医文献中系气血为毒邪壅塞而不通的意思。本节所述只限于外痈。

中医古籍中记载的"脑疽""对口""偏口""搭背""发背"等，均属本病范畴。

本病多见于成年人，糖尿病患者易患此病。中医学认为，外感六淫及过食肥甘厚味，内郁湿热火毒，或外来伤害，感受毒气等，致营卫不和，经络阻塞，气血凝滞而成痈。由于发病部位不同，临床上又将其分为颈痈、腋痈、脐痈、胯腹痈，以及委中毒等。

痈的临床特点为：局部光软无头，红、肿、热、痛，结块范围多在 6~9cm 左右，发病迅速，易肿、易脓、易溃、易敛，或有恶寒、发热等全身症状，一般不损伤筋骨，不会造成陷证。内治宜清热解毒，化痰消肿，疏通气血；外治可根据病情发展的不同阶段而定，必要时可切开排脓。

本病在中医辨证时，又有湿热交蒸、阴虚火毒、气虚血亏的区别。

中药辨证治疗

方一

药物组成：白芷 10g，浙贝母 12g，防风 10g，赤芍 12g，当归尾 10g，皂角刺 12，炙穿山甲 10g，天花粉 12g，乳香 9g，没药 9g，金银花 15g，陈皮 15g，甘草 6g。

功能主治：具有清热消肿的功能。适用于湿热交蒸引起的痈。症见局部红肿高突，灼热疼痛，溃后状如蜂窝，脓黄稠，腐肉易脱，全身有恶寒发热，头痛，纳食不香，成脓期则有高热，口干渴，大便秘结诸症，小便黄，苔黄腻，脉洪数。

用法用量：水煎，分 3 次服，1 日 1~2 剂。

方二

药物组成：竹叶 12g，黄芪 15g，人参 6g，石膏 25g，半夏 9g，麦冬 12g，白芍 12g，川芎 12g，当归 12g，黄芩 12g，生地 15g，甘草 9g，生姜 6g，灯芯 6g。

功能主治：具有养阴生津，清热脱毒的功能。适用于阴虚火毒引起的痈。症见局部疮色紫暗，过后不脓，溃后腐肉难脱，脓水稀少或带血水，疼痛剧烈，全身伴有壮热，唇燥口干，大便秘，小便赤，舌质红，脉细数。

用法用量：水煎，分 3 次服，1 日 1 剂。

方三

药物组成：人参 9g，黄芪 15g，川芎 12g，白芍 12g，当归 12g，白术 12g，茯苓 12g，金银花 15g，白芷 12g，皂角刺 12g，桔梗 12g，甘草 9g。

功能主治：具有扶正托毒的功能。适用于气虚血亏引起的痈。症见疮形平塌散漫，化脓迟，且腐肉难脱，脓液清稀，全身发热热势不高，或见潮热，面色苍白，舌质淡，苔少，脉细数无力。

用法用量：水煎，分 3 次服，1 日 1 剂。

单验方及食疗

1. 当归 15g，生黄芪 20g，金银花 20g，生甘草 10g。水煎，分 3 次服，1 日 1 剂。用于治疗一切痈疽初起。

2. 蒲公英 60g，金银花 60g，生甘草 10g。水煎，分 3 次服，1 日 1

剂。用于治疗颈痈，背痈，脐痈。

3. 野菊花 12g，蒲公英 12g，金银花 15g，紫花地丁 12g。水煎，分 3 次服，1 日 1 剂。用于治疗痈疽初起。

4. 野菊花 30g，连翘 15g，金银花 15g，皂角刺 9g，穿山甲 9g。水煎，分 3 次服，1 日 1 剂。用于治疗痈疽已化脓未溃者。

5. 螃蟹炭、乌蛇炭、鹿角霜各等量。将上药共研为细末，1 次 9g，1 日 2 次，用温开水送服。用于治疗痈疽。

6. 龙眼肉 30g，藤黄 15g。将上药共捣如泥，外敷患处，1 日 1 次。用于治疗痈疽未成脓者。

7. 千里光 120g，大黄 9g，白矾 6g。将上药加水适量，煎取药液，外洗患处，亦可适量服用。用于治疗痈疽，丹毒。

8. 露蜂房 50g，大黄 50g，板蓝根 15g。将上药共捣为细末，用凉开水调成稀糊，外敷患处（取鲜品捣烂更佳）。用于治疗颈痈，背痈，脐痈。

9. 鲜商陆 60g，食盐 3g。将上药共捣如泥，外敷患处。用于治疗痈疽初起。

10. 鲜木芙蓉叶或花适量。捣烂如泥状，外敷患处。用于治疗痈疽。

11. 地骨皮 50g，丝瓜络 50g，蒲公英 50g，鸡蛋 3 个。将上药同鸡蛋共煮，食蛋喝汤，1 日 1~2 次。用于治疗痈疽肿毒。

12. 豨莶草 10g，野菊花 10g，蒲公英 10g，金银花 10g。水煎，代茶饮，1 日 1 剂。用于治疗痈疽肿毒。

13. 连翘 6g，皂角刺 3g，蒲公英 6g，玄参 6g。水煎，代茶饮，1 日 1 剂。用于治疗痈毒。

14. 野菊花 10g，半枝莲 10g。水煎，代茶饮，1 日 1 剂。用于治疗痈毒。

15. 金银花 6g，野菊花 3g，蒲公英 6g，紫花地丁 3g，紫背天葵 3g。水煎，代茶饮，1 日 1 剂。用于治疗痈疽肿毒。

16. 玄参 6g，金银花 6g，当归 6g，甘草 3g。水煎，代茶饮，1 日 1 剂。用于治疗痈疽肿毒。

流注

流注，又称痰核流注。流者行也，注者住也，即毒邪流窜到哪里，就停留在哪里发病的意思，本病系发于肌肉深部的多发性脓肿，相当于现代医学的多发性、转移性肌肉深部脓肿。

本病除头面、前后二阴、腕、踝等远侧端比较少见外，其余任何部位均可发生。由于病因和症状的不同，又分许多名称，如发于夏秋之间的名暑湿流注，不在夏秋季节发病者名湿痰流注，产后瘀露停滞或跌打损伤而致的名瘀血流注，因毒邪流窜而引起的名余毒流注，发于髂窝部的名髂窝流注。

本病系因正气不充，邪气壅滞，致使经络阻隔，气血凝滞，导致成疾。

流注初起时，在四肢近端或躯干部有一处或数处肌肉疼痛、漫肿、皮色不变、微热，约2~3天后，肿胀焮热，疼痛明显，可触及肿块，并伴有不同程度的全身症状。继则肿块增大，疼痛加剧，约2周左右肿块中央成脓。溃后流出黄稠或白黏脓水，肿疼渐消，身热减退，食欲增加，脓尽疮口愈合。

对本病的治疗，初起宜清热解毒，活血通络，若已成脓，宜切开引流，脓尽后外用生肌敛疮的药物。

本病在中医辨证时，又有脾虚痰湿、风痰郁结、湿热郁结引起流注的区别。

中药辨证治疗

方一

药物组成：海带15g，青皮12g，陈皮12g，浙贝母15g，昆布15g，茯苓12g，大黄15g，连翘12g，黄芩12g，栀子12g，半下曲12g，玄参15g，牡蛎18g，天花粉12g，桔梗12g，瓜蒌仁12g，僵蚕12g。

功能主治：具有燥湿化痰，软坚消结的功能。适用于脾虚痰湿引起的流注。症见皮下结核，不红不肿，很少疼痛或有胀感，触之先软且活动，多生于颈项；或生于手臂、肩背者，可有微痛，但胀不红，或生于腋下者，结核坚硬如石，无明显全身症状，舌质淡，苔白腻，脉滑。

用法用量：水煎，分 3 次服，1 日 1 剂。或共研细粉，炼蜜为 9g 丸，1 日 2 ~ 3 次，每次服 1 丸。

方二

药物组成：白附子 9g，木通 12g，天南星 9g，半夏 9g，赤芍 12g，连翘 15g，天麻 12g，僵蚕 12g，天冬 12g，桔梗 12g，金银花 15g，苍耳子 12g，白芷 12g，防风 12g，羌活 12g，皂角刺 12g，全蝎 6g，陈皮 12g，生姜 6g，甘草 9g。

功能主治：具有祛风化痰，消结软坚的功能。适用于风痰郁结引起的流注。症见皮下结核，不红不肿，很少疼痛或有胀感，触之先软且活动，多生于颈项；或生于手臂、肩背者，可有微痛，但胀不红，或生于腋下者，结核坚硬如石，尚可见头痛、眩晕、目闭不欲开、懒言，身体困倦、胸闷恶心，或两颊青黄，或吐痰涎，舌苔白滑，脉弦滑。

用法用量：水煎，分 3 次服，1 日 1 剂。或共研细粉，炼蜜为 9g 丸，1 日 2 ~ 3 次，每次服 1 丸。

方三

药物组成：天南星 9g，半夏 9g，桃仁 12g，杏仁 12g，红花 12g，陈皮 12g，白术 12g，白芥子 12g，枳实 12g，苍术 12g，甘草 9g。

功能主治：具有燥湿化痰，消结软坚的功能。适用于湿热郁结引起的流注。症见皮下结核，不红不肿，很少疼痛或有胀感，触之先软且活动，多生于颈项；或生于手臂、肩背者，可有微痛，但胀不红，或生于腋下者，结核坚硬如石，无明显全身症状，尚或有小便短赤，苔黄腻，脉濡数。

用法用量：水煎，分 3 次服，1 日 1 剂。或共研细粉，炼蜜为 9g 丸，1 日 2 ~ 3 次，每次服 1 丸。

单验方及食疗

1. 金银花 60g，蒲公英 60g。水煎，分 3 次服，1 日 1 剂，连服 5 剂为一个疗程。用于治疗流注初起，红肿疼痛。

2. 生乳香 9g，生没药 9g，蒲公英 30g，紫花地丁 30g，生黄芪 10g，生甘草 10g。水煎，分 3 次服，1 日 1 剂。用于治疗流注。

3. 金银花 30g，连翘 30g，天花粉 10g，野菊花 10g，天葵子 10g。水煎，分 3 次服，1 日 1 剂。用于治疗流注。

4. 生黄芪 20g, 皂角刺 9g, 赤芍 20g, 当归 10g, 红花 10g, 生地 10g, 生甘草 6g。水煎, 分 3 次服, 1 日 1 剂。用于治疗流注。

5. 生何首乌 60g, 茄子蒂 30g, 赤芍 20g, 升麻 3g, 柴胡 3g。水煎, 分 3 次服, 1 日 1 剂。用于治疗流注, 痈疽。

6. 当归尾 20g, 红花 20g, 白芷 20g, 乳香 20g, 没药 20g, 甘遂 20g, 山慈姑 20g, 大黄 20g, 麻油 50mL。先将前 8 味药共研为细末, 再用麻油调匀, 外敷患处。用于治疗流注初起。

7. 金银花 6g, 防风 6g, 栀子 6g, 炉甘石 10g, 煅龙骨 10g, 滑石 20g, 熟石膏 40g, 冰片 3g。先将上药焙干, 共研为细末, 外撒疮面。用于治疗流注已溃, 脓水不尽, 疮口不收。

8. 鲜海金沙叶、鲜三月刨根皮各等量。将二味药捣烂如泥, 外敷患处。用于治疗流注。(三月泡为蔷薇科植物茅莓 Rubus parvifolius L. 的根皮。)

9. 鲜臭牡丹皮、鲜百合、鲜木香叶、鲜野菊花叶各 20g。将上药共捣烂, 外敷患处。用于治疗流注, 痈疽。

10. 鲜腹水草 30g, 鲜夏枯草 30g, 鲜天葵叶 30g, 鲜垂盆草 30g, 浙贝母 (研末) 10g, 桔梗 (研末) 10g。将上药共捣烂, 外敷患处。用于治疗流注脓已形成。[腹水草为玄参科植物腹水草 Yamazaki 的全草。]

11. 油茶树根 50g, 野南瓜树根 50g, 白茅根 50g, 朱砂莲 100g, 鸡蛋 3~5 个。先将上药加水适量, 共煎半小时以上, 食蛋喝汤, 每剂煎 2 次, 早、晚各服 1 次。用于治疗各种流注, 红肿热痛者。

12. 野菊花 10g, 半枝莲 10g。水煎, 代茶饮, 1 日 1 剂。用于治疗流注初起。

13. 金银花 6g, 野菊花 3g, 蒲公英 6g, 紫花地丁 3g, 紫背天葵 3g。水煎, 代茶饮, 1 日 1 剂。用于治疗流注初起。

无名肿毒

无名肿毒, 是指体表任何部位均可发生的肿毒。《诸病源候论》中称:"非痈、非疽、非疮、非癣, 状如恶疮, 或瘰或剧, 即无名肿毒。"

中医学将无名肿毒大致分为两种证型:一是风寒外侵无名肿毒, 系因风寒外邪袭表, 经脉凝滞而成。症见局部漫肿坚硬, 无根无头, 不红不热，时时隐痛，溃后脓水清稀，疮口难敛，并可伴有恶寒发热等全身症状。治疗时初起宜解表发汗，溃脓后气血两虚者宜调理气血。二是热毒壅聚无名肿毒，多因过食膏粱厚味，内郁湿热火毒，复感六淫之邪，或外来伤害，经络阻塞，气血凝滞而成。症见局部红、肿、热、痛，有脓头，溃破后脓出稠黄，脓尽则愈，并伴有身热，口渴等全身症状。治疗时宜散风清热，行瘀活血。

中药辨证治疗

方一

药物组成：羌活 12g，独活 12g，柴胡 12g，前胡 12g，枳壳 12g，茯苓 12g，荆芥 12g，防风 12g，桔梗 12g，川芎 12g，甘草 9g。

功能主治：具有解表发汗的功能。适用于风寒外侵引起的无名肿毒。症见局部漫肿，无根无头，触之坚硬，色白不热，时时隐痛，全身可见恶寒发热，溃破后脓水清稀，疮口不易收敛，苔白，脉紧数或迟紧。

用法用量：水煎，分 3 次服，1 日 1 剂。

方二

药物组成：白芷 6g，贝母 6g，防风 6g，赤芍 6g，当归尾 6g，皂角刺 6g，炙穿山甲 6g，天花粉 6g，乳香 6g，没药 6g，金银花 15g，陈皮 15g，甘草 6g。

功能主治：具有散风清热，行气活血的功能。适用于热毒壅聚引起的无名肿毒。症见局部红肿，境界分明，灼热疼痛，全身伴有身热、口渴，苔黄，脉数。

用法用量：水酒各半煎，分 3 次温服，1 日 1 剂。

单验方及食疗

1. 白茅根 15g，炙穿山甲 10g，生地 30g。水煎，分 3 次服，1 日 1 剂。用于治疗无名肿毒。

2. 金银花 30g，连翘 25g，赤芍 20g，浙贝母 10g，甘草 5g。水煎，分 3 次服，1 日 1 剂。用于治疗无名肿毒。

3. 芦根 60g，生薏苡仁 30g，丝瓜子 10g，桃仁 6g。将上药加水适量，煎取药汁，早、晚各服 1 剂。用于治疗无名肿毒。

4. 半架牛叶 0.3g，乳香 10g，没药 10g。水煎，分 3 次服，1 日 1

剂。用于治疗无名肿毒。 （半架牛叶为萝藦科植物古钩藤 Cryptolepis buchananii Roem. et Schult. 的叶），本品有毒，宜慎用。

5. 葱白30g，鸡蛋清10mL。将上药共捣烂，外敷患处。用于治疗无名肿毒。

6. 生南星10g，密陀僧10g，冰片3g，食醋适量。将前三味药共研为细末，用食醋调成稀糊状，外敷患处，1日换药4~5次。用于治疗无名肿毒。

7. 北细辛、粉甘草各等量，麻油适量。将前二味药共研为细末，用麻油调成糊状，外敷患处。用于治疗无名肿毒。

8. 仙人掌（去刺）、冰片各适量。将上药共研如泥，外敷患处。用于治疗无名肿毒。

9. 鲜半边莲50g，红花5g。将上药共捣如泥，外敷患处，1日换药1次。用于治疗无名肿毒。

10. 猪胆汁30g，大黄粉10g，黄芩粉10g，冰片5g。将上药共调匀，外敷患处。用于治疗无名肿毒。

11. 野菊花10g，半枝莲10g。水煎，代茶饮，1日1剂。用于治疗肿毒初起。

12. 金银花6g，野菊花3g，蒲公英6g，紫花地丁3g，紫背天葵3g。水煎，代茶饮，1日1剂。用于治疗肿毒初起。

13. 连翘6g，皂角刺3g，蒲公英6g，玄参6g。水煎，代茶饮，1日1剂。用于治疗无名肿毒。

丹毒

丹毒为一种皮肤突然鲜红成片，色如涂丹，迅速蔓延的急性感染性疾病，又称为"丹熛""天火"。由于本病发生的部位不同，而有许多名称，如发于头面部的叫"抱头火丹"；发于胸腹腰胯的叫"内丹"；发于小腿足部的叫腿"游风"，又名"流火"；新生儿丹毒称"赤游丹"等。本病发病部位以小腿为最多见，其次为头面部。

中医学认为，丹毒的发生，系同素体血分有热，外受火毒搏结而成；或系皮肤黏膜有破损，毒邪乘隙而入所致。本病初起往往伴有突然恶寒、发热、头痛、骨结酸楚、便秘、尿赤等全身症状，继则皮肤先为小片红斑，很快蔓延成鲜红色一片，稍高出皮肤，境界清楚，压之红色减退，放手又显红色。严重者红肿处可伴发瘀点、紫斑，或大小不等的水疱。火毒甚者易致毒邪内攻，症见壮热烦躁、神昏谵语、恶心呕吐等，预后欠佳。

丹毒的临床表现可分多种不同的类型，但总离不开火毒，因此，内治时总的原则宜凉血、清热、解毒、化瘀；外治可用适宜的药物熏洗或湿敷等。

丹毒患者应卧床休息，并多饮开水。发于小腿的，可将患肢抬高30～40度。有皮肤黏膜破损时，应及时治疗，以免感染毒邪。有湿脚气者，必须彻底治疗，以预防流火复发。同时应注意身体锻炼，以提高抵抗力。

本病在中医辨证时，又有湿热化火（流火）、风热化火（抱头火丹、大头瘟）、肝胆湿热（内丹）、胎热（游火）的区别。

中药辨证治疗

方一

药物组成：黄连 15g，黄芩 12g，黄檗 12g，栀子 12g，苍术 15g，牛膝 15g。

功能主治：具有清热、解毒、利湿的功能。适用于湿热化火引起的丹毒。症见发热恶寒，周身疼痛，局部皮肤焮红、肿痛灼热，境界明显，常好发生于下肢，患侧胯间臖核亦可肿痛，经多次反复发作，可造成皮肤增厚、肿胀，即所谓"象皮腿"，苔黄腻，脉滑数。

用法用量：水煎及时，1 日 1～2 剂。

方二

药物组成：黄连 12g，黄芩 12g，连翘 15g，玄参 15g，板蓝根 15g，马勃 12g，牛蒡子 12g，僵蚕 12g，升麻 9g，柴胡 9g，陈皮 12g，桔梗 12g，薄荷 12g，甘草 9g。

功能主治：具有清火解毒的功能。适用于风热化火引起的丹毒。多发生于颜面部皮肤（开始或接近于耳，或接近于鼻），症见焮红灼热，很快蔓延至正面部或头部，皮肤光泽紧张，有时出现小水泡，眼睑、耳翼、口唇肿胀，全身伴有寒战高烧、头痛、口渴、恶心、呕吐，甚至神昏谵语，苔黄腻，脉浮数。

用法用量：水煎及时服，1 日 1～2 剂。

方三

药物组成：龙胆草9g，黄芩12g，栀子12g，泽泻15g，木通12g，车前子12g，当归9g，生地12g，柴胡9g，生甘草9g。

功能主治：具有清利肝胆湿热的功能。适用于肝胆湿热引起的丹毒。一般多发生于腹部及腰部，症见局部皮肤红赤，灼痛、寒热、口苦、胁痛、小便短赤，苔黄腻，脉弦滑。

用法用量：水煎及时服，1日1~2剂。

方四

药物组成：犀角3g，生地30g，赤芍12g，丹皮9g。

功能主治：具有清热解毒，凉血的功能。适用于胎热引起的丹毒。多为胚胎期间，母体嗜食辛辣炙煿之品，或感受毒邪而遗热于胎儿所致，临床特点为多生于婴儿，发病迅速，变化快，并发症多。

用法用量：水煎，分3次服，1日1剂。

单验方及食疗

1. 蒲公英15g，蝉蜕1g，金银花15g，紫花地丁15g，黄芩10g。水煎，分3次服，1日1剂。用于治疗丹毒。

2. 板蓝根30g。水煎，分3次服，1日1剂，并将药渣外敷患处。用于治疗丹毒。

3. 虎耳草30g。水煎，分3次服，1日1剂，也可将鲜草捣烂外敷患处。用于治疗丹毒。4. 丹皮15g，生栀子12g，金银花30g。水煎，分3次服，1日1剂。用于治疗丹毒。

5. 生甘草30g，五倍子30g。将上药加水适量，共煎取浓药汁，频服，并用药汁湿敷患处。用于治疗丹毒。

6. 栀子60g。研为细末，用凉开水调成稀糊，外敷患处。用于治疗丹毒。

7. 陈石灰30g，桐油30mL。先将陈石灰用水溶化，取上面之清液再加桐油调匀，外敷患处。用于治疗丹毒。

8. 鲜马齿苋30g，冰片3g。将上药共捣烂，外敷患处。用于治疗丹毒。

9. 生石膏20g，铁锈30g。将上药共研为细末，用温开水适量调匀，外敷患处，1日2~3次。用于治疗赤游丹，红肿灼痛，游走不定者。

10. 鲜满天星 100g，雄黄 2g。将上药共捣如泥，外敷患处。用于治疗丹毒。

11. 连翘 6g，皂角刺 3g，蒲公英 6g，玄参 6g。水煎，代茶饮，1 日 1 剂。用于治疗丹毒。

12. 野菊花 10g，半枝莲 10g。水煎，代茶饮，1 日 1 剂。用于治疗丹毒初起。

13. 金银花 6g，野菊花 3g，蒲公英 6g，紫花地丁 3g，紫背天葵 3g。水煎，代茶饮，1 日 1 剂。用于治疗丹毒初起。

瘰疬

瘰疬指发生在颈侧耳后皮里膜外，甚至连及胸腋的慢性感染性疾病。因其结核累累，如串珠之状，故名瘰疬。大者属瘰，小者属疬。俗称"疬子筋""疬子颈""老鼠疮"。即现代医学中的颈部淋巴结结核。本病多见于儿童或青年。

中医古典医籍中因其形状不同有"马刀疬""马挂铃"等名称。或从形成瘰疬的病因、病理分为"痰核""气疬""筋疬"等。溃后常此愈彼起，则称"鼠瘘"或"鼠疮"。

瘰疬有急性、慢性两类。前者多因外感风热而发，属于风热痰毒范畴；慢性的多因情志不畅，肝气郁结，痰热内生，结于颈项，或肺肾阴亏，阴虚火旺，痰火凝结，结聚成核而为病。

中医学对瘰疬不仅用内治和外治治疗方法，而且尚有针刺、挑治、拔核等方法，临证时可根据病情选用适宜的方法。本病在中医辨证时，又有痰凝气滞、肝肾阴虚引起瘰疬的区别。

中药辨证治疗

方一

药物组成：①夏枯草 15g，青盐 9g，玄参 15g，海藻 12g，浙贝母 12g，薄荷 12g，天花粉 15g，海蛤粉 12g，白蔹 12g，连翘 15g，大黄 12g，生地 18g，桔梗 12g，枳壳 12g，当归 12g，硝石 9g，甘草 9g。

②柴胡 9g，黄芩 15g，法半夏 12g，人参 12g，金银花 15g，连翘 15g，生姜 6g，大枣 15g，甘草 9g。

功能主治：具有理气化痰的功能。适用于痰凝气滞引起的瘰疬。症见初起于耳后、项侧，结核如豆，或指头大小，一枚或三五枚不等，皮色不变，按之坚硬，推之可动，并不发寒热。日久则渐渐增大，窜生，相互粘连，推之不移，且觉疼痛，苔白，脉弦，用方①。若肤色焮红、灼热疼痛，身发寒热，脉来弦数，则系风热毒气内侵，用方②。

用法用量：方①水煎，分3次服，1日1剂。或共研细末，水泛为丸，1日2~3次，每次用温开水送服5~10g。方②水煎，分3次服，1日1剂。

方二

药物组成：生地18g，沙参15g，石斛15g，太子参15g，黄芪15g，麦冬15g，白术12g，茯苓12g，牡蛎21g，甘草9g。

功能主治：具有滋肾健脾的功能。适用于肝肾阴虚引起的瘰疬。症见结核互相粘连，推之不动，破溃后久不收口，脓水淋漓、清稀，午后发热，心烦、食少、倦怠，或伴咳嗽、盗汗、耳鸣，妇女月经量少，舌质红，脉细数。

用法用量：水煎，分3次服，1日1剂。

单验方及食疗

1. 夏枯草20g，山慈姑5g，生何首乌25g。水煎，分3次服，1日1剂，连服3~6剂为1个疗程。用于治疗瘰疬硬肿，无红、热者。

2. 石吊兰50g，法半夏6g，山慈姑6g，白及9g，生牡蛎15g。水煎，分3次服，1日1剂。用于治疗瘰疬。（石吊兰为苦苣苔科植物石吊兰 Lysionotus pauciflorus Maxim. 的全草。）

3. 黄药子15g，海藻10g，昆布15g，土贝母10g。水煎，分3次服，1日1剂，20剂为1个疗程。用于治疗颈部瘰疬或瘿瘤，无红肿者。

4. 猫爪草30g，夏枯草30g，桔梗15g。水煎，分3次服，1日1剂。用于治疗淋巴结结核。

5. 金银花15g，夏枯草15g，蒲公英15g。将上药加黄酒15mL，水煎服。用于治疗瘰疬。

6. 核桃仁18个，蜈蚣10条，火硝0.7g，全蝎0.7g，制穿山甲8g，僵蚕8g。将上药共研为细末，1日2次，1次3g，用凉开水送服。用于治疗瘰疬。

7. 谷精草 1000g。研为细末，1 日 3 次，1 次 10g，用开水冲服。用于治疗淋巴结结核。

8. 法半夏 10g，玄参 12g，紫花地丁 6g，煅牡蛎 15g。将上药共研为细末，用温开水、米醋各半冲服，1 次 6g，1 日 2 次。用于治疗瘰疬初起。

9. 紫草粉 30g，儿茶粉 3g，冰片 3g，花椒 10 粒，麻油 30mL。先用麻油将花椒炸枯，去花椒，放凉，再加入余药，拌匀，外敷患处。用于治疗瘰疬。

10. 鲜香附子 100g，葱白 30g。将上药共捣烂如泥，外敷患处。用于治颈部淋巴结核。

11. 夏枯草 500g，天葵子 125g，浙贝母 125g，大枣 500g。将前三味药加水 1000mL，煎至 300mL，去药渣再加入大枣，煎煮至药汁耗尽，将大枣取出晾干，1 天吃大枣 120g。用于治疗瘰疬未化脓者。

12. 白蔹 10g，鸭蛋 1 个。将上药与鸭蛋共煮，去药渣，食蛋喝汤，1 日 1 剂，15 剂为 1 个疗程。用于治疗瘰疬，无肿者。

13. 排风藤 30g，黄牛肉 120g。将排风藤加水 500mL，煎至 300mL，加入牛肉，文火煮熟，加入少量食盐，分 2~3 次服食，1 周 1 剂。用于治疗瘰疬未化脓者。

14. 四脚蛇 7 条。将四脚蛇挑去舌头，洗净口腔，除去内脏，置石头上捣成肉泥，每天取肉 2g 用鸡、鸭蛋各 1 个调匀，煎成蛋饼食下。用于治疗瘰疬溃破，多处流脓者。

15. 狼毒粉 1g，鸡蛋 1 个。将鸡蛋开一小口，把狼毒粉装入蛋内，用纸贴口，装入一碗内，隔水蒸熟食之，1 日 1 次，连服 20 剂为一个疗程。用于治疗淋巴结结核。

16. 金毛狗脊 60g，海藻 60g，昆布 60g，全蝎 10g，蜈蚣 10g，鸡蛋 12 个。将前五味药共研为细末，取鸡蛋各开一小口，去黄取清，置碗内与药末调匀，再分别装入各蛋壳内，外用白面包裹，放于火中烧熟，早、晚各食 1 个。用于治疗瘰疬。

17. 土鳖虫 9g，鸭蛋 1 个。将土鳖虫研为细末，装入鸭蛋内，外用白面包裹，放火中烧熟食之，每日 1 个，连服 1 个月。用于治疗瘰疬。

18. 乌梢蛇（酒浸炒焦）10g，鸡蛋 2 个。将乌梢蛇研为细面，与鸡蛋共炒熟食之。用于治疗瘰疬。

19. 全蝎粉 15g，核桃肉 120g。将上药共捣匀后分为 10 份，1 日服食

1份。用于治疗瘰疬。

20. 蜈蚣（去头足）1条，全蝎3条，鸡蛋1个。将鸡蛋打一小洞，蜈蚣、全蝎共研为末，装入鸡蛋内，再用面封好蛋洞，置炭火上烘熟，1日空腹时食1个鸡蛋，10天为1个疗程。用于治疗瘰疬（身体较壮者用）。

臁疮

臁疮是发于小腿下部内、外侧皮肤和肌肉之间的慢性溃疡。因其发病部位在古代所指的裤口、裙边之处，故又称"裤口疮""裤口毒""裙边疮"。又因本病多长年不敛，既敛又每易碰伤而复发，故又俗称"老烂脚"。即现代医学的小腿慢性溃疡。本病好发于长期从事站立工作，并伴有下肢静脉曲张的患者。

臁疮的发生，多因久站立或负担重物，下肢脉络瘀滞不畅，复因湿热下注，或局部皮肤破伤、虫咬、湿邪毒气感染而致。

本病初期，一般患处多先痒后痛，或痛痒相兼，焮红漫肿，继则破烂，流水成脓，甚则腐烂或出血，疮面急速扩展，脓水臭秽，溃疡经久不愈，难以收口，每因损伤而复发。偶有极少数溃疡，缠绵多年不愈，疮口呈菜花状，可转化而成皮肤癌。

对臁疮应以外治为主（初期可内服清热利湿，和营消肿方药），临证时可根据病情发展的不同阶段，施以不同的方法。但需注意以下两点：一是外用药换之不宜过勤，初期可一日一换，后期3～5日一换，动作宜轻，以免损伤新生组织；二是因患部皮肉较薄，因此，忌用强烈腐蚀药，以免损伤筋骨。

本病在中医辨证时，又有湿热下注、脾虚湿盛、血瘀气滞、肝肾阴虚引起臁疮的区别。

中药辨证治疗

方一

药物组成：穿山甲12g，天花粉15g，乳香9g，白芷12g，赤芍12g，贝母12g，防风12g，皂角刺12g，当归12g，陈皮12g，金银花15g，甘草9g，槟榔15g。

功能主治：具有清热解毒除湿的功能。适用于湿热下注引起的臁疮。症见初起局部红肿，疼痛，继而溃破，浸淫瘙痒，脓水淋漓，后期疮口边缘硬而隆起，久不愈合，严重者可有恶寒发热，口干尿黄，舌苔黄腻，脉滑数。

用法用量：水煎，分3次服，1日1剂。

方二

药物组成：潞党参15g，白术15g，茯苓15g，黄檗15g，苍术15g，甘草9g。

功能主治：具有健脾化湿的功能。适用于脾虚湿盛引起的臁疮。症见疮口肉色灰白，脓水淋漓而清稀，朝宽暮肿，肢体倦怠，不思饮食，头晕口干，舌质淡，苔白，脉缓。

用法用量：水煎，分3次服，1日1剂。

方三

药物组成：槟榔15g，木瓜15g，紫苏12g，陈皮12g，木香12g，当归12g，赤芍12g，甘草9g。

功能主治：具有活血理气的功能。适用于血瘀气滞引起的臁疮。症见局部皮肤颜色紫暗，青筋显露，溃烂浸淫，刺痛，下肢沉重麻木，行走时更甚，舌质紫暗，苔薄，脉弦涩。

用法用量：水煎，分3次服，1日1剂。

方四

药物组成：熟地24g，山药12g，山茱萸12g，丹皮9g，泽泻9g，茯苓9g。

功能主治：具有滋阴降火的功能。适用于肝肾阴虚引起的臁疮。症见局部不痛或微痛，颜色暗红，伴有低热，或午后发热，饮食不思，失眠多梦，舌质红，苔薄，脉数。

用法用量：水煎，分3次服，1日1剂。或共研为细末，炼蜜为9g丸，1日2~3次，每次饭后服1丸。

单验方及食疗

1. 菝葜15g，丹参15g，地榆15g。水煎，分3次服，1日1剂，并将药渣捣烂，外敷患处。用于治疗臁疮。（菝葜为百合科植物菝葜 Smilax china L. 的根茎。）

2. 生黄芪 30g，金银花 30g，全当归 15g，茯苓 15g，丹参 15g，玄参 10g，甘草 10g，陈皮 6g。水煎，分 3 次服，1 日 1 剂，10 天为 1 个疗程。用于治疗臁疮。

3. 花椒、鲜白杨树叶各适量。先将花椒加水适量，煎汤洗净疮面，再将白杨树叶捣烂，外敷患处。用于治疗臁疮。

4. 樟木 500g，陈石灰 500g。将上药加水 2000mL，共煎 20 分钟，趁热熏洗患处，1 日 2 次。用于治疗臁疮及其他疮疡久不愈合者。

5. 凤凰衣适量。取鲜鸡蛋壳 1 个，用镊子取出蛋膜（即凤凰衣），待疮面用生理盐水洗净后，将蛋膜贴于疮面上，外加纱布绷带加压包扎。一般 14 小时后可以形成痂皮。如痂下有脓性分泌物，可洗净再贴，直至痊愈。用于治疗臁疮。

6. 桑白皮 100g，猪板油 100g。将桑白皮焙干，研为细末，再同猪板油共捣成糊，外敷患处。用于治疗臁疮。

7. 五倍子、麻油各适量。将五倍子研为细末，用麻油调成糊状，敷患处。用于治疗臁疮。

8. 黄檗 40g，大黄 30g，绿豆粉渣适量。先将前二味药研为细末，分为 3 份，每份用绿豆渣适量调匀，外敷患处，并用纱布包扎，1 日 1 次，3 日为 1 个疗程。用于治疗臁疮。

9. 乳香 9g，没药 9g，麻油适量。先将前二味药共研为细末，再用麻油调成稀糊，外涂疮面。用于治疗臁疮。

10. 甘遂 35g，红糖 50g。先将甘遂研为细末，再与红糖共研细调匀，备用。用时先用淡盐水洗净溃疡面，再将药撒于患处，外用纱布包扎，隔日换药 1 次。用于治疗臁疮。

11. 连翘 6g，皂角刺 3g，蒲公英 6g，玄参 6g。水煎，代茶饮，1 日 1 剂。用于治疗臁疮。

12. 野菊花 10g，半枝莲 10g。水煎，代茶饮，1 日 1 剂。用于治疗臁疮初起。

13. 金银花 6g，野菊花 3g，蒲公英 6g，紫花地丁 3g，紫背天葵 3g。水煎，代茶饮，1 日 1 剂。用于治疗臁疮初起。

脱疽

脱疽又称脱痈，或脱骨疽，是指四肢末端坏死，严重时指（趾）节脱落的疾病。

中医文献中的"脱疽"包括作现代医学中的血栓闭塞性脉管炎、闭塞性动脉硬化性坏疽、糖尿病性坏疽等疾病。但近 30 年来，临床上中医所指的脱疽大多指为血栓闭塞性脉管炎。

脱疽的病因主要是指因脾气不健，肝肾不足，寒湿乘袭，凝滞脉络，经络发生痹塞，气血运行受到扰乱而致。

本病大多发于男性，女性少见。发病部位多在四肢末端，且以下肢为多见。初起时趾（指）怕冷、麻木、步履不便，继则疼痛剧烈，日久趾（指）溃破腐烂，流紫黑血水，最后可使趾（指）部骨节脱落。

根据脱疽的不同临床表现和发病的不同阶段，大致可分为寒湿型、血瘀型、热毒型、气血两虚型，以及肾虚型等多种证型，治疗时可分别予以温阳通脉、祛寒化湿、活血祛瘀、清热解毒、调补气血，以及去腐生肌等方法。

除药物治疗外，患者一般应戒烟，适当休息，注意下肢保暖，防止足部损伤。

本病在中医辨证时，又有损伤瘀血、寒湿下注、湿毒下注、火毒蕴结、外感邪毒、肝肾阴虚的区别。

中药辨证治疗

方一

药物组成：鲜葱适量。

功能主治：具有活血祛瘀止痛的功能。适用于损伤瘀血引起的脱疽。症见起病突然，有明显的外伤史，根据其外伤的程度，瘀血紫黑及疼痛肿胀的情况也有轻重不同。无明显全身症状可辨，舌、脉正常。

用法用量：可将葱炒熟捣烂熨敷患处或刺放其瘀血，则疼痛、肿胀可消。

方二

药物组成：熟地 15g，白芥子 12g，鹿角胶 12g，炮姜炭 9g，麻黄

12g，肉桂 9g，甘草 9g。

功能主治：具有温经去湿的功能。适用于寒湿下注引起的脱疽。初起，轻者症见足趾暗红，肿胀，发凉，疼痛，跛行；重者症见肤色紫黑，疼痛剧烈，手足冰冷，跌阳脉沉伏，肌肤溃烂，但不留水，气味秽臭，痛如刀割，常抱足抵胸而坐，昼夜难眠，舌淡红，脉沉微。

用法用量：水煎，分 3 次服，1 日 1 剂。

方三

药物组成：金银花 200g，玄参 15g，当归 15g，甘草 9g。

功能主治：具有清利湿热的功能。适用于湿毒下注引起的脱疽。症见足趾肿痛，发黑，湿烂渗水，清稀秽臭，剧痛难忍，病损处与正常肌肤之间无明显界限可分，重者可向上迅速蔓延，舌质红，苔黄，脉沉

用法用量：水煎，分 3 次服，1 日 1 剂。

方四

药物组成：金银花 15g，紫花地丁 15g，连翘 15g，当归 12g，赤芍 12g，红花 12g，怀牛膝 12g，苦楝子 15g，赤小豆 15g，玄参 15g，甘草 9g。

功能主治：具有活血、解毒、通络的功能。适用于火毒蕴结引起的脱疽。症见足趾紫暗或色黑，皮肤破溃，疮时流血水、腐肉不鲜，痛如火灼，夜间痛甚，彻夜难眠，常抱膝而坐；严重者腐烂漫延，可五趾相传，甚至上攻脚面，渐见肢节坏死、自行脱落、久久不敛。

用法用量：水煎，分 3 次服，1 日 1 剂。外用生肌玉红膏。

随症加减：若疮口紫黑，出水无脓者，宜补益气血，托毒消肿，用潞党参 15g，川芎 12g，白芍 12g，黄芪 15g，当归 12g，白术 12g，茯苓 12g，金银花 15g，白芷 12g，皂角刺 15g，桔梗 12g，生地 15g，怀牛膝 15g，甘草 9g。若久溃不敛，气血两虚者，宜调补气血，用人参 12g，黄芪 15g，茯苓 12g，白术 12g，当归 15g，熟地 18g，白芍 12g，肉桂 9g，五味子 12g，远志 9g，陈皮 12g，生姜 6g，大枣 15g，甘草 9g（用法同上）。

方五

药物组成：金银花 21g，野菊花 15g，蒲公英 15g，紫花地丁 15g，紫背天葵 15g。

功能主治：具有清热解毒的功能。适用于外感毒邪引起的脱疽。症多见足大趾内侧，甲向内嵌，甲方肿胀溃烂，胬肉高突，疼痛流水，继则化

脓腐溃，或脓水浸入趾甲之下。

用法用量：水煎，分 3 次服，1 日 1 剂。外用平胬丹。

方六

药物组成：熟地 15g，山药 15g，枸杞子 15g，山茱萸 12g，怀牛膝 12g，菟丝子 12g，鹿角胶 12g，龟板胶 12g。

功能主治：具有养阴补肾的功能。适用于肝肾阴虚引起的脱疽。症见足趾紫黑干枯，剧痛难忍，病损处与正常肌肤之间界限分明，舌质红，苔少，脉细。

用法用量：水煎，分 3 次服，1 日 1 剂。或共研细末，炼蜜为 9g 丸，1 日 2～3 次服，1 次 1 丸。

单验方及食疗

1. 毛冬青根 150g。水煎，分 3 次服，1 日 1 剂。用于治疗脱骨疽。（毛冬青根为冬青科植物毛冬青 Ilexpubescens Hook. et Arn. 的根。）

2. 丝棉木根皮 20g，土牛膝 5g。水煎，分 3 次服，1 日 1 剂。用于治疗脱骨疽。（丝棉木根皮为卫于科植物丝棉木的根皮；土牛膝为苋科植物柳叶牛膝 Achyranthes longifolia Mak. 或粗毛牛膝的根和根茎。）

3. 熟地 12g，山药 12g，山茱萸 12g，茯苓 12g，菟丝子 15g，附片 15g，高丽参 6g，泽泻 12g，黄芪 21g，鱼胶 15g，丹皮 12g。将诸药入适量大曲酒内（以酒没过药面 2cm 为宜），浸泡 1 个月后，服药酒，1 次 10mL，1 日 2～3 次。或按上方用量比例适当减量，水煎，分 3 次服，1 日 1 剂。用于治疗脱骨疽。

4. 薏苡仁 30g，茯苓 60g，桂心 3g，白术 30g，车前子 15g，乳香 9g，没药 9g。水煎，分 3 次服，1 日 1 剂。用于治疗脱骨疽。

5. 红萝卜叶 120g。水煎，分 3 次服，1 日 1 剂。用于治疗脱骨疽。

6. 金银花 30g，冬青叶 90g，大风子 40g，木鳖子 30g，生甘草 90g，生大黄 90，穿山甲 90g，大曲酒 2 500mL。将诸药入大曲酒内，浸泡 1 个月后，服药酒，1 次 10mL，1 日 2～3 次。用于治疗脱骨疽。

7. 鲜益母草 20g，麻油 50mL。先将益母草加水适量，煎取药汁，再浓缩成膏，加入麻油搅拌，外涂患处，1 日 5～8 次。用于治疗脱骨疽。

8. 巴豆仁 3g，冰片 3g，食醋适量。将巴豆仁在香油灯上烧焦存性，同冰片共研为细末，加食醋调成稀糊，外敷患处，用敷料固定，3 日换药

1 次。用于治疗脱骨疽。

9. 白矾、鲜凤仙花各等量。将白矾研为细末，同凤仙花共捣如泥，外敷患处。用于治疗脱骨疽。（凤仙花为凤仙花科植物凤仙花 Impatiens balsamina L. 的花。）

10. 当归 12g，白芷 9g，红花 6g，黄芩 15g，乳香 6g，没药 6g，麻黄 6g，生地 15g。将上药共置 150mL 麻油内，浸泡 24 小时后，再放入铁锅内小火煎炸，至诸药变为焦黄为度，去药渣，加入蜂蜡 6g 即成药膏。用药膏涂患处，1 日 2 次。用于治疗脱骨疽。

11. 赤小豆 60g，大枣 5 个。共煎汤，代茶饮，1 日 1 剂。用于治疗脱骨疽。

12. 玄参 6g，金银花 10g，当归 6g，甘草 3g。水煎，代茶饮，1 日 1 剂。用于治疗脱骨疽。

13. 连翘 6g，皂角刺 3g，蒲公英 6g，玄参 6g。水煎，代茶饮，1 日 1 剂。用于治疗脱骨疽。

14. 野菊花 10g，半枝莲 10g。水煎，代茶饮，1 日 1 剂。用于治疗脱骨疽初起。

15. 金银花 6g，野菊花 3g，蒲公英 6g，紫花地丁 3g，紫背天葵 3g。水煎，代茶饮，1 日 1 剂。用于治疗脱骨疽初起。

16. 玄参 6g，金银花 6g，当归 6g，甘草 3g。水煎，代茶饮，1 日 1 剂。用于治疗阻塞性脉管炎。

乳痈

乳痈是发生于妇女乳房部的一种急性化脓性疾病，以局部红、肿、热、痛，甚至化脓溃烂，伴有恶寒、发热等为特征。现代医学称之为急性乳腺炎。本病多见于哺乳期妇女，以初产妇多见，好发于产后 3 ~ 4 周，是乳房疾病中的常见病。中医称之为"乳发""乳疖"等。

乳痈的发生，多因产后乳汁淤积，化热酿脓；或肝郁胃热，气滞血瘀，经络阻塞而成。其临床表现可因其发展的不同阶段而有所不同。初期乳房肿胀、疼痛、皮肤红或不红，乳房内肿块或有或无，乳汁排泄不畅，可伴有恶寒、发热、头痛等全身症状。成脓期乳房肿块逐渐增大、局部焮红疼痛，或持续跳痛，乳头内可有脓液流出，并伴有壮热不退、口渴喜饮等症。破溃排脓后乳房部消肿痛减，热退身凉，疮口逐渐愈合，亦有溃后肿痛不减，身热不退者。

对乳痈的治疗，应分期论治，初期宜疏肝清胃，消肿散结；成脓期宜清热解毒，托里透脓；溃脓期宜排脓生肌，清解余毒。另外，本病若脓已形成，最好行外科手术，及时排脓。

本病在中医辨证时，又有血瘀、气郁、火毒等区别。

中药辨证治疗

方一

药物组成：柴胡 9g，天花粉 15g，当归 15g，红花 12g，炙穿山甲 12g，大黄 12g，桃仁 12g，甘草 9g。

功能主治：具有活血化瘀消肿的功能。适用于血瘀引起的乳痈。症见乳房内先有硬结疼痛，继而红肿，间有恶寒身热，舌质淡暗，苔白薄，脉弦涩或数。

用法用量：水煎，分 3 次服，1 日 1 剂。

方二

药物组成：柴胡 9g，黄芩 12g，生地 15g，川芎 12g，当归 12g，白芍 12g，栀子 12g，天花粉 12g，防风 12g，牛蒡子 12g，连翘 12g，甘草 9g。

功能主治：具有疏肝理气消肿的功能。适用于气郁引起的乳痈。症见乳房肿胀不甚，色不焮红，结块久不消散，身有微热，胁痛，纳谷不香，舌质淡，苔白或微黄，脉弦。

用法用量：水煎，分 3 次服，1 日 1 剂。

方三

药物组成：金银花 15g，野菊花 15g，蒲公英 15g，紫背天葵 15g，紫花地丁 15g。

功能主治：具有泻火解毒凉血的功能。适用于火毒引起的乳痈。症见乳房焮红，肿胀疼痛，伴有寒战高热，口渴引饮，便秘溲赤，舌质红赤，苔薄黄而干，脉滑数。

用法用量：水煎，分 3 次服，1 日 1 剂。

单验方及食疗

1. 蒲公英 30g，红藤 30g。水煎，分 3 次服，1 日 1 剂。用于治疗乳痈。

2. 泽兰 30g。水煎，分 3 次服，1 日 1 剂。用于治疗乳痈。

3. 瓜蒌 12g，青皮 9g，当归 10g，乳香 10g，没药 10g，生甘草 6g。水煎，分 3 次服，1 日 1 剂。用于治疗乳痈。

4. 金银花 30g，炙穿山甲 9g，鹿角 3g。水煎，分 3 次服，1 日 1 剂。用于治疗乳痈。

5. 车前草 10g，鱼腥草 20g。水煎，以黄酒为引，分 3 次服，1 次 1 剂。用于治疗乳痈。

6. 苦参 20g。水煎，分 3 次服，1 日 1 剂。用于治疗乳痈。

7. 重楼 10～20g。研为末，加水适量，煎半小时后加白酒适量，再煎，取药汁，1 日分 4 次服下。用于治疗乳痈。

8. 仙人掌 1 片。将仙人掌去刺、皮，捣烂如泥，外敷患处。用于治疗乳痈，乳头裂。

9. 鹿角 20g，小葱 100g。先将鹿角锉为细末，再将小葱捣烂取汁，兑入适量甜酒后冲服鹿角粉，1 次 10g，1 日 2 次。用于治疗乳痈初起。

10. 生半夏 1 个，葱白 3g。将上药共捣烂，制成小丸，左侧乳痈塞右鼻孔，右侧乳痈塞左鼻孔。用于治疗乳痈初起。

11. 鲫鱼 1 条，蒲公英 100g。将上药加水适量，共炖熟，再加少量食盐。食鱼、药并喝汤。用于治疗乳痈。

12. 鸡蛋 1 个，鸦胆子树根 15g。将上药加水适量，共煮 30 分钟，只食鸡蛋，1 日 1 次。用于治疗乳痈初起。

13. 鸡蛋 2 个，鸭跖草 30g，白糖少许。先加水适量，煎鸭跖草，取药汁另炖，再打入鸡蛋，兑入白糖，调匀服用。用于治疗乳痈。

14. 王不留行 6g，蒲公英 6g，瓜蒌仁 6g。水煎，代茶饮，1 日 1 剂。用于治疗乳痈初起。

15. 蒲公英 12g，忍冬藤 6g。水煎，代茶饮，1 日 1 剂。用于治疗乳痈初起。

16. 丝瓜络 6g，蒲公英 6g，瓜蒌 6g，浙贝母 3g。水煎，代茶饮，1 日 1 剂。用于治疗乳痈已成脓者。

17. 蒲公英 12g，续断 6g。水煎，代茶饮，1 日 1 剂。用于治疗乳痈初起，乳房胀痛甚者。

18. 续断 6g，皂角刺 6g。水煎，代茶饮，1 日 1 剂。用于治疗乳痈胀痛甚者。

19. 旋覆花 6g，蒲公英 6g，青皮 6g，白芷 6g，甘草 3g。水煎，代茶饮，1 日 1 剂。用于治疗乳痈症见乳房内有包块者。

20. 紫花地丁 12g，重楼 6g。水煎，代茶饮，1 日 1 剂。用于治疗乳腺增生，有结块者。

痔疮

痔疮，又称痔或肛门生痔，是指直肠末端与肛门处血脉瘀结，形成小肉突起，伴有出血、疼痛、脱出的症状。因其发生的部位不同，可分为内痔、外痔、混合痔三种类型。

中医古籍中记载的"牡痔""牝痔""脉痔""血痔""肠痔"即为此病。

内痔是指生于肛门齿线以上、黏膜下的痔上静脉丛扩张、屈曲和充血而形成的柔软静脉团。其形成原因，主要是由于静脉壁薄弱，失去了正常的弹性，兼因饮食不节，大便失调，以及久坐、久立、远行、妊娠多产诸因素，致燥热内生，下迫大肠，经络阻滞，血液回流受阻，邪热与血瘀结滞，郁积而为痔。其主要症状为便血，大便时疼痛，痔核较大者可伴有脱垂等。治疗方法有内治、外治、手术治疗等。

外痔是指发生于肛门齿线以下，痔外静脉丛扩大、曲张，或痔外静脉破裂，或反复发炎纤维增生而成。其形成原因多因湿热下注，或肛门裂伤，毒邪外侵等，致气血运行不畅，经脉阻滞，或因热迫血下行，瘀结不散而成。其主要症状为肛门部坠胀、疼痛，有异物感。一般无须治疗，当发炎肿痛时，可用熏洗法或外敷适宜药物，必要时可考虑手术治疗。

混合痔是直肠上、下静脉丛同时曲张、延长、扩大、相互沟通吻合，使内痔部分和外痔部分形成一整体者。其临床症状与治疗方法与内痔、外痔大致相同。

本病在中医临床应辨证论治时：因于风火燥结者，应宣散泻火；因于湿热蕴结者，应疏利湿热；因于气血瘀结者，应活血化瘀；因于气虚下陷者，应补中升提。对出血脱出严重者，又当内外兼治，施以枯痔、结扎、消痔手术，方可断根。

中药辨证治疗

方一

药物组成：防风 15g，秦艽 12g，当归 15g，川芎 12g，生地 15g，白芍 12g，茯苓 12g，连翘 15g，槟榔 15g，栀子 12g，地榆 12g，槐花 12g，白芷 12g，苍术 12g，甘草 9g。

功能主治：具有疏风泻火，润燥凉血的功能。适用于风火燥结引起的肛门生痔。症见便时有物脱出肛边，滴血或血喷如箭，大便干燥秘结，数日一行，形如羊粪，排出困难，伴有口舌干燥，心烦头晕，腹胀不适，小便短赤，舌红少津，苔黄燥，脉浮数或洪。

用法用量：水煎，分 3 次服，1 日 1 剂。

方二

药物组成：槐角 15g，防风 15g，地榆 15g，当归 12g，枳壳 15g，黄芩 15g。

功能主治：具有清热利湿，祛瘀消结的功能。适用于湿热蕴结引起的肛门生痔。症见便时有物脱出，滴血，肛门坠胀或灼热，大便排出不畅，里急后重，常伴腹胀纳呆，身重倦困，舌苔黄腻，脉象滑数。

用法用量：水煎，分 3 次服，1 日 1 剂。或共研为细末，炼蜜为 9g 丸，1 日 2～3 次，每次饭后服 1 丸。

方三

药物组成：生地 15g，当归 15g，地榆 15g，槐角 15g，黄连 12g，天花粉 12g，甘草 9g，升麻 9g，赤芍 12g，枳壳 12g，黄芩 12g，荆芥 12g。

功能主治：具有理气活血，消肿化瘀的功能。适用于气血瘀结引起的肛门生痔。症见便时有物脱出，出血较多，肛门坠痛，内外痔块混合肿大，大便排出困难感不易排净，伴有胀满腹胀，舌质紫暗，脉弦。

用法用量：水煎，分 3 次服，1 日 1 剂。或共研为细末，炼蜜为 9g 丸，1 日 2～3 次，每次饭后服 1 丸。

方四

药物组成：川芎 12g，当归 15g，白术 15g，人参 12g，黄芪 15g，陈皮 9g，甘草 9g，升麻 9g，柴胡 9g，黄芩 12g，黄连 12g，白芷 12g。

功能主治：具有益气养血，固摄脾肾的功能。适用于气虚下陷引起的肛门生痔。症见便时有物脱出，便后需用手送还，出血时现时止，肛门下坠，大便排出无力，伴有气短倦怠，食少懒言，面色白亮而无神，舌质淡，苔白，脉虚。

用法用量：水煎，分3次服，1日1剂。

单验方及食疗

1. 生地榆30g，槐花15g，火麻仁15g，桃仁10g，黄芪15g。水煎，分3次服，1日1剂。用于治疗痔疮肿痛出血。

2. 椿根皮9g，地榆炭9g，槐花炭12g。水煎，分3次服，1日1剂。用于治疗痔疮下血。

3. 野百合100g，槐米30g，白糖30g。先将前二味药加水适量，煎取药汁，兑入白糖调匀，分3次服，1日1剂。用于治疗内痔出血及肠风下血。

4. 槐实60～120g。水煎，分3次服，1日1剂。用于治疗痔疮下血。

5. 刺猬皮（砂烫）60g，地榆炭60g，金银花30g，槐米30g。将上药共研为细粉，1日3次服，1次9g，用温开水送服。用于治疗痔、瘘肛门肿痛，流脓水。

6. 马齿苋60g，露蜂房60g，白矾9g，冰片1g，花椒6g。将上药加水适量，共煎汤，趁热熏洗患处。用于治疗痔疮肛门肿痛。

7. 朴硝15g，野菊花60g。将上药加水1 500mL，煎10分钟，外洗肛门，1日2～3次。用于治疗痔疮，肛门湿痒。

8. 葱须60g，白矾10g。将上药加水适量，共煎汤，趁热熏洗肛门。用于治疗痔疮肿痛。

9. 黄连10g，核桃4个。将黄连研为细末，同核桃仁共捣成糊状，每晚涂于肛门处，外用纱布敷盖，连用5日为1个疗程。用于治疗痔疮肿痛。

10. 杏仁10粒（去皮、尖），百草霜2，大枣1个（煮熟，去皮、核）。将上药共捣如泥，制成药栓，每天塞入肛门1枚。用于治疗痔疮肿痛。

11. 马齿苋200g，公猪大肠头1副。将上药共置锅内，加水适量煎至肠烂，食肠喝汤，1日1次。用于治疗痔疮下血。

12. 大黄30g，生地30g，公猪直肠1副。将大黄、生地装入猪直肠内，加水适量，煮熟，去药渣，食肠喝汤，1日分2次服完。用于治疗痔疮肿痛、下血。

13. 大青蛙 1 只，猪直肠 1 副。将青蛙焙干，研为细末，装入猪直肠内，加水适量，煮熟，食肠喝汤。用于治疗痔疮肿痛。

14. 旱莲草 60g，猪瘦肉 60g。将上药加水适量，共炖至肉熟，食肉喝汤。用于治疗痔疮肿痛出血。

15. 美人蕉茎叶 200g，公猪肉 100g。将上药加水适量，共炖至肉熟，食肉喝汤，1 日 1 剂。用于治疗痔疮、肛裂肿痛。

16. 绿豆芽 120g，白萝卜 120g，梨 120g，桑白皮 15g。将上药加水适量，共煮熟，去桑白皮渣，食药喝汤。用于治疗痔核出血。

17. 百部 25g，仙鹤草 20g，红糖 15g，鸡蛋 3 个。先将百部、仙鹤草、鸡蛋加水适量，共煎至鸡蛋熟，除去蛋壳，再加入红糖调匀，吃蛋喝汤，1 日 1 剂。用于治疗痔疮肿痛、出血。

18. 熟无花果 10 个。将无花果剥皮生食，每日早、晚各吃 5 个，连吃 5~7 天。用于治疗痔疮肿痛。

19. 香蕉 2 个。连皮煮熟食之。用于痔疮便后下血。

20. 黄连 20g，五倍子 20g，椿根白皮 20g，猪大肠 500g。先将前三味共研为细末，装入猪肠内，扎紧两头，装入碗内，隔水蒸熟，焙干，再研为细末，制成 20 丸，1 次 1 丸，1 日 3 次，温开水送服。用于治疗痔疮肿痛。

脱肛

脱肛又称肛管直肠脱垂，系直肠黏膜、肛管、直肠和部分乙状结肠向下移位、脱出肛门外的一种疾病。多见于体质虚弱的小孩和老年人。

中医认为，脱肛是全身虚弱的一种表现。如小儿先天不足，气血未旺；老人气血衰退，中气不足；妇女分娩用力耗气，气血亏损；以及久泻、久痢、习惯性便秘、久咳等，致气虚下陷，固摄失司而成。

本病初起仅于大便时肛门脱出，便后多能自行回缩。病延日久者，肛门脱出较甚，常需用手托纳回复，而且每于行走、劳累、咳嗽、用力而发。脱出时下腹坠胀不适。若脱久而回纳，则局部可发生充血、水肿、出血等，肿痛亦常加剧，甚则溃烂。

对脱肛的治疗，有内治、外治、针灸、手术等方法。内治宜补气、升提、固脱为主；外治宜收敛、固涩为主。并可同时辅以熏洗、外敷。

本病在中医辨证时，又有中气下陷、肾阳虚衰、湿热蕴蓄引起脱肛的区别。

中药辨证治疗

方一

药物组成：炙黄芪 15g，人参 12g，甘草 12g，白术 15g，当归 15g，陈皮 9g，升麻 9g，柴胡 6g，生姜 6g，大枣 15g。

功能主治：具有益气升陷，固涩收脱的功能。适用于中气下陷引起的脱肛。症见肛门脱出，咳时或大便时即脱出，需用手按揉方能收回，肛头色淡，无红肿疼痛，面色白，口唇淡，气短，或有咳嗽，舌质淡，少苔，脉虚弱无力。

用法用量：水煎，分 3 次服，1 日 1 剂。或共研为细末，炼蜜为 9g 丸，1 日 2~3 次，每次饭后服 1 丸。

方二

药物组成：熟地 24g，山茱萸 12g，山药 12g，茯苓 12g，丹皮 9g，泽泻 9g，肉桂 3g，附片 3g，黄芪 15g，升麻 9g，柴胡 6g，诃子 15g，五倍子 9g，生姜 6g，大枣 15g。

功能主治：具有益气、升提、固摄、温补肾阳的功能。适用于肾阳虚衰引起的脱肛。症见脱肛伴见头昏眼花，健忘，五更泄泻，或有遗精阳痿，腰膝酸软，全身畏寒，小溲频数，舌体胖嫩，苔少而润，脉沉细。

用法用量：水煎，分 3 次服，1 日 1 剂。或共研为细末，炼蜜为 9g 丸，1 日 2~3 次，每次饭后服 1 丸。

方三

药物组成：生地 15g，白芍 15g，甘草 12g，续断 12g，地榆 12g，黄芩 12g，槐花 12g，乌梅 12g，荆芥穗 9g。

功能主治：具有清热利湿，散火通便的功能。适用于湿热蕴蓄引起的脱肛。症见肛门脱出，红肿疼痛，或口渴便燥，面赤唇红，舌质红，苔黄，脉弦数。

用法用量：水煎，分 3 次服，1 日 1 剂。

单验方及食疗

1. 黄芪 15g，桔梗 5g，炙升麻 10g，益母草 15g。水煎，分 3 次服，1 日 1 剂。用于治疗脱肛。

2. 党参 10g，白术 10g，炮姜 5g，炙甘草 5g。水煎，分 3 次服，1 日 1 剂。用于治疗脱肛。

3. 防风 50g，升麻 50g。水煎，分 3 次服，1 日 1 剂。用于治疗气虚脱肛。

4. 升麻 6g，党参 9g，肉苁蓉 6g，地龙 6g。水煎，分 3 次服，1 日 1 剂。用于治疗气虚脱肛。

5. 木槿皮 200g。加水适量，煎汤，趁热坐浴。用于治疗脱肛。

6. 刺猬皮 15g，鳖甲 15g，肉桂 10g，磁石 5g。将上药共研为细末，用开水冲服，1 日 3 次，1 次 1g。用于治疗脱肛。

7. 五倍子 9g，白矾 3g。将上药共用水煎汤，洗脱出之肛肠，连用数次。用于治疗脱肛。

8. 升麻 5g，乌梅 5g。将上药加水适量，共煎汤，趁热熏洗肛门。用于治疗脱肛。

9. 五倍子 6g，煅龙骨 6g，诃子 6g。将上药共研为细粉，外敷脱出之肛肠。用于治疗脱肛。

10. 诃子 15g，龙骨 15g，赤石脂 15g。将上药共研为细末，撒患处。用于治疗脱肛。

11. 鱼腥草 60g，猪直肠 1 副。将鱼腥草装入猪直肠内，扎紧两端，加水适量，煮熟，食肠喝汤，1 日 1 次。用于治疗脱肛。

12. 猪大肠 500g，党参 150g，黄芪 60g，大枣 20 个。将上药加水适量，共炖熟，加少许食盐，吃肠、枣并喝汤，食量酌定。用于治疗脱肛。

13. 海带 60g，桑葚 30g，猪大肠适量。将上药装入猪大肠内，加水适量，共炖熟，连药肉共食之。用于治疗脱肛。

14. 木槿皮 90g，猪直肠 1 副。将木槿皮洗净，切碎，喷黄酒 30mL 后，入锅炒黄，装入猪肠内，两头扎紧，加水适量，炖熟，食肠喝汤。用于治疗脱肛。

15. 田螺肉 120g，猪肉 120g。将上药加水适量，共炖熟食之。用于治疗脱肛。

16. 土人参 60g，鸡肉 100g。将上药加水适量，共炖熟后连药肉共食之。用于治疗脱肛。　　［土人参为马齿苋科植物栌兰 Talini paniculati (Jacq.) Gaertn. 的根。］

17. 黄芪 10g，鸡蛋 1 个。将上药加水适量，共炖至鸡蛋熟后，食蛋喝汤，1 日 1 剂，连用 3~5 剂。用于治疗脱肛。

18. 棕榈树子 7 个，花椒子 7 粒，鸭蛋 3 个。将前两味药共研为细末，分为 3 份，每个鸭蛋打 1 个小孔，分别装入 1 份药末和少量白酒，用纸糊口，置笼上蒸熟食之，1 日 1 个。用于治疗脱肛。

19. 柿饼 2 个。将柿饼先用火烧熟，再煎水代茶饮，1 日 1 剂。用于治疗脱肛。

20. 南瓜根 100g，白糖适量。将南瓜根加水适量，煎取药汁，加入白糖调匀服，1 日 1 剂。用于治疗脱肛。

第五章　皮肤科疾病

带状疱疹

　　带状疱疹是一种急性疱疹性皮肤病，因其常见于腰胁间，蔓延如带，故有"缠腰龙"之称。

　　中医古籍中记载的"缠腰火丹""蜘蛛疮""蛇丹""蛇串疮""蛇缠腰""串腰龙"等都是指本病。

　　本症初起，局部皮肤感烧灼刺痛，旋即发红，出现米粒或豌豆大的水疱，累累如串珠，常呈条状排列，疱液先为透明，后转混浊。现代医学认为本病是由水痘——带状疱疹病毒感染所引起的一种皮肤病，该病毒感染了无免疫力或免疫力低下的儿童，就会发生水痘，而感染了曾患过水痘而有部分免疫力的成人，则发生带状疱疹。当感染水痘后，病毒潜伏在脊髓后根神经节内或三叉神经节内，当机体免疫力低下时，如患某些传染病、恶性肿瘤，以及受到外伤时，病毒被激活，使已经受影响的神经节发炎，并沿神经传皮肤，发生水疱，并出现疼痛等症状。

　　中医学认为本病是感受毒邪，湿、热、风、火郁于心、肝、肺、脾，经络阻隔，气血凝滞而成。因情志内伤，肝胆火盛，或脾湿郁久，湿热内蕴，外感毒邪而发。

　　本病具体辨证时又有热盛湿郁、热毒的营、脾虚湿盛、气滞血瘀之分。

中药辨证治疗

　　方一

　　药物组成：龙胆草12g，黄芩9g，栀子9g，泽泻9g，木通9g，车前子9g，当归9g，生地12g，柴胡6g，甘草6g。

　　功能主治：具有清热除湿止痛的功能。适用于热盛湿郁引起的带状疱疹。症见初起局部灼热刺痛，皮损呈鲜红色，水疱之壁较紧，或见大疱，血疱，常伴有身热恶寒，口苦咽干，口渴、烦躁易怒，食欲不佳，小便赤，大便干结或不畅，舌质红，苔黄或腻，脉弦滑微数。

用法用量：水煎，分3次服，1日1剂。

方二

药物组成：犀角3g，玄参15g，丹皮9g，麦冬15g，连翘12g，生地15g，黄连9g，金银花12g，竹叶心6g。

功能主治：具有清热解毒凉血的功能。适用于热毒的应引起的带状疱疹。症见病势急剧，发热壮盛，皮肤出现痘疮样水疱，遍及全身，痒痛相兼，兼见心烦口渴，舌质红绛，苔黄厚，脉多滑数。

用法用量：水煎，分3次服，1日1剂。

方三

药物组成：苍术15g，白术15g，陈皮12g，厚朴12g，猪苓12g，茯苓12g，泽泻12g，滑石15g，防风12g，栀子12g，木通12g，肉桂6g，甘草9g。

功能主治：具有健脾燥湿利水的功能。适用于脾虚湿盛引起的带状疱疹。症见病势较缓，局部皮损呈淡红色或黄白色，水疱之壁松弛，或湿烂，疼痛稍轻，口不渴，不思饮食，或食后腹胀，大便时溏，舌体胖，苔白厚或白腻，脉缓或滑。

用法用量：水煎，分3次服，1日1剂。

方四

药物组成：黄芪15g，潞党参15g，白术12g，鸡血藤12g，鬼箭羽12g，红花9g，桃仁12g，苦楝子12g，金银花12g，丝瓜络9g。

功能主治：具有益气活血化瘀的功能。适用于气血瘀滞引起的带状疱疹。症见皮疹色深红，水疱不丰满，或皮疹消退后，持久性针刺样窜痛，久不消失，多见于老年体弱者，舌体胖，苔白厚或白腻，脉缓或滑。

用法用量：水煎，分3次服，1日1剂。

单验方及食疗

1. 西河柳50g。水煎，分3次服，1日1剂，另用大蒜煎汤洗患处。用于治疗带状疱疹。

2. 全瓜蒌1个，红花6g，甘草10g。水煎，分3次服，1日1剂。用于治疗带状疱疹。

3. 柴胡12g，黄芩9g，天花粉12g，荆芥5g，防风5g，陈皮5g，白芍9g，龙胆草9g，连翘50g，甘草6g。水煎，分3次服，1日1剂。用于治疗带状疱疹。

4. 云南白药适量。用菜油或食醋调成糊状，直接敷于患处，以能全部覆盖皮损为度，1日2次，1周左右皮损结痂愈合。用于治疗带状疱疹。

5. 冰片1.5g，雄黄10g。将上药共研碎后溶于75%的乙醇100mL内即成雄黄冰片酊。用生理盐水洗患处后，外涂雄黄冰片酊，每日4~6次。用于治疗带状疱疹。

6. 蒲黄、青黛、滑石各等份。共研为细末，患处如渗液可用干粉外扑，无渗液者用香油调涂患处。根据情况，1日数次。用于治疗带状疱疹。

7. 土鸡蛋1个。将鸡蛋煮熟，取出蛋黄放入锅中捣碎，用微火炒，稍后便会出油，取油弃掉残渣，将油倒入洁净的容器中，候冷备用。先将患处用生理盐水清洁一遍，待患处干后，将鸡子黄油涂于患处，大约20分钟左右患者疼痛减轻，此时鸡子黄油已挥发近1/2，这时再涂一遍，一日可重复多次，直至痊愈。用于治疗带状疱疹。

8. 鲜马齿苋500g，明矾20g，食盐15g。将上药共捣成糊状，外敷患处，药膏变热即更换。用于治疗带状疱疹。

9. 五倍子3g，枯矾3g，冰片0.3g。将上药共研为细末，用麻油调成稀糊，外涂患处。用于治疗带状疱疹。

10. 仙人掌、糯米粉各适量。刮去仙人掌外面的刺，和糯米粉混合捣烂，外敷，1日2次，5天为1个疗程。用于治疗带状疱疹。

11. 豨莶草6g，野菊花6g，蒲公英6g，金银花6g。水煎，代茶饮，1日1剂。用于治疗带状疱疹初起。

疣

疣，又称皮肤疣，俗称"瘊子"。是指皮肤表面的小赘生物而言，小如黍米，大如黄豆，表面光滑或粗糙，形如帽针头或花蕊，呈正常肤色或黄白色。是青年人常见的皮肤病之一。

中医古籍记载的"鼠乳""枯筋箭""扁瘊"即属本病范畴。

皮肤疣是一种由病毒（人乳头瘤病毒）引起，发生于皮肤浅表的赘生物。临床上根据疣的皮损形态，大致分为寻常疣、扁平疣、传染疣、尖锐湿疣等四种。

寻常疣多见于青少年，好发于手背、足背、手指、足趾以及头面部。皮疹小如粟米，大如黄豆，呈灰白或污黄色，少者一二处，多则数十处，一般无自觉症状，位于甲缘者，可有压痛。

扁平疣多见于青年，好发于面部、前背和手背等处。皮疹为粟米至黄豆大的淡褐色坚实扁平小丘疹，表面光滑发亮，数目较多，散在或成群出现，一般无自觉症状，有时微痒。

传染性疣以儿童为多见，好发于躯干和面部。皮损多半球形丘疹，米粒到黄豆、豌豆大小，中央有脐凹，表面有蜡样光泽，数目不定，呈散在或簇集性分布，一般无自觉症状。

尖锐湿疣主要发生于生殖器部位，偶见于腋窝、脐部和足趾间等。皮损初起为微小淡红色乳头状丘疹，逐渐增大，互相融合，形成菜花样增生。常因脓性物质堆积于皮损的裂缝间，致患部湿润，且有恶臭。

中医认为本病多由风热毒邪搏于肌肤而生，或因肝失荣养，失其藏血之功，导致血枯生燥，筋气不荣，复感风热毒邪而致。在具体辨证时又有血虚风燥、风邪挟热、风热邪毒、气血凝聚之分。

对疣的治疗，可采用内外合治的方法，内治多采用清热解毒，活血化瘀，平肝潜阳等法进行治疗。外治可根据不同情况，施以推疣法，艾灸法等。

中药辨证治疗

方一

药物组成：熟地 24g，山药 12g，山茱萸 12g，茯苓 9g，泽泻 6g，丹皮 6g，当归 12g，白芍 12g。

功能主治：具有滋肾水生肝血，润燥消风的功能。适用于血虚风燥引起的皮肤疣。症见皮损为粟米或黄豆大，圆形或不整形的赘生物，正常肤色，质坚，表面粗糙不平而带刺，好发于手背、掌跖部，或头面部，一般无自觉症状，较大者可有疼痛感。

用法用量：水煎，分 3 次服，1 日 1 剂。或共研为细粉，炼蜜为 9g 丸，1 次服 1 丸，1 日 2~3 次。

方二

药物组成：马齿苋30g，败酱草15g，大青叶15g，紫草15g。

功能主治：具有清热解毒的功能。适用于风邪挟热引起的皮肤疣。症见皮损为帽头或绿豆的大扁平坚韧丘疹，正常肤色或淡褐色，表面光滑，好发于面颊及手背，有轻微痒感。

用法用量：水煎，分3次服，1日1剂。

方三

药物组成：①外洗方：马齿苋、蜂房、细辛、白芷、陈皮各适量。
②外擦方：雄黄、郁金、巴豆霜各适量。

功能主治：具有清除疣体的功能。适用于风热邪毒引起的皮肤疣。症见皮损为绿豆大或豌豆大半球形隆起的丘疹，中央有脐窝，表面光泽，形如"鼠乳"，成散在出现或数个一群，刺破可挤出白色乳酪样物。

用法用量：可用方①外洗，1日2~3次。或将皮肤消毒后，用三棱针挑刺疣体，挤出白色小体，用方②药粉擦患处。

方四

药物组成：当归15g，赤、白芍各12g，桃仁12g，红花9g，熟地15g，牛膝12g，赤小豆12g，穿山甲12g。

功能主治：具有活血软坚的功能。适用于气血凝聚引起的皮肤疣。症见皮损为黄豆至蚕豆大坚实的斑块，中央呈白黄色硬结，压迫时有明显疼痛，好发于手足底或手掌部。

用法用量：水煎，分3次服，1日1剂。

单验方及食疗

1. 当归15g，赤、白芍各12g，川芎、黄檗各6g，胡黄连5g，苦参6g，白芷10g，防风6g，荆芥、薄荷各5g，蔓荆子5g，升麻5g，白蒺藜12g，菊花10g，大力子6g，胡麻仁6g，威灵仙10g。水煎，分3次服，1日1剂，2~4周为1个疗程。用于治疗皮肤疣。

2. 生薏苡仁、大青叶、牡蛎各10g，败酱草、夏枯草、赤芍各6g。将上药水煎2次，头煎加水适量，取药汁分早晚2次服用，二煎加水煎取药汁约1 000mL，倒入盆内，趁热熏洗患处，每日2次，每次10~20分钟，每日1剂。用于治疗皮肤疣。

3. 板蓝根50g，土茯苓30g，玄参30g，黄连30g，百部25g，地肤子

25g，蛇床子 25g，苦参 25g，龙胆草 15g，炒黄檗 15g，蝉蜕 5g。将上药加水适量，水煎 2 次，分 3 次服；再用第 3、4 次煎液熏洗患处，并用 2.5%5 - 氟尿嘧啶液点于疣体表面，1 日数次。用于治疗尖锐湿疣。

4. 白花蛇舌草 30g，土茯苓 30g，生薏苡仁 30g，生牡蛎 30g。水煎，分 3 次服，1 日 1 剂。用于治疗扁平疣。

5. 马齿苋 30g，败酱草 20g，土茯苓 20g，板蓝根 20g，萹蓄 20g，芒硝 20g。将上药加水适量，煎取药液 500mL，倒入干净盆中，搽洗患处，然后再坐浴 10 分钟，早、晚各 1 次，1 周为 1 个疗程。用于治疗尖锐湿疣。

6. 鲜芹菜根适量。将芹菜根捣烂取汁，涂擦患疣部。用于治疗皮肤疣。

7. 乌梅 200g，食盐、食醋各适量。将乌梅煮烂去核，文火收膏，加盐和醋调成稀糊。用于治疗皮肤疣。

8. 白矾 30g，木贼草 30g，生香附 30g。将上药加水适量，煎取药液外洗，1 日 2 次。连用 15 天为 1 个疗程。用于治疗扁平疣。

9. 煅石膏 30g，滑石 30g，煅炉甘石 12g，枯矾 9，广丹 3g，轻粉 3g，冰片 2g。共研为极细粉，用凡士林油调成软膏外涂，1 日 2 ~ 3 次。连用 15 天为 1 个疗程。用于治疗皮肤疣。

10. 鸦胆子仁适量。捣碎如泥外敷，三五日换一次。用于治疗皮肤疣。

11. 薏苡仁 30g，小米 30g。将上药加水适量，共煮为粥，分 3 次食用，每日 1 剂。用于治疗皮肤疣。

12. 薏苡仁 10 ~ 30g。将上药加水适量，煮为粥，1 次食用，每日 1 剂，连续服用 2 ~ 4 周。用于治疗皮肤疣。

13. 薏苡仁 60g（小儿为 30g），大米适量。将上药加水适量，共煮为饭或粥食用，每日 1 次，连吃 20 天。用于治疗皮肤疣。

14. 薏苡仁 500g，白砂糖 500g。薏苡仁研细末与白砂糖共拌匀，每次 1 匙，1 日 2 ~ 3 次，连续服用 20 天。用于治疗皮肤疣。

15. 生薏苡仁 50g。加水适量，炖熟后分 3 次服，每日 1 剂，10 ~ 15 日为一个疗程。用于治疗皮肤疣。

16. 生薏苡仁 30g，白扁豆 30g。将上药加水适量，共炖熟后分 3 次服，用于治疗皮肤疣。

17. 食醋 100mL，鸡蛋 1 个。将鸡蛋入食醋内浸泡 1 周后，取出食之，1 日 1 个，连服 3 周，用于治疗皮肤疣。

18. 生姜、食醋各适量，鸡蛋 7 个。将生姜入醋内泡 24 小时后捣烂，取汁，涂患处，鸡蛋入醋内泡 3 日后，内服，1 日 1 个，用于治疗皮肤疣。

19. 七叶一枝花 5g，猪油 5g，鸡蛋 1 个。将七叶一枝花研为细末，同鸡蛋、猪油共调匀，装于碗内，隔水蒸熟后，1 日分 1~2 次服食；或用鸡蛋清调七叶一枝花细末，外擦患处。用于治疗皮肤疣。

脓疱疮

脓疱疮，又称天泡疮、黄水疮、脓水疮等。是指皮肤表面发生内含脓液、高起膨隆的小疮而言。脓疱呈黄色或乳白色，有的初发即为脓疱，有的则从水疱变化而来，也可因痱子、湿疹等经搔抓，皮肤破损后染毒所致。是一种易于接触传染、常见的化脓性皮肤病，好发于夏、秋季节，常在托儿所、幼儿园、家庭中流行，儿童尤为多见。

本病多发于脸面、耳、项、四肢等暴露部位，重者可蔓延全身。患处一般表现为黄豆乃至蚕豆大的脓疱，周围发红、焮热疼痛，疱壁薄而易破，内含透明水液、后变混浊，渗流黄水，干燥后结成脓痂，一般无全身症状。

中医称本病为"疱疮""脓疱"，尚有"春脓疱""秋脓疱"之称。本病大致可分为湿热证和脾虚证两种类型，前者治宜清暑利湿解毒，后者宜健脾渗湿，以内外合治为佳。在辨证时，又有毒热浸淫、湿毒凝结、湿热蕴结、营血郁热的区别。

因本病传染性很强，故在托儿所、幼儿园、学校等公共场所，夏天应定期检查，发现患者应立即隔离治疗，勤换衣服，清洗消毒。另外患处禁止碰水，勿用水洗或洗澡，防止再起。

中药辨证治疗

方一

药物组成：茯苓 15g，金银花 15g，紫花地丁 15g，黄连 12g，黄芩 12g，黄檗 12g，栀子 12g。

功能主治：具有清热解毒的功能。适用于毒热浸淫引起的脓疱疮。症见脓疱呈豆状，疱壁薄色黄，周围红晕，破溃后溢出黏稠脓液，易干枯，形成黄厚脓痂，常有接角感染之特点，严重者可有周身壮热，头痛咽干，口渴欲饮，大便秘结，小便短黄，舌质红，苔黄燥，脉滑数。

用法用量：水煎，分3次服，1日1剂。

方二

药物组成：茯苓15g，金银花15g，薏苡仁20g，车前子15g，泽泻15g，紫花地丁15g，滑石20g，栀子12g。

功能主治：具有解毒除湿的功能。适用于湿毒凝结引起的脓疱疮。症见初起为水疱，迅速变化成脓疱，或水疱、脓疱同时出现，集簇成群，疱壁薄呈乳白色，破溃后糜烂，脂水脓液交结，形成薄脓痂，伴有微热，口干不欲饮，舌质红，苔薄黄或根部稍腻，脉细或滑数。

用法用量：水煎，分3次服，1日1剂。

方三

药物组成：白术、白茯苓、栀子、茵陈、麦冬、生地、泽泻、黄芩、枳壳、苍术、连翘、元明粉、甘草各等份，竹叶20片，灯心20根。

功能主治：具有健脾祛湿清热的功能。适用于湿热蕴结引起的脓疱疮。症见脓疱表浅，小如粟粒，成批出现，反复发作，脓液浅黄，干枯后结成浆痂。若疱壁较厚不易破溃可有胀痛感。多见于素体肥胖，汗多之人，常有肌肤热，舌红，苔黄或腻，脉濡。

用法用量：水煎，空腹时服，1日1剂。

方四

药物组成：穿山甲12g，天花粉15g，甘草9g，乳香9g，白芷12g，赤芍12g，防风12g，当归12g，陈皮12g，金银花15g，川芎12g。

功能主治：具有活血清热解肌的功能。适用于营血郁热引起的脓疱疮。症见脓疱表浅，如米粒大小，发于红斑之上，脓液混有血液而略呈粉红色，干枯后易结成脓血痂，一般无明显全身症状，舌红或暗红，苔少，脉弦涩。

用法用量：水煎，分3次服，1日1剂。

单验方及食疗

1. 野菊花20g。水煎，分3次服，1日1剂。用于治疗脓疱疮。

2. 七叶一枝花根 9g，川牛膝 18g，葫芦巴 6g。水煎，分 3 次服，1 日 1 剂。用于治疗脓疱疮。

3. 蒲公英 30g，忍冬藤 30g，夏枯草 10g，木通 10g。水煎，分 3 次服，1 日 1 剂。用于治疗脓疱疮。

4. 蛇蜕适量。将蛇蜕剪碎焙干，研为细末，1 次 3g，1 日 3 次，用黄酒冲服。用于治疗脓疱疮。

5. 云南白药适量。先用生理盐水清洗患处，擦干后将云南白药粉直接涂擦患处，对病情较重者早晚各用 1 次。用于治疗脓疱疮。

6. 全蝎适量。将全蝎研为细末，撒膏药上，贴患处。用于治疗脓疱疮。

7. 苦参 6g，薏苡仁 15g，甘草 9g，大黄 6g。将上药加水适量，煎取药液，洗患处。用于治疗脓疱疮。

8. 十大功劳叶 100g，明矾 10g。将上药加水适量，煎取药液，洗患处，1 日 2～3 次。用于治疗脓疱疮。

9. 黄檗粉 10g，氧化锌粉 10g。将上药用香油调成糊，外涂患处。用于治疗脓疱疮。

10. 马钱子 3g，陈醋 30mL。将上药共研榨取药汁，外涂患处，1 日 3～4 次，连用 3～4 日。用于治疗脓疱疮。

11. 老鹳草 6g，地肤子 6g，黄柏 6g。水煎，代茶饮，1 日 1 剂。用于治疗脓疱疮，湿疹等。

12. 豨莶草 6g，野菊花 6g，蒲公英 6g，金银花 6g。水煎，代茶饮，1 日 1 剂。用于治疗脓疱疮。

13. 连翘 6g，蒲公英 6g，玄参 6g，皂角刺 6g。水煎，代茶饮，1 日 1 剂。用于治疗脓疱疮。

红鼻子

红鼻子，俗称酒糟鼻。是指鼻部色紫红如酒渣为主症的一种慢性皮肤病。有时在鼻周围可有紫红色丘疹或脓疱，严重时鼻子可肥大，顶端可形成结节。本病多见于壮年或嗜酒之人。

中医古籍中记载的"赤鼻""酒渣鼻"属本病范畴。

本病的发生多因肺胃积热上蒸，复遇风寒外束，血瘀凝结而成。或因长期嗜酒，酒气熏蒸，复遇风寒邪气，交阻肌肤所致。亦有因寄生毛囊虫所致者。

红鼻子的临床表现可分为三型，即红斑型、丘疹型、鼻赘型。皮损以红斑为主，多累及鼻准、鼻翼、两颊、前额等部位。少数鼻部正常，只发于两颊和额部。由于面部红肿而引起的鼻子发红不属本症治疗范围。

对本病可采用内治、外治，以及针刺等方法，但均需较长时间，方能获得效果。内治一般宜凉血清热，和营祛瘀为主。

中医辨证时，又有肺胃积热、毒热蕴结、血热、气血瘀滞等区别。

中药辨证治疗

方一

药物组成：潞党参 12g，枇杷叶 15g，黄连 12g，黄檗 12g，桑白皮 12g，甘草 6g。

功能主治：具有清热凉血的功能。适用于肺胃积热引起的红鼻子。症见鼻端潮红充血，用手指压迫红色迅速退去，手指抬起，旋又复见，并有口鼻发干，大便秘结，舌质红，苔薄黄，脉弦滑。

用法用量：水煎，分 3 次服，1 日 1 剂。

方二

药物组成：金银花 15g，野菊花 15g，蒲公英 15g，紫背天葵 15g，紫花地丁 15g。

功能主治：具有清热凉血解毒的功能。适用于毒热蕴结引起的红鼻子。症见除鼻端潮红外，局部常有肿胀，顶端有脓疱，疼痛，有时引起鼻周围红肿疼痛，并多有鼻热口渴，便干溲黄，舌质红，苔黄，脉浮滑或滑数。

用法用量：水煎，分 3 次服，1 日 1 剂。

方三

药物组成：红花 15g，鸡冠花 15g，凌霄花 15g，玫瑰花 15g，野菊花 15g。

功能主治：具有凉血清热，调和冲任的功能。适用血热引起的红鼻子。症见鼻端潮红，口鼻周围有散发红色丘疹，面颊部有毛细血管扩张，大便秘结，妇女可有月经不调，舌质红，苔薄黄或白，脉弦滑。

用法用量：水煎，分 3 次服，1 日 1 剂。

方四

药物组成：当归尾 15g，赤芍 12g，川芎 12g，生地 15g，红花 12g，桃仁 12g，鳖甲 15g，三七粉 10g。

功能主治：具有活血化瘀，软坚散结的功能。适用于气血瘀滞引起的红鼻子。症见鼻端暗红，肥大浸润，可有毛细血管扩张，表面皮肤增厚，毛孔扩大，甚者表面可呈结节状增殖，舌质暗红，苔黄腻，脉弦缓。

用法用量：水煎，分 3 次服，1 日 1 剂。

单验方及食疗

1. 当归 10g，生地 20g，赤芍 15g，川芎 9g，土茯苓 12g，陈皮 10g，红花 6g，甘草 6g，生姜 6g。水煎，分 3 次服，1 日 1 剂。用于治疗红鼻子。

2. 玄参 15g，生地 15g，白花蛇舌草 30g，黄芩 9g，大黄 9g，生山楂 12g，生石膏 12g，侧柏叶 12g，桑白皮 9g，辛夷花 6g。水煎，分 3 次服，1 日 1 剂。用于治疗红鼻子。

3. 金银花 15g，当归 10g，生地 10g，赤芍 10g，土茯苓 10g，川芎 6g，黄芩 6g，栀子 6g，陈皮 6g，红花 6g，五灵脂 6g，苍耳子 6g。水煎，分 3 次服，1 日 1 剂。用于治疗红鼻子。

4. 枇杷叶 10g，沙参 10g，桑白皮 10g，黄芩 6g，黄连 6g，黄檗 6g，生甘草 3g。水煎，分 3 次服，1 日 1 剂。用于治疗红鼻子。

5. 黄连 12g，黄芩 12g，黄檗 12g，栀子 10g。水煎，分 3 次服，1 日 1 剂。用于治疗红鼻子。

6. 葛根 10g，赤芍 10g，熟地 10g，白蒺藜 10g，大黄 5g，红花 5g，栀子 5g。水煎，分 3 次服，1 日 1 剂。用于治疗红鼻子。

7. 枇杷叶 30g，栀子 30g，苍术 10g，黄酒适量。将上药共研为细末，1 次 6g，1 日 3 次，用黄酒送服。用于治疗红鼻子。

8. 大黄粉 30g，硫黄粉 30g。将上药共加水或食醋适量，调匀成糊状，外涂患处，1 日 2～3 次。用于治疗红鼻子。

9. 枯矾 6g，青黛 6g，明矾 3g，食醋适量。将上药共研为细末，用食醋调成稀糊，外涂患处。用于治疗红鼻子。

10. 鲜苏叶、鲜菊花叶各等量。将上药用水洗净，捣烂，榨取药汁，外涂患处，1 日 2～3 次。用于治疗红鼻子。

11. 枇杷适量。吃枇杷果肉，不拘量、次。用于治疗红鼻子。

12. 鲜芦根 150g，竹茹 20g，粳米 60g。将芦根、竹茹用布包好同粳米煮粥，每日服 2 次，半个月为 1 疗程。用于治疗鼻红子。

13. 马齿苋、薏苡仁各 30g，金银花 15g。用水 3 碗先煎金银花至 2 碗，去渣，加马齿苋、薏苡仁煮粥，每日 1 剂，应连续食用。用于治疗红鼻子。

14. 金银花 9g，知母 15g，生石膏 30g，粳米 60g。金银花、知母、生石膏加适量水煮 20~30 分钟，弃渣取汁，再与粳米一起煮成粥，每日服 1 次，7 天为 1 疗程。用于治疗红鼻子。

荨麻疹

荨麻疹为一种瘙痒性过敏性皮肤病，以发无定处，忽起忽退，来去迅速，瘙痒无度，消退后不留痕迹为特点。系由机体对致敏性或刺激性因素感受性增高所致，为皮肤或黏膜的血管神经性反应。中医学中称之为风隐疹、风疹块等。

本病多由禀性不耐，对某些物质过敏所致。如动物蛋白的分解产物或未消化的食物，在肠道被吸收（如鸡蛋、牛奶、鱼肉、虾、蟹等），以及某些药物和生物制品往往诱发本病。此外，接触某些植物（如樱草、荨麻、花粉等）、体内有慢性疾病（如肠道寄生虫病、口腔疾病、慢性扁桃体炎等），皆可引起本病。

中医学认为，湿郁肌肤，复感风邪，使营卫不和。阴虚血燥或肠胃素为湿热郁结，又感受风邪，致内不得疏泄，外不得透达，郁于皮毛腠理之间而发为风疹。故本病主要是风、湿、热所致。

荨麻疹有急性、慢性之分。发作时皮肤突然瘙痒，迅速出现小如米粒，大如核桃大小不等的扁平隆起的风团，其周围红晕，成圆形或椭圆形，可彼此融合，自觉剧烈瘙痒、灼热，发作快，数小时即可消退。急性者一般一周左右即可停止发作，慢性者可经年累月不断发作。重者可伴有呕吐、恶心、腹痛，或气闷窒息感等。

急性荨麻疹多属实证，治宜祛风为主，可根据病情，适当配伍清热、散寒，或凉血之品；慢性荨麻疹多属虚证，或虚实夹杂之证，治宜补益气血，或调摄冲任。另外，若风团较广者，可用祛风药煎水外洗，以提高疗效。

中医在辨证时，又将本病分为风热、风寒、湿热、阴虚血燥等证型。

中药辨证治疗

方一

药物组成：荆芥 12g，防风 15g，薄荷 12g，芦根 15g，丹皮 12g，赤芍 15g，紫草 12g，地肤子 12g，蝉蜕 10g，野菊花 12g。

功能主治：具有疏风散寒固表的功能。适用于风寒引起的荨麻疹。症见皮疹色淡，遇冷则剧，舌质淡，苔薄白，脉迟。

用法用量：水煎，分 3 次服，1 日 1 剂。

方二

药物组成：荆芥 12g，防风 15g，羌活 15g，独活 15g，川芎 9g，土茯苓 12g，前胡 12g，红浮萍 12g，白鲜皮 12g，黄芪 15g，白术 12g。

功能主治：具有疏风清热的功能。适用于风热引起的荨麻疹。症见皮疹色较红，遇热加重，冷则退，口干尿黄，便结，舌质红，苔薄黄，脉浮数。

用法用量：水煎，分 3 次服，1 日 1 剂。

方三

药物组成：紫草 12g，绿豆 15g，黑豆 15g，赤小豆 15g，滑石 15g，黄檗 12g，地肤子 12g，土茯苓 12g，甘草 9g。

功能主治：具有清利湿热的功能。适用于湿热引起的荨麻疹。症见皮疹或红或白，胸闷不舒，食欲较差，腹痛便溏，尿黄，舌苔腻，脉濡或滑数。

用法用量：水煎，分 3 次服，1 日 1 剂。

方四

药物组成：生地 18g，赤芍 15g，川芎 12g，当归 15g，紫草 12g，丹皮 12g，蝉蜕 10g，地肤子 12g，女贞子 15g，旱莲草 12g。

功能主治：具有养阴补血祛风的功能。适用于阴虚血燥引起的荨麻疹。症见皮疹剧痒，秋天多发，口鼻干燥，便结，尿黄少，舌质淡少津，脉弦数。

用法用量：水煎，分 3 次服，1 日 1 剂。

单验方及食疗

1. 当归 15g，蝉蜕 15g，赤芍 12g，川芎 12g，苍术 12g，苦参 15g，防风 12g，细辛 6g，蛇床子 15g，地肤子 15g，透骨草 15g。水煎，分 3 次服，1 日 1 剂。用于治疗荨麻疹，皮肤瘙痒。

2. 蝉蜕 3g，紫背浮萍 6g。水煎，分 3 次服，1 日 1 剂。用于治疗荨麻疹。

3. 鲜地骨皮 30～60g。水煎，分 3 次服，1 日 1 剂，连服 2～3 剂。用于治疗荨麻疹。

4. 桂花 10g。水煎，分 3 次服，1 日 1 剂，连服数日。用于治疗荨麻疹。

5. 荆芥 6g，防风 6g，苍耳子 6g。水煎，分 3 次服，1 日 1 剂。用于治疗荨麻疹。

6. 蝉蜕 120g。洗净，焙干，研为细末，炼蜜为 9g 丸，1 次 1 丸，1 日 2 次，用温开水送服。用于治疗荨麻疹。

7. 浮萍（焙干）、牛蒡子（炒）各适量。将上药共研为细末，1 日 2 次，1 次 5g，用 9g 薄荷煎汤送服。用于治疗荨麻疹。

8. 地肤子 10g。水煎，分 3 次服，1 日 1 剂，或地肤子 100g，水煎取汤，熏洗患处。用于治疗荨麻疹。

9. 金钱草 250g。加水适量，煎取药汤，趁热熏洗患处。用于治疗荨麻疹。

10. 鲜青蒿适量。捣烂，搓患处，随搓随消。用于治疗荨麻疹。

11. 蒲公英 60g，土茯苓 15g，地骨皮 15g，蝉蜕 15g，瘦猪肉 30g。将上药加水适量，共炖至肉熟，食肉喝汤。用于治疗荨麻疹，皮肤瘙痒。

12. 荔枝干 9 粒，红糖 30g。将荔枝干加水适量，煎取药汁，加入红糖调匀，1 次服下，连服 3～4 次。用于治疗荨麻疹。

13. 木瓜 20g，红糖 10g。将木瓜加水适量，煎取药汁，加入红糖调匀，1 日分 2 次服。用于治疗荨麻疹。

14. 大枣 60～120g，当归 15g。将上药加水适量，煎取药汁，服药汁并分 2 次食枣。用于治疗荨麻疹。

15. 木通 30g，红糖 45g。水煎，代茶饮，1 日 1 剂。用于治疗荨麻疹。

16. 马勃 12g，食盐 2g。水煎，代茶饮，1 日 1 剂。用于治疗荨麻疹。

17. 枣树皮 60g，红糖 30g。水煎，代茶饮，1 日 1 剂。用于治疗荨麻疹。

18. 牛蒡子 6g，荆芥 6g，防风 6g，生地 6g。水煎，代茶饮，1 日 1 剂。用于治疗荨麻疹。

19. 地肤子 6g，蛇床子 6g。水煎，代茶饮，1 日 1 剂。用于治疗荨麻疹皮肤瘙痒。

20. 豨莶草 6g，白鲜皮 6g，荆芥 6g。水煎，代茶饮，1 日 1 剂。用于治疗荨麻疹皮肤瘙痒。

皮肤瘙痒

皮肤瘙痒，是皮肤产生痒感而欲搔抓，但又无原发皮肤损害的一种自觉症状。

本病的特征为：阵发性瘙痒、难以遏止，患者多需连续地、强烈地搔抓，至皮破血流、发生疼痛时方才住手。瘙痒时间短的只有数分钟，长的可达数小时之久。因晚间瘙痒，常致失眠和夜寐不安，白天多精神不振。

中医称本病为"风瘙痒""风痒""痒风""身痒"等。认为本病多因燥而致。若外有燥邪当令，燥则生风；内有肝肾阴血亏虚，阴津亏损，阴虚则火旺，火旺易化燥生风，故内燥与外燥相因，以致肌肤失养，故生风发痒。在治疗本病时，古代医家还总结出了"治风先治血，血行风自灭"的治疗原则。在具体辨证时，又将本病分为血虚、血热、风湿、风盛、风寒等引起皮肤瘙痒的区别。

本病患者，除必要的药物治疗外，平时应注意：少吃鱼、虾及刺激性食物，多吃水果；内衣要宽松，不宜用化纤织品；不要用碱性强的肥皂洗澡。

中药辨证治疗

方一

药物组成：生地 18g，当归 15g，玄参 15g，丹皮 12g，白蒺藜 12g，甘草 9g，煅龙、牡各 25g，赤芍 12g。

功能主治：具有养血润燥，祛风止痒的功能。适用于血虚引起的皮肤瘙痒。症见多发生于老年人，秋冬季尤剧，春夏转轻。皮肤干燥，全身遍布抓痕，经常在处可呈苔藓样改变，皮肤脱屑如糠秕状，或遍布血痂，或伴有面色无华，心悸失眠，头晕眼花，舌淡苔净，脉弦细数。

用法用量：水煎，分3次服，1日1剂。

方二

药物组成：生地18g，当归15g，熟地18g，黄芪15g，天冬15g，麦冬15g，桃仁12g，红花9g，天花粉12g，黄芩12g，升麻9g。

功能主治：具有凉血清热，消风止痒的功能。适用于血热引起的皮肤瘙痒。症见多发生于青壮年人，皮肤瘙痒，搔破呈条状血痕，夏重冬轻或遇热尤甚，得热则解，或伴有口干心烦，舌绛或舌尖红，苔薄黄，脉弦或滑数。

用法用量：水煎，分3次服，1日1剂。

方三

药物组成：全虫6g，皂角刺12g，猪牙皂角12g，白蒺藜15g，槐花12g，威灵仙12g，苦参12g，白鲜皮12g，黄檗12g。

功能主治：具有散风、除湿、止痒的功能。适用于风湿引起的皮肤瘙痒。症见皮肤瘙痒，搔抓后起水泡、丘疹、流水或皮肤变为湿烂，多见于青壮年人，夏季尤甚，舌苔白腻或薄黄腻，脉滑数。

用法用量：水煎，分3次服，1日1剂。

方四

药物组成：乌梢蛇12g，蝉蜕9g，荆芥12g，防风15g，羌活12g，白芷12g，黄连9g，黄芩9g，金银花12g，连翘12g，甘草9g。

功能主治：具有搜风清热，败毒止痒的功能。适用于风盛引起的皮肤瘙痒。症见多发于春季，周身皮肤瘙痒，痒无定处，日久不愈，皮肤可变肥厚呈苔藓化，状如牛领之皮，舌红苔薄黄，脉弦细。

用法用量：水煎，分3次服，1日1剂。

方五

药物组成：桂枝12g，麻黄9g，白芍12g，甘苦草9g，生姜12g，大枣15g，杏仁9g。

功能主治：具有祛风散寒的功能。适用于风寒引起的皮肤瘙痒。症见多发于冬季，皮肤瘙痒常在头面、胸前、颈周、双手等暴露部位，遇寒则甚，逢暖或汗出则减，舌淡苔白，脉浮缓或浮紧。

用法用量：水煎，分 3 次服，1 日 1 剂。

单验方及食疗

1. 金银花 10g，连翘 10g，生地 10g，丹皮 10g，赤芍 10g，当归 10g，制大黄 6g，荆芥 10g，防风 10g，蝉蜕 6g，制首乌 10g，女贞子 10g，生甘草 6g。水煎，分 3 次服，1 日 1 剂。用于治疗老年皮肤瘙痒。

2. 蝉蜕 20g，夜交藤 30g。水煎，分 3 次服，1 日 1 剂。用于治疗皮肤瘙痒。

3. 浮萍 12g，牛蒡子 15g，薄荷 10g，地肤子 12g。水煎，分 3 次服，1 日 1 剂。用于治疗皮肤瘙痒。

4. 路路通 50g。水煎，分 3 次服，1 日 1 剂。用于治疗皮肤瘙痒。

5. 丹参 12g，鸡血藤 10g，金银花 10g，连翘 12g，赤芍 12g，当归 9g。水煎，分 3 次服，1 日 1 剂，亦可将药渣再煎汤洗患处。用于治疗皮肤瘙痒。

6. 鸡血藤 500g，冰糖 500g。将鸡血藤加水适量，煎 3 ~ 4 次，过滤取汁，微火浓缩药汁，再加冰糖制成稠膏即可，常食之。用于治疗老年皮肤瘙痒。

7. 乌梢蛇 1.5g，蜈蚣 1.5g，全蝎 1.5g。将上药共研为细粉，每晚睡前用温开水一次冲服。用于治疗皮肤瘙痒。

8. 苦参 30g，甘草 20g。将上药加水适量，煎取药汁，洗患处。用于治疗皮肤瘙痒。

9. 黄连 15g，白酒 100mL。将黄连置白酒中浸泡 40 小时后，取药酒涂擦患处。用于治疗皮肤瘙痒。

10. 花椒 10g，葱籽 30g，硫黄 9g。将上药捣烂，加水 400mL，煮沸后，用药液涂擦患处。用于治疗皮肤瘙痒。

11. 泥鳅 30 ~ 50g，大枣 20g，食盐少许。先将泥鳅、大枣加水适量，置大火上烧沸，再用小火煮 25 分钟，加入盐、味精即成。每天 1 剂，连服 10 剂为 1 个疗程。用于治疗老年皮肤瘙痒。

12. 紫金藤 30g，鸡肉 30g。将上药加水适量，共炖至肉熟，食肉喝汤。用于治疗皮肤瘙痒。（紫金藤为木兰科植物长梗南五味子 Kadsura longepedunculata Finet et Gagn. 的茎藤。）

13. 胡萝卜 100g，白及 10g，枸杞子 20g，海参 20g，肉皮 100g，粳

米 100g。将上药加水适量，共煮成粥，服食。用于治疗老年皮肤瘙痒。

14．熟地 30g，当归 20g，陈皮末少许，粳米 40g。将上药加水适量，共煮成粥，服食，每日 2 次，中、晚餐各服 1 次。用于治疗老年皮肤瘙痒。

15．地肤子 6g，蛇床子 6g。水煎，代茶饮，1 日 1 剂。用于治疗皮肤瘙痒。

16．当归 6g，夜交藤 6g。水煎，代茶饮，1 日 1 剂。用于治疗血虚生风引起的皮肤瘙痒。

17．老鹳草 6g，地肤子 6g，黄檗 6g。水煎，代茶饮，1 日 1 剂。用于治疗皮肤瘙痒。

18．防风 6g，生地 6g。水煎，代茶饮，1 日 1 剂。用于治疗血虚生风引起的皮肤瘙痒。

19．荆芥 6g，蝉蜕 6g，金银花 3g，丹皮 3g，土茯苓 3g。水煎，代茶饮，1 日 1 剂。用于治疗皮肤瘙痒。

20．茵陈 6g，荷叶 6g。水煎，代茶饮，1 日 1 剂。用于治疗皮肤瘙痒。

黄褐斑

黄褐斑，是指女性面部出现的淡褐色或深褐色斑块。多见于成年女性，是一种色素代谢异常的疾病，严重影响患者的容貌。

其临床特点是面部突出部位渐渐出现淡褐色或深褐色斑，往往不被患者注意。色素斑最初为单发，渐渐数量增多，并逐渐融合成大小不一、形状不规则的斑片，对称分部于面部。以颏部、前额、两颊最突出，有时呈蝶翼状，多见于颏和上唇部，边缘清楚呈弥漫性，局部无炎症及鳞屑，也无自觉症状。色素随季节、日晒、内分泌改变而变化，但经久不退。

现代医学对其病因尚不清楚，可能与性激素失调及自主神经系统功能紊乱有关。光照和外界物理刺激是本病发病的诱因。在一些慢性疾病如月经不调、痛经、子宫附件炎、肝胆疾患、慢性酒精中毒、甲亢、结核病、内脏肿瘤等患者中也常发生，且与化妆品使用不当有关。现代生活节奏加快，长期精神紧张使自主神经系统功能紊乱的疾病越来越多，黄褐斑的发病率也呈上升趋势。

黄褐斑与中医学文献记载的"面尘""面黑""面黯""黧黑斑""肝斑""妊娠斑""蝴蝶斑"等相类似。本病的病因病机比较复杂，如情志不遂、暴怒伤肝造成肝郁气滞、气血瘀阻于面则生斑；或病久体弱、水湿久留、思虑伤脾导致脾虚不能化生精微、气血两亏、面部失养等。在中医辨证时，又有肝郁气滞、湿热内蕴、阴虚火旺引起黄褐斑的区别。

黄褐斑发生的预防措施：一是防止日晒，是避免黄褐斑加重的重要措施，外出时应根据季节选择适宜的防晒品，如防晒霜、遮阳帽、遮阳伞；二是不滥用化妆品，尤其是不用含有铅、汞的化妆品；三是多食富含维生素 C 的食物，如大枣、西红柿、西瓜、橘子、冬瓜、白菜、芹菜、柿子、香蕉等；四是自我调节情绪，注意劳逸结合，避免忧郁、烦躁、愤怒及长期过度的精神紧张，保持愉快、乐观、开朗、安定的情绪。

中药辨证治疗

方一

药物组成：①丹皮 12g，栀子 9g，甘草 9g，当归 12g，茯苓 15g，白芍 15g，白术 15g，柴胡 9g，生姜 6g，薄荷 6g。

②龙胆草 15g，栀子 12g，甘草 6g，当归 9g，黄芩 12g，柴胡 9g，生地 15g，车前子 12g，泽泻 15g，木通 12g。

功能主治：具有①疏肝理气，解郁泻火；②清肝泻火的功能。适用于肝郁气滞引起的黄褐斑。症见皮肤见浅褐、深褐色点状或片状斑，境界清晰，边缘不整，以颜面、目周、鼻周多见。伴有两胁胀痛，烦躁易怒，嗳气，纳谷不馨，舌苔薄黄，脉弦数。用方①；若肝火上炎，褐斑较深，头痛口苦者用方②。

用法用量：水煎，分 3 次服，1 日 1 剂。

方二

药物组成：滑石 15g，茵陈 12g，黄芩 9g 石菖蒲 6g，川贝母 6g，木通 6g，藿香 6g，射干 6g，连翘 6g，薄荷 3g，白豆蔻 6g。

功能主治：具有清化湿热，宣通气机的功能。适用于湿热内蕴引起的黄褐斑。症见褐色斑点，斑片见于前额、颜面、口唇、鼻部，境界不清，自边缘向中心逐渐加深其色，伴身重胸痛，渴不欲饮，舌苔黄腻，脉滑数。

用法用量：水煎，分 3 次服，1 日 1 剂。

方三

药物组成：知母 12g，黄檗 12g，熟地 24g 山茱萸 12g，山药 15g，泽泻 9g，茯苓 9g，丹皮 9g。

功能主治：具有滋阴降火的功能。适用于阴虚火旺引起的黄褐斑。症见斑块多见于鼻、额、面颊部，色淡褐或深褐色，呈点状或片状，大小不定，境界清楚，边缘不整。伴有头晕耳鸣，五心烦热，心悸失眠，腰酸腿软，舌质红，少苔，脉细数。

用法用量：水煎，分 3 次服，1 日 1 剂。或共研细末，炼蜜为 9g 丸，1 日 2~3 次，1 次用温开水送服 1 丸。

单验方及食疗

1. 黄连、当归各 10g，生地黄、丹皮各 12g，升麻 10g，血热重者可加青黛 10g。水煎，分 3 次服，1 日 1 剂。用于治疗黄褐斑。

2. 栀子、黄芩、荆芥、防风各 10g，当归、白芍、生地各 15g，麦冬、连翘、玄参、桔梗、甘草各 6g。水煎，分 3 次服，1 日 1 剂。用于治疗黄褐斑。

3. 生黄芪、党参各 20g，炒白术、炒苍术、当归各 15g，陈皮、五味子各 10g，肉桂、甘草各 6g。水煎，分 3 次服，1 日 1 剂。用于治疗黄褐斑。

4. 制何首乌、当归各 30g，赤芍、黄精、川续断各 15g，北沙参、女贞子、菟丝子、五味子各 10g，桂枝、附片各 6g。水煎，分 3 次服，1 日 1 剂。用于治疗黄褐斑。

5. 珍珠母 30g，生百合、夜交藤、炒枣仁各 20g，生地、当归、柏子仁、降香、炒白术、玉竹、钩藤、生白芍各 10g，制鳖甲 30g。水煎，分 3 次服，1 日 1 剂。用于治疗黄褐斑。

6. 血竭 5g，白扁豆 15g，当归 15g，白僵蚕 10g，白附子 10g，白芷 10g，白芍 15g，白茯苓 15g。水煎，分 3 次服，1 日 1 剂。用于治疗黄褐斑。

7. 柴胡、香附、赤芍各 15g，川芎、枳壳、荆芥穗、桔梗各 10g，当归 15g，川楝子、白芷、甘草各 6g。每日 1 剂，将上药加水适量，分三次煎取药汁。每剂药前两煎药汁内服，第三煎药汁外洗面部，1 日 2~3 次，每次 15~30 分钟。用于治疗黄褐斑。

8. 天花粉、鸡蛋清各适量。将天花粉研为极细粉，用鸡蛋清调成膏，先用温热水将脸洗净，并用热毛巾将面部捂热，再将药膏于面斑上涂擦一层，每日午休和夜睡前各 1 次，起床后将药洗去，连用 1 ~ 3 个月。用于治疗黄褐斑。

9. 白附子、白芷、滑石各 60g，白丁香 10g，绿豆粉 500g。将上药共研为细粉，每晚用净水调涂斑处。用于治疗黄褐斑。

10. 白芷粉 10g，白茯苓粉 10g，白及粉 10g，绿豆粉 20g，蜂蜜或牛奶适量。将上 4 种粉混匀，加适量蜂蜜或牛奶调和，如果感觉太稠可以稍加一些蒸馏水。将面膜敷于面上，可用温热毛巾覆盖，每次 20 分钟左右，每周可做 2 ~ 3 次。用于美容养颜。亦可用于治疗黄褐斑。

11. 白芍药花适量，红糖 10g，粳米 100g。将上药加水适量，共煮成粥，常食用。用于治疗黄褐斑。

12. 茉莉花 10g，葡萄干 10g，冰糖 50g，糯米 100g。将上药加水适量，共煮成粥，常食用。用于治疗黄褐斑。

13. 玫瑰花 5 朵，樱桃 50g，白糖 50g，粳米 100g。将上药加水适量，共煮成粥，常食用。用于治疗黄褐斑。

14. 枇杷 6 枚，白糖 10g，西米 100g。将上药加水适量，共煮成粥，常食用。用于治疗黄褐斑。

15. 白兰花 4 朵，大枣 50g，白糖 15g，蜂蜜 30g，粳米 100g。将上药加水适量，共煮成粥，常食用。用于治疗黄褐斑。

16. 红花 5g，菊花 5g，白糖 10g，粳米 100g。将上药加水适量，共煮成粥，常食用。用于治疗黄褐斑。

17. 人参 3g，白术 3g，白茯苓 3g，麦冬 3g，炙甘草 3g，车前子 3g，桂心 1.5g，红糖适量，粳米 100g。将上药加水适量，共煮成粥，常食用。用于治疗黄褐斑。

18. 薏苡仁 150g，莲米 50g，大枣 5 枚，冰糖 15g，粳米 100g。将上药加水适量，共煮成粥，常食用。用于治疗黄褐斑。

19. 新鲜玫瑰花瓣 500g，新鲜桂花适量，蜂蜜适量。水煎，代茶饮，1 日 1 剂。亦可用于治疗黄褐斑。

20. 生山楂 8g，当归 8g，白鲜皮 6g，白蒺藜 6g。水煎，代茶饮，1 日 1 剂。用于治疗黄褐斑。

粉刺

粉刺是指颜面、胸、背等处生丘疹如刺、可挤出白色碎米样粉汁的一类皮肤病。

本病相当于现代医学的痤疮，好发于青春发育期的男女，成年男子亦可发病。很多年轻人进入青春期后，脸上会不知不觉长出很多"青春痘"，西医称之为痤疮，民间常叫"粉刺"。"青春痘"虽对健康无碍，但却影响面容美观，使青年朋友十分苦恼。痤疮是一种毛囊皮脂腺的慢性炎症。一般认为与内分泌、细菌感染有关，是因毛囊口角化过度，皮脂分泌过多，淤积而呈黑头粉刺。粉刺棒状杆菌大量繁殖，分解皮脂，产生游离脂肪酸，而刺激毛囊，引起炎性反应，与饮食、遗传、局部卫生、细菌毒素及消化功能有密切关系。除面部外，前胸、后背也会出现黑色或红色丘疹，中央可有脓疱性或疖肿性改变，此起彼消，反复发生，愈后留有红色浅表疤痕。严重者有大小不等的囊肿性损害，囊肿愈后有疤痕，或形成疤痕疙瘩。

中医认为痤疮虽然生在皮肤表面，但与脏腑功能失调相关。故将痤疮分为湿热壅盛型、脾虚湿盛型和肝郁气滞型。在中医辨证时，又有肺热、胃热、血热、毒热、湿毒血热引起粉刺的区别。

除药物治疗外，患者平素应经常用温水、硫黄肥皂洗涤颜面；多吃新鲜蔬菜及水果，多饮水，不食或少食油腻及辛辣食物；生活要有规律，不熬夜；禁止用手挤压皮疹，尤其是鼻及口的周围，以免发生危险。

中药辨证治疗

方一

药物组成：潞党参 12g，枇杷叶 12g，黄连 9g，黄檗 9g，桑白皮 15g，甘草 9g。

功能主治：具有清泄肺热的功能。适用于肺热引起的粉刺。症见颜面部有与毛囊一致的丘疹，形如粟米大小，可挤出白粉色油状物质，皮疹以鼻周围较多，亦可见于前额，间或有黑头粉刺，有轻度发痒，常伴有口鼻干燥，大便干，舌质微红，苔薄白或薄黄，脉浮数。

用法用量：水煎，分 3 次服，1 日 1 剂。

方二

药物组成：大黄 12g，芒硝 9g，甘草 6g。

功能主治：具有清阳明腑热的功能。适用于胃热引起的粉刺。症见颜面部有散在毛囊性丘疹，形如粟米大小，可挤出白粉色油状物质，间或有黑头粉刺，以口周较多，亦可见于背部前胸，大便秘结，舌质红，苔腻，脉沉滑而有力。

用法用量：水煎，分 3 次服，1 日 1 剂。

方三

药物组成：当归 12g，生地 18g，赤芍 12g，川芎 9g，红花 9g，桃仁 12g，玫瑰花 12g，野菊花 12g，鸡冠花 12g，凌霄花 12g。

功能主治：具有凉血清热的功能。适用于血热引起的粉刺。症见颜面两颊有散在潮红色丘疹，形如粟米大小，以口鼻周围及两眉间皮疹较多，面部常有毛细血管扩张，遇热或情绪激动时面部明显潮红，自觉有灼热，妇女在月经前后皮疹常常增多，大便干燥，小便黄赤，舌尖红，苔薄，脉细滑而数。

用法用量：水煎，分 3 次服，1 日 1 剂。

方四

药物组成：金银花 15g，野菊花 15g，蒲公英 15g，紫花地丁 15g，紫背天葵 15g，连翘 15g，黄芩 12g。

功能主治：具有清热解毒的功能。适用于毒热引起的粉刺。症见颜面部有散在米粒大丘疹，丘疹顶端常有小脓疱，或周围有轻度红晕，自觉疼痛，脓疱此起彼落，反复不断，脓疱消退后皮肤表面可遗留凹陷性小瘢痕，形如橘皮，胸背常被累及，大便干燥或秘结，数日不行，小便黄赤，舌质红，苔黄燥，脉弦滑或数。

用法用量：水煎，分 3 次服，1 日 1 剂。

方五

药物组成：土茯苓 15g，薏苡仁 15g，萆薢 15g，车前子 15g，大豆卷 12g，泽泻 12g，板蓝根 15g，赤芍 15g。

功能主治：具有除湿解毒，活血化瘀的功能。适用于湿毒血瘀引起的粉刺。症见面部胸背除米粒大丘疹外，常发生黄豆大或樱桃大之结节或囊肿，皮肤表面高低不平，重者感染成脓疱，局部红肿疼痛，并可有头痛，身热等全身不适，颜面皮肤出油较多，胸背常有同样病损，舌质暗红，苔黄或白，脉缓或沉涩。

用法用量：水煎，分 3 次服，1 日 1 剂。

单验方及食疗

1. 荆芥 10g，防风 10g，白芷 10g，黄芩 10g，桔梗 10g，浮萍 10g，丹皮 10g，皂角刺 10g，生何首乌 20g，茯苓 20g，苦参 20g，牛膝 15g。水煎，分 3 次服，1 日 1 剂。用于治疗粉刺。

2. 法半夏 12g，陈皮 15g，茯苓 15g，薏苡仁 20g，淮山药 15g，白扁豆 15g，泽泻 15g。水煎，分 3 次服，1 日 1 剂。用于治疗粉刺。

3. 柴胡 12g，枳壳 15g，郁金 15g，佛手 15g，白芍 15g，陈皮 15g，夏枯草 15。水煎，分 3 次服，1 日 1 剂。用于治疗粉刺。

4. 白芷 20g，白薇 9g，人参叶 9g，蜀椒 3g，炙甘草 3g。水煎，分 3 次服，1 日 1 剂，7 日为 1 个疗程。用于治疗粉刺。

5. 白花蛇舌草 100g，甘草 12g。水煎，分 3 次服，1 日 1 剂。用于治疗粉刺。

6. 鲜紫背浮萍适量。将上药共捣烂，榨取药汁，外擦患处。用于治疗粉刺。

7. 紫背浮萍 15g，苍耳草 15g。将上药加水适量，煎取药汁，每日早、晚各 1 次服；另用药渣煎取药汁洗脸，连用 10 天为 1 个疗程。用于治疗粉刺。

8. 硫黄 9g，轻粉 6g，枯矾 5g，蛤粉 5g，杏仁 5g。将上药共捣为细面，外擦患处，1 日 1 次。适用于治疗粉刺。

9. 蓖麻仁 10 个，大风子仁 10 个，轻粉 2g，红粉 2g，麻油适量。将上药共捣烂，研细，用麻油调成稀糊，涂患处，1 日 2~3 次。用于治疗粉刺。

10. 黄芩 15g，黄檗 15g，黄连 5g，苦参 15g，甲硝唑 10 片，特级熟石膏粉 300g。将前 4 味药加水适量煎成药汁 150mL，待药温降至 40℃左右时倒入石膏粉，再将研为细粉的甲硝唑倒入，拌成糊状，均匀地覆盖整个面部，5 次为 1 个疗程。用于治疗粉刺。

11. 芹菜 100g，雪梨 130g，西红柿 150g，柠檬 30g。将上药共捣烂，绞取药汁，分 3 次服，1 日 1 剂。用于治疗痤疮。

12. 海带 30g，绿豆 30g，枇杷叶 15g，玫瑰花 10g，红糖适量。将海带洗净、切碎，枇杷叶、玫瑰花用纱布包好与绿豆同放锅中，加水适量煮沸 15 分钟后，兑入红糖，搅至糖完全溶化，取出纱布药包即可。吃海带、绿豆，饮汤。用于治疗痤疮。

13. 海藻 10g，昆布 10g，甜杏仁 10g，茅根 15g，薏苡仁 30g。将前四味药加水 950mL，煎取汁 500mL，用药汁与薏苡仁同煮成粥食用，每日 1 剂，连用 20 剂。用于治疗痤疮。

14. 栀子 10g，木通 10g，金银花 15g，薏苡仁 50g，白糖适量。将前三味药加水 750mL，煎取汁 500mL，用药汁与薏苡仁同煮成粥，熟时调入白糖食用，每日 1 次。用于治疗痤疮。

15. 黑豆 100g，益母草 30g，桃仁 10g，苏木 15g，粳米 100g，红糖适量。将苏木、桃仁及益母草用水煎煮 30 分钟，取汁 500mL，再用药汁和适量水煮黑豆和粳米，煮至黑豆粥烂熟，加入红糖调匀食用，每日 1 次。用于治疗痤疮。

16. 苦瓜 200g，香油、味精、盐各适量。先将苦瓜洗净去瓤，切丝焯过，再加香油适量、味精、盐少许，拌匀即可食用。为粉刺患者保健食疗方。

17. 香蕉 2 只，山楂 30g，荷叶 1 张。将荷叶剪成小块，山楂洗净，香蕉切段，加水 500mL，煎至 300mL，1 日分 2 次，食香蕉喝汤。为粉刺患者保健食疗方。

18. 川芎 9g，赤芍 9g，生地 9g，葛根 9g，天花粉 9g，黄芩 9g，当归 6g，白芷 6g，薄荷 3g。水煎，代茶饮，1 日 1 剂。适用于治疗粉刺。

19. 荷叶 60g。水煎，代茶饮，1 日 1 剂。适用于治疗粉刺。

20. 新绿茶 5～10g。沸水浸泡为茶，常饮，1 日 1 剂。适用于防治粉刺。

银屑病

银屑病是一种常见的慢性复发性炎症性皮肤病，是皮肤上起白色厚屑，伴有瘙痒的一种顽固性皮肤损害。其皮损特点是红色丘疹或斑块上覆有多层银白色鳞屑，有明显季节性，多数患者病情秋冬季加重，夏天缓解。

中医称本病为"白疕""疕风""干癣""蛇虱""松皮癣"。中医文献中对本病的论述很多，如《证治准绳·疡医·诸肿》记载："遍起风疹疥丹之状，其色白不痛，但痒，搔抓之，起白疕。名曰蛇虱。"清代对白疕的记载更加详细，《外科大成》中曰："白疕肤如疹疥，色白而痒，搔起白疕，俗称蛇虱。由风邪客于皮肤，血燥不能荣养所致。"因肺主皮毛，肺热可以出现皮肤干燥，脱皮屑；另手少阳三焦经和足太阳膀胱经与皮肤的关系也很密切，如《灵枢·本藏篇》："肾合三焦膀胱，三焦膀胱者，腠理毫毛其应。"又脾主肌肉，肌肉属阳明经所主，因此有医家认为为银屑病主要是三阳经受邪，郁而不发所致，所以治疗此病主要从三阳经论治，并兼顾太阴经，治则以疏表散邪、和解少阳、通泻阳明为主。

本病在中医辨证时，又有血热、血燥、血瘀、湿热、毒热蕴结、寒湿痹阻引起银屑病的区别。

中药辨证治疗

方一

药物组成：槐花 15g，紫草根 12g，赤芍 12g，白茅根 12g，生地 15g，丹参 15g，鸡血藤 12g。

功能主治：具有凉血活血的功能。适用于血热引起的银屑病。症见皮疹发生发展迅速，多呈点滴状，红斑或斑丘疹，表面鳞屑呈多层性，搔之表层易剥离，底层附着较紧，强行剥离后底面有点状出血，瘙痒较明显，常伴有心烦、口渴、便干溲黄，舌质红，苔白或黄，脉弦滑或弦数。

用法用量：水煎，分 3 次服，1 日 1 剂。

方二

药物组成：当归 12g，熟地 15g，生地 15g，黄芪 15g，天冬 12g，麦冬 12g，升麻 9g，黄芩 9g，桃仁 6g，红花 6g，天花粉 12g。

功能主治：具有养血滋阴润肤的功能。适用于血燥引起的银屑病。症见皮疹发展较慢，多为淡红色斑块，有明显浸润，表面鳞屑不多，附着较紧，新发皮疹较少，舌质淡，或有白苔，脉沉缓或细缓数。

用法用量：水煎，分 3 次服，1 日 1 剂。

方三

药物组成：川芎 9g，当归尾 9g，赤芍 9g，苏木 9g，丹皮 9g，枳壳 9g，瓜蒌仁 9g，桃仁 9g，槟榔 6g，酒炒大黄 12g。

功能主治：具有活血化瘀行气的功能。适用于血瘀引起的银屑病。症见皮损较厚，顽硬且坚，抓之如朽木，皮疹多呈暗红色斑块，有的皮疹互相融合呈地图状，表面鳞屑呈大片，附着亦紧，病程较长，大片融合之皮疹常有裂口或疼痛，舌质紫暗或有瘀点、瘀斑，苔少，脉涩或细缓。

用法用量：加水400mL煎至320mL，空腹时服。药渣再煎再服。

方四

药物组成：龙胆草12g，白茅根12g，生地15g，大青叶12g，车前草12g，石膏21g，黄芩9g，六一散适量。

功能主治：具有清热除湿解毒的功能。适用于湿热引起的银屑病。症见皮疹多呈深红色斑块，大小不等，表面鳞屑呈油腻状或结成厚痂，鳞屑下有轻度渗出或表面湿润，有时可起脓疱，甚者融合成片，多发于四肢、手足掌跖，躯干及皱褶部位，舌苔白腻或黄腻，脉沉缓或沉弦。

用法用量：水煎，分3次服，1日1剂。

方五

药物组成：犀角9g，生地15g，玄参12g，竹叶心6g，麦冬12g，金银花21g，连翘15g，黄连6g，丹参9g。

功能主治：具有清热凉血，解毒除湿的功能。适用于毒热蕴结引起的银屑病白疕。症见皮疹发展迅速常互相融合，泛发全身，皮肤变为弥漫性潮红，大量细小糠状脱屑，或成大片落叶性脱屑，自觉灼热痒痛，可伴有身热恶寒，便干溲黄，舌质绛，苔黄或黄腻，脉弦滑或弦数。

用法用量：水煎，分3次服，1日1剂。

方六

药物组成：独活12g，桑寄生9g，杜仲9g，牛膝9g，细辛4g，秦艽9g，茯苓9g，桂心9g，防风9g，川芎9g，潞党参9g，当归9g，赤芍9g，生地9g，甘草9g。

功能主治：具有温经散寒，除湿通络的功能。适用于寒湿痹阻引起的银屑病。症见皮损可为大片暗红色斑，亦可为点滴状损害，表面鳞屑不多，或结成较厚的痂性鳞屑，常并发有关节疼痛，指趾小关节多被侵犯，寒冷季节加重，有时可造成关节畸形，舌质淡，苔少，脉多沉缓或沉细。

用法用量：水煎，分3次服，1日1剂。

单验方及食疗

1. 黄芩 20g，银柴胡 20g，龙葵 30g，冬凌草 60g，土茯苓 50g，秦艽 20g，汉防己 10g，板蓝根 30g，白鲜皮 15g，地肤子 20g，甘草 10g，当归 30g，灵芝 30g，防风 15g。水煎，分 3 次服，1 日 1 剂。连服 10 剂为 1 个疗程。用于治疗银屑病。

2. 青黛 15g，土茯苓 15g，白鲜皮 15g，紫草 15g，白花蛇舌草 15g，贯众 15g，蒲公英 15g，马齿苋 15g，乌梅 12g，五味子 12g，白芷 10g，丹参 15g，焦山楂 15g，建曲 15g。水煎，分 3 次服，1 日 1 剂。亦可制成蜜丸或水丸服用。用于治疗银屑病。

3. 白花蛇舌草 60g，乌梢蛇 60g，三七粉 50g，苦参 50g，白鲜皮 30g，土槿皮 30g，赤芍 30g，丹参 30g，当归 30g。将上药共研为细末，装入容量 0.3g 的胶囊内，用药前 3 天，1 天 1 粒，以后为 1 次 2 粒，1 日 3 次，均为饭后服用，20 天为 1 个疗程。用于治疗银屑病。

4. 紫草 10g，女贞子 10g，木瓜 10g，佛手 10g，白蔻 10g，贯众 10g，雷公藤 10g，甘草 10g，黄芪 30g，黄精 30g，生薏仁 30g。水煎，分 3 次服，1 日 1 剂。药渣煎水外洗。用于治疗银屑病。

5. 蛇蜕一具，烧灰，用温酒服之。用于治疗银屑病。

6. 茶树根 60g。切片，加水适量，煎取浓汁，每日 3 次空腹时服用，服药至痊愈为止。用于治疗银屑病。

7. 干蟾蜍、猪脂各适量。将干蟾蜍烧灰为末，以猪脂调和外涂。用于治疗银屑病。

8. 羊蹄根适量。捣烂如汁和乳汁外涂患处。用于治疗银屑病。

9. 大蒜瓣 1 个，大黄粉适量。取大蒜瓣用竹片切开，用其新鲜切面搽抹患处，以除掉表面鳞屑而略见小出血点为止，再将土大黄粉，用香油调成糊状，涂于患处，每日 1~2 次。用于治疗银屑病。

10. 楮桃叶 250g，侧柏叶 250g，加水 5000mL，煮沸 20 分钟后，放入澡盆内，凉至稍温不烫手时浸浴，隔日一次。用于治疗银屑病。

11. 乌梅 2500g，鲜生地黄适量。将乌梅水煎去核，浓缩成膏，另将鲜生地黄捣汁，1 日 3 次，每次用鲜生地黄汁适量调服乌梅膏 9g，亦可加入适量调料同饮。为银屑病患者保健食疗方。

12. 槐花 15g，葱白 7 枚，紫皮蒜 20g，鲫鱼或鲤鱼 500g，姜片、盐、料酒、味精、香油各适量。先将鱼洗净，去鳞、鳃、内脏，鱼体躯干部斜切三五刀，放入砂锅，加葱、姜、蒜、盐、料酒和适量清水，在温火上蒸20分钟。然后放入洗净的槐花，加味精、香油少许，即可食用。为银屑病患者保健食疗方。

13. 苦瓜 200g，麻油、味精、盐各适量。先将苦瓜洗净去瓤，切丝焯过，再加麻油适量、味精、盐少许，拌匀即可食用。为银屑病患者保健食疗方。

14. 猪肉皮 200g，胡萝卜丁、青豆丁、豆腐干丁各适量以及适当调味品。先将猪肉皮洗净，刮去肥油，加水 500mL，微火炖 1.5 小时以上，纳入胡萝卜丁、青豆丁、豆腐干丁以及适当调味品，待凉成冻后，切块食用。为银屑病患者保健食疗方。

15. 豆腐 400g，胡萝卜 50g，红花 3g，麻油 30mL。将豆腐、胡萝卜切方丁，开水焯过，另将麻油烧开，加入红花，关火，待凉后捞去残渣，淋于豆腐之上，即可食用。为银屑病患者保健食疗方。

脱发

脱发即是头发过量的脱落。如果平均每天脱发超过 100 根，持续 2～3个月视为脱发。脱发固然与现代快速、紧张的生活和工作节奏，以及激烈的社会竞争所带来的精神压力造成神经系统功能紊乱和免疫反应性疾病有关外，也不能忽视身体某些疾病带来的变化。

中医称脱发为"发堕""油风"。

中医理论认为，肾为先天之本，其华在发。因此头发的生长与脱落过程反映了肾中精气的盛衰。肾气盛的人头发茂密有光泽，肾气不足的人头发易脱落、干枯、变白。头发的生长与脱落、润泽与枯槁除了与肾中精气的盛衰有关外，还与人体气血的盛衰有着密切的关系。老年人由于体内气血不足、肾精亏虚，常出现脱发的现象，这是人体生、长、壮、老的客观规律。而年轻人脱发不仅影响整体形象，还可能是体内发生肾虚、血虚的一个信号。此时，必须进行治疗。在中医辨证时，又有血热生风、阴虚血亏、气血两亏、瘀血阻滞引起脱发的区别。

斑秃属于脱发的一种，特点是头发呈片状脱落，民间俗称"鬼剃头"。中医认为是血虚生风，发失滋荣所致。治疗时一般采用外治，其基本原则是刺激局部头皮充血，促进毛发生长。

中药辨证治疗

方一

药物组成：当归 15g，黑芝麻 15g，女贞子 15g，旱莲草 12g，桑葚子 15g，侧柏叶 12g，生地 15g，丹皮 12g。

功能主治：具有凉血清热消风的功能。适用于血热生风引起的脱发。症见头发突然成片脱落，头皮光亮，局部微痒，一般无全身症状，或见心烦口渴，便秘溲黄，舌红，苔薄黄，脉弦滑数。

用法用量：水煎，分 3 次服，1 日 1 剂。

方二

药物组成：当归 15g，川芎 9g，白芍 15g，天麻 12g，羌活 9g，熟地 15g，木瓜 9g，菟丝子 12g。

功能主治：具有滋补肝肾，养血祛风的功能。适用于阴血亏虚引起的脱发。症见头发油亮光泽屑多，经常脱落，日久头顶或两额角处逐渐稀疏，头痒，或兼有耳鸣，腰酸肢乏，舌红，苔少，脉细数。

用法用量：水煎，分 3 次服，1 日 1 剂。

方三

药物组成：潞党参 15g，黄芪 15g，茯苓 15g，白术 12g，甘草 12g，熟地 15g，当归 15g，白芍 15g，肉桂 6g，五味子 12g，远志 9g，陈皮 12g，生姜 9g，大枣 15g。

功能主治：具有大补气血的功能。适用于气血两虚引起的脱发。症见头发细软干燥少华，头发呈均匀脱落，日渐稀疏，少气乏力，语声低微，面色苍白，心悸怔忡，肢体麻木，舌质淡，苔少，脉细弱。

用法用量：水煎，分 3 次服，1 日 1 剂。或共研细末，炼蜜为 10g 丸，每次 1 丸，1 日 3 次服。

方四

药物组成：赤芍 15g，川芎 9g，桃仁 12g，红花 9g，老葱 3 根，生姜 12g，大枣 7 枚，麝香 0.1g。

功能主治：具有活血化瘀的功能。适用于瘀血阻滞引起的脱发。症见头发部分或全部脱落，或须眉俱落，日久不长，常有头痛，口渴欲饮不欲咽，面色晦暗，口唇红紫，舌质黯兼有瘀斑，脉细涩。

用法用量：水煎，分3次服，1日1剂。

单验方及食疗

1. 何首乌500g，当归125g，熟地250g，黄精250g，寸冬250g，元肉63g，黄芪250g，党参250g，山茱萸63g，五味子63g，肉苁蓉25g，巴戟天125g，枣仁125g，柏子仁250g。将上药共研细粉，炼蜜为10g丸。1日3次，饭后用米汤送服1丸。用于治疗各种脱发。

2. 何首乌500g，熟地250g，女贞子250g，怀牛膝250g，桑葚250g，墨旱莲250g。将上药共研细粉，炼蜜为10g丸。1日3次，每次用温开水送服1丸。用于治疗脱发。

3. 当归500g，柏子仁500g。将上药焙干，共研为细末，炼蜜为丸，如黄豆大，1次10~15粒，1日3次，饭后用温开水送服。用于治疗脱发。

4. 炙首乌30g，黑芝麻30g，生地30g，柏子仁15g，旱莲草15g，侧柏叶12g，当归9g，知母9g。水煎，分3次服，1日1剂。用于治疗脱发。

5. 炙首乌250g，红参50g，枸杞250g，红枣250g，核桃仁100g，鲜人参150g，生花生250g。用50度白酒5kg浸泡一月后，每次服25~50mL，每日2次。用于治疗脱发。

6. 骨碎补30g，生柏叶30g，白酒150mL。将上药浸泡5日后，用棉球浸药酒外擦患处，1日3次。用于治疗脱发。

7. 桑白皮120g。加水适量，煎取药汁洗头，1日1~2次。用于治疗脱发。

8. 人参叶12g，侧柏叶12g，毛姜12g，白鲜皮12g，高粱酒500g。将上药泡入酒中，浸渍1周后取适量外涂患处，1日数次。用于治疗斑秃。

9. 补骨脂25g，旱莲草25g，75%酒精200mL。将上药泡入酒精中，浸渍1周后取适量外涂患处，1日数次。用于治疗斑秃。

10. 鲜侧柏叶35g，丹参10g，桂枝10g，生姜6g，葱6g，生半夏8g，蛇床子4g，白矾1g，酒精600mL。将上药浸泡入酒精中，浸渍1周后取适量外涂患处，1日数次。用于治疗斑秃。

11. 黑芝麻25g，黄精25g，枸杞子25g，大米100g。将以上药物淘洗干净，加水适量，与大米共煮为粥，每日1次，分早、晚两次服食。用于治疗脱发。

12. 何首乌30~60g，大枣5枚，大米100g。先将何首乌加水适量煎取浓药汁，弃药渣，放入粳米、大枣共煮成粥，粥将熟时加入红糖或冰糖，再沸片刻即可食用，1日1~2次。用于治疗脱发。

13. 龙眼干10粒，黑木耳3g，白糖适量。将上药加水适量，共煨汤，1日1次服用。用于治疗脱发。

14. 生地120g，旱莲草120g，黑豆900g。先加水适量，共煎前两味药，取药汁与黑豆共煮熟，酌情服食黑豆。用于治疗脱发。

15. 龙眼肉20g，人参6g，枸杞子15g，瘦猪肉150g。先将猪肉洗净切块、人参切薄片，与余药共放入炖盅内，加水适量，用小火隔水炖至肉熟，即可食用，每日1剂。用于治疗妇女产后气血亏虚脱发者。

16. 枸杞子20g，黑豆30g，羊肉150g。先将羊肉切块洗净，用开水汆去腥味，再加入余药与羊肉共放入锅内，加水适量，先用大火烧开后，改用小火炖2小时，加入食盐、味精调味，即可食用，每日1剂。用于治疗妇女产后肾气不足、精血亏虚而引起的脱发。

17. 茯苓500~1000g。共研为细粉，每日早晚各用温开水冲服6g，连服3个月。用于治疗脱发（对斑秃效果尤佳）。

18. 当归50g，潞党参50g，北芪50g，何首乌150g，50度白酒500~800mL。将上药共浸泡1周，1日4次，1次20mL，空腹时服用，一般2个月左右可生新发；同时用药酒外擦患处，1日2次，以配合治疗。用于治疗脱发。用药期间少洗发，或用清水洗发。

19. 旱莲草6g，女贞子6g，蜂蜜适量。水煎，代茶饮，1日1剂。用于治疗须发早白。

20. 菊花15g，枸杞20g。用沸水冲泡，代茶饮，1日1剂。用于防脱发，使头发乌黑、治疗须发早白，斑秃。

第六章　眼耳鼻喉及口腔科疾病

麦粒肿

麦粒肿又称睑腺炎，是指眼睑生小疖肿，形似麦粒，易于溃疡的一种眼病。因发病部位不同，又分内麦粒肿和外麦粒肿两种。内麦粒肿是睑板腺的发炎，外麦粒肿是睫毛毛囊或其附近皮脂腺的发炎。本病多由葡萄球菌感染所致。患者以青少年较多见。体质虚弱，或有近视、远视及不良卫生习惯者最易发病。

麦粒肿在中医学中称为"针眼""偷针""土疖""土疳""挑针""包珍珠""偷针窝"等。多因外感风热毒邪，或过食辛辣炙煿，脾胃蓄积热毒，壅阻于胞睑而致病。亦有反复发作者，或为余邪未清，热毒蕴伏，或系素体虚弱，卫外不固，或素有不良卫生习惯而致者。

本病初起，眼胞生一小结，局部轻微痒痛，继则红、肿、热、痛而拒按。轻者数日内可自行消散，较重者3～4日出现脓点，溃破排脓始愈。严重者整个胞睑漫肿，紫胀剧痛，可伴有恶寒、发热、头痛等全身症状。

对本病内治初期宜疏风清热解毒，中期宜清热解毒通腑；外治可用适宜的药物外敷或煎汤外洗等。此外，还可采用针刺、挑治，以及手术疗法等。

中医根据病情，将本病分为，外感风热、热毒炽盛、气阴两虚、脾虚气弱等证型。

中药辨证治疗

方一

药物组成：金银花12g，连翘12g，桔梗9g，薄荷9g，淡竹叶6g，生甘草5g，荆芥穗6g，淡豆豉6g，牛蒡子9g，芦根10g。

功能主治：具有疏风清热的功能。适用于外感风热引起的麦粒肿。症见胞睑局部轻度红肿热痛，病变较为局限，触之局部有硬结触痛，常以近眦部为多。初起微痒微肿，继则刺痛拒按，轻者数日内自行消散，重者数日后溃破排脓始愈。一般无明显全身症状，重则兼见发热恶寒，脉浮数等表热证候。

用法用量：水煎，分3次服，1日1剂。或共研细末，水泛为丸，1日3次服，每次服5g。

方二

药物组成：黄芩12g，玄参12g，防风9g，大黄9g，知母9g，栀子12g，石膏30g，茺蔚子12g。

功能主治：具有祛风清热、泻火解毒的功能。适用于热毒炽盛引起的麦粒肿。症见胞睑红肿热痛明显，或肿连颧额，或白睛肿胀，局部红肿疼痛拒按。入夜尤甚。兼见身热，大便秘结，舌红，脉弦数。

用法用量：水煎，分3次服，1日1剂。

方三

药物组成：黄芪15g，当归12g，赤芍12g，续断12g，知母9g，茯苓12g，穿山甲12g，皂角刺12g，薏苡仁15g，生地15g，北沙参12g，甘草9g。

功能主治：具有益气滋阴的功能。适用于气阴两虚引起的麦粒肿。症见胞睑上肿胀如豆粒状，触之痛，按之或软或硬，红肿轻微，兼见疲怠少言，胸闷不舒，大便秘结，日晡潮热，舌红苔薄白，脉细数。

用法用量：水煎，分3次服，1日1剂。

方四

药物组成：潞党参15g，茯苓12g，白术12g，山药12g，薏苡仁15g，莲米12g，芡实12g，甘草9g，陈皮12g，麦芽15g，神曲15g，白豆蔻9g，桔梗12g，藿香12g，黄连9g，炒仁9g，白扁豆12g，山楂12g，泽泻12g。

功能主治：具有健脾和胃，扶正祛邪的功能。适用于脾虚气弱引起的麦粒肿。症见眼睑有微红肿块，疼痛不明显，肿块时起时消，反复发作，日久不愈。或一目愈另一目又生，或双目同时反复发作。兼脾虚食少，胃纳不佳，消化较差。

用法用量：水煎，分3次服，1日1剂。或共研细末，水泛为丸，1日3次服，每次服5g。

单验方及食疗

1. 秦皮 10g，大黄 6g。水煎，分 3 次服，1 日 1 剂。用于治疗麦粒肿。

2. 一点红 25g，千里光 25g，野菊花 25g。水煎，分 3 次服，1 日 1 剂。用于治疗麦粒肿。[一点红为菊科植物一点红 Emilia sonchifolia（L.）DC. 的全草或带根全草。]

3. 川芎 10g，白芷 10g。水煎，分 3 次服，1 日 1 剂。用于治疗麦粒肿。

4. 蒲公英 50g。水煎，分 3 次服，1 日 1 剂。用于治疗麦粒肿。

5. 鲜千里光 250g。将上药加水适量，煎取浓药汁，1 日分 3 次服；另将药渣加水适量，再煎药液外洗患处。用于治疗麦粒肿。

6. 冬桑叶 20g，菊花 20g。将上药加水适量，共煎取浓药液，趁热熏洗患眼，亦可边煎边熏，后再洗，1 日 3 次。用于治疗麦粒肿。

7. 食盐 9g，明矾 5g。将上药共加开水 500mL 溶化，用纱布浸取药液，湿敷患眼，1 日数次。用于治疗麦粒肿。

8. 全蝎 6g，大黄 3g，金银花 18g，甘草 2g。将上药共研为细末，1 次 1g，早、晚各 1 次，用温开水送服。用于治疗多发性麦粒肿。

9. 生南星 3g，生地黄 3g。将上药焙干，共研为细末，再加凡士林适量，调匀成膏，取绿豆大一块摊成膏药，贴于两太阳穴，1 日 1 次，连贴 3 日。用于治疗麦粒肿。

10. 枯矾 3g，鸡蛋 1 个。先将枯矾研为细末，再加鸡蛋清适量共调成糊，敷患处，1 日 1 次，连敷 3 日。用于治疗麦粒肿。

11. 羌活 6g，防风 6g，细辛 1g，栀子 6g。水煎，代茶饮，1 日 1 剂。用于治疗眼结膜炎，麦粒肿。

12. 羌活 6g，龙胆草 3g，黄连 2g，赤芍 6g。水煎，代茶饮，1 日 1 剂。用于治疗目赤肿痛，麦粒肿。

13. 黄连 3g，菊花 6g，草决明 6g。水煎，代茶饮，1 日 1 剂。用于治疗泪囊炎，麦粒肿。

14. 车前子 6g，菊花 6g，草决明 6g，龙胆草 3g。水煎，代茶饮，1 日 1 剂。用于治疗目赤肿痛，麦粒肿。

15. 柴胡 6g，栀子 6g，草决明 6g，茉莉花茶 1g。水煎，代茶饮，1

日 1 剂。用于治疗目赤肿痛，麦粒肿。

翼状胬肉

翼状胬肉又名攀睛，是常见的结膜变性疾病，因其形状酷似翅膀而得名。

导致本病的原因尚不清楚，可能与结膜慢性炎症，风沙、日光的长期刺激，致使结膜变性增厚而成。本病多见于农民、渔民等户外劳动者，男性多于女性。单眼或双眼均可发病。

本病的特点是眼睑裂部的球结膜充血、肥厚、形成三角形尖端朝向角膜的带有血管的增生组织，逐渐向角膜方向生长，伸展如翼。有些翼状胬肉很薄，血管少，发展很慢；有些肥厚而充血，进展较快。

静止性的胬肉未侵入瞳孔部，可任其存在，进行性者应及时手术治疗。

本病属中医"胬肉攀睛""目肤翼""目肤翼复瞳子""胬的侵睛外障""马蝗积""肺瘀"的范畴。认为本病多由心肺积热，经络瘀滞所致，治疗以疏风清热，明目退翼为主。具体辨证时又有肺经蕴热、心火内炽、肝经积热、脾胃蕴热、肾经虚火、术后屡发的区别。

另外，在内服药物的同时，也可外用清热明目的药物洗目。

中药辨证治疗

方一

药物组成：防风 15g，黄连 12g，茺蔚子 12g，桔梗 9g，五味子 9g，细辛 3g，大黄 12g，桑白皮 12g，栀子 12g，黄芩 12g。

功能主治：具有清热泻肺的功能。适用于肺经温热引起的翼状胬肉。症见胬肉始于眦部，贯穿汽轮，呈黄脂或赤脉数条，状如蝇翅，渐攀向黑睛，有轻度痒涩感，伴咳嗽痰稠，舌苔薄黄，脉数。

用法用量：水煎，分 3 次服，1 日 1 剂。

方二

药物组成：大黄 12g，黄连 9g，生地 12g，木通 12g，水灯芯 9g，甘草梢 6g，黄芩 9g。

功能主治：具有清心泻火的功能。适用于心火内炽引起的翼状胬肉。

症见眦部红赤，胬肉阔厚、头体红赤，痒涩刺痛，伴口渴心烦，少寐，溲赤便秘，舌尖红，苔薄，脉细数。

用法用量：水煎，分3次服，1日1剂。

方三

药物组成：蛇蜕、草决明、川芎、荆芥穗、炒蒺藜、谷精草、菊花、防风、羌活、密蒙花、炙甘草、蔓荆子、木贼草、栀子、黄芩各等份。

功能主治：具有清肝泻火的功能。适用于肝经积热引起的翼状胬肉。症见胬肉如黄油，渐大增厚，赤瘀胬起，如肉堆积，色赤若朱，干涩刺痛，伴胁痛口苦，大便干燥，舌质红，苔黄，脉弦数。

用法用量：共研为细末，1日1次，晚饭后临睡前用热茶送服6g。

方四

药物组成：黄芪15g，黄芩12g，黄连12g，防风12g，芫蔚子12g，橘梗9g，大黄9g，车前子12g，芒硝6g，泽泻12g，茯苓12g。

功能主治：具有泻沟通腑，佐以化湿的功能。适用于脾胃蕴热引起的翼状胬肉。症见胬肉色红，生长迅速，头尖而薄，中间高厚，若蚂蟥堆积，横卧于中，四周赤脉围绕，伴大便秘结，腹胀满，舌苔黄腻，脉弦滑。

用法用量：水煎，分3次服，1日1剂。

方五

药物组成：熟地黄24g，山茱萸12g，山药12g，丹皮9g，知母6g，黄檗6g，栀子6g，麦冬12g，芫蔚子12g，泽泻9g，茯苓9g。

功能主治：具有滋补肾阴而降虚火的功能。适用于肾经虚火引起的翼状胬肉。症见胬肉色淡红，时轻时重，腰膝酸软，五心烦热，舌质红，少苔，脉细弦或弦数。

用法用量：水煎，分3次服，1日1剂。或共研细末，炼蜜为9g丸，1日2~3次服，每次服1丸。

方六

药物组成：熟地黄15g，当归12g，川芎9g，白芍12g，潞党参15g，白术12g，茯苓12g，大枣12g，甘草9g。

功能主治：具有补益气血的功能。适用于术后屡发翼状胬肉。症见胬肉割除后，反复发作，胬肉生长迅速，堆积高低不平，牵扯睛珠，转动受限，甚者胬肉收缩，将眼珠牵向病侧，舌淡，脉细弱无力。

用法用量：水煎，分3次服，1日1剂。或共研细末，炼蜜为9g丸，1日2~3次服，每次服1丸。

单验方及食疗

1. 棉毛鹿茸草50g，瓦松15g。水煎，分3次服，1日1剂。用于治疗翼状胬肉或眼外伤出血。（棉毛鹿茸草为玄参科植物棉毛鹿茸草 Monochasma Maxim. ex Franch. 的全草。）

2. 黄连1.5g，冰片1.5g。共研为极细末，取少许用人乳汁调成药汁，1日2~3次，点胬肉处。用于治疗翼状胬肉，急性结膜炎。

3. 水仙花3g，甘草3g。将上药共研为极细末，1日1~2次，取少许点患处。用于治疗翼状胬肉。

4. 鲜使君子藤适量。将使君子藤劈开，取流出之液点胬肉上，1日1~2次。用于治疗翼状胬肉。

5. 生杏仁（去皮、尖）1个。将杏仁同少许蜂蜜共研磨取药汁，点胬肉上，1日2次。用于治疗翼状胬肉。

6. 硼砂3g，冰片1g。将上药共研为极细末，1日1~2次，取少许点胬肉上。用于治疗翼状胬肉。

7. 天胡荽30g。加水适量，煎取浓药汁，洗患眼，1日2~3次。用于治疗翼状胬肉，结膜炎。（天胡荽为伞形科植物天胡荽的全草。）

8. 芙蓉叶30g，金银花10g。将上药加水适量，共煎取浓药汁，1日3次，洗患眼。用于治疗翼状胬肉，结膜炎。（芙蓉叶为锦葵科植物木芙蓉 Hibiscus mutabilis L. 的叶。）

9. 海螵蛸1个，冰片1g。将海螵蛸削成棒状，1日1~2次，蘸冰片粉后，摩擦胬肉。用于治疗翼状胬肉。

10. 大麦芒适量，冰片粉少许。先用麦芒轻轻磨胬肉，再点少许冰片粉，1日1~2次。用于治疗翼状胬肉。

11. 白芷6g，黄芩3g，栀子6g，连翘6g。水煎，代茶饮，1日1剂。用于治疗胬肉攀睛。

12. 白蒺藜6g，草决明6g，菊花6g。水煎，代茶饮，1日1剂。用于治疗目生翳膜。

13. 黄芩6g，淡豆豉6g。水煎，代茶饮，1日1剂。用于治疗翼状胬肉，结膜炎。

14. 龙胆草6g，草决明6g，菊花6g。水煎，代茶饮，1日1剂。用于治疗翼状胬肉，结膜炎。

15. 青葙子6g，草决明6g，密蒙花6g。水煎，代茶饮，1日1剂。用于治疗翼状胬肉，结膜炎。

16. 薄荷3g，蝉蜕3g，菊花3g。水煎，代茶饮，1日1剂。用于治疗翼状胬肉，结膜炎。

夜盲

夜盲，古称雀目，俗称鸡盲、鸡蒙眼，是指白天视力正常，至黄昏后或居暗室之中视力下降，视物模糊，或不能视物的一种眼病。

本病多因营养不良，维生素A、维生素D缺乏或吸收障碍所致。

中医认为久病体弱，气血不足，或热病之后，阴液受劫，肝阴不足，不能养目，或先天禀赋不足，以致水亏火旺，肝不能涵目而致。夜盲一症，多属虚证，临床上治疗时，当辨其气、血、阴、阳的具体情况，属何脏腑，予以培补。一般多采用滋补肝肾、益气健脾、补气益血等方法。在具体辨证时又有肝血不足、肝肾阴虚、脾虚气弱、脾肾阳虚、气血两虚的区别。

此外，夜盲症患者，平时宜多食富含维生素A、维生素D的饮食，可起到预防和治疗作用。

中药辨证治疗

方一

药物组成：生地24g，茯苓15g，川芎12g，蔓荆子9g，熟地24g，防风12g，山药12g，菊花12g，细辛3g。

功能主治：具有养血补肝的功能。适用于肝血不足引起的夜盲。症见每天日落之后视物昏暗，不能见物，眼涩痒畏光，瞬目频作，时轻时重，甚则黑睛溃烂生翳，伴头晕心悸，舌质淡，苔薄，脉细弦。

用法用量：水煎，分3次服，1日1剂。或共研细末，炼蜜为9g丸，1日2~3次服，每次服1丸。

方二

药物组成：熟地24g，山茱萸12g，泽泻9g，茯苓9g，丹皮9g，炒枣仁 18g，山药 12g，知母 12g，川芎 5g，甘草 3g。

功能主治：具有滋补肝肾，养心安神的功能。适用于肝肾阴虚引起的夜盲。症见白昼目明，至暮则不见物，视野狭窄，眼干不适，心烦少寐，腰酸腿软，头晕口干，遗精，舌质红，少苔，脉细数。

用法用量：水煎，分 3 次服，1 日 1 剂。或共研细末，炼蜜为 9g 丸，1 日 2~3 次服，每次服 1 丸。

方三

药物组成：蔓荆子 12g，黄芪 15g，潞党参 15g，黄檗 9g，白芍 12g，羯羊肝 15，葛根 12g，夜明砂 12g，石决明 24g，甘草 3g。

功能主治：具有益气健脾，补中升阳的功能。适用于脾虚气弱引起的夜盲。症见目入暮不能视物，视野狭窄，神疲乏力，少气懒言，舌质淡，苔薄白，脉细软。

用法用量：水煎，分 3 次服，1 日 1 剂。或共研细末，炼蜜为 9g 丸，1 日 2~3 次服，每次服 1 丸。

方四

药物组成：地黄 24g，山药 12g，山茱萸 12g，泽泻 9g，茯苓 9g，丹皮 9g，桂枝 3g，附片 3g。

功能主治：具有温补脾肾的功能。适用于脾肾阳虚引起的夜盲。症见昼视通明，夜视罔见，视力减退，视野狭窄，形寒肢冷，腰膝酸软，阳痿早泄，五更泄泻，小便清长或尿后余沥不尽，舌质淡胖，苔白腻，脉沉细，两尺脉微。

用法用量：水煎，分 3 次服，1 日 1 剂。或共研细末，炼蜜为 15g 丸，1 日 2 次，每次服 1 丸。

方五

药物组成：柴胡 9g，潞党参 12g，白术 12g，熟地 18g，白芍 12g，甘草 9g，川芎 12g，当归 12g，青皮 9g。

功能主治：具有补益气血的功能。适用于气血两虚引起的夜盲。症见头晕目眩，暮无所见，视野狭窄，面色苍白，心悸失眠，神疲乏力，气短自汗，舌质淡，脉细弱。

用法用量：水煎，分 3 次服，1 日 1 剂。或共研细末，炼蜜为 15g 丸，，每次服 1 丸。

单验方及食疗

1. 夜明砂15g。水煎，分3次服，1日1剂。用于治疗夜盲。

2. 决明子18g，地肤子18g。水煎，分3次服，1日1剂。用于治疗夜盲。

3. 枸杞子15g，地黄15g，密蒙花9g。水煎，分3次服，1日1剂。用于治疗夜盲。

4. 松叶30g，夜明砂15g，谷精草30g，女贞子15g。水煎，分3次服，1日1剂。用于治疗夜盲。

5. 菊花15g，青葙子15g，甘草10g。水煎，分3次服，1日1剂。用于治疗夜盲。

6. 生白术9g，茺蔚子5g。水煎，分3次服，1日1剂。用于治疗夜盲。

7. 夏枯草9g。水煎，分3次服，1日1剂。用于治疗夜盲。

8. 石决明6.5g，夜明砂3g，蛤粉3g，甘草4g。水煎，分3次服，1日1剂。用于治疗小儿夜盲。

9. 黄连30g，羊肝1副。将羊肝焙干，与黄连共研为细末，炼蜜为10g丸，1日3次，用温开水送服。用于治疗夜盲，白内障。

10. 夜明砂100g，当归100g，蝉衣60g，木贼50g，羊肝1副。先将羊肝焙干，再与其余药共研为细末，炼蜜为10g丸，早、晚各服1丸。用于治疗夜盲。

11. 羊肝120g，谷精草60g。将上药加水适量，共煮至肝熟，弃谷精草渣，1日分2次食肝喝汤。用于治疗夜盲。

12. 夜明砂4g，望月砂4g，猪肝100g。将前二味药用纱布包好，与猪肝共加水适量，煮熟，弃药渣，食肝喝汤，1日1剂。用于治疗夜盲。

13. 猪肝适量。将其蒸熟（不放调料）食之，连用半月。用于治疗夜盲。

14. 鸡心、肝、肺各1副，白糖30g。将上药加水适量，共煮熟食之，1日1剂，连服5~7剂。用于治疗夜盲。

15. 羊肝100g，胡萝卜200g。将上药加水适量，共炖熟，1日分2次食萝卜、羊肝并喝汤。用于治疗夜盲。

16. 鲜丝瓜花15g，白茉莉花15g，猪肝15g。将上药加水适量，共煮熟，食药渣、猪肝并喝汤，常服用。用于治疗夜盲。

17. 菠菜250g，猪肝200g。将上药加水适量，共煮熟食之，1日分2次服食，常服用。用于治疗夜盲。

18. 苍术10g，蝉蜕5g，猪肝50g，鸡肝50g。将前二味药用纱布包好，与二肝加水适量，用文火共煮熟，弃药渣，食肝并喝汤，1日1剂，连服3~6剂。用于治疗夜盲。

19. 苍术10g，鸡肝1副。将上药加水适量，用文火共煮熟，弃药渣，食肝并喝汤，1日1剂。用于治疗夜盲。

20. 苍术9~15g。用开水冲泡代茶饮，常用。用于治疗夜盲。

耳鸣、耳聋

耳鸣、耳聋是耳科疾病的常见症状。

耳鸣，又称聊秋，是指病人自觉耳内鸣响有声，或若蝉鸣、钟鸣，或若汽锅声、蒸汽声、嘶嘶声、铃声、振动声，或若火熇熇然，或若流水声、簸米声，或睡着如打战鼓等。可以是间歇性，也可能为持续性，响度不一。一些响度较高的持续性耳鸣常常令人寝食难安。引起耳鸣的原因较多，现代医学认为，各种耳病均可发生耳鸣，如耵聍栓塞、咽鼓管阻塞、鼓室积液、耳硬化症；内耳疾病更易引起此症，如声损伤、梅尼埃病。此外，高血压、低血压、贫血、白血病、神经官能症、耳毒药物等均可引起耳鸣。

耳聋，是指耳的听觉不同程度的减退甚或失聪。轻者在缩短距离或声音加大之后，尚可听清；重者则听不到任何声音。按发生的时间可分为先天性耳聋和后天性耳聋两类；按病变的性质可分为器质性耳聋和机能性耳聋；按病变发生的部位可分为导音性耳聋、感音性耳聋和混合性耳聋三类。现代医学认为，引起耳聋的原因很多，如任何耳道的病变，耵聍栓塞、外耳道闭锁等，使外耳道阻塞；中耳的外伤，如颅底横形或纵形骨折，伤及中耳和听骨链；中耳炎症，如急性咽鼓管炎、化脓性中耳炎等；中耳肿瘤，如良性的颈静脉瘤或恶性癌肿；耳硬化症，病变侵入镫骨底，以致镫骨固定等，均可引起耳聋。

耳鸣与耳聋往往同时存在，其病因病理基本相同，故将二者合在一起。

中医古典医籍中记载的"暴聋""耳闭不可以听""久聋""卒聋""劳聋""风聋""虚聋""毒聋""厥聋""气聋""湿聋""风热耳聋""肝火耳聋""痰火耳聋""气虚耳聋""血虚耳聋""肾虚耳聋""火闭""气闭""邪闭""窍闭""虚闭"均属本病范畴。

导致耳鸣、耳聋的病因病理有多方面，常见的有风热外邪侵袭、痰火壅结耳窍、肝火上扰清窍、肝阳上亢、肝血不足、肾精亏损、肾气不足、心肾不交、脾胃虚弱、气滞血瘀等。

本病除了内治外，尚可配合针灸疗法，以提高疗效。另外，针对不同的病因，从饮食、情志、起居等方面进行护理及预防，也是十分必要的。

中药辨证治疗

方一

药物组成：桑叶15g，菊花12g，杏仁12g，连翘15g，薄荷6g，桔梗12g，芦根21g，甘草6g。

功能主治：具有清泄肺热的功能。适用于风热袭肺引起的耳鸣、耳聋。症见一侧或双侧耳鸣，耳聋如刮风样，并有耳闭胀闷感，伴鼻塞、涕多、头痛、发热，舌质红，舌苔薄，脉浮数。

用法用量：水煎，分3次服，1日1剂。

方二

药物组成：陈皮15g，法半夏12g，茯苓15g，连翘15g，金银花15g，栀子15g，龙胆草12g，厚朴12g，木香12g，川芎12g，大枣5枚，甘草9g。

功能主治：具有清火化痰，和胃降浊的功能。适用于痰火壅结引起的耳鸣、耳聋。症见两耳轰鸣，听音不清，耳闭堵闷，头昏而重，胸脘满闷，咳嗽痰多，二便不畅，舌质红，苔黄腻，脉弦滑。

用法用量：水煎，分3次服，1日1剂。

方三

药物组成：当归15g，龙胆草15g，芦荟15g，栀子12g，黄连12g，黄芩12g，黄檗12g，大黄12g，木香9g，川芎12g，柴胡9g，青黛9g。

功能主治：具有清肝泻火的功能。适用于肝火上扰引起的耳鸣、耳聋。症见耳鸣耳聋，突然发作，甚至全聋，耳鸣声如钟，或如风雷声，或如潮水声，伴有耳胀痛、耳闭，口苦咽干，面红目赤，大便燥，小便黄，舌质红，苔黄，脉弦数。

用法用量：水煎，分3次服，1日1剂。

方四

药物组成：天麻12g，钩藤15g，生石决明25g，栀子12g，黄芩12g，川牛膝15g，杜仲12g，益母草15g，桑寄生25g，夜交藤15g，茯苓15g。

功能主治：具有滋阴潜阳的功能。适用于肝阳上亢引起的耳鸣、耳聋。症见耳鸣耳聋，眩晕胀痛，伴有面红目赤，失眠健忘，咽干口燥，腰膝酸软，舌红少津，脉弦细而数。

用法用量：水煎，分3次服，1日1剂。

方五

药物组成：当归15g，白芍15g，川芎12g，熟地18g，炒枣仁15g，木瓜12g，麦冬12g，甘草9g。

功能主治：具有滋养肝血的功能。适用于肝血不足引起的耳鸣、耳聋。症见耳鸣如蝉，时轻时重，耳失聪敏，伴有眩晕，夜寐多梦，目干，视物模糊，舌质淡，脉细。

用法用量：水煎，分3次服，1日1剂。

方六

药物组成：熟地18g，山药15g，山茱萸15g，丹皮12g，泽泻15g，茯苓15g，柴胡12g，磁石30g。

功能主治：具有滋补肾阴，纳气潜阳的功能。适用于肾精亏损肝阳上亢引起的耳鸣、耳聋。症见耳鸣耳聋，眩晕胀痛，伴有面红目赤，失眠健忘，咽干口燥，腰膝酸软，舌红少津，脉弦细而数。

用法用量：水煎，分3次服，1日1剂。或共研细粉，水泛为丸，1日2~3次，每次服5~10g。

方七

药物组成：肉苁蓉、山茱萸、石龙芮、石菖蒲、菟丝子、羌活、鹿茸、石斛、黑附片、磁石各30g，麝香0.3g，全蝎2~7个。

功能主治：具有温肾壮阳的功能。适用于肾气不足引起的耳鸣、耳聋。症见耳鸣耳聋，日久不愈，伴有畏寒肢冷，腰膝酸软，遗精阳痿，尿多清长，倦怠乏力，纳少便溏，面色白亮而无神，舌质淡，苔薄白，脉细弱。

用法用量：共研为末，炼蜜为丸，如梧桐子大。每次服70~100丸，空腹时用盐酒或盐汤送下。

方八

药物组成：麦冬 15g，天冬 15g，远志 12g，石菖蒲 12g，香附 12g，天花粉 12g，白术 12g，贝母 9g，熟地 18g，茯神 12g，地骨皮 12g，人参 12g，当归 12g，怀牛膝 12g，黄芪 12g，木通 12g。

功能主治：具有滋阴降火，交通心肾，引火归元的功能。适用于心肾不交引起的耳鸣、耳聋。症见耳鸣重听，虚烦失眠，心悸健忘，腰膝酸软，潮热盗汗，小便、短赤，舌质红，少苔，脉细数。

用法用量：共研细粉，炼蜜为 10g 丸，1 日 2～3 次，每次饭后服 1 丸。

方九

药物组成：黄芪 15g，党参 12g，白术 12g，炙甘草 5g，当归 12g，陈皮 6g，升麻 6g，柴胡 6g。

功能主治：具有补中益气的功能。适用于脾胃虚弱引起的耳鸣、耳聋。症见耳鸣耳聋，劳倦加重，伴有倦怠乏力，纳少，食后腹胀，面色萎黄，便溏，舌苔薄白，脉虚弱。

用法用量：水煎，分 3 次服，1 日 1 剂。或共研细粉，炼蜜为 10g 丸，1 日 2～3 次，每次饭后服 1 丸。

方十

药物组成：赤芍 6g，川芎 6g，桃仁 15g，红花 15g，生姜 15g，麝香 0.1g，老葱 3 根，大枣 7 枚。

功能主治：具有行气活血化瘀的功能。适用于气滞血瘀引起的耳鸣、耳聋，多因肝火上犯，或外伤所致。症见耳鸣耳聋，突然发生，伴头晕头痛，心烦急躁，胸胁胀满，舌苔薄，脉弦细。

用法用量：水煎，分 3 次服，1 日 1 剂。

单验方及食疗

1. 生黄芪 10g，炒苍耳子 10g，柴胡 10g，白芍 10g，当归 10g，煅磁石 15g，菖蒲 10g，甘草 5g。水煎，分 3 次服，1 日 1 剂。用于治疗耳鸣。

2. 龙胆草 10g，泽泻 15g。水煎，分 2 次服，1 日 1 剂。用于治疗耳鸣。

3. 菖蒲 9g，远志 9g，郁金 9g，菊花 12g，枸杞子 10g，女贞子 10g。

水煎，分3次服，1日1剂。用于治疗耳鸣、耳聋。

4. 黄芪15g，党参10g，葛根10g，蔓荆子10g，白芍7g，黄檗7g，升麻5g，炙甘草3g。水煎，分3次服，1日1剂。用于治疗耳鸣、耳聋。

5. 葛根20g，甘草10g。将上药加水300mL分别煎煮两次，每次煮半小时，两次药汁混合，再分为2次服用。用于改善脑血流、增加内耳供血，治疗突发性耳聋。

6. 柴胡50g，制香附50g，川芎25g。将上药共研为极细末，1次9g，1日3次，用温开水吞服。用于治疗外伤性耳聋。

7. 石菖蒲1g，细辛0.5g。共研为细粉，用麻油调汁，滴入患耳内，1日2~3次，1日2~3滴。用于治疗耳鸣、耳聋。

8. 活大田螺1只，麝香1g。将田螺盖揭开，加入麝香，使田螺化成液体，装瓶密闭备用。滴患耳，1日3次，1次取1~2滴。用于治疗耳聋、耳疖。

9. 活小地龙数条，鲜葱叶适量。将地龙洗净，装入鲜葱叶内，待地龙化成水后，取药液滴患耳，1日2~3次。用于治疗突发性耳聋。

10. 蝉蜕3g，蛇蜕3g，血余炭3g，硼砂2g，冰片1.5g，胭脂1g。将上药共研为细末，1日2次，取少许吹耳内。用于治疗耳鸣、耳聋。

11. 白毛乌骨鸡1只，甜酒1200g。将鸡宰杀，去毛、爪及内脏，洗净切块，与甜酒同煮熟，去酒食肉，共食用3~5只即可。用于治疗肾虚耳鸣。

12. 响铃草50g，猪耳朵1个。将上药加水适量，共煮至猪耳朵烂熟，1日分2次食肉喝汤。用于治疗耳鸣。

13. 猪肾1对，粳米100g，葱白2根，薤白7枚，人参1g，防风0.5g。将猪肾除去内膜、切片，与其余药共煮成粥食用。用于治疗老年人耳聋。

14. 石菖蒲30g，瘦猪肉100g。将上药加水适量，共炖至肉熟，弃药渣，食肉喝汤，1日1剂，连服3~5剂。用于治疗突发性耳聋。15. 黑木耳15g，鲜葱花序25g。先将木耳泡发、洗净，再加入大葱花序，拌匀炒熟，1日食完，连用7剂。用于治疗耳鸣。

16. 补骨脂12g，核桃仁12g，路路通20g。将上药加水适量，共煎，1日分2次喝汤、吃核桃仁。用于治疗肾虚耳鸣，老年性耳鸣。

17. 鸡蛋 2 个，青仁豆 60g。将上药加水适量，共煮熟，空腹食用，1 日 1 剂。用于治疗耳鸣。

18. 百合 60g，大枣 30g。将上药加水适量，共炖熟，食枣、百合并喝汤，1 日 1 剂，7 日为 1 个疗程。用于治疗药源性耳聋。

19. 黑木耳 5g，白糖适量。先将木耳泡发，微炒后伴白糖食之，1 日 1 次。用于治疗突发性耳聋。

20. 熟地 30g，肉苁蓉 25g，石菖蒲 20g，磁石 10g，黑豆 60g。将上药加水适量，共煮至豆熟，弃药渣，食豆喝汤，隔日 1 剂。用于治疗老年性耳聋。

耳内流脓

耳内流脓是指耳膜穿孔、耳内流出其色或青或黄，其质或稠或稀的脓液为主要表现的疾病，又称耳疳、底耳、耳湿、耳痈等。本病相当于现代医学的急性和慢性化脓性中耳炎，也包括过敏性中耳炎在内。

耳内流脓的发生不外内、外两方面因素。外因多为风热湿邪侵袭，内因多属肝、胆、肾、脾等脏腑功能失调。

耳内流脓有急性和慢性之不同。急性耳内流脓多因肝胆火盛，邪热外侵而发，临床上以起病急，耳内疼痛剧烈，耳鸣，耳胀，听力障碍，鼓膜穿孔为特征，治宜疏散风热，解毒消肿；慢性耳内流脓多由脾虚湿困，上犯耳窍，或先天不足，劳伤肾精，以致肾元亏损，邪毒停聚所致，临床上以耳内流脓缠绵不断，或时流时止，止而复流，或惟耳湿，听力下降，一般无耳痛，不红不肿等为特征，并兼有气血不足，脾肾虚弱所致的全身症状。对于脾肾不足者，治宜健脾补肾，补托排脓；湿热偏盛者，宜加清热利湿解毒药物。除内治外，常采用药液滴耳，或药粉吹耳等治法。

耳内流脓是一种常见病、多发病，尤其多发于小儿，病后多影响听力，若治疗不及时或不当，可引发其他变证，甚至危及生命。因此，除积极治疗现病患者外，还应做好预防工作，如加强身体锻炼，增强体质；积极预防感冒、鼻窒等疾病；不要在污水中游泳，避免污水进入耳内；急性患者要及时治疗，以免转为慢性或变生他证等。

中药辨证治疗

方一

药物组成：金银花 15g，连翘 15g，桔梗 12g，荆芥 9g，薄荷 6g，淡竹叶 12g，淡豆豉 7g，牛蒡子 12g，芦根 18g，蒲公英 15g，紫花地丁 15g，野菊花 15g，甘草 6g。

功能主治：具有祛风清热，辛凉解表的功能。适用于风热上扰引起的耳内流脓。症见耳内疼痛胀闷，跳痛或锥刺状痛，剧痛后，耳内流脓则痛缓解、听觉差、伴有头痛、发热、恶风、鼻塞流涕、咽干而痛，口渴，耳膜破溃、有脓液出、色黄，舌苔薄黄，脉浮数。

用法用量：水煎，分 3 次服，1 日 1 剂。服用此方时，可配合使用滴耳液或吹耳散。

方二

药物组成：龙胆草 15g，栀子 12g，黄芩 9g，柴胡 9g，生地 15g，车前子 9g，泽泻 15g，当归 9g，木通 12g，甘草 6g。

功能主治：具有清肝胆湿热的功能。适用于肝胆湿热引起的耳内流脓。症见耳内流脓发作急骤，耳痛重，脓出痛减。伴有发热、口苦、咽干，头痛、便干溲赤。耳脓黄稠，量多，舌苔黄腻，脉弦数。

用法用量：水煎，分 3 次服，1 日 1 剂。服用此方时，可配合使用滴耳液或吹耳散。

方三

药物组成：熟地 24g，山药 15g，山茱萸 15g，茯苓 12g，泽泻 12g，丹皮 12g，知母 15g，黄柏 12g。

功能主治：具有滋阴降火的功能。适用于肾阴虚损，心火上炎引起的耳内流脓。症见耳内流脓日久，时作时辍，脓色清稀无味，伴有头晕、耳鸣、耳聋，腰膝酸软，口干心烦，面色潮红且有低热，舌质红，脉细数。

用法用量：水煎，分 3 次服，1 日 1 剂。或制成水蜜丸，1 日 2～3 次，每次服 5g。亦可制成 10g 大蜜丸，1 日 2～3 次，每次服 1 丸。

单验方及食疗

1. 千里光 30g，鱼腥草 30g，虎耳草 15g，虎杖 15g，野菊花 15g，土茯苓 15g。水煎，1 日 1 剂，分 3 次服。用于治疗耳内流脓（急性中耳炎）。[虎耳草为虎耳草科植物虎耳草 Saxifraga stolonifera（L.）Meerb 的全草。]

2. 千里光 30g，大红袍 30g，蒲公英 30g，玉米须 30g，贯众 15g，土茯苓 15g，穿心莲 10g。水煎，1 日 1 剂，分 3 次服。用于治疗耳内流脓。（大红袍为紫金牛草科植物铁仔 Myrsine africana L. 的全草或根。）

3. 黄连 3g，硼砂 1.5g，冰片 0.3g。先将黄连加水适量，煎取约 30mL 浓药汁，再加入冰片、硼砂溶化后，滴患耳内，1 日 3 次。用于治疗耳内流脓（急性中耳炎）。

4. 蜈蚣 1 条，麻油 30mL。将蜈蚣置麻油内浸 3~4 日后，取药油滴患耳，1 次 2~3 滴，1 日 2~3 次。用于治疗耳内流脓。

5. 枯矾 20g，麝香 1g，冰片 2g。先将上药共研为细末，取少许吹患耳内，1 日 2~3 次。用于治疗耳内流脓（慢性中耳炎）。

6. 麝香 1g，75% 酒精 10mL。将麝香溶于酒精内，装瓶中密封 7 天。用消毒棉签将耳内浓液拭净，用滴管吸取麝香酊滴入耳内 1~2 滴，再用消毒棉球塞于外耳道，隔日 1 次。用于治疗耳内流脓（化脓性中耳炎）。孕妇忌用。

7. 五倍子适量。先将五倍子烧灰存性，研为细末，取少许吹患耳内，1 日 2~3 次。用于治疗耳内流脓。

8. 痰咳净适量。先用药棉签将耳内绞干净，取少许药末吹患耳内，1 日 1 次。用于治疗耳内流脓（慢性中耳炎日久者）。

9. 大黄 3g，血竭 3g，朱砂 6g，滑石 6g，炉甘石 6g，冰片 6g，麻油适量。先将前六味药共研为细末，再用麻油调成稀糊，滴患耳内，1 日 2 次，10 日为 1 个疗程。用于治疗耳内流脓（中耳炎鼓膜已穿孔者）。

10. 熟地 9g，当归 9g，白芍 9g，牡蛎 9g，龙骨 9g，山药 9g，泽泻 6g，香附 6g，莲子 6g，白术 6g，川芎 5g，炙甘草 3g。将上药共研为细末，炼蜜为 9g 丸，1 日 2 次，1 次 1 丸，温开水送服。用于治疗耳内流脓。

鼻出血

鼻出血即鼻衄，是指鼻窍出血的一种症状。一般多发生在鼻中隔前部，是多种疾病的常见症状。出血严重者称为鼻洪。

鼻出血的发生可因鼻腔局部病变，或因全身性疾病而引起，较常见的有以下几种原因：

一是鼻部外伤，多系用手指挖鼻损伤鼻黏膜，或碰撞所致；二是鼻腔的炎症病变，如急、慢性鼻炎或鼻窦炎等；三是高热患者；四是高血压、血液病、急性传染病，以及鼻肿瘤等疾病所致；五是气候过于干燥，或长期高温作业等。

中医认为肺、胃或肝火炽盛，迫血妄行，或阴虚火旺，或脾不统血均可导致鼻出血。辨证时又有风寒欲解、风热壅肺、胃火炽盛、肝火犯肺、脾不统血、肾阴虚损、阴竭阳脱等区别。

鼻出血的治疗方法较多，常多采用外治法先止血如冷敷额部，用手指捏紧鼻孔压迫，肾上腺素局部填塞，油浸的棉花、纱布条塞鼻孔等。待病情稳定后，再根据其病因处理原发疾病。中医在施行内治方法时，可根据其虚热和实热的不同情况，分别予以养阴清热，凉血止血等方法；若系脾不统血所致者，则宜健脾益气，补血止血。

中药辨证治疗

方一

药物组成：麻黄9g，桂枝6g，杏仁9g，炙甘草3g。

功能主治：具有发汗解表的功能。适用于风寒欲解引起的鼻出血。症见恶寒发热，身痛，头痛，无汗，鼻出血而热退症减，舌苔薄，脉浮紧。一般出血量不多，能自行停止。

用法用量：水煎，分3次服，1日1剂。必要时可1日连服2~3剂，以救急。

方二

药物组成：桑叶15g，菊花12g，杏仁12g，连翘15g，薄荷5g，橘梗12g，芦根21g，白茅根15g，丹皮12g，甘草5g。

功能主治：具有疏风清热，止血的功能。适用于风热壅肺引起的鼻出血。症见发热，汗出，口渴，咽痛，咳嗽痰少，鼻干燥疼痛，出血鲜红，量不多，舌苔薄白而干，脉浮数。

用法用量：水煎，分3次服，1日1剂。必要时可1日连服2~3剂，以救急。

方三

药物组成：大黄12g，黄连6g，黄芩15g，石膏30g。

功能主治：具有清胃泻火的功能。适用于胃火炽盛引起的鼻出血。症见鼻干燥疼痛，出血量多，色鲜红，心烦，口渴欲饮，口臭，消谷善饥，大便秘结，小便黄，舌质红，苔黄，脉洪数。

用法用量：水煎，分3次服，1日1剂。

方四

药物组成：犀角2g，生地15g，赤芍12g，丹皮12g，龙胆草12g，栀子12g，白茅根12g。

功能主治：具有清肝泻火的功能。适用于肝火犯肺引起的鼻出血。多由情绪激动诱发，症见鼻出血量多，血色鲜红，并经常反复发作，头胀痛，心烦易怒，口苦咽干，胸胁苦满，目赤，小便黄，舌质红，脉弦数。

用法用量：水煎，分3次服，1日1剂。

方五

药物组成：白术15g，茯神15g，黄芪15g，龙眼肉15g，炒枣仁15g，潞党参12g，木香9g，当归12g，远志6g，炙甘草9g，生姜6g，大枣5枚。

功能主治：具有健脾益气统血的功能。适用于脾不统血引起的鼻出血。症见鼻出血渗渗不止，血色淡红，反复发作，易止易发，面色无华，食欲不振，神疲乏力，气短懒言，腹胀便溏，口淡无味，心悸头晕，舌质淡，脉濡细无力。

用法用量：水煎，分3次服，1日1剂。或共研为细粉，炼蜜为10g丸，1日3次，饭后用温开水送服1丸。

方六

药物组成：熟地15g，山茱萸12g，山药12g，泽泻9g，茯苓9g，丹皮9g，知母6g，黄檗6g，白茅根15g，旱莲草15g，阿胶15g。

功能主治：具有滋阴降火的功能。适用于肾阴虚损引起的鼻出血。症见鼻出血量不多，血色鲜红，时作时止，反复发作，口干渴，头晕目眩，心悸耳鸣，腰膝酸软，五心烦热，面色潮红，时盗汗，舌质红，脉数细。

用法用量：水煎，分3次服，1日1剂。或共研为细粉，炼蜜为10g丸，1日3次，饭后用温开水送服1丸。

方七

药物组成：人参 30g，附片 15g，麦冬 12g，五味子 9g，生姜 6g，大枣 5 枚。

功能主治：具有回阳救逆，益气摄血的功能。适用于阴竭阳脱引起的鼻出血。症见鼻出血不止，量多，甚而口、鼻、耳、齿、皮肤亦见出血，大汗出，面色苍白，口开且合，四肢厥冷，手撒尿遗，神志迷糊不省人事，呼吸喘促，舌质淡，脉微细欲绝或虚大无力。

用法用量：水煎，及时服用。

单验方及食疗

1. 桑白皮 30g，炒栀子 10g，生地 10g，炒蒲黄 10g，玄参 10g，白茅根 20g，藕节 20g。水煎，分 3 次服，1 日 1 剂。用于治疗鼻出血。

2. 侧柏叶 15g，白茅根 20g，旱莲草 15g。水煎服。用于治疗鼻出血。

3. 柏子仁 10g，卷柏 5g。水煎，分 3 次服，1 日 1 剂。用于治疗鼻出血。

4. 生石膏 15g，焦栀子 6g。水煎，分 3 次服，1 日 1 剂。用于治疗鼻出血。

5. 生地 15g，麦冬 15g。水煎，分 3 次服，1 日 1 剂。用于治疗鼻出血。

6. 明矾 2g，吴茱萸 2g，大蒜 1 瓣，米饭适量。先将明矾、吴茱萸共研为末，再与大蒜共捣烂调匀，然后加入米饭少许，做成饼状，贴于两足涌泉穴，待鼻出血止后立即去掉药饼。用于治疗鼻出血（孕妇禁用）。

7. 鲜白萝卜适量。将其捣如泥状，敷于印堂穴。用于治疗鼻出血。

8. 鲜青蒿适量。将其捣烂，塞入鼻孔。用于治疗鼻出血。

9. 生大黄 45g，熟石灰 240g。将上药入铁锅内同炒，以熟石灰变成桃花红色为度，剔除大黄片，将熟石灰研成细末，用时取消毒棉球饱蘸药末塞于出血区，每日 1~2 次。用于治疗鼻出血。

10. 血余炭 10g。将血余炭研为细末，取适量吹入鼻孔，外用纱布塞之。用于治疗鼻出血。

11. 鲜仙人球 20~30g，猪瘦肉 30g。先仙人球去皮刺、切片，再加水适量，与猪瘦肉共煮至肉熟，食肉、药并喝汤。用于治疗鼻出血。

12. 柏子仁 20g，猪瘦肉 30g。将上药加水适量，共煎至肉熟，弃药渣，食肉并喝汤，1 日 1 剂，连服 3 剂。用于治疗鼻出血。

13. 猪胰脏 1 副，黄土 5g。将猪胰脏切碎，与黄土末拌匀，用粗纸包好，放柴火灶内用文火烤熟食之。用于治疗鼻出血。

14. 人字草 5~7 棵，猪瘦肉 20g。将上药加水适量，共炖熟，弃药渣，食肉并喝汤。用于治疗鼻出血。[人字草为豆科植物丁癸草 Zornia diphylla（L.）Pers. 的全草。]

15. 黄花菜 30g，瘦猪肉 100g，大枣 2 枚。将上药加水适量，用小火共炖 1 小时，以盐调味后食用。用于治疗小儿鼻出血。

16. 阿胶 6g，瘦猪肉 30g。将猪肉切片，同阿胶一起放入碗中，加水适量，隔水炖 1 小时，放入少许食盐调味食用。用于治疗小儿鼻出血。

17. 鲜藕 300g。将藕洗干净，磨烂挤汁约 50~100mL，每次 50mL，加入少许白糖调匀，炖滚后服，1 日 3 次。用于治疗小儿鼻出血。

18. 花蕊石 9g，仙鹤草 15g，藕节 6 个，水煎，代茶饮，1 日 1 剂。用于治疗鼻出血。

19. 鲜鱼腥草 60g，生石膏粉 30g，水煎，代茶饮，1 日 1 剂。用于治疗鼻出血。

20. 鲜生地 30g，鲜白茅根 30g，鲜芦根 50g。水煎，代茶饮，1 日 1 剂。用于治疗小儿鼻出血。

慢性咽炎

慢性咽炎是咽部黏膜的一种慢性炎症，多因屡发急性咽炎治疗不彻底，或由慢性感染引起的弥漫性咽部黏膜炎性病变。烟酒过度、嗜食刺激性食物、常接触污浊空气、鼻塞而需张口呼吸等，可诱发本病，好发于成年人，是耳鼻喉科的常见病、多发病。

中医称本病为"慢喉痹"或"虚炎喉痹"，为肺肾阴虚，虚火上炎，灼伤咽喉而引起。治疗常用清热解毒，消肿利咽，养阴生津或活血化瘀的方法。

本病其常见症状有咽喉部异物感、发痒、灼热、干燥、微痛、干咳、痰多不易咳净。分泌物可引起刺激性咳嗽，或于刷牙漱口、长时间讲话时易恶心作呕。

慢性咽炎在城市居民中发病占咽喉疾病的 10%~20%。由于该病易于反复，故平时应忌食辛辣刺激之品，注意口腔卫生，减少烟酒和粉尘刺激，纠正张口呼吸的不良习惯，加强锻炼，增强体质，预防呼吸道感染，积极治疗咽部周围器官的疾病。

中药辨证治疗

方一

药物组成：乌梅10g，黄连10g，麦冬10g，生地10g，玄参10g，沙参10g，石斛10g，射干10g，山豆根5g。

功能主治：具有清热解毒，消肿利咽，养阴生津的功能。适用于慢性咽炎，症见口干渴，咽喉红肿疼痛，吞咽困难。

用法用量：水煎，分3次服，1日1剂。

方二

药物组成：肉桂3g，沙参15g，石斛15g，生地15g，麦冬15g，玄参15g，阿胶9g，凤凰衣3g，金果榄6g，射干12g，牡蛎30g，桔梗6g。

功能主治：具有养阴清热，消肿利咽的功能。适用于慢性咽炎因阴虚所致。症见口渴不欲饮水，咽喉轻微红肿并有阻塞感，时有痒痛。

用法用量：水煎，分3次服，1日1剂。连续服药1个月为一个疗程，治疗期间停用其他药物。

方三

药物组成：川芎12g，当归15g，红花10g，桃仁10g，苏木10g，黄芪15g，桂枝6g，柴胡10g，枳壳10g。

功能主治：具有活血化瘀，利咽的功能。适用于慢性咽炎日久症见咽喉部不适，有阻塞感，不时痒痛，局部轻微红肿。

用法用量：水煎，分3次服，1日1剂。先浸泡药物30分钟，用武火将药煮沸后，再续用文火煎10分钟，滤出药液300mL，加水适量，再煎取药液200mL，将两次煎出药液混合均匀，分3次服用。15天为一个疗程。

方四

药物组成：牛蒡子10g，赤芍15g，山豆根15g，草河车15g，桔梗10g，甘草3g。

功能主治：具有利咽活血的功能。适用于慢性咽炎日久症见咽喉部不适，有阻塞感，不时痒痛，局部轻微红肿。

用法用量：上药用水 500mL，煎成 200mL，将煎好的药液 50mL 放入超声雾化器，患者张口对正雾化器，行雾化治疗。每次 20 ~ 30 分钟，每天 1 次，6 ~ 12 次为 1 个疗程。

单验方及食疗

1. 生地 10g，麦冬 15g，沙参 15g，女贞子 12g，马勃 10g，青皮 10g，陈皮 10g，桔梗 10g，甘草 5g。水煎，早、晚各服 1 次，1 日 1 剂，10 剂为 1 个疗程。用于治疗慢性咽炎。

2. 白术 10g，山药 10g，木香 6g，茯苓 10g，花粉 10g，焦山楂 10g，焦神曲 10g，莱菔子 10g。水煎，多次频服，1 日 1 剂。用于治疗小儿慢性咽炎。

3. 玄参 15g，丹皮 15g，桑叶 15g，浙贝 15g，生地 20g，生石膏 20g，麦冬 9，白芍 9g，薄荷 6g，甘草 6g，马勃 6g，牛蒡子 6g。水煎，分多次频服，每 2 日 1 剂，连服 4 周为 1 个疗程。用于治疗慢性咽炎。服药期间戒辛辣之品。

4. 板蓝根 30g，玄参 12g，山豆根 10g，麦冬 10g，桔梗 10g，甘草 10g。水煎，分 3 次服，1 日 1 剂。用于治疗慢性咽喉炎。

5. 陈皮 12g，玄参 12g，厚朴 12g，苏梗 12g，沙参 12g，菖蒲 12g，法半夏 9g，生地 9g，制南星 9g，僵蚕 9g，茯苓 6g，橘梗 6g，甘草 6g。水煎，分 3 次服，1 日 1 剂。用于治疗慢性咽喉炎。

6. 败酱草 30g，全瓜蒌 25g，麦冬 12g，苏子 10g，蝉蜕 10g，桔梗 10g，桃仁 10g，大黄 3g，甘草 3g。水煎，分 3 次服，1 日 1 剂。用于治疗慢性咽喉炎。

7. 青蒿 15g，黄芩 12g，茯苓 15g，陈皮 15g，枳壳 12g，滑石 30g，生甘草 5g，竹茹 10g，全瓜蒌 20g，浙贝母 10g，桃仁 9g，威灵仙 20g。水煎，分 3 次服，1 日 1 剂，5 剂为 1 个疗程，连续服 5 ~ 15 剂。用于治疗各种慢性咽喉炎。服完一个疗程后若有好转可去滑石、生甘草加党参 6g、芦根 15g，再服一个疗程，一般可痊愈。

8. 猫爪草 25g，绿豆 50g。将上药加水适量，煎取药汁 500mL，分 3 次服，1 日 1 剂。用于治疗慢性咽喉炎。

9. 白芷 30g，生蒲黄 30g，煅人中白 30g，生甘草 30g，冰片 6g。将上药共研为极细末，用喷粉器直接均匀地吹布于咽部。用于治疗慢性咽喉炎。

10. 乌梅炭 3g，柿霜 3g，硼砂 0. 3g，青盐少许。将上药共研为细末，常含化服之。用于治疗慢性咽喉炎。

11. 水发海带 500g，白糖 250g。将海带漂洗干净，切丝，放入锅内加水适量煮熟，捞出，放在小盆里，拌入白糖腌渍 1 天后即可食用，1 次 50g，1 日 2 次。用于治疗慢性咽喉炎。

12. 生地 30g，百合 50g，粳米 50g。将生地加水 800mL，煎半小时，去渣留药汁于锅内，再将百合、粳米放入慢熬至粥成，下白糖，调匀，1 日分 2 次，空腹时服食。用于治疗慢性咽喉炎。

13. 金银花 30g，玄参 15g，知母、黄芩、桔梗、生甘草各 10g，蜂蜜适量。将上药装入暖瓶中，加沸水 1 500mL，盖严，30 分钟后即可开始饮用，可分多次于一天内服完，1 日 1 剂，一般服药 2 ~ 3 次后，咽喉部不适即可明显减轻，5 ~ 7 剂即可治愈。用于治疗慢性咽炎。

14. 太子参 10g，麦冬 10g，五味子 6g，玄参 10g，竹茹 3g，茶叶适量。水煎，代茶饮，1 日 1 剂。用于治疗慢性咽喉炎。

15. 玄参 10g，胖大海 2 枚，生甘草 5g，橘梗 5g，藏青果 5g，僵蚕 3g。水煎，代茶饮，1 日 1 ~ 2 剂。用于治疗慢性咽喉炎。

16. 丝瓜花 20g。先将丝瓜花洗净，撕成碎片，水煎，代茶饮，1 日 1 ~ 2 剂。用于治疗慢性咽喉炎。

17. 马勃 6g，玄参 6g，板蓝根 6g，牛蒡子 6g。水煎，代茶饮，1 日 1 剂。用于治疗慢性咽炎。

18. 远志 6g，乌梅肉 3g。水煎，代茶饮，1 日 1 剂。用于治疗慢性咽炎。

19. 胖大海 2 只，金银花 1. 5g，玄参 3g，甘草 1. 5g。水煎，代茶饮，1 日 1 剂。用于治疗慢性咽炎。

20. 绿豆芽 50g，木蝴蝶 10g，冰糖适量。水煎，代茶饮，1 日 1 剂。用于治疗慢性咽炎。

牙痛

牙痛是指牙齿疾病和牙周疾病等多种原因所引起的牙齿疼痛症状。主要可分为以下几种情况：龋齿牙痛为牙体腐蚀有小孔，遇冷、热、酸、甜时才感到疼痛；患急性牙髓炎是引起剧烈牙痛的主要原因；患急性牙周炎，疼痛剧烈，呈持续性的跳痛；急性齿冠周炎，主要是第三磨牙位置不正，牙冠面上部分有龈覆盖和食物嵌塞，引发炎症所致。

中医古籍中记载的"龋齿""齿龋""牙齿虫""牙虫""齿虫""齿蠹"等均属本病范畴。

牙痛一症，表证、里证均可出现。从牙痛部位看，上牙多责之足阳明胃经，下牙多责之手阳明大肠经，因胃络脉入齿上缝，大肠络脉入齿下缝之故。临证中，应按其寒热虚实在脏在经辨证。

根据不同的病因病理和临床表现，中医将牙痛分为风热牙痛、风寒牙痛、胃热牙痛、虚火牙痛、气虚牙痛、龋齿牙痛等六种证型。

中药辨证治疗

方一

药物组成：金银花 15g，连翘 15g，薄荷 6g，淡竹叶 12g，牛蒡子 12g，芦根 18g，栀子 12g，黄芩 12g，赤芍 12g，生甘草 5g。

功能主治：具有疏风清热止痛的功能。适用于风热引起的牙痛。症见牙齿胀痛，受热或食辛辣之物即痛甚，患处得凉则痛减，牙龈肿胀，不能咀嚼食物，或腮肿而热，口渴，舌尖红，舌苔薄白或微黄而干，脉象浮数。

用法用量：水煎，分 3 次服，1 日 1 剂。

方二

药物组成：苏叶 15g，防风 12g，川芎 12g，陈皮 12g，甘草 9g，细辛 5g。

功能主治：具有疏风散寒止痛的功能。适用于风寒引起的牙痛。症见牙齿作痛，抽掣样感，吸冷气则痛甚，患处得热则痛减，时恶风寒，口不渴，舌淡红，舌苔薄白，脉象浮紧或迟缓。

用法用量：水煎，分 3 次服，1 日 1 剂。

方三

药物组成：当归 12g，黄连 12g，生地 15g，石膏 25g，丹皮 12g，升麻 12g。

功能主治：具有清泄胃热止痛的功能。适用于胃热引起的牙痛。症见牙以胀痛感为主，牵引头脑或牙龈发红肿胀，满面发热，口渴，时欲饮冷，口气热臭，恶热喜冷，或唇舌颊腮肿痛，大便秘结，尿黄，舌质偏红，舌干，舌苔黄，脉象洪数或滑数。

用法用量：水煎，分 3 次服，1 日 1 剂。

方四

药物组成：熟地 30g，山药 30g，枸杞子 15g，山茱萸 12g，川牛膝 12g，菟丝子 15g，鹿角胶 9g，龟板胶 9g。

功能主治：具有滋阴补肾的功能。适用于虚火引起的牙痛。症见牙痛隐隐而作，牙根浮动，唇赤颧红，咽干而痛，心慌头晕，虚烦不寐，腰脊酸软，舌红少津，舌苔少，脉象细数。

用法用量：水煎，分 3 次服，1 日 1 剂。或共研细粉，炼蜜为 9g 丸，1 日 2～3 次，饭后用温开水送服 1 丸。

方五

药物组成：黄芪 20g，甘草 6g，潞党参 12g，当归 12g，陈皮 9g，升麻 6g，柴胡 6g，白术 12g，熟地 15g，丹皮 9g，白芍 12g，茯苓 12g。

功能主治：具有补气缓痛的功能。适用于气虚引起的牙痛。症见牙痛隐隐，痛势绵绵，牙龈不甚红肿，或虽肿胀而不红，面色白亮而无神，少气懒言，语言低微，倦怠乏力，自汗心悸，头晕耳鸣，小便清而频，舌体淡胖，舌苔薄白或苔白，脉象虚弱或虚大。

用法用量：水煎，分 3 次服，1 日 1 剂。或共研细粉，炼蜜为 9g 丸，1 日 2～3 次，饭后用温开水送服 1 丸。

方六

药物组成：蜀椒、烧石灰各适量。

功能主治：具有清热止痛的功能。适用于龋齿引起的牙痛。症见牙齿蛀孔疼痛，时发时止，如嚼物时伤其牙，则立时作痛，舌脉如常。

用法用量：共做成小蜜丸，痛时塞入蛀孔中。

单验方及食疗

1. 露蜂房 5g，白芷 12g，北细辛 3g，生石膏 30g。水煎，早、晚各服 1 次，1 日 1 剂；或将药液含于口中含漱。用于治疗风火牙痛。

2. 知母 12g，黄檗 12g，玄参 15g，甘草 6g。水煎，早、晚各服 1 次，1 日 1 剂。用于治疗虚火牙痛。

3. 淡竹叶 20g，生石膏 30g，密蒙花 15g。水煎，早、晚各服 1 次，1

日 1 剂。用于治疗胃火牙痛。

4. 仙鹤草 30g，丹参 10g，当归 10g。水煎，早、晚各服 1 次，1 日 1 剂。用于治疗血虚牙痛。

5. 沉香、公丁香、乳香、木香、小茴香各 20g，杏仁、陈皮各 15g，香附、苦楝子各 25g，冰片、薄荷脑、麝香各少许，70% 酒精 500mL。先将前九味药浸泡于酒精中，密封贮存一个月后，加入冰片、薄荷脑、麝香，溶化后即可使用，用时取棉签蘸少许药液涂擦患牙周围即可止痛，1 分钟后连口水一齐吐出（切勿吞下），每天 3～4 次。用于治疗牙痛、牙周炎。

6. 胡椒、绿豆各 10 粒。将上药用布包扎，砸碎，以纱布包作一小球，痛牙咬定，涎水吐出。用于治疗牙痛。

7. 藜芦适量。研为细粉，用纱布包上药，蘸白酒塞患牙处。用于治疗龋齿牙痛。

8. 花椒 2 粒，续随子 1 粒。将上药共研为细末，用饭粒黏合后放痛牙上咬紧，注意勿咽下。用于治疗牙痛。

9. 青黛 2g，枯矾 2g，黄檗 3g，五倍子 3g，冰片 1g，大枣 3 枚。先将大枣烧灰存性，再同前 5 味药共研为细粉，取少许搽患牙。用于治疗牙痛。

10. 伤湿止痛膏 1 张。贴于患牙相应的面颊部位，10～15 分钟后，局部痛胀感会减轻，尤其对风火牙痛有显著疗效，且无副作用。用于治疗牙痛。

11. 地骨皮（或枸杞嫩叶）30g，猪瘦肉 40g。将上药加水适量，共炖至肉熟，食肉喝汤。用于治疗虚火牙痛。

12. 骨碎补 15g，猪肾脏 1 个。将骨碎补捣碎，猪肾切片，加水适量，共炖熟，再加少许食盐食调味，弃药渣，食肉喝汤。用于治疗肾虚牙痛。

13. 红椰子树根 30g，牛肉 30g。将上药加水适量，共炖至肉熟，弃药渣，食肉喝汤。用于治疗牙痛。

14. 谷精草 20g，麦冬 18g，猪瘦肉 30g，冰糖 25g。将上药加水适量，共炖至肉熟，弃药渣，食肉喝汤，连服 3 剂。用于治疗虚火牙痛。

15. 咸鸭蛋 2 枚，干牡蛎 50g，粳米 60g。将咸鸭蛋和粳米加水适量，共煮成粥，熟时捞起咸鸭蛋去壳，切碎和干牡蛎一起放入粥内，再煮片刻，调味食用。1 日 1 次，不痛为止。用于治疗龋齿牙痛。

16. 核桃仁 30g，黄酒 60mL。共置带盖的容器内，炖至核桃仁熟，慢慢嚼服。用于治疗肾虚牙痛。

17. 香蕉皮 2 个，冰糖 30g。将香蕉皮与冰糖隔水炖熟后服用。1 日 3 次，不痛为止。用于治疗风火牙痛。

18. 麦冬 50g，天冬 50g，大米 100g。将麦冬、天冬洗净切碎，与大米加水适量，共煮成粥食用。1 日 1 次，不痛为止。用于治疗虚火牙痛。

19. 一支箭 15g，亮叶草 9g。水煎，代茶饮，1 日 1 剂。用于治疗风火牙痛。（一支箭为瓶尔小草科植物一支箭或狭叶瓶尔小草 Ophioglossum thermale kom. 的全草；亮叶草为毛茛科植物复叶披麻草的全草。）

20. 莲须 50g，冰糖 30g。水煎，代茶饮，1 日 1 剂。用于治疗风火牙痛。

牙龈出血

牙龈出血又称齿衄，是指牙缝或牙龈部位渗出血液而言。牙龈出血多见于现代医学的牙龈炎、牙周病，为口腔科的常见证候。

中医认为因足阳明胃经行于上齿，手阳明大肠经行于下齿；又肾主骨，齿为骨之余，故本症与胃、大肠及肾关系密切，但以胃经的病变为常见。

中医辨证时，又将牙龈出血分为胃肠实火、胃中虚火、肾虚火旺、脾不统血等四种证型。

对牙龈出血除必要的治疗外，平素患者应注意口腔卫生，保持口腔清洁。

中药辨证治疗

方一

药物组成：石膏 30g，黄连 12g，黄芩 15g，生地 20g，丹皮 12g 升麻 9g，白茅根 15g，大黄 9g。

功能主治：具有清胃泻火的功能。适用于胃肠实火引起的牙龈出血。症见齿龈出血如涌，血色鲜红，兼有齿龈红肿疼痛，口气臭秽，口渴喜饮，便秘，舌质红赤，苔黄腻，脉洪数有力。

用法用量：水煎，分 3 次服，1 日 1 剂。

方二

药物组成：生地 15g，熟地 15g，天冬 15g，麦冬 15g，石斛 12g，茵陈 12g，黄芩 12g，枳壳 9g，枇杷叶 9g，甘草 9g，蒲黄 9g。

功能主治：具有养胃阴清胃火的功能。适用于胃中虚火引起的牙龈出血。症见齿龈出血，血色淡红，兼有齿龈腐烂，但肿痛不甚，口干欲饮，舌质光红少津，苔薄且干，脉滑数无力。

用法用量：水煎，分 3 次服，1 日 1 剂。

方三

药物组成：熟地 24g，山茱萸 12g，山药 12g，泽泻 9g，茯苓 9g，丹皮 9g，知母 6g，黄檗 6g，骨碎补 12g，怀牛膝 12g。

功能主治：具有滋肾阴、降相火的功能。适用于肾虚火旺引起的牙龈出血。症见齿龈出血，血色淡红，齿摇不坚，或微痛，兼有头晕，耳鸣，腰膝酸软，舌质嫩红，少苔，脉细数。

用法用量：水煎，分 3 次服，1 日 1 剂。或共研为细粉，炼蜜为 10g 丸，1 日 3 次，饭后用温开水送服 1 丸。

方四

药物组成：白术 15g，茯神 15g，黄芪 15g，龙眼肉 15g，炒枣仁 15g，潞党参 12g，木香 9g，当归 12g，远志 6g，炙甘草 9g，生姜 6g，仙鹤草 12g，炒侧柏叶 12g，大枣 5 枚。

功能主治：具有健脾益气摄血的功能。适用于脾不统血引起的牙龈出血。症见齿龈出血，血色潮红，龈肉色淡，全身有散在出血点或紫癜，舌体胖大，舌质淡，苔薄白，脉缓或濡数。

用法用量：水煎，分 3 次服，1 日 1 剂。或共研细粉，炼蜜为 10g 丸，1 日 3 次，饭后用温开水送服 1 丸。

单验方及食疗

1. 枸杞子 15g，旱莲草 10g。水煎，徐徐含服，1 日 1 剂。用于治疗牙龈出血。

2. 大蓟 15g，小蓟 15g，白茅根 15g。水煎，分 3 次服，1 日 1 剂。用于治疗牙龈出血。

3. 焦栀子 10g，炒黄芩 10g，黄檗 6g，知母 6g，玄参 12g。水煎，分

3 次服，1 日 1 剂。用于治疗牙龈出血。

4. 鲜旱莲草 60g。水煎，分 3 次服，1 日 1 剂。用于治疗牙龈出血。

5. 地骨皮 12g，骨碎补 12g，石斛 12g，槐花 6g，甘草 3g。水煎，分 3 次服，1 日 1 剂。用于治疗牙龈出血、溃烂。

6. 黄豆渣 10g。敷于牙龈处。用于治疗牙龈出血。

7. 大枣 3 个，雄黄 2g。将大枣去核，分别装入雄黄，置瓦上焙焦，研为细末，1 次取少许抹于患处，1 日 2~3 次。用于治疗牙龈出血。

8. 鲜龙胆草、鲜萱草根各适量。将上药洗净捣烂，绞取药汁，含漱，勿咽药液，1 日数次。用于治疗牙龈出血。

9. 竹茹 60g，生地 30g，生地榆 15g，白矾 6g，硼砂 6g，冰片 6g。将竹茹、生地、地榆加水适量，水煎取药汁，兑入白矾、冰片、硼砂调匀，含漱，勿咽，1 日数次。用于治疗牙龈出血、牙龈炎。

10. 鲜石榴皮、食醋各适量。将上药共捣取汁，含漱，勿咽药液，1 日数次。用于治疗牙龈出血、牙龈炎。

11. 白茅根 100g。水煎，代茶饮。用于治疗牙龈出血。

口臭

口臭是指口中出气秽臭，自觉或他人所觉而言。现代医学中的口臭常见于口齿和咽喉疾病，也可见于胃肠疾病、某些传染病，以及肿瘤等。

中医古籍中记载的"腥臭""口中胶臭""口气秽恶"等不同描述，均属此症范畴。

口臭的局部原因主要是食物残渣停积于口内齿缝间腐败发臭，或口腔肌膜、龈肉溃腐，或肿物坏死，脓液溢出等。

中医学认为，口臭多因脏腑积热所致，或湿热，或食积，或痰浊，皆为实证。临床辨证时，胃热上蒸口臭，以口渴饮冷、口舌生疮、便秘溲黄、苔黄为主症；肠胃食积口臭，根据伤食病史以及干噫食臭、吞酸嗳腐、脘腹胀满、舌苔腐腻等可资鉴别；痰热壅肺口臭，以咳唾腥臭痰、胸满胸痛为主症。

除以上内治外，还可用含药或擦药等方法辅助治疗。

中药辨证治疗

方一

药物组成：石膏 30g，黄芩 12g，黄连 12g，生地 20g，丹皮 12g，升麻 9g，青蒿 12g，甘草 6g。

功能主治：具有清胃泄热的功能。适用于胃气上蒸引起的口臭。症见口臭口渴饮冷，口唇红赤，口舌生疮糜烂，或牙龈赤烂肿痛，溲赤便秘，舌质红，苔黄，脉数有力。

用法用量：水煎，分 3 次服，1 日 1 剂。

方二

药物组成：苇茎 30g，薏苡仁 30g，冬瓜仁 24g，桃仁 9g，地骨皮 12g，桑白皮 12g，甘草 6g。

功能主治：具有清肺化痰辟浊的功能。适用于痰热壅肺引起的口臭。症见口气腥臭，兼胸痛胸满，咳嗽吐浊，或咳吐脓血，咽干口苦舌燥，不欲饮水，舌苔黄腻，脉象滑数。

用法用量：水煎，分 3 次服，1 日 1 剂。

方三

药物组成：山楂 18g，神曲 6g，法半夏 9g，茯苓 9g，陈皮 3g，连翘 3g，莱菔子 3g。

功能主治：具有消积导滞的功能。适用于肠胃食积引起的口臭。症见口中酸臭，脘腹胀满，嗳气频作，不思饮食，大便或秘或利，矢气臭秽，舌苔厚腻或腐腻，脉象弦滑。

用法用量：水煎，分 3 次服，1 日 1 剂。或共研细粉，炼蜜为 10g 丸，1 日 3 次，饭后用温开水送服 1 丸。

单验方及食疗

1. 藿香 9g，菖蒲 9g。水煎，分 3 次服，1 日 1 剂。用于治疗口臭。

2. 生地 12g，天冬 12g，黄芩 9g，枇杷叶 10g，生石膏 20g，甘草 10g。水煎，分 3 次服，1 日 1 剂。用于治疗口臭。

3. 藿香叶 20g，生石膏 30g，栀子 30g，知母 15g，甘草 10g。将上药共研为细末，用蜂蜜、白酒拌炒，1 次 6g，1 日 2 次，用温开水冲服。用于治疗脾胃实热口臭。

4. 公丁香或白蔻仁适量。任选其一，置口中含嚼，1 次 1 粒，1 日数次。用于治疗口臭。

5. 细辛适量。取少许置口中含片刻，1 日 3 次。用于治疗口臭。

6. 桂花 5g，细辛 5g，草蔻 10g，射干 10g，香薷 9g。将上药共研为细末，1 次 3，1 日 2 次，置口内反复嚼漱。用于治疗口臭。

7. 藿香 30g。将藿香加水适量，煎取浓药汁，漱口，1 日 3 ~ 4 次，连用 3 ~ 5 剂。用于治疗口臭。

8. 白芷 6g，川芎 6g，甘草 3g。将上药加沸水适量，浸泡后，取药汁漱口，1 日 3 ~ 4 次。用于治疗口臭。

9. 冰片 3g，草蔻 3g，木香 3g，砂仁 3g。将上药共研为细末，每晚睡前取少许擦牙齿。用于治疗口臭。

10. 枯矾 3g，麝香少许。共研为细粉，取少许擦牙，每日早、晚各 1 次。用于治疗口臭。

11. 西瓜子仁 60g，蜂蜜适量。将西瓜子仁焙焦，研为细粉，用蜂蜜调成膏状，饭后取 3 含化。用于治疗口臭。

12. 藿香 15g（鲜品用 30g），粳米 50g。先将藿香洗净，放入铝锅中，加水适量煎 5 分钟，取药汁待用；再将粳米淘洗干净，煮粥，待粥熟时，加入藿香汁，再煮一二沸即可，常食用。用于治疗口臭。

13. 薄荷叶 15g（鲜品用 30g），粳米 50g。先将薄荷叶洗净，放入锅内，加水适量煎煮，取药汁待用；再将粳米淘洗干净，煮粥至米熟时，倾入薄荷叶汁，煮一二沸即可，常食用。用于治疗口臭。

14. 干荔枝 5 ~ 7 枚，粳米或糯米 50g。将荔枝干加水适量，与粳米或糯米同煮为粥，晚餐食用，连吃 3 ~ 5 日为 1 个疗程。用于治疗口臭。

15. 生芦根 30g，粳米 50g。将生芦根洗净，加水适量煎煮，取汁待用；再将粳米淘洗干净煮粥至八成熟时，倾入芦根汁，煮至米烂熟即可食用。用于治疗口臭（此粥不宜常食用）。

16. 橘皮 30g。水煎，代茶饮，1 日 1 剂。用于治疗口臭。

17. 大黄 3g。用沸水冲后，代茶饮，1 日 1 剂。用于治疗口臭。

18. 薄荷 6g，青黛（布包）6g。水煎，代茶饮，1 日 1 剂。用于治疗口臭。

19. 淡竹叶 10g，藿香 9g，薄荷 9g。水煎，代茶饮，1 日 1 剂。用于治疗口臭。

266

20. 鲜芦根 30g，冰糖 9g。水煎，代茶饮，1 日 1 剂。用于治疗口臭。

口疮

口疮，是指口腔黏膜上发生单个或多个黄白色如豆大的溃点。临床上将其分为实证与虚证两大类，实证与现代医学的复发性阿弗他口炎相似，虚证因反复发作，故称为复发性口疮。

中医学中又称为"口糜""口疡""口疳""口舌生疮""口中疳疮""口破""口肉糜烂"等均属本病。

口疮有虚实之分，实证口疮多因过食辛辣厚味，或嗜酒，以致心脾积热，复感外邪，热盛化火，上攻于口而发；或口腔不洁，或被损伤，毒邪乘机侵袭，肌膜腐烂而成。虚证口疮多因素体阴虚，或病后真阴亏损，阴液不足，虚火上炎于口而发病。亦有心血不足，心阳偏亢而致者。

中医辨证时，又将口疮分为脾胃积热、阴虚火旺、中气不足等引起口疮的区别。

对口疮除内治外，还可用清热解毒，祛腐生肌的药物外洗患处或含漱，亦可配合针灸治疗。

中药辨证治疗

方一

药物组成：连翘 15g，大黄 12g，芒硝 9g，栀子 12g，黄芩 12g，薄荷 9g，竹叶 12g，甘草 6g，蜂蜜适量。

功能主治：具有清热泻火的功能。适用于脾胃积热引起的口疮。症见口、唇、舌及齿龈多处生疮，周围红肿，甚者腮舌俱肿，疼痛，影响进食，口渴喜饮冷，大便秘结，尿黄赤，或兼身热，舌质红，或有裂纹，苔黄，脉数有力。

用法用量：先将连翘、大黄、栀子、黄芩、薄荷、竹叶、甘草加水适量，煎取药汁，再兑入芒硝、蜂蜜调匀，分 3 次服，1 日 1 剂。

方二

药物组成：熟地 24g，山茱萸 12g，山药 12g，泽泻 9g，茯苓 9g，丹皮 9g，知母 6g，黄檗 6g。

功能主治：具有滋阴清火的功能。适用于阴虚火旺引起的口疮。症见口疮反复发作，每因劳累或夜寐不佳而诱发，疮面黄白色，周围淡红，疼痛昼轻夜重，口干，心烦失眠，手足心热，舌质红，或有红裂纹，少苔，脉沉细数。

用法用量：水煎，分3次服，1日1剂。或共研细粉，炼蜜为10g丸，1日3次，饭后用温开水送服1丸。

方三

黄芪15g，炙甘草5g，潞党参12g，当归3g，陈皮3g，升麻3g，柴胡3g，白术9g。

功能主治：具有补中益气的功能。适用于中气不足引起的口疮。症见口疮反复发作，时轻时重，疮面色淡，疼痛较轻，纳少脘胀，大便不实，肢软神疲，气短懒言，舌质淡，边有齿痕，苔白，脉象细弱。

用法用量：水煎，分3次服，1日1剂。或共研细粉，炼蜜为10g丸，1日3次，饭后用温开水送服1丸。

单验方及食疗

1. 玄参15g，麦冬15g，金银花15g，甘草6g。水煎，徐徐含服，1日1剂。用于治疗口疮。

2. 苦参15g，党参15g。水煎，分3次服，1日1剂。用于治疗口疮。

3. 盐知母9g，盐黄檗9g，丹皮9g，泽泻9g，车前子9g，天花粉9g，山药15g，连翘15g，生地30g，茯苓12g，肉桂5g，青黛5g，五味子5g。水煎，分3次服，1日1剂。用于治疗红白口疮。

4. 马尾连30g。加水适量，煎取药汁含漱，1日数次。用于治疗口疮。

5. 鲜嫩桑叶60g，冰片1g。将桑叶捣烂取汁，加入冰片调匀，涂患处，1日数次。用于治疗口疮。

6. 吴茱萸6g，鸡蛋清适量。将吴茱萸研为细粉，用鸡蛋清调匀，敷双涌泉穴，1日1次，1次12小时。用于治疗口疮。

7. 黄檗6g，五倍子6g，麻油适量。将前二味药共研为细粉，用麻油调成糊状，涂患处，1日3~4次。用于治疗口疮。

8. 细辛3g，蜂蜜3g。将细辛研为细粉，加入蜂蜜调匀，置纱布中贴于脐部，3日换贴1次。用于治疗口疮。

9. 侧柏炭30g，冰片6g。将上药共研为细粉，取少许撒患处，1日

2～3次。用于治疗口疮。

10. 青盐5g，硼砂5g，冰片2g，白矾3g，麝香1g。将上药共研为细末，取少许撒患处，1日3次。用于治疗各种口疮。

11. 绿豆30g，鸡蛋1个。先将绿豆加水适量，煎沸3分钟，取出绿豆汤冲服鸡蛋，每日早晨1次。用于治疗复发性口疮。

12. 鲜大青叶、蜂蜜各适量。将鲜大青叶置蜂蜜中浸两日后，食大青叶，1日食20～30g。用于治疗口疮。

13. 生地30g，玄参20g，香橼2个，大枣9个。将上药加水适量，煎汤，弃药渣，食枣喝汤，1日1剂。用于治疗复发性口疮。

14. 鲜蜂蜜适量。每日晚饭后用温开水漱净口腔，取1勺蜂蜜，敷在口腔溃疡表面，含1～2分钟，然后咽下，重复2～3次，连续用2～3天。用于治疗口疮。

15. 莲子30g，白萝卜250g。将上药加水适量，共煮熟，食莲子喝汤，1日2剂。用于治疗口疮。

16. 绿豆60g，生地30g。将上药加水适量，共煮熟，去生地，食豆喝汤，1日1剂。用于治疗口疮。

17. 车前草50g。水煎，代茶饮，1日1剂。用于治疗口疮。

18. 板蓝根30g。水煎，代茶饮，1日1剂。用于治疗口疮。

19. 鲜苦瓜160g（干品用80g）。开水冲泡，代茶饮，1日1剂。用于治疗口疮。

20. 木通6g，生地6g，竹叶3g，甘草2g。水煎，代茶饮，1日1剂。用于治疗口疮。

第七章 其他疾病

感冒

感冒一般称为"伤风"或"冒风"，是由病毒引起的常见的呼吸道传染病。

中医认为，本病系感受六淫之邪，机体卫外功能减弱，邪犯肺卫，卫表不和而致病。

本病的潜伏期约一天左右，起病较急，开始病变局限于鼻咽部，以后可向下展，影响到喉部、气管、支气管。其临床表现主要为鼻塞、流涕、喷嚏、咳嗽、咽部不适、头痛、恶寒、发热、全身不适等。

由于感受的外邪不同，以及体质强弱的差异，感冒又有风寒、风热、暑湿，以及气虚、血虚、阴虚、阳虚外感等不同证候，临证时应详加区别。

对本病的治疗，应根据外邪的不同性质，以驱除外邪为主。风寒感冒宜辛温解表；风热感冒宜辛凉解表；暑湿感冒宜清暑祛湿；体虚感冒，又当根据气虚、血、阴、阳亏损的不同情况，分予以益气、养血、滋阴、助阳解表等方法，不可专行发散或扶正。

感冒病情虽较轻，但发病率高，且易反复感染，影响工作和学习，故应积极预防。平时应注意锻炼身体，增强体质，冬春季节，天气变化时，应及时增减衣服等。

中药辨证治疗

方一

药物组成：苏叶 15g，防风 15g，苍耳子 15g，白芷 15g，白芍 15g，枇杷叶 15g，蝉蜕 9g。

功能主治：具有疏风利肺，调和营卫的功能。适用于伤风引起的感冒。多见于冬令，症见恶风，自汗，鼻鸣，干呕，脉浮缓。

用法用量：水煎，及时服用。

随症加减：重症者，改用桂枝 15g，白芍 12g，甘草 9g，生姜 3 片，大枣 5 枚。

方二

药物组成：葱白连须 3 根淡豆豉 15g，生姜 3 片。

功能主治：具有辛温解表的功能。适用于风寒引起的感冒。多见于寒冷季节，或四季中气候骤冷，感冒初始，症见恶寒甚，发热轻微，无汗，涕清，喉痒，痰清稀，尿清长，苔白薄，脉浮紧。

用法用量：水煎，及时服用。服后可加被取暖，使微出汗即可。

随症加减：重症者，改用麻黄 12g，杏仁 12g，桂枝 12g，甘草 6g；兼咳者，可改用紫苏叶 15g，杏仁 12g，法半夏 12g，茯苓 15g，前胡 12g，桔梗 12g，枳壳 12g，陈皮 12g，生姜 3 片，大枣 4 枚，甘草 6g。

方三

药物组成：金银花 15g，连翘 15g，薄荷 12g，荆芥 12g，牛蒡子 15g，板蓝根 15g，橘梗 12g，淡竹叶 12g，芦根 15g。

功能主治：具有辛凉解表的功能。适用于风热引起的感冒。多见于春令，或四时中非时之暖，或感冒后期。症见发热微恶风，汗泄不畅，涕浊，痰稠，口干或渴，咽痛，尿黄，苔白黄，脉浮数。

用法用量：水煎，及时服，或 1 日分 3 次服用。

随症加减：症减兼咳者，改用桑叶 15g，菊花 12g，杏仁 12g，连翘 15g，薄荷 6g，桔梗 12g，芦根 20g，甘草 9g；症进热甚烦渴者，加石膏 30g，黄芩 15g；症重而兼有痰喘者，改用麻黄 12g，杏仁 12g，石膏 30g，射干 15g，甘草 10g。

方四

药物组成：荆芥 15g，防风 15g，羌活 15g，独活 15g，柴胡 10g，前胡 15g，川芎 12g，桔梗 12g，枳壳 12g，茯苓 15g，甘草 9g。

功能主治：具有疏风祛湿的功能。适用于感冒挟湿。多见于霉雨湿甚季节，或淋雨、涉水、坐卧湿地后起病。症见身热不扬，汗出黏手，头胀如裹，骨节酸痛甚，胸痞，舌苔白腻，脉濡。

用法用量：水煎，分 3 次服，1 日 1 剂。

随症加减：如头身重痛甚者，改用羌活 15g，防风 12g，川芎 12g，藁本 12g，蔓荆子 12g，独活 12g，甘草 9g。

方五

药物组成：金银花 15g，连翘 15g，香薷 15g，厚朴 15g，白扁豆 15g，藿香 15g，荷叶 12g，佩兰 12g，滑石 20g，黄连 10g，甘草 9g。

功能主治：具有清解暑邪，芳香化湿的功能。适用于感冒挟暑。多见于夏令，症见恶寒无汗，或身热，汗出不解，头身痛，脘痞闷，尿短黄，舌苔黄腻，脉濡数。

用法用量：水煎，分 3 次服，1 日 1 剂。

随症加减：如咽、结膜红肿者，去扁豆、厚朴，加板蓝根 15g，大青叶 15g，木贼 12g；流涎、上腭疱疹或溃疡者去香薷，加防风 12g，石膏 20g。

方六

药物组成：藿香 15g，苏叶 12g，白芷 12g，厚朴 12g，大腹皮 12g，苍术 12g，陈皮 12g，桔梗 12g，香附 12g，山楂 15g，麦芽 12g。功能主治：具有宣肺解表，和中导滞的功能。适用于感冒挟食。症见恶寒或发热，喷嚏，流涕，脘腹胀满，不思饮食，呕吐酸腐，或见流涎，大便稀溏，舌苔厚腻，脉滑实。

用法用量：水煎，分 3 次服，1 日 1 剂。

随症加减：如寒者加炮姜 10g；热者加黄芩 15g，大青叶 15g；积滞者加枳实 12g，熟大黄 12g。

方七

药物组成：党参 15g，苏叶 15g，前胡 12g，葛根 15g，桔梗 12g，桂枝 12g，枳壳 12g，防风 12g，白术 15g，甘草 10g。

功能主治：具有益气解表的功能。适用于气（阳）虚感冒。症见身热轻，恶寒重，无汗或自汗，倦怠嗜卧，面色苍白，四肢不温，甚者语音低微，舌质淡，苔白，脉浮无力或沉溺。

用法用量：水煎，分 3 次服，1 日 1 剂。

随症加减：如腰膝酸软者加独活 15g，怀牛膝 15g；咳嗽痰多者，加陈皮 15g，法半夏 12g，茯苓 15g；气虚甚者加黄芪 15g；肢冷脉沉阳虚甚者，加附片 12g，细辛 5g。

方八

药物组成：玉竹 15g，葱白 5 根 白薇 15g，淡豆豉 15g，葛根 15g，桔梗 12g，薄荷 12g，甘草 10g。

功能主治：具有滋阴解表的功能。适用于阴（血）虚感冒。症见头晕，身热，微恶风寒，无汗或汗出不多，口渴，咽干，或手足心热，脉细数无力。

用法用量：水煎，分 3 次服，1 日 1 剂。

随症加减：如阴虚甚者加麦冬 15g，生地 15g；血虚甚者，加当归 15g，白芍 15g。

方九

药物组成：柴胡 12g，黄芩 15g，羌活 12g，葛根 15g，桔梗 12g，折芷 12g，白芍 12g，石膏 30g，大青叶（或板蓝根）15g，连翘 15g，甘草 10g。

功能主治：具有解表清里的功能。适用于时行感冒（流感）。症见突然发热恶寒，或高热寒战，头痛，全身骨节酸痛，目胀眼赤，软弱无力，而鼻塞、流涕、咳嗽等症反较轻，在咳吐黏液痰中或带血丝，苔白，脉浮数。

用法用量：水煎，分 3 次服，1 日 1 剂。

随症加减：若初起恶寒甚者，去石膏；继之里热甚者，去羌活、柴胡；加青蒿 15g，地龙 10g；昏迷者；加服清心牛黄丸；痰中带血者，去柴胡、桔梗，加丹皮 15g，栀子 15g，青黛 10g；呕吐腹泻者，加藿香 15g，厚朴 15g，建曲 15g；伴气喘者，可按肺炎治疗。

单验方及食疗

1. 贯众 30g，忍冬藤 30g，甘草 6g。水煎，分 3 次服，1 日 1 剂。连服 3 天为 1 个疗程。预防感冒。

2. 金银花 12g，薄荷 6g，桑叶 5g，葱白 3 根。水煎，分 3 次服，1 日 1 剂。用于治疗风热感冒。

3. 贯众 15g，半边莲 15g，马鞭草 30g。加水 500mL，共煎至 100mL，1 次 15～20mL，1 日服 3～4 次。用于治疗风热感冒。

4. 苏叶 6g，生姜 5g，香菜 5g。将上药加水适量，共煎服。用于治疗风寒感冒。

5. 田边菊 20g，桑枝 20g，生石膏 20g，栀子 10g。将上药加水适量，共煎服，连服 2～3 剂为 1 个疗程。用于感冒，发热，口渴，出汗。

6. 白萝卜500g，莲须30g，葱白30g，核桃仁60g，生姜20g。将上药加水1 500mL，共煎至500mL，1次服100mL，1日服2次。用于治疗感冒，全身疼痛，发热，微恶寒，咳嗽多痰。

7. 贯众10g，板蓝根10g，大蒜5瓣。先将前两味药加水适量，共煎取药汁，再将大蒜捣烂，加入药汁中，1日分2~3次服，连服3~5剂为1个疗程。用于预防感冒。

8. 桑叶10g，葱头5个，生姜3片，芦根30g。将上药加水适量，共煎服。用于预防和治疗流感。

9. 小山茶10g，苍耳子8g，芦根25g，桉叶50g，红糖30g。将前4味药加水适量，共煎取药汁，兑入红糖调匀，1日分2次服。用于预防和治疗流感。

10. 贯众25g，茵陈15g，板蓝根25g。将上药加水适量，共煎服。用于预防和治疗流感。

11. 生姜150g，白糖75g。将生姜洗净，加糖共捣烂，1次20g，1日2次，用开水冲服。用于治疗风寒感冒。

12. 桃仁100g，杏仁50g，蜂蜜50g，白糖50g。先将前两味药捣烂，再与后两味药混匀，1次7g，早、晚用开水冲服。用于感冒，咳嗽。

13. 生芝麻3g，茶叶3g。将上药物放入口中嚼烂，凉开水送服，服后盖被取微汗。用于感冒，头痛。

14. 苦瓜适量。将苦瓜切开，取瓢，煮熟后服用。用于流感。

15. 糯米100g，葱白20g，生姜20g，食醋30mL。先将糯米加水适量煮成粥，再把葱姜捣烂下粥内沸后煮5分钟，然后倒入醋，立即起锅，趁热服下，床上覆被以助药力，15分钟后便觉胃中热气升腾，遍体微热而出小汗。每日早、晚各1次，连服4次基本可愈。用于治疗风寒感冒。

16. 草鱼肉150g，生姜片25g，米酒100g。取半碗水于锅内煮沸后，放入上药共炖约30分钟，加少许食盐调味，趁热食用，食后卧床盖被取微汗，每日2次，注意避风寒。用于风寒感冒。

17. 荔枝肉30g，黄酒适量。用黄酒煮荔枝肉，趁热顿服。用于治疗气虚感冒。

18. 桑叶20g，苏叶20g，薄荷20g。水煎，代茶饮，1日1剂。用于风热感冒。

19. 苍术9g，贯众9g。水煎，代茶饮，1日1剂，连服3~5天为1

个疗程。用于预防流感。

20. 苍术 15g，川芎 6g，雄黄 6g，甘草 5g。将药物装入袋中，放入盛一担水的缸中，饮用此水两周，一周换药 1 次。用于预防流感。

肺结核

肺结核是由结核杆菌引起的慢性肺部感染性疾病。中医称之为"肺痨""痨瘵""痨疰"。主要临床症状为咳嗽、咳痰、咯血、潮热、盗汗、乏力、胸痛、消瘦，女子月经不调等。

中医认为，本病是由于正气不足，阴精耗损，痨虫乘虚侵袭肺脏而引起。本病的发生和发展，与脾肾有密切关系。如肺脏受病，可累及脾而致脾虚，脾虚则水谷精气不能上输于肺，肺失所养，导致肺阴日虚；肺津不足，累积于肾，而致肾水亏损，肾水亏损则虚火上扰，导致肺津受灼。由此可知本病的病理演变开始多为肺阴不足，继而发展为阴虚火旺，肺肾同病，或发展为肺脾两虚，终则因阴虚而损及阳而出现脾肾阴阳俱虚等证。从整个病程而言，多以阴虚为主。故治疗时当以补虚养阴及杀菌除虫为主。临证时多采用滋阴润肺，或健脾益气，或滋阴清火，或益火养阴等方法。

抗结核药对本病有特效，早期病变若能合理应用抗结核药物，几乎可全部治愈而不再复发。

肺结核系慢性消耗性疾病，故除药物治疗外，还必须注意适当的休息和营养，这对疾病的治疗有重要作用。此外，本病的传染性很强，特别是早期，故应采取必要的隔离措施，以防传染他人。

中药辨证治疗

方一

药物组成：天冬 15g，麦冬 15g，沙参 15g，百部 15g，山药 15g，生地 15g，川贝母 9g，白及 12g，枇杷叶 12g，葎草 12g。

功能主治：具有滋阴润肺的功能。适用于肺阴不足引起的肺结核。症见疲倦乏力，午后发热，两颧潮红，干咳少痰，或痰中带血，口燥，咽干，胸闷不适，饮食减少，舌边尖红，脉细略数。

用法用量：水煎，分 3 次服，1 日 1 剂。

随症加减：咯血者可加用十灰散（大蓟炭、小蓟炭、荷叶炭、侧柏叶炭、茅根炭、茜草根炭、栀子炭、大黄炭、丹皮炭、棕榈炭各等份，研为末即得）止血。

方二

药物组成：百合 15g，玄参 15g，生地 15g，沙参 15g，山药 15g，白及 12g，麦冬 12g，阿胶 15g，地骨皮 12g，夏枯草 15g，煅牡蛎 30g，三七粉 10g，枸杞 15g。

功能主治：具有滋阴降火，润肺止血的功能。适用于肺肾阴虚引起的肺结核。症见潮热骨蒸，咳呛气冲，痰少而黄，手足心热，心烦失眠，声音嘶哑，反复咯血，胸痛，盗汗，男子遗精，妇女月经不调，脉数乏力。

用法用量：水煎，分 3 次服，1 日 1 剂。

随症加减：咯血者可加用十灰散（见上方）、花蕊石散（煅花蕊石适量，研为细末即得）或饮鲜藕汁止血。

方三

药物组成：泡参 15g，茯苓 15g，白术 15g，山药 15g，砂仁 10g，薏苡仁 15g，百合 15g，五味子 12g，冬虫夏草 5g，白及 12g，焦山楂 12g。

功能主治：具有健脾益气的功能。适用于肺脾两虚引起的肺结核。症见咳嗽，喘息，午后潮热，气怯声低，面色㿠亮而无神，眼睑浮肿，形体羸瘦，食欲不振，大便溏薄，舌光质红，脉细数无力。

用法用量：水煎，分 3 次服，1 日 1 剂。

随症加减：咯血者可加用十灰散、花蕊石散（均见上方）或饮鲜藕汁止血。

方四

药物组成：党参 15g，白术 15g，茯苓 15g，炙甘草 12g，黄芪 15g，黄精 15g，五味子 15g，枸杞 15g，山药 15g，旱莲草 15g，紫河车粉 10g。

功能主治：具有填补精血，调理脾胃的功能。适用于脾肾阴阳俱虚引起的肺结核。症见咳嗽气短，声音嘶哑，劳热骨蒸，形寒怕冷，面目四肢浮肿，食少便溏，舌红而干，脉微细。

用法用量：水煎，分 3 次服，1 日 1 剂。

单验方及食疗

1. 白及 30g，百合 9g，桃仁 9g。水煎，分 3 次服，1 日 1 剂。用于治疗肺结核。

2. 侧柏叶60g，百部60g。水煎，分3次服，1日1剂。用于治疗肺结核。

3. 鱼腥草30g，白花蛇舌草15g，白茅根15g。水煎，分3次服，1日1剂。用于治疗肺结核，咳血。

4. 马宝6g，百部6g，白及12g。将上药共研为细末，1次1.5~3g，1日3次，用温开水送服。用于治疗肺结核。

5. 紫河车60g，百部60g，川贝母60g，白及24g，海螵蛸15g。将上药共研为细末，1次6g，1日服2次，早、晚用温开水送服。用于治疗肺结核。

6. 蛤蚧1对，百部60g，白及60g，枯矾9g。将上药共研为细末，炼蜜为9g丸，1次服1丸，1日服3次。用于治疗空洞型肺结核。

7. 蛤蚧1对，冬虫夏草45g，白及60g，百部60g，黄芩30g，牡蛎30g。将上药共研为细末，炼蜜为9g丸，1次服1丸，每日早、晚各服1次。用于治疗空洞型肺结核。

8. 全蝎150条。放于瓦上焙黄，研为细末，1次服6g，1日服2次，45天为1个疗程。用于治疗肺结核。

9. 黄精500~1000g，党参500g，枸杞子500g，蜂蜜适量。先将党参、枸杞子加水适量，煎取药汁，再将黄精切片，蒸透，置药汁中，待吸尽药汁后再次蒸透，取出放入蜂蜜中，15天后早、晚各服黄精片10g。用于治疗肺结核（阴虚型）。

10. 冬虫夏草30g，乌梢蛇20g。将上药共研为细末，1次服3~4g，日服3次。用于治疗空洞型肺结核。

11. 胎盘1个。①将胎盘洗净，置瓦上焙干，研为细末，1次服3~4g，1日2~3次，用黄酒送服；②将胎盘炖熟，分2~3次服食；③加入去核大枣500g和冰糖适量，共煎成膏，每次20g，1日服3次。用于治疗肺结核。

12. 燕窝6g，白及6g，冰糖少许。将前两味药加水适量，用小火炖至燕窝全化，弃药渣，加入冰糖再炖，每日早、晚各服1次。用于肺结核。

13. 白及10~20g，大米100g。将上药加水适量，共煮为粥食之，1日1次，连服30天为1个疗程。用于肺结核恢复期。

14. 生白果、生菜油各适量。将生白果浸泡于菜油中 100 天以上，每日早、中、晚各食 1 枚（去心），儿童酌减。用于治疗肺结核。

15. 鲜百合、蜂蜜各适量。将上药放于碗内，隔水加热共蒸熟，1 日 2 次，常食之。用于治疗肺结核。

16. 冬虫夏草 50g，老鸭 1 只。将鸭宰杀，去毛及内脏，洗净，把冬虫夏草置鸭腹内，加水适量，煮至鸭熟，分 4 日吃完。用于治疗肺结核。

17. 玉竹 30g，猪肺 300g。将上药加水适量，共炖熟服用，1 周服 3 剂。用于治疗肺结核，咳嗽，咯血。

18. 土大黄 250g，瘦猪肉 250g。将上药加水适量，共炖熟，弃药渣，食肉喝汤，用量酌定。用于治疗肺结核，咳血。

19. 马齿苋 30g，瘦猪肉适量。将上药加水适量，共炖熟，食肉、药并喝汤，用量酌定。用于治疗肺结核。

20. 薏苡仁 60g，百合 30g，川贝母 6g，白及 20g，三七粉 5g。先将薏苡仁加水适量，煮成粥，再将其余药共研细为末加入薏苡仁粥内，搅匀后服食，1 日 2 次。用于治疗肺结核。

肺脓肿

肺脓肿是由各种病原菌引起的肺部感染，早期为化脓性炎症，继而坏死而形成脓肿。本病多发于壮年，男多于女。临床以恶寒发热，咳嗽胸痛，痰量增多，杂有脓血，或带腥臭等症为其特点。

肺脓肿在中医学中属于"肺痈"的范畴。本病发生多在于其人素虚，或肺经痰热素盛，复感外邪，未经外散或上越，内停于肺与日热相结而成。其病机多为风寒乘虚伤肺，未经发散，寒气凝聚，气血受滞，郁结不散，化热成痈，血败成脓。或因口鼻上受温邪，未经上越，熏蒸于肺，肺受灼热，煎液为痰，故咳嗽痰多，气机失畅则胸膈内痛，热壅肺络，血瘀蕴结，内腐咳唾脓血，乃成肺痈。或因其人醑饮嗜酒，恣啖辛燥炙煿，燥热伤肺，肺为清虚之脏，稠痰浊湿蒸灼其间，复感外邪，内外合邪，蕴结于肺，尤易成脓。

本病的临床特点是：起病急，往往有寒战、高热、咳嗽、胸痛、呼吸困难等症。约一周后可咳出大量腥臭脓液，若将痰吐入容器内，静置后可分为三层，上层为泡沫，中层为黏液，下层为脓液。脓痰咳出后一般症状可减轻，但咳嗽往往持续数周。

肺脓肿属湿热证候，治宜驱邪为主，临床上多按病程的先后，分为初期、成痈期、溃脓期。治疗时亦安三期各自的症状特点，辨证用药。

对本病应抓紧治疗，以防邪恋正虚，脓毒不尽，转成慢性肺脓肿后，给人本带来危害。

中药辨证治疗

方一

药物组成：①金银花 15g，连翘 15g，牛蒡子 12g，薄荷 9g，桔梗 12g，鱼腥草 15g，芦根 15g，黄芩 12g，丝瓜络 12g，青皮 12g。

②金银花 15g，连翘 15g，牛蒡子 12g，瓜蒌仁 15g，柴胡 9g，鱼腥草 15g，天花粉 15g，黄芩 12g，皂角刺 12g，青皮 12g，生甘草 9g。

功能主治：具有清肺散邪的功能。适用于治疗肺脓肿初期。症见恶寒发热，咳嗽，唾风泡痰，呼吸不利，或见胸痛，舌苔薄黄，脉浮数。

用法用量：水煎，分 3 次服，1 日 1 剂。若恶寒较甚者可选用方②。

方二

药物组成：①桃仁 12g，薏苡仁 15g，冬瓜仁 12g，瓜蒌 12g，败酱草 15g，橘梗 12g，蒲公英 15g，桑白皮 12g，紫菀 12g，鱼腥草 15g。

②黄芪 15g，人参 9g，当归 12g，白芍 12g，忍冬藤 15g，皂角刺 12g，橘梗 12g，白芷 12g，鱼腥草 15g，生甘草 9g。

功能主治：具有清热解毒的功能。适用于治疗肺脓肿成痈期。症见高热，萎靡，食少，咳嗽甚，唾黏液痰，胸痛，呼吸迫促，口燥不渴，胸中块垒，舌苔黄腻，脉寸口滑数。

用法用量：水煎，分 3 次服，1 日 1 剂。若体虚邪甚，脓毒既不消散又不成痈可选用方②。

方三

药物组成：①桔梗 15g，甘草 12g，薏苡仁 15g，浙贝母 12g，败酱草 15g，葶苈子 12g，陈皮 12g，白及 12g，金银花 15g，红藤 12g，丹皮 12g。

②穿山甲 12g，赤芍 12g，当归尾 12g，陈皮 12g，忍冬藤 15g，皂角刺 12g，浙贝母 12g，白芷 12g，生甘草 9g，天花粉 15g，乳香 9g，没药 9g。

功能主治：具有排脓解毒的功能。适用于治疗肺脓肿溃脓期。症见咳

279

唾脓血，量多或味臭，胸中闷胀，身热渐退，口臭，舌苔黄或腻或半边无苔，脉沉实或滑数。

用法用量：水煎，分3次服，1日1剂。若排脓不畅而胸痛甚者可选用方②。

单验方及食疗

1. 鱼腥草100g，桔梗15g。水煎，分3次服，1日1剂。用于治疗肺脓肿。

2. 穿心莲30~60g。水煎，分3次服，1日1剂；或研末装胶囊，每次1g，1日4~6次，用温开水送服。用于治疗肺脓肿。

3. 苦荞头60~120g。水煎，分3次服，1日1剂。用于治疗肺脓肿。

4. 金银花30g，玄参30g，麦冬30g，甘草3g。水煎，分3次服，1日1剂。用于治疗肺脓肿。

5. 鱼腥草150g，鲜白茅根120g。水煎，分3次服，1日1剂。用于治疗肺脓肿。

6. 鲜小蓟60g，金银花70g。水煎，分3次服，1日1剂。用于治疗肺脓肿。

7. 野菊花50g，红糖适量。先加水适量煎野菊花，取药汁，再加入红糖调匀，1日分2次服，10天为1个疗程。用于治疗肺脓肿。

8. 乌梢蛇15g，僵蚕9g，地龙9g，黄蜡60g。将前三味药共研成细末，再用黄蜡共制成5丸，1次服1丸，1日1次，温开水送服。用于治疗肺脓肿。

9. 白及120g，浙贝母30g。将上药共研成细末，1次3~4g，1日3次，用温开水送服。用于治疗肺脓肿。

10. 凤仙花80g，白酒250mL。共浸泡7天后服药酒，1次10~15mL，1日3次。用于治疗肺脓肿。

11. 鲜荔枝草30g，猪瘦肉250g。将上药加水适量，共炖熟，弃药渣，食肉喝汤。用于治疗肺脓肿。（荔枝草为唇形科植物雪见草 Salviae Plbeiae R. Br. 的全草。）

12. 生薏苡仁60g，鲜鱼腥草120g。先将薏苡仁加水适量煎熟，再加入鱼腥草煎20分钟，去鱼腥草，1日分2次服食。用于治疗肺脓肿。

13. 三七粉12g，白及粉12g，薏苡仁100g。先将薏苡仁加水适量煮成粥，再加入上二种粉搅匀，1日分3次服食。用于治疗肺脓肿。

14. 蒲公英30g，淫羊藿15g，棉花根20g，猪肉适量。将上药加水适量，共炖熟，充药渣，1日分2次食肉喝汤。用于治疗肺脓肿。

15. 白鸭子1只，白及9g，百合24g，白糖50g。先将鸭子宰杀，去毛及内脏并洗净，再加入后二味药加水适量，共炖熟，加入白糖调匀，弃药渣，食鸭肉喝汤，用量酌定。用于治疗肺脓肿。

16. 白鸭子1只，海参、浙贝母各适量。先将鸭子宰杀，去毛及内脏并洗净，加水适量炖熟，再加入海参、浙贝母共炖半小时，食肉喝汤，用量酌定。用于治疗肺脓肿。

17. 芙蓉花30g，白糖30g。先将芙蓉花水煎取汁，兑入白糖，调匀，代茶饮，1日1剂。用于治疗肺脓肿。

18. 鲜马齿苋适量，蜂蜜60g。榨取马齿苋汁约500g，加入蜂蜜，用微火煎熬成膏状，成人每次吃20～30mL，小儿每次吃5～10mL，每日服2次，直至痊愈。用于治疗肺脓肿。

19. 硫黄2g，鸡蛋1个。先将硫黄研为细末，再把鸡蛋煮熟，用鸡蛋蘸硫黄粉食之，1日1次。用于治疗肺脓肿。

20. 腌芥菜卤250mL，鸡蛋1个。用卤水煮鸡蛋吃，1次1个，1日3次。用于治疗肺脓肿。

大叶性肺炎

大叶性肺炎是肺整个大叶发生渗出性炎变和实变之谓，主要是由肺炎双球菌（约占95%）等细菌感染引起的。本病四季均可发生，但好发于冬季及早春季节，多见于青壮年，男性患者多于女性。常突然起病，以寒战、高热、咳嗽、胸痛、咯铁锈色痰或口周疱疹为其特点。严重者出现中毒性休克，本病还易发生胸膜炎及败血症所致的迁徙性并发症。

大叶性肺炎属于中医学中的"肺热喘咳""风温""冬温""肺热病"的范畴，多因起居不慎，寒温失调，饮食不节，或劳累过度，复感风热实邪，或风寒入里，郁积化热而致病。本病初起邪袭于表，卫气被郁，阻于腠理，开合失常，故见发热，而恶寒甚。肺主皮毛与卫气相通，肺气失宣，症见咳嗽。六淫皆从火化，尤以风热（温）阳邪，化热最速，故寒罢即壮热如焚；热邪壅肺，气机不畅，呼吸窘迫。热灼津伤，炼液为痰，痰热阻于肺窍则鼻煽。经气不通则痛，肺络灼伤，痰液夹红，瘀滞则色如铁锈。

    本病的病理主要为肺热壅盛，故清热解毒，宣肺化痰为基本治则。根据其发病的不同阶段，初期邪在肺卫，应配以辛凉解表；极期痰热壅肺，应加强清热化痰；后期余热未清，应益气养阴和清肺化痰。若为肝风内动，症见高热神昏、烦躁狂言、咳嗽痰鸣、四肢抽搐等，治宜清心开窍，息风镇惊；若系阳气欲脱，症见面色苍白、大汗淋漓、四肢发冷、脉微欲绝，治宜益气固脱，回阳救逆。

中药辨证治疗

方一

药物组成：金银花 15g，连翘 15g，荆芥 9g，薄荷 9g，杏仁 12g，桑叶 9g，芦根 15g，山豆根 9g，白茅根 12g，淡竹叶 9g，牛蒡子 12g。

功能主治：具有辛凉宣解的功能。适用于治疗大叶性肺炎邪客表卫阶段。症见恶寒无汗，甚则寒战，旋即高热，面赤微渴，头痛，咳嗽，痰中带血丝，舌尖红，苔薄白，脉浮数有力。

用法用量：水煎，分 3 次服，1 日 1 剂。

方二

药物组成：金银花 15g，连翘 15g，野菊花 15g，蒲公英 15g，桃仁 12g，桔梗 12g，丹参 12g，丝瓜络 12g，石膏 30g，知母 12g，桑白皮 12g。

功能主治：具有清热解毒，泻肺涤痰的功能。适用于治疗大叶性肺炎痰热壅肺阶段。症见壮热如焚，大汗自出，烦渴饮冷，气粗似喘，面赤心烦，咳嗽痰多而色如铁锈，胸胁胀痛，腹胀，或腹痛（小儿较为多见），或吐泻，或便秘，甚则昏迷，惊风或四肢厥逆，尿黄短，舌尖红，苔黄少津，脉洪实有力。

用法用量：水煎，分 3 次服，1 日 1 剂。

方三

药物组成：沙参 15g，麦冬 15g，玉竹 15g，天花粉 15g，杏仁 12g，枇杷叶 12g，桑叶 12g，黄芩 12g，鱼腥草 15g，谷芽 12g，甘草 9g。

功能主治：具有养阴清肺的功能。适用于治疗大叶性肺炎热的阴伤阶段。症见诸证减轻，痰吐先多后少，咽干口渴反不欲饮，或夜有盗汗，舌质红，少苔，脉细数。

用法用量：水煎，分3次服，1日1剂。

方四

药物组成：党参30g，麦冬15g，五味子12g，附片12g，龙骨15g，牡蛎15g，肉桂6g，炙甘草12g，茶叶适量。

功能主治：具有益气敛阴，回阳救逆的功能。适用于治疗大叶性肺炎气阴两伤，热毒内陷阶段。症见热毒炽盛，气阴大耗，正不胜邪，致邪毒内陷，每见身热骤降，冷汗淋漓，面色苍白，四肢厥冷，气短，脉微。

用法用量：水煎及时服。另可加服红参汤（红参15g煎汤）。

单验方及食疗

1. 金银花24g，连翘15g，黄芩15g，重楼12g，牛蒡子12g，杏仁9g，生石膏30g，虎杖30g，金荞麦30g，鲜芦根30g，麻黄4.5g，生甘草6g。水煎，分早、晚2次服，1日1剂。严重者1日2剂，每6小时服1次。用于治疗大叶性肺炎。

2. 鱼腥草30g，金银花30g，侧柏叶30g，丹参30~60g，三七10g，黄芩15g，连翘15g，生石膏60~300g，浙贝母12g，杏仁12g，五味子12g，大黄12g，甘草12g。水煎，分3次服，1日1剂。用于治疗大叶性肺炎。

3. 鱼腥草30g，忍冬藤60g。水煎，分3次服，1日1剂。用于治疗大叶性肺炎。

4. 大青叶60g，芦根30g，猪胆汁20g。将前两味药加水适量水煎，取药汁，用药汁冲服猪胆汁5g，1日2次。用于治疗大叶性肺炎。

5. 蒲公英60g，鲜桔梗120g。水煎，分3次服，1日1剂。用于治疗大叶性肺炎。

6. 白花蛇舌草30g，虎杖20g。水煎，分3次服，1日1剂。用于治疗大叶性肺炎。

7. 鱼腥草50g，桑白皮25g，东风橘25g，白糖少许。将前三味药加水适量，煎取浓药汁，兑入白糖，分2次服，1日1剂。用于治疗大叶性肺炎。

8. 穿心莲24g，白茅根30g，金银花15g，麦冬15g。水煎，分3次服，1日1剂。用于治疗大叶性肺炎。

9. 虎杖1 000g。切片后加水适量，煎至1 000mL，首次服50~100mL，以后用同量日服 2 ~ 3 次，直至肺部炎症消失停药。用于治疗大叶性肺炎。

10. 浙贝母 30g，甘草 15g，硼砂 9g。共研为细末，1 次 5g，1 日 3 次，用温开水冲服。用于治疗大叶性肺炎。

11. 鲜马齿苋 150g。加水煮熟，拌凉菜食用，1 日 1 剂。用于治疗大叶性肺炎。

12. 鲜蒲公英 100g，猪肉适量。先将蒲公英洗干净，与肉共炖熟，食药、肉并喝汤，1 日 1 剂。用于治疗大叶性肺炎。

13. 绵大戟 6g，鸡蛋 1 个。将绵大戟放在火边热灰中炮熟，取出研为细粉，每次 1g，与鸡蛋调匀煎服，1 日 2 次。用于治疗大叶性肺炎。

14. 鱼腥草 50g。水煎，代茶饮，1 日 1 剂。用于治疗大叶性肺炎。

15. 蒲公英 50g。水煎，代茶饮，1 日 1 剂。用于治疗大叶性肺炎。

16. 穿心莲 50g。水煎，代茶饮，1 日 1 剂。用于治疗大叶性肺炎。

17. 白花蛇舌草 50g。水煎，代茶饮，1 日 1 剂。用于治疗大叶性肺炎。

18. 马齿苋 100g。水煎，代茶饮，1 日 1 剂。用于治疗大叶性肺炎。

19. 紫花地丁 30g。水煎，代茶饮，1 日 1 剂。用于治疗大叶性肺炎。

20. 无花果 50g。水煎，代茶饮，1 日 1 剂。用于治疗大叶性肺炎。

肝炎

肝炎是由多种肝炎病毒引起的传染病。本病具有传染性强、传播途径复杂、流行面广、发病率较高等特点。临床上以食欲减退、恶心、乏力、肝大及肝功能损害为主要表现，部分病例可出现黄疸和发热。肝炎根据感染病毒分为甲型、乙型、丙型、丁型等，属于中医学中的"黄疸""胁痛""瘟黄"的范畴。多系人体正气不足，疫毒之邪乘虚而入，蕴结中焦，伤及脾胃，运化失司，湿热内生，阻碍气机，而致纳呆、食少、腹胀、肢体困倦、疲乏无力、两胁作痛等。

根据各型肝炎的病理变化，按病变的轻重和病程经过，可分为急性、慢性和重症肝炎三大类。急性肝炎可因治疗不当而转变为慢性肝炎。

中医认为，本病多因脾湿内郁复感湿热疫邪所致。缘于平素饮食不节，多食油腻或嗜好饮酒，损伤脾胃，以致运化功能失常，湿浊内生，郁而化热；加之外感湿热疫邪，蕴结脾胃，内外合邪，上而宣散不畅，下而利泄不及，湿热交阻，脾湿肝郁而发病。邪犯肺胃，以致气机不利，症见恶寒，身热，肢酸。邪蕴中焦则食呆，呕恶，痞满，倦怠，无力。湿盛肝郁，热淫肝急，肝与胆合，胆液外溢，不寻常道，熏蒸肌肤而发黄，或见肤痒，疫毒内陷厥阴，伤及肝阴，则神昏风动。肝居胁下，经络布于两胁，性喜疏泄，肝气郁结，失于条达则胸闷不舒，抑郁不欢或暴躁易怒。经主气，络主血，气滞则胁肋胀痛；气滞日久，血络瘀阻则胁痛如刺而不移。瘀积久而成块，实则拒按，虚则喜按。湿热逗留，久病体虚，肝脾（胃）不合，化源衰少，精血亏损，面色无华，少神倦怠。血不养肝，胁肋隐痛绵绵；或因劳累即感精疲力乏，甚则筋脉拘急。迁延失治，可致鼓胀。

中医治疗肝炎时多根据黄疸的有无、湿热的偏盛，以及病情的轻重缓急，病变所影响的脏腑，分别施治以清热解毒、利湿退黄，或舒肝健脾，或养阴柔肝，或活血散结等治法。

肝炎流行广泛，对人类健康和劳动能力影响较大，因此，预防尤为重要。预防肝炎传染应采取综合措施，如对急性肝炎患者应采取早期隔离措施；切断传播途径，搞好饮食卫生；对易感人群注射适当的免疫药物或服用对肝炎有预防作用的中药；加强环境消毒等。

中药辨证治疗

方一

药物组成：①茵陈 15g，板蓝根 15g，藿香 15g，苏叶 15g，大腹皮 12g，茯苓 12g，苍术 12g，陈皮 12g，法半夏 12g，厚朴 12g，神曲 12g。

②茵陈 15g，板蓝根 15g，藿香 15g，薄荷 15g，滑石 20g，木通 15g，连翘 15g，黄芩 12g，白蔻仁 12g，郁金 12g。

功能主治：具有宣透化湿，清热解毒的功能。适用于肝炎急性期属湿热郁结者。症见畏寒发热不甚，或身热不扬，神情烦闷，纳呆厌油，恶心呕吐，腹满便秘或腹泻不畅，或有咽痛，小便短或黄，舌苔厚或白或黄，脉濡或滑数。

用法用量：湿偏重者用方①，热偏重者用方②。水煎，分 3 次服，1 日 1 剂。

随症加减：胁肋胀痛者，加川楝子 15g，香附 15g；食欲不振者，加山楂 15g，麦芽 15g。

方二

药物组成：①茵陈 15g，板蓝根 15g，栀子 15g，大黄 15g，海金沙 12g，鸡内金 12g，虎杖 12g，金钱草 15g，滑石 20g，郁金 12g。

②茵陈 15g，苍术 15g，栀子 15g，陈皮 12g，猪苓 15g，茯苓 15g，泽泻 12g，满天星 12g，麦芽 12g，厚朴 12g，香附 12g。

功能主治：具有清热，化湿，解毒的功能。适用于肝炎急性期属湿热熏蒸者。症见身目俱黄，色泽鲜明，身热不扬，头重身困，心中懊侬，胁肋胀痛，食欲不振，恶心呕吐，大便秘结或溏，或色灰白，小便短少，黄如浓茶，舌苔黄厚而腻，脉弦数或滑数。

用法用量：热重于湿者用方①，湿重于热者用方②。水煎，分 3 次服，1 日 1 剂。

方三

药物组成：①牛黄 0.2g，茵陈 15g，栀子 15g，大黄 15g，黄檗 15g，板蓝根 15g，龙胆草 15g，黄连 12g，菖蒲 12g，郁金 12g，滑石 20g，丹参 12g，丹皮 12g，麝香 0.1g。

发斑者，加水牛角 30g，生地 15g；呕血、便血者，加地榆 15g，槐花 12g，侧柏叶 12g；浮肿腹水者，加海金沙 15g，陈葫芦 15g。

②茵陈 15g，附片 15g，干姜 10g，甘草 10g。

另用适量红参煎汤频服。

功能主治：具有清热解毒，化浊开窍的功能。适用于肝炎急性期属疫毒内陷者。症见病势迅猛，湿盛热炽，高热，谵妄或昏愦，惊厥，黄疸深染，齿鼻衄血或皮肤发斑，甚则呕血，便血，或致腹水，浮肿，舌质绛，苔厚腻或黄或黑，脉弦数。

用法用量：正邪剧争，面黄热盛，脉急数者用方①，正虚邪陷，面色转晦，黄如烟熏，肢厥，便溏，脉沉伏者用方②；水煎，分 3 次服，1 日 1 剂。

方四

药物组成：①柴胡 10g，香附 12g，枳壳 12g，白芍 15g，金钱草 15g，板蓝根 15g，青皮 12g，佛手 12g，麦芽 12g，青藤香 12g。

②柴胡 10g，当归尾 12g，白芍 15g，丹参 15g，丹皮 12g，栀子 12g，夏枯草 15g，龙胆草 12g，耳叶牛皮消 12g。

功能主治：具有疏肝理气的功能。适用于肝炎急性期属肝郁气滞者。

症见湿热始解，黄疸已退，或湿热不甚，原无黄疸，但胁肋胀痛，动辄加重，口苦闷油，脘痞腹胀，情志不畅，或有便溏，肝脏肿大，舌苔白黄，脉弦。

用法用量：一般情况下用方①，胁肋掣痛，心烦易怒，气郁化火者用方②。水煎，分3次服，1日1剂。

随症加减：胁肋刺痛者，去香附、青皮，加延胡索15g、姜黄15g、桃仁12g、红花12g；口鼻衄血，火郁阴伤者，去柴胡，酌加沙参15g、枸杞15g、生地15g、蒲黄12g；湿热又起者，加茵陈15g、海金沙12g。

方五

药物组成：①炒白芍15g，郁金15g，木香12g，厚朴12g，陈皮12g，苍术12g，茯苓12g，藿香15g，鸡内金12g，天荞麦12g。

②柴胡10g，当归12g，白芍15g，茯苓15g，青皮12g，延胡索15g，香附15g，乌药15g。

功能主治：具有疏肝运脾的功能。适用于肝炎急性期属肝脾不和者。症见胸膈痞闷，抑郁腹胀，嗳气，的气，食少，或呕恶，泄泻，胁肋隐痛，舌苔厚或腻，脉濡。

用法用量：一般情况下用方①，呕恶便溏，胁痛腹胀者用方②。水煎，分3次服，1日1剂。

随症加减：面白，气虚乏力者，加党参15g；挟湿者，加满天星15g。

方六

药物组成：龙胆草15g，黄芩12g，栀子12g，柴胡10g，泽泻12g，木通12g，滑石20g，丹参12g，川楝子12g 麦芽12g。

功能主治：具有泻肝利湿的功能。适用于迁延型或慢性肝炎属肝经湿热者。症见口苦，胁肋胀痛拒按，心烦易怒，食欲不振，喜呕，肝脏肿大，尿黄，舌红苔黄，脉弦数。

用法用量：水煎，分3次服，1日1剂。

随症加减：胁痛甚者，加延胡索15g，木香15g；湿热甚者，加茵陈15g，金钱草15g；便结者，加当归15g，大黄10g；呕吐者，加竹茹12g。

方七

药物组成：柴胡10g，赤芍12g，桃仁12g，红花10g，丹参12g，砂仁10g，枳壳12g，延胡索12g，乌药12g，当归尾12g，香附12g，麦芽12g。

功能主治：具有疏肝理气，活血化瘀的功能。适用于迁延型或慢性肝炎属气滞血瘀者。症见肝（脾）肿大，右胁刺痛不移，面色晦暗，脘腹胀满，干呕，食少，舌质红或有瘀点，苔薄，脉弦，或有蜘蛛痣及朱砂掌。

用法用量：水煎，分3次服，1日1剂。

随症加减：肝大质硬者，加炙鳖甲15g，牡蛎15g或三棱15g，莪术15g；气虚者，加党参15g；血虚者，加鸡血藤15g。

方八

药物组成：北沙参15g，生地12g，当归12g，谷芽15g，麦芽15g，山药15g，白芍15g，枸杞15g，川楝子12g。

功能主治：具有柔肝养阴的功能。适用于迁延型或慢性肝炎属肝阴不足者。症见胁肋隐痛，头晕心烦，疲倦乏力，手脚心热，食欲不振，大便不实，舌质红，少苔，脉细数。

用法用量：水煎，分3次服，1日1剂。

随症加减：少寐多梦者，加酸枣仁15g，远志9g；头昏晕甚者，加刺蒺藜15g。

方九

药物组成：白术15g，枳壳12g，砂仁12g，木香12g，陈皮12g，茯苓12g，山楂12g，建曲12g。

功能主治：具有健脾和胃的功能。适用于迁延型或慢性肝炎属脾胃失调者。症见胁痛不甚，但脘痞，胸闷，腹胀，纳少，进油大便即溏，倦怠无力，舌苔薄白，脉濡缓。

用法用量：水煎，分3次服，1日1剂。

随症加减：腹胀喜按或腹不胀者，去枳壳，加党参15g，黄芪15g，甘草10g；血虚头晕而大便干者，加当归15g，白芍15g，川芎10g；脾阳虚，腹胀便溏怕冷者，加干姜10g；脾阴虚，口干，舌质红，苔白者，去砂仁，加炒山药15g，黄精15g。

单验方及食疗

1. 丹参15g，当归15g，板蓝根15g，茵陈15g。水煎，分3次服，1日1剂。用于治疗慢性肝炎。

2. 贯众12g，独活10g，甘草6g。水煎，分3次服，1日1剂。用于治疗黄疸型肝炎，慢性肝炎。

3. 丹参30g，白茅根30g。水煎，分3次服，1日1剂。用于治疗肝炎。

4. 紫草30g，糯稻根30g。水煎，分3次服，1日1剂。用于治疗黄疸型肝炎。

5. 穿心莲适量。研为细粉，1次10g，1日服3次，15天为1个疗程。用于治疗慢性肝炎。

6. 灵芝250g，五味子250g，水飞蓟250g。将上药焙干，共研为细末，1次10g，1日3次，用温开水送服。用于治疗急性和慢性肝炎。

7. 姜黄18g，鸡内金18g，三七18g，土鳖虫30g，土茯苓30g，紫河车20g。将上药共研为细末，1次3~5g，1日3次，饭后用温开水送服。用于治疗慢性肝炎。

8. 垂盆草、败酱草、半枝莲、虎杖、平地木、女贞子、黄精、黄芪各30g，赤白芍各12g，柴胡12g，当归15g，丹参20g，枳壳18g，桃仁12g，莪术12g，枸杞子15g，菌灵芝12g，党参12g。水煎，分3次服，1日1剂；或将上药共研为细末，水泛为丸，1次5g，1日3次。用于治疗慢性乙型肝炎。

9. 蒲公英15g，茵陈15g，太子参30g，黄精30g，枸杞10g，白芍10g，山楂10g，合欢皮10g，丹参20g。水煎，分3次服，1日1剂；或将上药共研为细末，水泛为丸，1次5g，1日3次。用于治疗慢性乙型肝炎病程较长，体质偏虚者。

10. 蒲公英30g，白茅根30g，乌梅18g，蝉蜕12g，五味子12g，虎杖12g，僵蚕10g，大黄3g。水煎，分3次服，1日1剂。用于治疗慢性乙型肝炎。

11. 当归15g，党参15g，母鸡1只，葱、姜、料酒、盐各适量。先将母鸡宰杀去毛及内脏，并洗净，再将当归、党参放入鸡腹内，置砂锅内，加水适量，下葱、姜、料酒、盐，先用大火烧沸，改用小火炖至鸡肉烂，吃肉喝汤，分次吃完为止。用于治疗慢性肝炎。

12. 米醋1 000mL，鲜猪骨500g，红、白糖各120g。将上药共煮，不加水，沸后30分钟取出过滤，成人一次服30~40mL，小儿酌减。用于治疗急、慢性传染性肝炎。

13. 鸭跖草120g，瘦猪肉60g。将上药加水适量，共炖熟，弃药渣，加入适当调料，酌情食用。用于治疗黄疸型肝炎。

14. 鲜银杏叶 50g，猪肝 50g。将上药加水适量，共炖熟，弃药渣，加入适当调料，酌情食用。用于治疗急性和慢性肝炎。

15. 猪肝 1 个，大茴香 8 个，蜂蜡 12g。将猪肝用刀切开，装入大茴香与蜂蜡后装入碗中，隔水共蒸熟，加入适当调料，去药渣食肝 1 日 2 次，用量酌定。用于治疗慢性肝炎。

16. 威灵仙 9g，鸡蛋 1 个。将威灵仙研为细末，打入鸡蛋共煎成饼（不加油盐），每次日服 3 次，15 天为 1 个疗程。用于治疗黄疸型肝炎。

17. 泥鳅若干条。将泥鳅放烘箱内烘干（温度以 100℃ 为宜），达到可捏碎为度，研为细粉，1 次 15g，1 日 3 次，饭后服。小儿酌减。用于治疗急性或亚急性、迁延性肝炎。

18. 山楂 50g，五味子 30g，白糖 30g。将山楂、五味子加水适量，共煎 2 次，取药汁混匀，调入白糖代茶饮。1 日 1 剂，常服用。用于治疗肝炎转氨酶增高者。

19. 垂盆草 150g。水煎，代茶饮，酌量服用。用于治疗黄疸型肝炎。

20. 草决明 15g，冰糖 20g。将上药共捣碎，放入杯内，用沸水冲泡，代茶饮。1 日 1 剂，连服 5~7 剂为 1 个疗程。用于治疗肝炎。

肝硬化

肝硬化是一种常见的、由不同原因引起的慢性、弥漫性肝脏疾病。可因慢性肝炎长期不愈、长期饮酒、营养不良、肝寄生虫病、胆道长期梗阻或慢性炎症持久、反复地损害肝组织，致使肝内正常结构紊乱，肝脏变形、质地变硬所造成。

属于中医古籍中记载的"积聚""症瘕""鼓胀"等多属本病范畴。本病多系正气不足，复因情志所伤，或酒食过度，或黄疸日久，或感染中毒，而致脏腑失和，气滞血瘀，壅塞经络，成为积聚。

肝硬化分为早期（无腹水期）和晚期（腹水期）。早期肝硬化多见于食欲不振、恶心、腹胀、腹泻、乏力、肝大、肝区疼痛，以及蜘蛛痣等症状。晚期肝硬化多出现皮肤干燥、面色萎黄、形体消瘦、肝脏可能反见缩小、脾脏明显肿大，并有贫血、下肢浮肿、腹水、腹壁青筋暴露等症状。若肝脏损伤特别严重，可出现昏迷，此属危险证候，应及时抢救。

中医认为本病是因瘀血阻滞肝脾，病久及肾，脉络塞滞，水湿内停，营血阴液俱为耗乏，致出现气阴两伤之候。由于肝脾两伤，统藏失职，致血不循经而流溢，乃有鼻衄、齿衄、肌衄及呕血、便血等证候。气滞血瘀，致成症瘕；脾失地利，肾不化气，致水道不通，泛而成水肿。复因后天化源不足，营血精微虚少，故肌肤甲错，面色晦涩；先天肾气告竭，故睾丸萎缩。肾阴耗损，虚热内生，故时时发热。临床所见往往是本虚标实，或虚实夹杂。治疗原则是标本同治，攻补兼施，以行气、化瘀、逐水治其标，以调补肝、脾、肾治其本。本病在具体辨证时，又有肝脾（胃）不和、气滞血瘀、肝郁脾实、湿热郁结、肝肾阴虚、脾肾阳虚、血瘀水结等证型。

肝硬化对人体健康危害很大，应积极做好预防工作。预防的关键是消灭各种引起肝损害的疾病，如传染性肝炎、血吸虫病等。同时应注意不要长期大量饮酒，避免使用对肝脏有害的药物等。

中药辨证治疗

方一

药物组成：党参 12g，白术 12g，茯苓 12g，苦楝炭 9g，炙香附 9g，陈皮 9g，白芍 12g，木香 9g，白扁豆 12g，延胡索 9g。

功能主治：具有疏肝健脾的功能。适用于治疗肝脾（胃）不和引起的肝硬化。症见两胁胀痛，胸闷腹胀，疲乏无力，苔薄白，脉数。用法用量：水煎，分 3 次服，1 日 1 剂。

方二

药物组成：三七粉 9g，红花 9g，桃仁 12g，当归 12g，柴胡 9g，煅瓦楞子 15g，丹参 12g，赤芍 12g，郁金 12g

功能主治：具有疏肝理气，活血逐瘀的功能。适用于治疗气滞血瘀引起的肝硬化。症见胁肋刺痛，胸腹闷胀不舒，形体消瘦，面色不华，胁下痞块，触之质坚有压痛，唇色红黯不鲜，或带紫色，脉弦细，或弦涩。

用法用量：水煎，分 3 次服，1 日 1 剂。

方三

药物组成：苍术 12g，白术 12g，厚朴 12g，陈皮 12g，大腹皮 12g，木香 12g，炙香附 12g，车前子 12g，柴胡 9g，泽泻 12g。

功能主治：具有疏肝理气，健脾利湿的功能。适用于治疗肝郁脾湿引起的肝硬化。症见腹胀如鼓，两胁胀痛，胸满食欲缺乏，尿少便溏，苔白腻，脉沉弦。

用法用量：水煎，分 3 次服，1 日 1 剂。

方四

药物组成：茵陈 15g，栀子 12g，茯苓 12g，猪苓 12g，黄檗 12g，泽泻 12g，滑石 15g，车前子 12g。

功能主治：具有清热化湿的功能。适用于治疗湿热郁结引起的肝硬化。症见腹胀大而满，下肢水肿，烦热，口苦口臭，时发热但不甚，大便干溏互见，小便短黄，面色黄晦，舌质偏红，舌苔黄腻或灰腻，脉弦数。

用法用量：水煎，分 3 次服，1 日 1 剂。

方五

药物组成：砂仁拌熟地 24g，山茱萸 12g，茯苓 12g，丹皮 9g，山药 12g，泽泻 12g，猪苓 12g，鸡内金 12g，地骨皮 12g，女贞子 15g，白茅根 15g。

功能主治：具有滋养肝肾，利水消肿的功能。适用于治疗肝肾阴虚引起的肝硬化。症见腹大胀满，面色萎黄，消瘦乏力，两颧泛红，口干苦，心烦神躁，手足心热，或低热持续，齿衄，鼻衄，或小便短黄，大便干或虽溏而解不畅，舌质红绛少津，脉弦细略数。

用法用量：水煎，分 3 次服，1 日 1 剂。

方六

药物组成：附片 12g，肉桂 6g，炮姜 6g，白术 12g，猪苓 12g，茯苓 12g，车前子 12g。

功能主治：具有温阳行水的功能。适用于治疗脾肾阳虚引起的肝硬化。症见腹胀大，按之不坚，胸胁胀满，面色晦滞，畏寒肢冷，或下肢浮肿，神倦体怠，尿少便溏，舌质淡或嫩红，苔薄白，脉沉细弱。

用法用量：水煎，分 3 次服，1 日 1 剂。

方七

药物组成：商陆 9g，槟榔 15g，大黄 9g，大腹皮 12g，椒目 12g，牵牛子 6g，煨甘遂 2g，赤小豆 12g，青皮 9g，木香 12g，沉香粉 9g。

功能主治：具有攻下行水的功能。适用于治疗血瘀水结引起的肝硬化。症见胁腹胀痛绷急，喘息不得卧，二便不畅，有腻苔，脉弦数急。

用法用量：水煎，分 3 次服，1 日 1 剂。

单验方及食疗

1. 黑白丑9g，葶苈子15g。水煎，分2次服，高度腹水可顿服，1日1剂。用于治疗肝硬化腹水。

2. 牛黄0.3g（人工牛黄用1.5g），冰片0.15g，犀牛角1g（旱犀角1g，或水牛角10g）。先加水适量煎犀角，过滤后掺入牛黄、冰片，顿服。用于治疗肝硬化因出血引起昏迷者。

3. 陈葫芦30g，车前子9g。将上药加水适量，水煎服，1日1剂。用于治疗肝硬化腹水。

4. 半边莲30g，半枝莲30g，白花蛇舌草50g。将上药加水适量，水煎服，1日1剂。用于治疗肝硬化腹水。

5. 制鳖甲12g，丹参30g，红糖适量。水煎，分3次服，1日1剂。用于治疗早期肝硬化。

6. 紫河车、红参须、炙土鳖虫、炮穿山甲、姜黄、郁金、生鸡内金各60g。将上药共研为极细末，水泛为丸，1次3g，1日3次，饭后用温开水送服，1个月为1个疗程。用于治疗早期肝硬化。

7. 甲鱼粉500g，山楂150g，青皮50g，紫河车50g。将上药共研为细末，炼蜜为9g丸，每次1丸，1日3次，用温开水送服。用于治疗早期肝硬化。

8. 白术9g，甘遂9g。将上药共研为细末，1次6g，每日早晨空腹时用温开水冲服。用于治疗肝硬化腹水。

9. 核桃仁150g，鸡内金60g，陈皮120g，青皮120g。将上药共研为细末，炼蜜为9g丸，每次1丸，1日2次，用温开水送服。用于治疗肝硬化。

10. 甘遂粉10g，琥珀粉10g，沉香粉10g，枳壳15g，麝香0.15g。将上药共研为细末，装入0.5g胶囊，1次4粒，隔日1次，于空腹时用大枣煎汤送服。用于治疗肝硬化。

11. 甲鱼1只（约500g左右），独蒜150g。将甲鱼宰杀后去内脏，洗净，同去皮大蒜清炖至熟，即可食用，2天1次，15次为1个疗程。用于治疗肝硬化腹水。

12. 鲤鱼或鲫鱼250g，葱30g，生姜皮60g，红饭豆60g。先加水适量煮红饭豆约30分钟，再下各物煮30分钟，食鱼喝汤。治疗肝硬化腹水及水肿。

13. 黄牛角粉3g，绿豆100g。将上药加水适量，共炖熟后，1日分2次服食。用于治疗肝硬化引起的腹水。

14. 鲤鱼1条（约200～300g）。加水适量炖熟（不加油、盐），食鱼喝汤，1日1条，连服7剂。用于治疗肝硬化。

15. 黄牛肉500g，皮硝30g。先将牛肉加水适量煮至半熟，再加入皮硝，续煮至肉熟后，食肉喝汤，酌情食用。用于治疗肝硬化腹水。

16. 泥鳅250g，大蒜100g。将上药加水适量，共炖至熟（不放盐），1日分2次服食，1日1剂，连服数剂。用于治疗肝硬化腹水。

17. 鲤鱼1条，葱白200g，米醋200mL。将上药加水适量，共炖至鱼熟，1日分2次服食。用于治疗早期肝硬化腹水。

18. 大叶半边莲60g，瘦猪肉适量。将上药加水适量，共炖至肉熟，弃药渣，1日分3次服食。用于治疗肝脏肿大，肝硬化。

19. 山扁豆250g，煮鸡蛋30个，白酒适量。将山扁豆洗净，浸泡于白酒内，一周后再放入煮鸡蛋浸泡48小时，然后吃鸡蛋，1日1个，连吃30天。用于治疗肝硬化腹水。

20. 矮地茶15g，白糖适量。水煎，代茶饮，1日1剂。用于治疗早肝硬化。

脂肪肝

脂肪在肝脏储积过多，必然导致肝脏的"肥胖"，这就是通常所说的脂肪肝。在正常情况下，脂肪一般占整个肝脏质量的5%，内含磷脂、甘油三酯、脂酸、胆固醇及胆固醇脂。当脂类储积过多时，可诊断为脂肪肝。轻度为肝重的10%以下，中度为10%～25%，重度可达到或超过25%～50%。中、轻度脂肪肝可无任何症状，重度脂肪肝一般会有肝区不适或疼痛等感觉，化验可发现转氨酶升高，B超可以确诊脂肪肝，并可大致分级。目前国内外形成脂肪肝的最主要人群还是脂肪摄入过多的肥胖患者。据资料分析，我国大中城市中，患有不同程度的脂肪肝的人数已达10%。

肝脏是人体内的一个重要脏器，中医说"肝藏血"，西医说它是"人身上的血库"。除了有解毒功能外，肝脏在代谢、胆汁生成、凝血、免疫及水电解质调节方面均起作非常重要的作用。因此，一旦肝脏中脂肪积聚过多，势必影响到各种功能的正常发挥，引起多种疾病，如肝硬化甚至于肝癌等，其危害显而易见，故一旦出现了脂肪肝应立即治疗。

中医认为，脂肪肝属于"积聚"与"瘀痰"范畴，症见舌质暗，可伴紫点、瘀斑、腻苔，出现率约占病人的 65%。该病的发生机理，是以气虚、气滞为本，以血瘀、湿热或痰饮为标，以饮食不节、运动过少、过度脑力活动或情绪不佳、肝失疏泄为诱因，以气虚、气滞于内，肝脏络脉阻塞，导致脾失健运、气、血、痰、瘀互结于胁下为基本病机。在临床辨证时，又分为气虚气滞、气滞血瘀、肝胆湿热、痰瘀互结等 4 型。

中医还强调，在治疗本病过程中，应根据病情的不断变化，坚持因时制宜、因人制宜、因地制宜，坚持辨证论治、辨体质论治，实行个体化、分阶段论治。在药物选择方面必须严格，凡是有报道、证实有明确肝毒性作用的中药，不宜再长期给病人使用。且用药宜少而精。并注意戒酒、多运动、饮食清淡等日常生活上的调理。

中药辨证治疗

方一

方药组成：党参 15g，炙黄芪 24g，炒白术 10g，醋柴胡 8g，炒枳壳 6g，炒白芍 10g，生甘草 6g，全当归 10g，茯苓 24g，刘寄奴 15g，益母草 15g。

功能主治：具有健脾益气和中，疏肝解郁行气的功能。适用于脂肪肝气虚气滞型，症见两胁作痛，胸脘胀满，头痛目眩，口燥咽干，神疲食少，舌质暗，可伴紫点、瘀斑，腻苔，脉弦而虚等。

用法用量：水煎，分 3 次服，1 日 1 剂。亦可将上药共研为散，1 次 6～9g，1 日 2～3 次，用温开水送服。

方二

方药组成：生黄芪 15g，延胡索 6g，丹参 10g，川芎 10g，山楂 15g。

功能主治：具有疏肝养血，活血化瘀的功能。适用于脂肪肝气滞血瘀型，症见肝区刺痛，胸闷腹胀，情志抑郁，舌质暗，可伴紫点、瘀斑，腻苔等。

用法用量：水煎，分 3 次服，1 日 1 剂；亦可将上药共研为散或水泛为丸，1 次 5～10g，用温开水送服，1 日 2～3 次。

方三

方药组成：苦参10g，土茯苓30g，苍术10g，青皮10g，陈皮6g，车前子15g，荷叶20g，甘草6g。

功能主治：具有清热解毒，祛湿化浊的功能。适用于脂肪肝胆湿热型，症见肝区不适，胁肋疼痛且胀满，时见口苦，心烦，舌质暗，可伴紫点、瘀斑，腻苔，脉弦或濡数等。

用法用量：水煎，分3次服，1日1剂。

方四

方药组成：昆布10g，栀子15g，茵陈6g，制大黄6g，土鳖虫10g，郁金10g，陈皮12g，茯苓30g，旋覆花10g，丹参15g，刘寄奴15g，益母草15g。

功能主治：具有柔肝养血，化浊消瘀的功能。适用于脂肪肝痰瘀互结型，症威胁肋胀痛，肝区不适，舌质暗，可伴紫点、瘀斑，腻苔等。

用法用量：水煎，分3次服，1日1剂。

单验方及食疗

1. 大黄15g，枳实15g，厚朴10g，小叶野鸡尾（昏鸡头、小叶贯众）30g，白茅根15g，车前草15g，山楂15g，粉葛15g，赤芍15g，丹参15g，泽兰15g，三棱15g，莪术15g，当归15g，延胡索15g，郁金15g，白芍15g，柴胡15g，制香附15g，甘草3g。水煎，分3次服，1日1剂；亦可将上药共研为细末，水泛为丸，1次5~10g，用温开水送服，1日2~3次。用于治疗脂肪肝，症见肝区刺痛，舌紫暗或兼见瘀斑、瘀点者。

2. 青皮15g，三棱12g，莪术12g，木香15g，桃仁12g，枳壳15g，苍术15g，鳖甲15g，大黄15g，当归15g。水煎，分3次服，1日1剂；亦可将上药共研为细末，水泛为丸，1次5~10g，用温开水送服，1日2~3次。用于治疗脂肪肝，症见胸闷腹胀，胁肋胀痛，肝区不适，情志抑郁者。

3. 生山楂30g，生何首乌30g，泽泻30g，黄精30g，丹参20g，虎杖20g，草决明20g，柴胡10g，荷叶15g，生大黄3g。水煎，分3次服，1日1剂；亦可将上药共研为细末，水泛为丸，1次5~10g，用温开水送服，1日2~3次。1个月为1个疗程，治疗3个疗程。用于治疗脂肪肝。

4. 郁金 12g，当归 12g，山楂 25g，橘皮 25g。水煎，分 3 次服，1 日 1 剂。用于治疗脂肪肝。

5. 泽泻 25g，生山楂 25g，丹参 15g，生何首乌 15g，草决明 15g，黄精 15g，虎杖 15g，白芍 12g，醋炙柴胡 10g。水煎，分 3 次服，1 日 1 剂，1 个月为 1 个疗程。用于治疗脂肪肝。

6. 薤白 20g，决明子 20g，泽泻 20g。水煎，分 3 次服，1 日 1 剂。用于治疗脂肪肝。

7. 枸杞子 30g，何首乌 30g，绞股蓝 30g，山楂 30g，丹参 20g。水煎，分 3 次服，1 日 1 剂。用于治疗脂肪肝。

8. 茵陈 15g，泽泻 15g，决明子 18g，郁金 12g，山楂 20g，何首乌 20g。水煎，分 3 次服，1 日 1 剂。用于治疗脂肪肝。

9. 玫瑰花 20g，代代花 20g，茉莉花 20g。水煎，分 3 次服，1 日 1 剂。用于治疗脂肪肝。

10. 玉米须 60g，冬葵子 15g，赤小豆 100g，白糖少许。先加水适量，将玉米须、冬葵子煎取药汁，再加入赤小豆煮成汤，加白糖少许调味食之。用于治疗脂肪肝。

11. 金钱草 60g，车前草 60g，砂仁 10g，鲤鱼 1 尾，盐、姜各适量。将鲤鱼去鳞、鳃及内脏，加水适量，同前三味药共煮，鱼熟后加入姜、盐调味，食鱼喝汤。每周 2~3 次。用于治疗脂肪肝。

12. 鱼脑或鱼子适量。将鱼脑或鱼子沥水晾干后，焙黄研成细粉。每次 3~5g，1 日 2 次，用温开水冲服。用于治疗脂肪肝。

13. 车前草 12g，白术 12g，郁金 12g，大枣 120g。将前三味药用纱布包好，加水适量，与大枣同煮，尽可能让大枣吸收药液。喝汤食枣，常食之。用于治疗脂肪肝。

14. 枸杞子 15g，粳米 50g。将上药加水适量，共煮为粥，1 日 1~2 次服。用于治疗脂肪肝。

15. 山楂糕适量。1 次 10g，1 日 2 次，饭后服食。用于治疗脂肪肝。

16. 红花 10g，山楂 50g，橘皮 12g。水煎，代茶饮，1 日 1 剂。用于治疗脂肪肝。

17. 荷叶 10g，山楂 10g，丹参 10g。水煎，代茶饮，1 日 1 剂。用于治疗脂肪肝。

18. 三七 6g，山楂 6g，生何首乌 6g。水煎，代茶饮，1 日 1 剂。用于治疗脂肪肝。

19. 生何首乌15g。水煎，代茶饮，1日1~2剂。用于治疗脂肪肝。

20. 草决明10g。水煎，代茶饮，1日1剂，常年饮用，尤以夏季为宜。用于治疗脂肪肝。

痢疾

痢疾是由痢疾杆菌引起的急性肠道传染病。其主要临床表现为发热、恶寒、腹痛、腹泻、大便脓血和里急后重。本病常年均可发生，但以夏、秋季多见。

根据痢疾的临床表现，一般可将其分为急性、慢性和中毒性痢疾三大类。急性痢疾相当于中医学中的"湿热痢""疫毒痢"；慢性痢疾相当于"久痢""休息痢"；中毒性痢疾相当于"噤口痢"等。

中医学认为，本病时行于夏秋，夏秋是湿热交蒸和疫毒邪气盛行的季节，两者常相结合，随腐败变质之品乘虚袭人而为病。夏秋之季，湿热盛行，如湿热困脾，脾失于健运。或因热贪凉，过食生冷，寒凝气滞，致脾胃升降失司。此时如不知节食，乃生积滞，郁而湿热内生，内外湿热与疫毒相结合，乘机下移入肠，邪与气血搏击于肠胃，正邪相争，便见恶寒发热；大便传导失司，气机阻滞，不通则痛，即见里急后重，便带脓血；邪伤脉络，则便血益甚。湿盛气伤为白痢，热盛血伤为赤痢，湿热俱盛为赤白痢。疫毒为阳邪，如疫毒炽盛时，的先受之，小肠为心之外腑，小肠受邪，传之于心，心火急速，故骤然起病，壮热如焚，心受热则惊，若邪盛正虚者，则见"内闭外脱"。下传大肠，乃见腹痛、腹泻、下痢脓血等症。小儿为稚阴稚阳之体，故尤较多见。又有治不及时，或治之不当、邪去不尽，流连于肠胃之间，乘虚而发，时作时止，难以断根，是为休息痢。积年累月，耗伤正气，下元虚冷，乃成虚寒痢。

急性痢疾起病急，开始即有发热、腹痛，大便一日数次至数十次，初为稀便，后为脓血便，并伴有里急后重、恶心、呕吐等症，治疗宜清热利湿，调气和血。

慢性痢疾多由急性痢疾迁延而来，大便经常或间歇带有黏液及脓血，病程可长达数月，甚至更长。本病后期多出现贫血和营养不良等情况，治疗宜温中补虚，涩肠止泻。

中毒性痢疾多见于儿童，起病多急骤，可在腹痛、腹泻尚未出现时，即有高热、惊厥、神志不清，甚至出现休克或呼吸衰竭。对本类型的痢疾多采用中西医结合的方法进行抢救，以免发生意外。

痢疾虽然是夏、秋季节常见的传染病，但若能采取必要的综合措施，是完全可以预防的；尤其是饮食卫生对预防本病有重要意义。例如，不吃生冷蔬菜和食物，不吃不洁瓜果和腐败变质食物，不吃未经处理的剩饭和剩菜，做到饭前便后洗手等，均具有显著预防效果。

中药辨证治疗

方一

药物组成：葛根 15g，黄连 15g，黄芩 15g，木香 15g，地榆 12g，白芍 12g，丹皮 12g，枳壳 12g，地锦草 15g。

功能主治：具有清热化湿，调气行血的功能。适用于湿热痢，症见发热恶寒或不发热，全身违和，胸脘痞闷食少，腹痛，里急后重，大便带黏液、脓血，一日十余次，量不多，小便短赤，舌苔黄腻，脉滑数或濡数。

用法用量：水煎，分 3 次服，1 日 1 剂。

随症加减：热重于湿，如发热重，肛门灼热，便血多者，加秦皮 12g，大黄 12g，白头翁 12g，黄檗 12g；兼有表热者，加金银花 12g，连翘 12g，荆芥 12g。湿重于热，发热轻，黏液或脓较多，舌苔厚腻者，加法半夏 12g，陈皮 15g；腹痛，里急后重者，加槟榔 15g，厚朴 15g，大黄 12g；兼有积滞者，加莱菔子 15g，山楂 15g；大便脓血甚者，加槐花 15g，当归 15g。

方二

药物组成：黄连 15g，黄檗 12g，黄芩 12g，大黄 12g，连翘 12g，秦皮 12g，丹皮 12g，赤芍 12g，槟榔 15g，木香 12g，钩藤 12g。

功能主治：具有清热解毒，息风开窍的功能。适用于疫毒痢，症见发病突然，在胃肠道症状出现前，即高热、面赤、谵妄、惊厥、昏迷，甚至面色青灰，四肢厥冷。或随后出现呕吐咖啡色血，泻利脓血，日夜无度，剧烈腹痛，舌苔黄厚，舌质红或绛，脉细数或散大。

用法用量：水煎，分 3 次服，1 日 1 剂。

随症加减：脓血大便甚者，加地榆 15g，槐花 15g；面青肢厥欲脱者，加独参汤（人参 30g，大枣 5 枚共煎汤）或参附汤（人参 30g，炮附片

15g，生姜 3 片，大枣 5 枚。共煎汤）频服。中毒症状严重者，应立即采取中西医结合，综合抢救措施。

方三

药物组成：党参 15g，当归 15g，白芍 12g，法半夏 9g，陈皮 12g，白术 15g，茯苓 15g，木香 12g，肉豆蔻 12g，干姜 9g，乌梅 12g，木瓜 12g，甘草 9g。

功能主治：具有健脾益气，和胃生津的功能。适用于休息痢，症见下痢日久，时作时止，积年累月，难以断根，平时倦怠，常因受凉、劳累或饮食不节而发作，发时肠鸣腹痛，临厕得解，大便稀，多夹黏液而少脓血，舌质淡，舌苔白，脉弱。

用法用量：水煎，分 3 次服，1 日 1 剂。

随症加减：下痢夹脓者，加黄连 12g，枳壳 12g；下痢夹血者，加地榆 12g，阿胶 15g；脱肛者，加升麻 12g，黄芪 15g，刺猬皮 12g。

平素可用人参 15g，当归 15g，甘草 12g，川芎 12g，车前仁 12g，黄连 12g，猪苓 15g，泽泻 12g，神曲 15g，炒麦芽 15g，诃子 12g，石莲子 12g，干姜 9g，木香 12g，肉豆蔻 12g，茯苓 15g，白术 15g，陈皮 15g。共研为细末，炼蜜为 10g 丸，1 日 2～3 次，饭后服 1 丸，进行调养。

方四

药物组成：干姜 12g，附片 15g，白术 15g，肉桂 15g，补骨脂 12g，赤石脂 15g，党参 15g，肉豆蔻 12g，诃子 12g，罂粟壳 12g。

功能主治：具有暖脾温肾，涩肠固脱的功能。适用于虚寒痢症见久痢不复，面色无华，精神倦怠，腰膝酸软，形寒怯冷，四肢欠温，食少便溏，甚则滑脱不禁，舌苔白，脉沉细而弱。

用法用量：水煎，分 3 次服，1 日 1 剂。

随症加减：大便带黏液者，加白芍 15g，禹余粮 20g；带脓液者，加吴茱萸 12g，炒黄连 12g，秦皮 12g；带血者，加当归 15g，阿胶 15g；腹痛者，加木香 12g；干呕者，加半夏 12g。

单验方及食疗

1. 黄连 10～15g。水煎，分 3 次服，1 日 1 剂。用于治疗痢疾。
2. 苦参 30g，木香 10g，白芍 10g，干姜 10g。水煎，分 3 次服，1 日 1 剂。用于治疗菌痢（虚寒型）。

3. 党参 10g，龙眼肉 10g，罂粟壳 9g。水煎服。用于治疗痢疾。

4. 五倍子 15g，石榴皮 15g，陈柿蒂 15g。水煎服。用于治疗久痢不止。

5. 鲜大蓟 50g，大蒜 1 头，红糖 90g。将前两味药捣烂后加入红糖，再加开水 400mL，浸泡 12 小时后取汁，1 日分 2 次服用。用于治疗红白菌痢。

6. 葎草 60～90g，白糖 15g。将葎草切碎，加白糖共炒焦，水煎服，连服 3～4 剂。用于治疗痢疾。

7. 乌梅 100g，炙甘草 30g。将上药加水 500mL，煎至 150mL，1 次 50mL，1 日分 3 次服。用于治疗痢疾，急性肠炎。

8. 炒黄连 60g，炒白术 30g，炒枳壳 6g。共研细末，1 次 6g，1 日 2 次，开水冲服。用于治疗慢性痢疾。

9. 绿豆 3 粒，白胡椒 3 粒，大枣 1 枚。将大枣去核与其余药共捣烂，敷脐部，外用胶布固定，1 日换药 1 次，连用 3 日。用于治疗小儿红、白痢疾。

10. 大田螺 2 只，麝香 0.15g。将田螺捣烂，加麝香混匀，做成饼状，烘热后敷肚脐处。用于治疗痢疾。

11. 诃子肉 15g，生姜 10g，粳米 100g。先将前两味药加水适量，煎煮后弃渣取药汁，再加入粳米，共煮成粥，随意食之。用于治疗久泻久痢不止，滑泻不固。

12. 薤白 50g，大米 60～100g。将上药加水适量，共煮成粥食用。用于治疗痢疾。

13. 鲜马齿苋 60g（干品用 30g），大蒜 30g，大米 100g。先将大蒜去皮，马齿苋洗净切碎，加水适量共煎取药汁，再用药汁与大米共煮成粥，于早、晚温热服用。用于治疗急慢性细菌性痢疾和肠炎。

14. 木耳 10g，红、白糖各适量。将上药加水适量，共煮熟，1 次吃下。用于治疗痢疾。

15. 千金拔 30g，瘦猪肉 200g。将上药加水适量，共炖熟，弃药渣，食肉喝汤，用量酌定。用于治疗痢疾。

16. 红扁豆花 30g，鲫鱼 500g。将鱼除去鳞及内脏，洗净，扁豆花置鱼肚内，煮熟后，食鱼喝汤，用量酌定。用于治疗噤口痢。

17. 鲜马齿苋 250g，大蒜 3 头。将上药共捣烂，当菜吃。用于治疗菌痢。

18. 绿茶 60g，糖适量。水煎绿茶成浓汁，加糖，1 日服 3～5 次，连服 5～7 天。花板用于治疗痢疾。

19. 咸鸡蛋 1～3，鲜醋 50～100mL。先将醋放锅内烧开，打入鸡蛋，煮熟，1 日分 2～3 次，吃蛋饮醋。用于治疗痢疾。

20. 鲜苦瓜 250g，红糖 60g，白糖 60g。将苦瓜加水适量煮沸，加入红、白糖调匀，代茶饮。用于治疗菌痢。

高血压病

高血压病是以动脉血压升高（尤其是舒张压持续升高）为主要临床表现的全身性、慢性血管疾病，亦称原发性高血压。因其他疾病引起的动脉血压升高，称为继发性高血压，或症状性高血压。原发性高血压是以血压升高为主要临床表现的一种疾病，约占高血压患者的 80%～90%。继发性高血压是指在某些疾病中并发血压升高，仅仅是这些疾病的症状之一，约占所有高血压患者的 10%～20%。

正常人的血压随年龄而不同，且在不同生理情况下有一定的波动幅度。一般认为在安静状态下，如血压超过 140/90mmHg 就是高血压。

现代医学认为，引起继发性高血压的疾病常见的有：①肾脏疾病，如急性和慢性肾小球肾炎、慢性肾盂肾炎、肾结核、肾结石、肾肿瘤等；②内分泌疾病，如皮质醇增多症、嗜铬细胞瘤、甲状旁腺功能亢进、绝经期综合征等；③血管病变，如主动脉缩窄、多发性大动脉炎；④颅脑病变，如脑部创伤、脑瘤等。

原发性高血压和继发性高血压的共同特征可表现为：头痛眩晕、时发时止，或头重脚轻、步履不稳、耳鸣、手指麻木、心悸和血压升高。

因原发性高血压和继发性高血压所引起的临床表现和后果较相似，中医的治疗方法大致相同，故一并叙述。本病多系情志失调、饮食不节、内伤虚损等因素，导致人体阴阳消长失调，尤其是肝肾阴阳失调而致。属中医学"肝风""眩晕""头痛"等范畴。病情发展又与心悸、胸痹、中风等有密切关系。早期阳亢以肝热见证，中期转为肾阴不足、肝阳上扰，进而成肝肾阴虚，最后阴损及阳而成阴阳两虚。治疗方法，以平肝清热，育阴潜阳，滋养肝肾，或滋阴固肾，温肾扶阳。如因中阳不运、痰气遏阻者，则应健脾和中以涤痰。在中医辨证时，又有肝经热盛、痰浊中阻、阴虚阳亢、肝肾阴虚、阴阳两虚等引起高血压的区别。

高血压病是一种常见、多发病，对人体健康危害很大。因此，除及时、必要的药物治疗外，应积极做好预防工作。如经常参加适宜的体育活动和体力劳动，注意劳逸结合，饮食起居应有规律，饮食宜清淡，勿嗜烟酒，情绪不宜过度紧张等。此外，应定期做健康检查，以早发现、早治疗。若为继发性高血压，还必须对原发病进行治疗，以解除高血压症状。

中药辨证治疗

方一

药物组成：龙胆草 12g，栀子 9g，黄芩 6g，地龙 6g，丹皮 9g，夏枯草 12g，钩藤 12g，菊花 12g，白芍 12g，草决明 12g。

功能主治：具有平肝泄热的功能。适用于治疗肝经热盛引起的高血压。症见头痛头胀，眩晕时作，面目红赤，舌质红，苔黄，脉弦数，或弦滑有力。

用法用量：水煎，分 3 次服，1 日 1 剂。

方二

药物组成：法半夏 12g，白术 15g，天麻 12g，茯苓 15g，陈皮 12g，刺蒺藜 12g，竹茹 9g，枳壳 9g，钩藤 12g，青木香 9g。

功能主治：具有和中涤痰的功能。适用于治疗痰浊中阻引起的高血压。症见头晕目眩，动则加剧，头胀如蒙，恶心呕吐，胸闷脘痞，舌苔薄白，或白腻垢浊，脉弦滑，或濡滑。

用法用量：水煎，分 3 次服，1 日 1 剂。

方三

药物组成：天麻 12g，钩藤 15g，石决明 24g，桑寄生 12g，黄芩 9g，龟板 15g，生地 18g，杜仲 12g，夏枯草 12g，夜交藤 12g，白芍 12g。

功能主治：具有育阴潜阳的功能。适用于治疗阴虚阳亢引起的高血压。症见头昏眼花，耳鸣，心烦，口苦，肌肉瞤动，潮热面红，少寐多梦，舌质红，苔黄，脉弦数或弦细数。

用法用量：水煎，分 3 次服，1 日 1 剂。

方四

药物组成：制何首乌 15g，生地 18g，桑葚子 15g，菟丝子 12g，枸杞子 12g，龟板 15g，桑寄生 12g，枣仁 12g，茺蔚子 12g，覆盆子 12g。

功能主治：具有滋养肝肾的功能。适用于治疗肝肾阴虚引起的高血压。症见头昏掣痛，眼花耳鸣，惊悸盗汗，心烦失眠，潮热，咽干，腰膝酸软，夜尿多或梦遗，唇舌红，少苔或无苔，脉沉弦细数。

用法用量：水煎，分 3 次服，1 日 1 剂。

方五

药物组成：①熟地 24g，山药 12g，肉桂 6g，附片 12g，枸杞子 12g，杜仲 12g，山茱萸 12g，炙甘草 9g。

②熟地 24g，山药 12g，枸杞子 12g，茯苓 12g，山茱萸 12g，炙甘草 9g。

功能主治：具有温肾扶阳或滋养固肾的功能。适用于治疗阴阳两虚引起的高血压。症见头晕目眩，耳鸣失聪，面色白亮而无神，气怯神疲，腰膝酸软，畏寒肢冷，大便溏薄，阳痿或滑精，舌胖嫩，脉沉弱（偏肾阳虚）；如肢冷便溏，阳痿或滑精，而见手足心热，虚烦不眠，舌质红，脉细数或结代（偏肾阴虚）。

用法用量：水煎，分 3 次服，1 日 1 剂。偏于肾阳虚用方①；偏于肾阴虚用方②。

单验方及食疗

1. 炒杜仲 30g，白糖适量。将杜仲加水适量，煎取药汁，加入白糖调服，1 日分 2 次。用于治疗高血压。

2. 丹参 9g，五味子 6g。水煎，分 3 次服，1 日 1 剂。用于治疗高血压。

3. 夏枯草 150g，木贼 100g，石膏 200g。水煎，分 3 次服，1 日 1 剂。用于治疗高血压。

4. 夏枯草 15g，罗布麻 10g。水煎，分 3 次服，1 日 1 剂。用于治疗高血压。

5. 玉米须 50g。水煎，分 3 次服，1 日 1 剂。用于治疗高血压。

6. 槐米 30g，豨莶草 30g。水煎，分 3 次服，1 日 1 剂。用于治疗高血压。

7. 草决明 60g。水煎，分 3 次服，1 日 1 剂。用于治疗高血压。

8. 旱莲草 18g，夜交藤 15g，合欢皮 15g，女贞子 18g。水煎，分 3 次服，1 日 1 剂。用于治疗高血压。

9. 杜仲 20g，天麻 10g。水煎，分 3 次服，1 日 1 剂。用于治疗高血压。

10. 夏枯草 50g，地龙 100g。将上药焙干，共研为细末分，1 次 6g，1 日 4 次，用温开水送服。用于治疗高血压。

11. 绿豆 100g，白糖适量。将绿豆加水适量，煮熟，加入白糖调匀，1 日分数次吃完。用于治疗高血压。

12. 猪毛菜 30g，鸡蛋 1 个。先加水适量煮猪毛菜，取浓药汁，再将鸡蛋打入药汁中，共煮熟食之。用于治疗高血压。

13. 蜂蜜 500g，食醋适量。先将醋置锅内加热至沸，再中入蜂蜜炼为糊状，1 次 9g，1 日 3 次，用温开水冲服。用于治疗高血压。

14. 花生米、米醋各适量。用米醋浸泡花生米，7 天后服之，1 次 7 粒，1 日 1~2 次。用于治疗高血压。

15. 荠菜 100g，鸭蛋 2 个。先将荠菜加水适量，煎取药汁，再乘热用药汁冲鸭蛋服。用于治疗高血压。

16. 杜仲 30g，猪心 1 个。将猪心加水适量，炖熟，杜仲研成细末，1 日分 2 次，用猪心汤冲服杜仲末，并食猪心。用于治疗高血压。

17. 猪脑髓 50g，鸡冠花 20g，胡椒 7 粒。先将鸡冠花、胡椒共研为细末，再同猪脑髓加水适量，共炖熟，食肉、药喝汤。用于治疗高血压。

18. 白菊花 9g，草决明 12g，焦山楂 9g，白糖适量。水煎，代茶饮，1 日 1 剂。用于治疗高血压。

19. 芹菜 125g，大枣 10 枚，鲜车前草 125g。水煎，代茶饮，1 日 1 剂。用于治疗高血压。

20. 丹参 15g，葛根 13g，生山楂 18g。水煎，代茶饮，1 日 1 剂。用于治疗高血压。

糖尿病

糖尿病是由于机体胰岛素分泌相对或绝对的减少，引起糖、脂肪及蛋白质等代谢紊乱而致血糖增高和排泄糖尿的一种慢性疾病。中年以上的人较为多见。

本病的典型症状是"三多一少"（即多饮、多食、多尿，疲乏消瘦），但亦有无任何自觉症状经检验才被发现者，称为隐性糖尿病。

糖尿病属于中医"消渴证"的范畴。与中医古籍中记载的"消渴"、"消瘅"的症状极为相似。

本病的发生主要是素体阴虚、饮食不节，复因情志失调、劳倦过度，损伤阴精等原因造成。其主要病理是阴虚燥热，以阴虚为本，以燥热为标。一般分以下三个方面：一是食伤脾胃，醇酒厚味，酷嗜炙煿，脾胃受损，运化失职，酿成内热，消谷耗精，而发为消渴；二是肝气郁结，长期情绪紧张，疲劳过度，耗乱精神，肝郁气滞，郁而化火，消烁津液，而发为消渴；三是肾虚精耗，由于禀赋不足，病后体虚，肾虚精耗，固摄无权，而发为消渴。

糖尿病除药物治疗外，还应注意节制饮食，不可过饱，禁食辛辣刺激之品。同时还要避免精神紧张，节制性欲，以利疾病好转。

中医辨证时，又有肝肾气阴虚、肺肾气阴虚、脾肾阴阳虚、脾肾阳虚、气血阴虚浊毒内停、气血阳虚浊毒内停、肝脾肾气血阴阳俱虚浊毒内停、肺肾气血阴阳俱虚浊毒内停、心肾气血阴阳俱虚浊毒内停引起糖尿病的区别。

中药辨证治疗

方一

药物组成：黄精 15g，生地 20g，山茱萸 10g，旱莲草 20g，女贞子 10g，枳壳 10g，枳实 10g，黄连 10g，生何首乌 15g，怀牛膝 20g。

功能主治：具有益气养阴，兼补肝肾，佐以清热的功能。适用于治疗早中期糖尿病，症见腰膝酸软，疲乏无力、头晕目眩，烦热多汗，双目干涩，视物模糊，大便秘结，舌红苔黄，脉弦细数。

用法用量：水煎，分 3 次服，1 日 1 剂。

方二

药物组成：沙参 30g，麦冬 10g，玄参 20g，生地 20g，山茱萸 15g，黄连 10g，枳实 10g，地骨皮 30g。

功能主治：具有益气养阴，兼补肺肾，少佐清热的功能。适用于治疗早中期糖尿病，症见胸背腰膝酸软，疲乏无力，声低懒言，易于感冒或有咳嗽气短，手足心热，大便常干，舌红苔黄，脉细数。

用法用量：水煎，分 3 次服，1 日 1 剂。

方三

药物组成：党参 15g，生地 15g，当归 10g，金樱子 10g，芡实 10g，旱莲草 20g，女贞子 10g，黄连 6g。

功能主治：具有调补阴阳的功能。适用于治疗早中期糖尿病，症见腰腿酸痛，疲乏无力，怕冷怕热，手足心热而手足背冷，舌胖有裂，舌苔黄白，脉滑细数。

用法用量：水煎，分 3 次服，1 日 1 剂。

方四

药物组成：生黄芪 30g，苍术 10g，猪苓 20g，木香 10g，陈皮 10g，半夏 10g，砂仁 6g，黄连 10g，厚朴 3g，金樱子 10g。

功能主治：具有益气健脾，助阳补肾的功能。适用于治疗早中期糖尿病，症见腰背肢体酸疼沉重，肌瘦无力、纳后腹胀，畏寒肢冷，手足浮肿，大便常溏，舌胖嫩，苔白滑或腻，脉滑数。

用法用量：水煎，分 3 次服，1 日 1 剂。

方五

药物组成：太子参 20g，猪苓 20g，白术 6g，炙甘草 6g，当归 10g，川芎 10g，白芍 30g，怀牛膝 30g，熟大黄 10g，玄明粉 3g，生大黄 8g（后下，若便溏可减量）。

功能主治：具有滋阴降浊，益气养阴的功能。适用于治疗晚期糖尿病，症见神疲乏力，面色苍黄，苔黄，脉弦细数。

用法用量：水煎，分 3 次服，1 日 1 剂。

方六

药物组成：生黄芪 20g，当归 10g，红参 5g，猪苓 20g，苍术 10g，生甘草 6g，川芎 15g，熟地 15g，砂仁 9g，赤芍 15g，白芍 15g，附片 5g（或冬虫夏草 2g），熟大黄 8g。

功能主治：具有益气养血，助阳降浊的功能。适用于治疗晚期糖尿病，症见神疲乏力，手足浮肿，畏寒肢冷，肤色苍黄，粗糙，时有恶心，舌胖暗淡，边有齿印，苔白，脉细。

用法用量：水煎，分 3 次服，1 日 1 剂。

方七

药物组成：黄芪 30g，当归 10g，白芍 20g，熟地 15g，红参 6g，苍术 6g，黄连 6g，黄檗 10g，猪苓 20g，怀牛膝 20g，栀子 10g。

功能主治：具有调补气血阴阳，降浊利水的功能。适用于治疗晚期糖尿病，症见面足浮肿，不耐寒热，皮肤苍黄，肌肤甲错，时有恶心，大便干稀无常，舌胖有裂，舌苔黄白，脉弦滑。

用法用量：水煎，分 3 次服，1 日 1 剂。

方八

药物组成：桑白皮 20g，沙参 20g，黄芩 10g，麦冬 10g，五味子 10g，当归 10g，陈皮 10g，桃仁 10g，杏仁 10g，熟大黄 10g，冬虫夏草 3g。

功能主治：具有调补气血阴阳，清肺益肾降浊的功能。适用于治疗晚期糖尿病，症见腰腿酸痛，胸闷咳嗽，心悸气短，神疲乏力，不耐寒热，大便干稀无常，口唇舌暗淡，脉滑数。

用法用量：水煎，分 3 次服，1 日 1 剂。

方九

药物组成：太子参 30g，当归 10g，麦冬 10g，丹参 30g，五味子 10g，川芎 15g，泽泻 20g，葶苈子 20g，大枣 5 枚。

功能主治：具有益气养心，活血化浊的功能。适用于治疗晚期糖尿病，症见胸背腰酸腹胀，神疲乏力，心悸气短，时有心痛，全身浮肿，不能半卧，纳谷不香，口唇舌暗，脉数。

用法用量：水煎，分 3 次服，1 日 1 剂。

单验方及食疗

1. 天花粉 30g，白糖 3g。水煎，分 3 次服，1 日 1 剂。用于治疗糖尿病。

2. 玉米须 30g。水煎，分 3 次服，1 日 1 剂。用于治疗糖尿病。

3. 沙苑子 60g。水煎，分 3 次服，1 日 1 剂。用于治疗糖尿病。

4. 灯芯草 5g，竹叶 15g，麦冬 15g，夜交藤 20g。水煎，分 3 次服，1 日 1 剂。用于治疗糖尿病。

5. 猪胰 1 个，玉米须 100g，黄芪 15g。水煎，分 3 次服，1 日 1 剂。用于治疗糖尿病。

6. 萆草 30g，马齿苋 30g，茄梗 30g。水煎，分 3 次服，1 日 1 剂。用于治疗糖尿病。

7. 熟地 20g，黑豆 30g。水煎，分 3 次服，1 日 1 剂。用于治疗糖尿病。

8. 冬瓜子120g，麦冬90g，黄连9g。水煎，分3次服，1日1剂。用于治疗糖尿病。

9. 猪胎盘适量。将猪胎盘洗净，晒干，置新瓦上日至黄焦为度，研为细末，1次12g，1日1次，用温开水冲服，连服14天。用于治疗糖尿病。

10. 天花粉250g，石斛100g。将上药共研为细粉，1次9g，1日2次，用温开水冲服。用于治疗糖尿病。

11. 截叶铁扫帚200g，母鸡1只。先将母鸡宰杀，去毛及内脏，并洗净，再把截叶铁扫帚切碎，装入鸡腹内，加水适量，共煮熟，1日2次，酌量食鸡肉喝汤。用于治疗糖尿病。[截叶铁扫帚为豆科植物截叶铁扫帚 Lespedeza cuneata（Dum. Cours.）G. Don 的根和全株。]

12. 灯芯草30g，豆腐180g。将上药加水适量，煎煮，食豆腐并喝汤，1日1剂。用于治疗糖尿病。

13. 猪胰1个，玉米须30g，生山药15g，生黄芪15g。先将猪胰切成薄片，再与余药加水适量，共煎猪胰熟，服药液，并分2次食猪胰片。用于治疗糖尿病。

14. 淡豆豉30g，猪肚子1个。将猪肚子洗干净后装入淡豆豉，用线缝住口，加水适量，用小火煮至猪肚熟，1日分2次，食肚子肉并喝汤。用于治疗糖尿病。

15. 米醋30mL，鸡蛋1个。先将米醋加热，沸后打入鸡蛋，1次服下，1日1剂。用于治疗糖尿病。

16. 熟地25g，黄精250g，猪肉100g。将上药加水适宜，共炖至肉熟，酌量食肉喝汤，1日2次。用于治疗糖尿病。

17. 鸡冠花15g，臭椿树皮15g，白果15粒，童子鸡1只。将鸡宰杀，去毛及内脏并洗净，加水适量与余药共炖至鸡熟，1日分数次食鸡喝汤，2日1剂，连服3剂。用于治疗糖尿病。

18. 薏苡仁、山药各50g，粳米100g。将上药加水1500mL，烧开后，用小火慢熬成粥，分3~4次空腹服。用于治疗糖尿病。

19. 枸杞10g。将上药加水300mL，煮沸1~2分钟，待冷后，早餐前将药汁服完，之后反复冲开水当茶饮，每天4~5杯（每杯约200mL），临睡前将残存枸杞连水一起细嚼咽下。用于治疗糖尿病。

20. 鲜芦根50g，鲜石斛9g，鲜青蒿9g，藕汁15mL。水煎，代茶饮，

1日1剂。用于治疗糖尿病。

羊痫风

羊痫风，中医称为"痫"。民间常称"羊儿风""母猪风"。大发作时的特征为猝然昏倒，不省人事，手足抽搐，口吐涎沫，两目上视，喉中发出如猪、羊等叫声，醒后疲乏无力、饮食起居一如常人，时发时止，发无定时；小发作表现为瞬间的神志模糊，可出现目睛直视，一时性失神，或口角牵动、吮嘴等动作。

本病发生的原因，可为先天遗传，也可为情志刺激，或续发于其他疾病，造成脏腑功能失调，痰浊阻滞，气机逆乱，风阳内动而为羊痫风。

本病的临床表现有以下五种类型：

一为大发作，此种类型最为常见。多数病人在意识丧失前一瞬间有头昏、上腹部不适、视觉或听觉障碍等先兆症状，随之突然意识丧失，尖叫一声倒地，全身抽搐，咬牙，面色发绀，口吐白沫，大小便可失禁，持续数分钟后症状缓解，如同常人；二为小发作，多见于儿童或少年。可突然发呆，茫然若失，两眼直视，面色变白，呼之不应，手中东西脱落（无跌扑和抽搐），数秒钟后清醒，一日可发作数次不等；三为局限性发作，多无意识障碍，表现为一侧肢体或面部抽搐、麻木；四为精神性发作，发作突然，意识模糊，有不规则及不协调的动作，如吮吸、咀嚼、叫喊、奔跑等，发作持续数小时，患者对发作毫无记忆；五为痫证持续状态：痫证连续发作，其间神志不清。此系危证，若不及时抢救，可能致命。

中医认为，本病多由风痰引起，其证有虚实之分。实者治宜息风涤痰，开窍定痫；虚者多为心肾亏虚，治宜补益心脾，健脾化痰。

羊痫风发作时，可针刺人中、内关、风池等穴，以尽快解除病痛。另外，本病患者不宜从事驾驶及高空、水上作业，不宜骑车，以免发生意外。

中医辨证时，又有痰火、风痰、痰瘀、血虚、肾虚引起羊痫风的区别。

中药辨证治疗

方一

药物组成：大黄240g，黄芩240g，礞石30g，沉香15g。

功能主治：具有清热涤痰的功能。适用于治疗痰火引起的羊痫风。症见突然昏倒，四肢抽搐，口吐黏沫，气粗息高，直视，或口作猪、羊叫声，魂梦惊惕，胸膈阻塞，情怀抑郁，胁肋胀痛，心烦失眠，头痛目赤，面红，口苦，便秘，尿赤，发无定时，或一日三五发，或数日数月后再发，醒后疲乏，余如常人，往往情绪易于波动，一触即发，舌质红，苔黄腻，脉弦滑数有力。

用法用量：上药共研为细末，水泛为丸，1次5~9g，1日1~2次，用温开水送服。

方二

药物组成：天南星6g，木香9g，陈皮12g，法半夏12g，茯苓12g，甘草9g。

功能主治：具有温化风痰的功能。适用于治疗风痰引起的羊痫风。症见发作前每有短时头晕，胸闷、泛恶，随即猝然仆倒，不省人事，手足抽搐强直，两目上视，口噤，口眼牵引，喉中发出猪、羊之声，将醒之时，口吐白沫或流清涎，醒后唯觉疲惫不堪，有时醒后又发，时发时止，或数日数月后再发，疲劳时发作更频，每于感寒则易诱发，舌苔白厚腻，体壮者脉多滑大。

用法用量：水煎，分3次服，1日1剂。

方三

药物组成：黄芪15g，防风12g，赤芍12g，制马钱子2g，地龙6g。

功能主治：具有化瘀涤痰的功能。适用于治疗痰瘀引起的羊痫风。症见发时头晕头疼，旋即尖叫一声，瘛疭抽搐，口吐涎沫，脸面口唇青紫，口干但欲漱水不欲咽，多有颅脑外伤史，每遇阴雨天易发，舌质紫有瘀点，脉弦或弦涩。

用法用量：水煎，分3次服，1日1剂。

方四

药物组成：当归15g，川芎12g，白芍12g，熟地15g，人参6g，茯神12g，白术12g，远志12g，天南星6g，酸枣仁12g，黄连6g，甘草9g，生姜 12g。

功能主治：具有养血缓肝，化风痰的功能。适用于治疗血虚引起的羊痫风。症见痫逆屡发，发前头晕心悸，手足搐动，发时突然昏倒不省人事，口噤目闭，吐白沫，抽搐时间长短不定，醒后如常人，伴见心悸怔忡，双目干涩等症状，月经期前后则发作频繁，唇甲淡白，舌质色淡或舌尖红，苔薄白少，脉细滑。

用法用量：水煎，分 3 次服，1 日 1 剂。

方五

药物组成：紫河车 15g，陈皮 12g，干姜 9g，黄檗 9g，麦冬 9g，牡蛎 12g，牛膝 12g，人参 9g，熟地 18g，天冬 12g，五味子 12g，续断 12g。

功能主治：具有滋肾阴，补元气的功能。适用于治疗肾虚引起的羊痫风。症见反复发作数年不愈，突然昏倒，神志昏聩，面色苍白，四肢抽搐，或头与眼转向一侧，口吐白沫，二便自遗，出冷汗，继则发出鼾声而昏睡，移时渐渐苏醒，平时或腰酸膝软，足跟痛，或遗精阳痿早泄，或白带多，甚或智力渐退，舌质色淡，苔薄少，脉沉细滑。

用法用量：共研细末，炼蜜为 10g 丸，每次 1 丸，1 日 2 次，用温开水送服。

单验方及食疗

1. 远志 15g，天南星 4g，皂角子 15 粒，红糖 15g。水煎，分 3 次服，1 日 1 剂。用于治疗羊痫风。

2. 天麻 6g，钩藤 6g，法半夏 6g，牡蛎 15g，陈皮 3g。水煎，分 3 次服，1 日 1 剂。用于治疗羊痫风。

3. 莱菔子 30g，胆矾 3g。水煎，分 3 次服，1 日 1 剂。用于治疗羊痫风。

4. 制南星 15g，法半夏 15g，黄连 8g，甘草 10g，生姜 30g。水煎服。用于治疗羊痫风。

5. 穿心莲 6g，当归 20g。水煎服。用于治疗羊痫风。

6. 煅龙骨 35g，煅牡蛎 20g，朱砂 2g。将上药共研细末，1 次 5g，1 日 1 次，用温开水送服。用于治疗羊痫风。

7. 全蝎 5 只，石榴 1 个。将石榴挖一小洞，放入全蝎，封口，用火煅至烟尽，研为细末，1 次 1.5g，1 日 2 次，用温开水冲服。用于治疗羊痫风。

8. 马宝 10g，天竺黄 60g。将上药共研为细末，1 次 1. 2g，1 日 1 次，用温开水冲服，连服 2~3 个月。用于治疗羊痫风。

9. 紫河车 1 具，当归 50g，潞党参 50g，菖蒲 15g，朱砂 2g。将上药共研为细末，炼蜜为 10g 丸，每次 1 丸，1 日 2 次，用温开水送服。用于治疗羊痫风。

10. 鱼鳔 100g，法半夏 30g，枯矾 10g，血竭 2g，雄黄 2g，朱砂 3g，大蒜 5 头。将前六味药共研细末，再将大蒜捣成泥状，与药末制成丸，如黄豆大，1 次 7 粒，1 日 2 次，用温开水送服。用于治疗羊痫风。

11. 木耳 120g，红糖 30g，蝉蜕 6g，胆南星 4. 5g，钩藤 6g。先用红糖拌木耳煮熟食之，并将方中余药加水适量，煎服。用于治疗羊痫风。

12. 苍耳子 300g，大枣 1 500g。先将苍耳子加水适量，煮 30 分钟，再放入大枣，待水浸透时，捞出大枣食之，1 日 3~5 次，10 天吃完。用于治疗羊痫风。

13. 鲜黄瓜 1 000g，冰糖 30g。将上药共捣烂，榨取药汁，1 日分 2 次服。用于治疗羊痫风。

14. 鳖鱼 1 只，黄芪粉 50g。先将鳖鱼宰杀去骨，再加黄芪粉，加水适量，共煮熟食之，1 日 1 剂，连服 7~10 剂。用于治疗羊痫风。

15. 鸡蛋 7 只，蜂蜜 150g。将鸡蛋打一小孔，除去蛋清，1 个鸡蛋装入蜂蜜 20g，用纸封住口，再用面糊裹住鸡蛋，文火烤熟，两日食完。用于治疗羊痫风。

16. 桑寄生 10g，鸭血 15mL。将桑寄生研为细末，用鸭血调成糊状，装入碗中，隔水蒸熟食之，1 日 1 剂。用于治疗羊痫风。

17. 羊脑 1 个，桂圆肉 30g。将上药加水适量，共炖熟，1 日分 2 次，食药喝汤。用于治疗羊痫风。

18. 臭牡丹 30g，远志 15g，龙胆草 15g，猪大肠适量。将上药加水适量，共炖熟，1 日分 2 次，食肠喝汤。用于治疗羊痫风。

19. 桐寄生 21g，青果 21g，黄瓜藤 15g，猪头肉 100g。将上药加水适量，共炖熟，1 日分 2 次，食药喝汤。用于治疗羊痫风。

20. 羊心 1 个，胖大海 7 个。将羊心切一口，装入胖大海，加水适量，用砂锅炖熟，1 日分 2 次，食肠喝汤。用于治疗羊痫风。

三叉神经痛

三叉神经痛是头面部神经痛疾病中最常见的一种，国内统计发病率为182/10万人，年发病率为（4～4.7）/10万人。三叉神经是头部的大神经之一，之所以叫"三叉"就是因为它有三条大的分支，这三条分支从上而下分布在前额、面颊及下巴。这种神经的名称由来就是因为它出现在脸上三叉神经所分布的区域内。

三叉神经痛以中老年妇女为多见。冬春季易发，发病前常无预兆，骤然出现面部三叉神经分布区电灼样、针刺样、刀割样甚或撕裂样的疼痛，同时还伴有脸面肌肉的痉挛、面部发红、流泪、流涎等，患者因而不敢洗脸、刮胡子、上妆，甚至不愿意吃东西。每次发作的时间因人而异，可以持续数天或数星期，然后数月或数年不出现。三叉神经痛有一个很特殊的现象，就是它可以在某些情况下被诱发出来，例如碰触到脸上的皮肤、吃东西、打哈欠、刷牙、脸吹到冷风等。

患本病时，患者要做好自我调养，如生活、饮食要有规律，保证足够的睡眠和休息，保持心情舒畅，适当参加运动，洗脸、刷牙、咀嚼食物等动作宜轻，注意天冷保暖，不吃油腻食物；做好自我护理；进行自我心理调节。

中医将三叉神经痛归入面部疼痛的范畴。临床辨证时分为风热挟痰阻络、风寒挟痰阻络、肝郁化火、气虚血瘀等引起的三叉神经痛的区别。治疗本病当各证兼顾，惟疼痛日久，病邪多深入血络，必须酌用虫类搜剔之品，如全蝎、蜈蚣、僵蚕、土鳖等方能奏效。

中药辨证治疗

方一

药物组成：川芎15g，菊花15g，荆芥15g，法半夏12g，陈皮12g，蝉蜕12g，赤芍12g，丹皮12g，丹参12g，地龙9g，当归12g，甘草9g。

功能主治：具有疏风散热，涤痰活络的功能。适用于治疗风热挟痰阻络引起的三叉神经痛。症见多呈发作性、烧灼性或刀割样疼痛而难忍，有时鼻旁或唇旁有引痛点，偶有触犯，则突然疼痛发作，颜面之中、下部疼痛者较多，亦可为半面上下皆痛，左右均疼痛者少见，痛时面红、出汗，遇热加重，得凉稍舒，并伴有发热、口干、溲赤、舌质红，苔黄燥，脉弦数。若为痰火阻络则可见头晕、胸闷、肢麻、舌红、苔黄腻、脉滑数。

用法用量：水煎，分3次服，1日1剂。

方二

药物组成：川芎15g，白附子12g，桂枝12g，法半夏12g，防风12g，羌活12g，细辛6g，当归12g，丹参12g，地龙9g，白芷12g，甘草9g。

功能主治：具有疏风散寒，涤痰通络的功能。适用于治疗风寒挟痰阻络引起的三叉神经痛。症见多为发作性，抽掣样疼痛，剧烈难忍，痛时面色苍白，遇冷加重，得温则减，舌质红，苔薄白，脉紧。如为寒痰阻络可兼见面虚浮，首如裹，舌淡胖，苔白厚腻，脉濡滑。

用法用量：水煎，分3次服，1日1剂。

方三

药物组成：柴胡12g，郁金15g，栀子15g，青黛9g，丹参12g，地龙9g，赤芍12g，当归12g，川芎12g，陈皮12g，丹皮12g，甘草9g。

功能主治：具有清肝泻火，通经活络的功能。适用于治疗肝郁化火引起的三叉神经痛。症见面部灼热疼痛，多因情志抑郁或忧思恚怒而突发，遇热加重，口苦咽干，心烦易怒，胸闷胁胀，常有叹息，手足心热，夜寐不安，尿黄赤，便燥结，舌质红，苔黄燥，脉弦数。

用法用量：水煎，分3次服，1日1剂。

方四

药物组成：黄芪15g，川芎15g，赤芍12g，当归12g，天麻12g，甘草12g，丹参12g，鸡血藤12g，怀牛膝12g，红花9g，茯苓12g，姜黄12g。

功能主治：具有补气活血，化瘀通络的功能。适用于治疗气虚血瘀引起的三叉神经痛。症见面痛日久，疼痛持续时间长，发作时抽掣作痛，且痛如锥刺而难忍，痛着不移，面色晦滞，甚则肌肤甲错，有时疼痛伴随抽搐，畏风自汗，少气懒言，语声低微，舌质淡白或具有瘀血瘀点，脉沉细而弱。

用法用量：水煎，分3次服，1日1剂。

单验方及食疗

1. 葛根、白芷、地龙12g，红花、玄胡各10g，当归30g，细辛、全蝎各6g，川芎、姜黄15g，牛蒡子20g，蜈蚣2条。水煎，分3次服，1日1剂。用于治疗三叉神经痛。

2. 白芍50g克，炙甘草30g，酸枣仁20g，木瓜10g。水煎，分3次服，1日1剂。用于治疗三叉神经痛。

3. 制川乌、天南星各6g，白菊花15g，地龙20g，冰片0.5g，细辛3g。水煎，分3次服，1日1剂。用于治疗三叉神经痛。

4. 茄子根15g，防风12g，桃仁12g。水煎，分3次服，1日1剂。用于治疗三叉神经痛。

5. 生石膏15~60g，细辛3g。水煎，分3次服，1日1剂。用于治疗三叉神经痛。

6. 白芍、生牡蛎各30g，丹参、甘草各15g。水煎，分3次服，1日1剂。用于治疗三叉神经痛。

7. 去子向日葵盘100~200g。水煎，分3次服，1日1剂。用于治疗三叉神经痛。

8. 水牛角30g，羌活、黄芩、白附子、炙甘草各10g，升麻、防风、白芷各5g。水煎，分3次服，1日1剂。用于治疗三叉神经痛。

9. 僵蚕200g，全蝎150g，白附子100g，川芎200g，白芷200g。将上药分别研为细末拌匀，1次2g，1日2次，温开水冲服，10天为1个疗程。用于治疗三叉神经痛。

10. 马钱子30g，乳香、没药、川乌、草乌各15g，麻油、清凉油各适量。将上药共研为细末拌匀，用麻油、清凉油调成膏状，用时，取拇指盖大小之药膏摊于白布或油纸上，贴敷患侧太阳穴、下关穴、颊车穴，每次选用1~2个穴位，亦可贴敷阿是穴，两天更换1次。用于治疗三叉神经痛。

11. 桑葚子150g。水煎，代茶饮，1日1剂。用于治疗三叉神经痛。

中风

中风，以猝然昏仆，口眼㖞斜，半身不遂，言语蹇涩等为主症。常见于现代医学的脑血管意外。

中医认为，本病主要在精、气亏损，心、肝、肾三脏功能失调，阴阳失去相对平衡的基础上发生的上实下虚，本虚标实证。其机理虽较复杂，但一般可当纳为虚、风、火、痰四个方面。因肝肾虚而致阴阳失调是其根本，风、火、痰多系在这一基础上所产生，四者相互为因乃至发病。虚：由烦劳过度、病后体虚或年老体衰所致精血不足，肝失所养则阴虚阳亢，或进而阴损及阳而肾元不固。风：肝阳偏亢，内风翕张；或气血不足，络脉空虚，外风乘虚入中，进而引动肝风。火：由五志过极，心火暴动；或肝肾阴虚火旺；或精神刺激，肝阳暴动，引动心火；以及痰郁化火等所致。痰：脾失健运，聚湿而成，可由饮食不节或肝风戕伐，脾气受伤所致；亦可因风火相煽，灼津炼液而成痰。当其肝阳暴动，风火相煽，气血逆乱而并走于上，风火挟痰横窜经隧，则见口眼？斜、语言不利、半身不遂等中经络之证；因元气衰败，阴阳离决者，则见脱证。倘既有元气衰败，又有痰火或湿痰壅盛者，可由闭转脱。中于经络病尚轻浅，中于脏腑乃病重而深，而中脏腑者必有中经络之证。轻、重、浅、深之间，在一定条件下，可以互相转化，所以中脏腑者，苏醒之后，常可表现为中经络的症候，而中经络者亦有发展为中脏腑之可能。患者苏醒后，因风痰阻络，而致口眼？斜，并可因肾虚精气不能上承或风痰阻于廉泉而致言语障碍，以及因气血亏虚，瘀阻脉络或风痰阻络等引起偏瘫等症。

本病在中医辨证时，又有急性期中经络、急性期中脏腑和恢复期的区别，治疗时各有其法。

中药辨证治疗

（一）急性期之中经络

方一

药物组成：秦艽 15g，石膏 30g，甘草 9g，川芎 15g，当归 15g，羌活 12g，独活 12g，防风 12g，黄芩 12g，白芍 15g，白芷 12g，白术 15g，生地 15g，熟地 15g，茯苓 12g，细辛 6g。

功能主治：具有祛风通络，养血和营的功能。适用于治疗风痰阻络引起的中风。症见肌肤不仁，手足麻木，突然口眼？斜，言语不利，甚则半身不遂，或兼见寒热，肢体拘急，舌苔白腻，脉浮滑。

用法用量：水煎，分 3 次服，1 日 1 剂。

随症加减：痰多者，去生、熟地，加半夏 9g、胆南星 9g；无内热者，去石膏、黄芩；风甚者，加僵蚕 12g、全蝎 3g。

方二

药物组成：天麻 9g，钩藤 15g，石决明 30g，栀子 9g，黄芩 9g，川牛膝 12g，杜仲 9g，益母草 15g，桑寄生 15g，夜交藤 18g，朱茯神 12g。

功能主治：具有滋阴潜阳，镇肝息风的功能。适用于肾阴亏损，风火上亢引起的中风。症见头痛眩晕，耳鸣眼花，突然发生口眼？斜，舌强语塞，或手足重滞，半身不遂，舌质红，脉弦滑数。

用法用量：水煎，分 3 次服，1 日 1 剂。

（二）急性期之中脏腑

方三

药物组成：①羚羊角片 5g，龟板 12g，生地 15g，白芍 15g，丹皮 12g，钩藤 12g，磁石 30g，夏枯草 12g，蝉蜕 9g，生石决明 30g。

②陈皮 12g，法半夏 9g，甘草 9g，枳实 12g，胆南星 9g，天麻 12g，郁金 12g，僵蚕 12g，菖蒲 12g，茯苓 12g。

功能主治：具有开窍，平肝潜阳、息风、豁痰的功能。适用中风属闭证者。症见突然昏倒，不省人事，伴见牙关紧闭，两手握固，痰涎壅盛，面赤气粗，或有高热，舌苔黄腻，脉沉伏或弦。

用法用量：水煎，分 3 次服，1 日 1 剂。使用方①前先急灌服至宝丹，使患者清醒后再服汤药；如见静而不烦，面白唇青，痰涎涌盛，苔白滑，脉滑者选用方②，服本方前先急灌服苏合丸，使患者清醒后再服此汤药。

方四

药物组成：①上人参 30g，炮附片 15g，山茱萸 15g，生龙牡各 30g，生姜 5 片大枣 5 枚。

②生地 18g，麦冬 15g，山茱萸 15g，五味子 12g，肉桂 12g，附片 12g，巴戟 12g，肉苁蓉 12g，菖蒲 12g，远志 12g，茯苓 12g，龟板 15g，生牡蛎 30g。

功能主治：具有回阳救脱①，壮大潜阳②的功能。适用于中风属脱证者。症见突然昏倒，不省人事，目合口开，撒手遗尿，鼻鼾息微，舌痿，脉细弱等元气虚脱之象。

用法用量：水煎及时服。回阳救脱用方①；若兼见四肢厥冷，汗出痰壅，面赤如妆，脉浮大无根或沉细欲绝，为阴竭于下，孤阳上越而暴脱之危象选用方②。

（三）恢复期之诸症

方五

药物组成：①白附子 12g，白僵蚕 12g，全蝎 6g。

②白附子 9g, 石菖蒲 12g, 远志 9g, 天麻 12g, 全蝎 6g, 羌活 12g, 炙南星 9g, 木香 12g, 甘草 6g。

③熟地 18g, 巴戟天 12g, 山茱萸 15g, 石斛 12g, 肉苁蓉 12g, 五味子 12g, 肉桂 9g, 茯苓 12g, 麦冬 12g, 远志 12g, 附片 9g, 菖蒲 12g。

④黄芪 120g, 当归 15g, 川芎 12g, 赤芍 12g, 红花 10g, 桃仁 12g, 地龙 10g。

功能主治:具有补气血,通络,祛痰开窍的功能。主要用于卒中后遗症。症见半身不遂,口眼?斜,口角流涎,大便干燥,小便失禁或遗尿。用法用量:水煎,分 3 次服,1 日 1 剂。以口眼?斜为主症者选用方①;以言语蹇涩或舌暗不语为主症、乃风痰阻于廉泉者选用方②;以言语蹇涩或舌暗不语为主症、乃肾虚精气不能上承所致者选用方③;出现偏瘫,症见半身不遂,面色不红,舌强或有瘀点、脉弦乏力者为气血亏虚,瘀阻脉络可选用方④。

单验方及食疗

1. 穿山甲 3g, 川芎、当归、羌活各 6g。水煎服。用于中风四肢拘挛、半身不遂。

2. 厚朴、大黄、枳实、甘草各 10g。将上药加水适量,煎取药汁及时服。用于中风腑气不通。症见半身不遂,口眼喎斜,脘腹满闷,大便秘结,小便赤黄,或见头晕烦躁,舌红,舌苔黄或腻,脉滑或弦。

3. 人参、甘草各 10g, 茯苓、白术、陈皮各 15g, 半夏、竹茹、胆南星各 15g。水煎,分 3 次服,1 日 1 剂。用于中风气虚痰阻。症见半身不遂,口眼?斜,面色萎黄,语言蹇涩,痰稀而白,或见头晕目眩,舌质淡有齿痕,舌苔白滑或腻,脉滑或弦。

4. 生黄芪 30g, 当归、桃仁、赤芍、川芎、炙地龙、红花各 15g。水煎,分 3 次服,1 日 1 剂。用于中风气虚血瘀。症见肢体缓纵不举,或见挛蜷,或见疼痛,舌质淡或紫暗,舌有瘀斑,舌苔薄白,脉沉细或涩。

5. 人参、白术、白芷、乌药、青皮各 10g, 茯苓、陈皮各 15g, 甘草 8g。水煎,分 3 次服,1 日 1 剂。用于中风气滞经络。症见肢体瘫痪或口眼喎斜,胸胁胀满,叹息为快,脘腹满闷,舌质淡红,舌苔薄白,脉弦。

6. 川芎、白芍、白术、菊花、桔梗、荆芥穗、连翘、黄芩、寒水石各 10g, 当归、石膏各 15g, 砂仁、薄荷、滑石、大黄各 5g。水煎,分 3

次服，1日1剂。用于中风邪热壅盛。症见半身不遂，口眼㖞斜，面色潮红，口渴喜冷饮，小便赤黄，舌红苔黄，脉数有力。

7. 人参、白术、川芎、白芍、甘草各10g，熟地、茯苓、当归各15g。水煎，分3次服，1日1剂。用于中风气血两虚。症见肢体缓纵无力，或见苍白肿胀，面色无华，少气懒言，声低气怯，或畏风自汗，舌质淡白，舌边有齿痕，脉细弱。

8. 鳝鱼1条（约100～150g）。手拿鱼头，向上涂擦面部，左歪涂右，右歪涂左，视正即停。用于治疗中风症见口眼㖞斜。

9. 细辛适量。研为细末，吹入鼻孔。用于中风不省人事。

10. 法半夏6g，全蝎6g，僵蚕6g，天南星9g，天麻9g，皂角适量。先将皂角捣碎，研为细粉，取少许吹入鼻内，再将余药水煎，分3次服，1日1剂。用于治疗中风不语，口眼斜。

11. 牛胆汁120g，绿豆粉60g。将上药混合拌匀，晒干研为细粉，用开水冲泡，频服。用于预防中风。

12. 牛睾丸1个，茶叶3g，白糖适量。将牛睾丸、茶叶加水适量，共炖熟，加白糖适量服食。用于治疗半身不遂。

13. 木耳、食醋各适量。先将木耳用水泡发透，再用醋炒，酌情食之。用于治疗中风轻证，四肢麻木。

14. 防风15g，甘草15g，木瓜15g，怀牛膝15g，全瓜蒌15g，麻黄9g，冰片2g，胡萝卜60g，黄酒1 000mL，公鸡1只。先将公鸡宰杀，去毛及内脏，并洗净，再将上药连同鸡血放入鸡腹内，缝合，置锅内加入黄酒和适量水炖熟，弃药渣，分3～5次食之。用于治疗半身不遂。

15. 麻子仁30g，荆芥穗10g，薄荷叶10g，白粟米100g。先将荆芥穗、薄荷叶煎汤取药汁，用药汁研麻子仁，再滤去药渣，以药汁煮白粟米成粥，空腹食之。用于治疗中风偏枯、言语蹇涩、手足不遂。

16. 芹菜适量。将上药压榨取汁，1次服1酒杯，1日3次，连服3～4日。用于治疗中风。

17. 白鸭血2小杯。早、晚饭前1小时，各服1杯。用于治疗中风。

18. 槐花6g。水煎，代茶饮。用于治疗中风。

19. 豨莶草30g。水煎，代茶饮。用于治疗半身不遂。

20. 豨莶草6g，五加皮6g，当归6g，防风6g，红花6g。水煎，代茶饮，1日1剂。用于治疗口眼？斜，语言蹇涩，半身不遂。

面神经炎

面神经炎又称"面瘫",俗称"歪嘴风""吊线风"。其症状为口目歪斜而不能闭合。

中医古籍中记载的"口歪""僻""卒口僻""歪僻""风口歪候""口眼㖞斜""戾"均属本病范畴。

一般认为是面神经管内的面神经茎乳突孔内受急性非化脓性炎症的影响,引起周围性面神经麻痹,表现为病侧面部表情肌瘫痪。此病的病因尚未完全阐明,激发因素可能系风寒、病毒感染和自主神经不稳引起局部营养神经的血管痉挛,导致神经缺血水肿、脱髓鞘,甚至轴突变性等。此病可见于任何年龄,以20~40岁最多见,男性多于女性,多为一侧性。其临床表现为:一侧眼睑闭合不紧、流泪、说话漏风、流口水、饮水容易漏出、鼻唇沟歪斜或变浅、口角向健侧歪斜等。

本病在临床上并不少见,经治疗多能痊愈。若为病久体虚,气血不足,当以益气养血,息风活络,补泻兼施,勿过用风药,恐其辛燥伤阴。若误治失治,则面部难以复原,或继发颜面肌肉痉挛、萎缩等症状。

本病在中医辨证时,又有风邪外袭、肝风内动、肝气郁结、气血双亏、风痰阻络引起面神经炎的区别。

对本病的治疗,除使用药物外,若能配合针灸治疗,则效果更佳。

中药辨证治疗

方一

药物组成:葛根15g,麻黄9g,桂枝9g,甘草6g,白芍12g,生姜3片,大枣3枚。

功能主治:具有疏风散寒的功能。适用于风邪外袭之寒重者引起的面神经炎。症见突然口眼㖞斜,面部感觉异常,头痛,鼻塞,颈项发紧不舒,颜面肌肉抽动,兼见患侧面肌有发紧或疼痛感,皮肤发厚僵硬,脉浮,舌苔薄白。

用法用量:水煎、分3次服,1日1剂。

方二

药物组成:柴胡12g,葛根15g,甘草6g,黄芩9g,羌活6g,白芷

6g，白芍 12g，桔梗 6g，生石膏 15g，生姜 3 片，大枣 2 枚。

功能主治：具有疏风散热的功能。适用于风邪外袭之热重者引起的面神经炎。症见突然口眼斜，面部感觉异常，头痛，鼻塞，颈项发紧不舒，颜面肌肉抽动，兼见患侧面肌松弛，皮肤有烘热感，脉浮，舌苔薄白。

用法用量：水煎、分 3 次服，1 日 1 剂。

方三

药物组成：羌活 15g，独活 15g，藁本 12g，防风 12g，川芎 12g，蔓荆子 9g，生姜 3 片。

功能主治：具有疏风散热的功能。适用于风邪外袭之湿重者引起的面神经炎。症见突然口眼斜，面部感觉异常，头痛，鼻塞，颈项发紧不舒，颜面肌肉抽动，兼见患侧面肌臃肿，眼睑或有浮肿，脉浮，舌苔薄白。

用法用量：水煎、分 3 次服，1 日 1 剂。

方四

药物组成：天麻 9g，钩藤 15g，石决明 30g，栀子 9g，黄芩 9g，川牛膝 12g，杜仲 9g，益母草 15g，桑寄生 15g，夜交藤 15g，朱茯神 12g。

功能主治：具有平肝息风的功能。适用于肝风内动引起的面神经炎。症见口眼㖞斜突然发作，面部潮红，肢体发麻，耳根胀痛，眩晕加剧，头重脚轻，舌质黯红，苔黄或少苔乏津。

用法用量：水煎、分 3 次服，1 日 1 剂。

方五

药物组成：柴胡 12g，川芎 9g，当归 9g，白术 9g，茯苓 9g，钩藤 9g，甘草 6g。

功能主治：具有疏肝解郁，调和络脉的功能。适用于肝气郁结引起的面神经炎。症见口眼㖞常常随精神刺激而出现，伴有太息，胸胁苦满，不欲饮食，悲痛欲哭，舌苔薄白，脉弦。

用法用量：水煎、分 3 次服，1 日 1 剂。

方六

药物组成：人参 10g，肉桂 4g，川芎 9g，熟地 15g，茯苓 15g，白术 15g，炙甘草 9g，黄芪 15g，当归 15g，白芍 15g，生姜 3 片，大枣 2 枚。

功能主治：具有大补气血的功能。适用于气血双亏引起的面神经炎。症见口眼㖞斜，面肌松弛，眼睑无力，少气懒言，舌质淡嫩，苔薄白，脉细无力。

用法用量：水煎、分3次服，1日1剂。

方七

药物组成：陈皮15g，法半夏9g，炙南星9g，枳实12g，茯苓12g。

功能主治：具有化痰祛风，开窍通络的功能。适用于风痰阻络引起的面神经炎。症见口眼㖞斜，面肌麻木，语言不清，喉有痰鸣，舌体有僵硬感，舌苔白腻，脉弦滑或弦缓。

用法用量：水煎、分3次服，1日1剂。

单验方及食疗

1. 生麻黄250g，五加皮250g，陈醋少量。将前二味药共研为粗末，炒热后加陈醋少许调匀，用纱布包裹，沿面神经分布区热敷，以局部发汗为度。用于治疗面神经炎症见口眼㖞斜者。

2. 鳝鱼血、冰片、麝香各适量。将上药调匀后外涂患处，歪斜在右者涂于左侧，歪斜在左者涂于右侧。用于治疗面神经炎症见口眼斜者。

3. 蜈蚣1条，防风9g。水煎，隔日1次服。用于治疗面神经麻痹。

4. 制白附子10g，全蝎3g，制僵蚕9g，地龙9g。水煎，隔日1次服。用于治疗面神经麻痹。

5. 蓖麻子30g，冰片1g。将上药共捣烂，敷患侧掌心1昼夜。用于治疗面神经麻痹。

6. 荆芥30g，防风15g。水煎，1日1剂，分3次服。用于治疗面神经麻痹。

7. 薏苡仁15g，防己6g，赤小豆30g，甘草6g。水煎，1日1剂，分3次服。用于治疗面神经麻痹（肌束震颤）。

8. 马钱子4g。①将马钱子用水浸透后去壳，取仁切为薄片，敷于患处；②将马钱子研为末，置胶布上，贴于患侧面部。用于治疗面神经麻痹。

9. 鲜黄鳝1段，麝香0.01g，鲜地龙1条。将上药共捣如泥，外敷患侧。用于治疗面神经麻痹。

10. 黄芪30g，当归尾6g，赤芍9g，地龙6g，川芎6g，桃仁9g，红花6g，蜈蚣3g，蝉蜕6g。将蜈蚣、蝉蜕共研为末，其余药加水适量，煎取药汁，冲药末，1日分3次服。用于治疗面神经麻痹。

颈椎病

颈椎病是一种常见的颈段脊柱慢性退行性变，常在中年以后发生，男性多于女性。病人常以颈肩臂痛、头痛、头晕、耳鸣为主诉而就诊。其主要原因是颈椎间盘退变及其继发椎间关节退变，椎体间松动，椎体缘骨质增生，致使其周围重要组织（脊髓、神经根、交感神经及椎动脉）受到损害，而呈现相应的临床症状，轻者出现头痛、头晕、恶心、上肢麻木，视力模糊，血压升高，枕颈部或颈肩部疼痛或麻木，上肢肌肉萎缩以及听力下降；重者还可导致瘫痪、性功能及大小便障碍，甚至危及生命。

中医认为本病的发生主要由于颈部损伤后，又复感风寒湿邪所致的"痹证"。因颈项与人体脏腑息息相关，脏腑功能正常，则颈部血液流畅，气机升降得以保障，若脏腑功能失调，则可导致颈项失和，而表现出相关病证，在治疗时多以温经散寒、祛风除湿止痛为主。又因颈椎病多虚实夹杂，可由外邪所中，邪害空窍，内犯于脑，也可由肝肾失调，肝经气逆上冲，气血不足，脑海空虚，精血不能上濡而发，此时治疗应以补为主，以通为用。

颈椎病的预防，应参加适当的体育锻炼，有意识的活动颈部，增加颈部的血液循环，起到疏通经络的作用，减少本病的发生。

中药辨证治疗

方一

药物组成：葛根 15g，麻黄 10g，桂枝 10g，白芍 15g，大枣 5 枚，生姜 12g，甘草 10g。

功能主治：具有祛风通络的功能。适用于颈椎病，症见颈肩不舒或痛引肢臂，麻木痛着，指摄无力，恶风畏寒，舌苔薄白，脉弦或细。

用法用量：水煎，分 3 次服，1 日 1 剂。7 天为 1 个疗程。

方二

药物组成：葛根 15g，法半夏 10g，陈皮 10g，白茯苓 10g，竹茹 10g，枳实 10g，生姜 7 片，大枣 5 枚，炙甘草 5g。

功能主治：具有祛痰利湿的功能。适用于颈椎病，因脾湿不运，日久气血不足，颈椎失养所致。症见颈项失和，转动不利，或因活动加重而致眩晕呕吐、头晕失眠、纳差腹胀，或倦怠乏力，舌苔白腻，脉濡滑。

用法用量：水煎，分 3 次服，1 日 1 剂。7 天为 1 个疗程。

方三

药物组成：怀牛膝 30g，生赭石 30g，葛根 15g，生龙骨 15g，生牡蛎 15g，生龟板 15g，生白芍 15g，玄参 15g，天冬 15g，川楝子 6g 生麦芽 6g，茵陈 6g，甘草 6g。

功能主治：具有平肝潜阳的功能。适用于颈椎病，因肝血失调，肝阳上亢，经脉不利所致。症见颈项强直疼痛，掣引肢臂，抬举无力，或麻木、眩晕头胀，急躁易怒，面部烘热，失眠多梦，恶心呕吐，口苦咽干，腰膝酸软，舌质红，苔薄黄，脉弦数。

用法用量：水煎，分 3 次服，1 日 1 剂。7 天为 1 个疗程。

方四

药物组成：秦艽 15g，川芎 15g，桃仁 12g，红花 10g，羌活 15g，没药 10g，当归 15g，葛根 15g，五灵脂 10g，香附 12g，川牛膝 12g，地龙 9g，甘草 10g。

功能主治：具有活血化瘀的功能。适用于颈椎病，因久病入络，血脉不通，精血不能上濡所致。症见颈项疼痛，不能转侧，牵及肩背，抬举困难，肢体困重疼痛，失眠健忘，或耳鸣耳聋，或步履蹒跚，面唇紫暗，舌有紫斑，脉弦涩。

用法用量：水煎，分 3 次服，1 日 1 剂。7 天为 1 个疗程。

方五

药物组成：紫河车 100g，熟地 200g，天冬 100g，麦冬 100g，盐炙杜仲 150g，盐炙怀牛膝 100g，盐炙黄檗 150g，葛根 150g，醋炙龟板 200g。

功能主治：具有补益肝肾的功能。适用于颈椎病因肝肾精血亏虚，脑海空虚，不能上濡空窍，颈项失养所致。症见颈项转侧无力或疼痛，或突然晕厥猝倒，肢臂抬举无力，头晕耳鸣，四肢发麻，眼目干涩，腰膝酸软，心悸健忘，自汗心悸，舌质红，脉弦细。

用法用量：共研成细粉，水泛为丸，或制成 10g 大蜜丸。1 日 2 次，水丸每次服 5g，大蜜丸每次服 1 丸。

方六

药物组成：葛根 30g，生白芍 30g，当归 15g，天麻 15g，白僵蚕 15g，石斛 15g，旋覆花 18g（包煎），菊花 15g，天南星 6g，炙甘草 9g。

功能主治：具有疏风散邪，养血补虚的功能。适用于颈椎病兼有颈源性头痛，症见头痛连项背，痛甚则俯仰不便者。

用法用量：水煎，分 3 次服，1 日 1 剂。连服 6 剂为 1 个疗程。

单验方及食疗

1. 粉葛 30g，黄芪 30g，桂枝 12g，白芍 15g，补骨脂 15g，当归 15g，鸡血藤 15g，路路通 15g，姜黄 15g，秦艽 12g，川芎 12g，金毛狗脊 30g，炙甘草 15g，全蝎 3g。1 日 1 剂，水煎 3 遍混匀，早晚分服。用于治疗颈椎病。

2. 当归 15g，川芎 12g，红花 9g，刘寄奴 15g，姜黄 12g，路路通 30g，羌活 9g，白芷 12g，威灵仙 12g，桑枝 30g，胆南星 9g，白芥子 9g。水煎，分 3 次服，1 日 1 剂。用于治疗颈椎病。

3. 白芍、丹参、葛根各 30g，钩藤、夜交藤、茯苓各 20g，僵蚕、全蝎、法半夏、天麻、桂枝、生甘草各 10g。水煎，分 3 次服，1 日 1 剂，10 天为疗程，疗程间停药 2~3 天，再行下 1 个疗程。用于治疗颈椎病。

4. 粉葛、黑豆、蛇蜕、黑芝麻、人参、鹿茸、熟地、黄芪、核桃仁、枸杞、甘草、白酒各适量。将上药浸泡于白酒内，1 个月后，1 次 15mL，1 日 2 次服，1 月为 1 个疗程。用于治疗颈椎病。

5. 粉葛 130g，骨碎补、白芍各 90g，鸡血藤、巴戟天各 80g，当归、羌活、桂枝各 60g，炮山甲 50g，乳香 50g，没药 50g，蕲蛇 3 条。将上药共研为细粉，水泛为丸，1 次 6g，1 日 3 次，用温开水送服，1 剂为 1 个疗程，一般用三个疗程。用于治疗颈椎病。

6. 白芍 240g，伸筋草 90g，粉葛、桃仁、红花、乳香、没药各 60g，甘草 30g。将上药共研为细末，水泛为丸，1 次 3g，1 日 3 次，用温开水送服，1 个月为 1 个疗程。用于治疗颈椎病。

7. 当归、川芎、葛根、红花、白芷、羌活、乳香、没药、伸筋草、大腹皮、泽泻、丹参、透骨草、威灵仙、熟地各 50g，桂枝、麻黄、白芍、川乌各 30g，细辛 25g，全蝎 20g。将上药共研为细末，混匀，每日取 50~100g，用陈醋调匀，放置 20~30 分钟后外敷于颈后部，敷药后用灯照射 30 分钟，每天 1 次，15 天为 1 个疗程。用于治疗颈椎病。

8. 威灵仙 50g，当归、细辛、乳香、姜黄、丹参、白芷、透骨草、自然铜、木瓜各 15g，三七 10g，冰片、紫草各 5g，蜈蚣 3 条。先将上述诸药浸泡于2 000mL的75%酒精中，4天后过滤，药液装瓶收贮，过滤后的药渣再用2 000mL的75%酒精浸泡4天后再次过滤，两次浸液合并，混匀即可。用时取药酒适量揉涂增生椎体所对应的颈部两侧及肩背部软组织，每天3次。用于治疗颈椎病。

9. 生草乌、细辛各10g，洋金花6g，冰片16g将前3味药研末，用50%酒精300mL浸入，冰片另用50%酒精200mL浸入，每日搅拌1次，约1周后全部溶化，滤去药渣，将二药液和匀，用有色玻璃瓶贮藏，每次用棉球蘸药液少许涂痛处或放痛处片刻，痛止取下，每天2~3次。用于治疗颈椎病。

10. 威灵仙、当归、赤芍各12g，五加皮、五味子、生山楂各15g，红花、羌活、独活、防风各10g，附片5g，花椒30g。将上药共装入纱布袋内，扎紧，放入瓷盆内，加水适量（宜少不宜多，以刚没过药面为宜）煎煮30分钟，稍放凉，托敷患部。每次30分钟，每天2次，每剂药可连用2天，15天为1个疗程。用于治疗颈椎病。

11. 川芎、荆芥、白芷、羌活、防风、细辛、薄荷、甘草、茶叶各适量。将上药加水适量，煎煮3次，3次药液合并，浓缩成浸膏，1次2g，1日3次服，2个月为1个疗程。用于治疗颈椎病。

12. 桑枝10g，桂枝6g，片姜黄6g，防风6g，川芎6g。水煎，代茶饮，1日1剂。用于治疗颈椎病。

13. 杜仲6g，金毛狗脊6g，秦艽6g，防风6g。水煎，代茶饮，1日1剂。用于治疗颈椎病。

痛风

痛风是一种古老的疾病，也是近年来的一种多发病，发病率上升快，过去多在中老年人中发病，现在则以年轻人为主，男性多于女性，其男女的比例大约是20：1。其原因是人们饮食结构发生了很大改变，现代人的饮食中除传统的面食外，增加了很多肉制品、海鲜及酒类等，这些食物中富含一种叫嘌呤的物质。痛风是长期嘌呤代谢紊乱、血尿酸增高引起组织损伤的一组异质性疾病，主要表现为高尿酸血症、特征性急性关节炎反复发作、痛风石沉积、常累及肾脏引起慢性间质性肾炎和尿酸肾结石，严重者可导致肾功能衰竭。痛风性关节炎长期反复发作可引起关节软骨的溶解和软组织的损伤，急性期具有骤然发作和剧烈疼痛的特征，多数患者的关节炎表现为发作与缓解交替，甚至有的患者迁延不愈。此外，本病患者大约半数以上都有家族史，因此遗传因素在痛风病的病因上是很重要的。

中医认为本病急性期常见关节局部红、肿、热、痛时，多属于湿热痹阻证，此期治疗宜清热利湿为主；缓解期常见关节肿痛反复发作，日久不愈，关节周围可出现痛风石，或出现关节僵硬、畸形、活动受限，多属于脾虚湿阻证或肝肾亏虚证型，此期调治宜健脾利湿或补养肝肾为主。

本病与饮食、生活条件富裕、休息运动等多种因素有关，所以在治疗痛风时除选用药物治疗外，也可在饮食上加以调节。双管齐下，效果更加显著。

中药辨证治疗

方一

药物组成：石膏 40g，白芍 20g，桂枝 15g，知母 9g，粳米 9g，生姜 3片，大枣 5 枚，甘草 10g。

功能主治：具有清热祛风祛湿的功能。适用于治疗急性痛风，症见大关节出现红、肿、热、痛者。

用法用量：水煎，1 日 3 剂，早、中、晚各煎服 1 剂。待疼痛减轻后可改为 1 日 1 剂，水煎，分 3 次服。

方二

药物组成：独活 15g，桑寄生 15g，苍术 15g，杜仲 12g，怀牛膝 12g，细辛 6g，秦艽 15g，茯苓 15g，肉桂 6g，防风 15g，川芎 15g，党参 12g，当归 15g，白芍 20g，生地 12g，甘草 10g。

功能主治：具有祛风散寒除湿，活络止痛的功能。适用于治疗痛风，症见痛在下肢，且游走交替，疼痛难忍，食、眠不能者。

用法用量：1 日 3 剂，早、中、晚各用水煎服 1 剂。待疼痛减轻后可改为 1 日 1 剂，水煎，分 3 次服。

方三

药物组成：车前子 15g，瞿麦 15g，萹蓄 15g，滑石 30g，栀子 15g，木通 15g，大黄 15g，灯芯草 9g，石韦 15g，海金沙 15g，冬葵子 15g，金钱草 15g，炙甘草 10g。

功能主治：具有清热利湿，通淋消石的功能。适用于治疗痛风，症见尿酸石者。

用法用量：水煎，分 3 次服，1 日 1 剂。

方四

药物组成：黄芪 15g，炙甘草 10g，党参 15g，当归 12g，升麻 10g，柴胡 10g，白术 15g，陈皮 12g，桂枝 15g，桑枝 15g，秦艽 15g，鸡血藤 15g。

功能主治：具有补中益气的功能。适用于治疗痛风日久症见长久不愈，或见破溃成溃疡，窦道日久不愈者。

用法用量：水煎，分 3 次服，1 日 1 剂。

单验方及食疗

1. 秦皮 15g，虎杖 15g，威灵仙 15g，土茯苓 15g，萆薢 15g，黄檗 15g，泽泻 15g，玉米须 10g，甘草 10g。水煎，分 2 次服，1 日 1 剂。具有清热除湿利尿的功能。适用于痛风（无症状高尿酸血症）。

2. 山慈姑 30g。水煎，分 3 次服，1 日 1 剂。本品含秋水仙碱，能有效缓解痛风发作，适用于痛风发作期。

3. 土茯苓 30g。水煎，分 3 次服，1 日 1 剂。能够增加尿酸的排泄，降低血尿酸。适用于痛风发作期和缓解期。

4. 金钱草 60～120g。水煎，分 3 次服，1 日 1 剂。能增加尿酸排泄，降低血尿酸。适用于痛风发作期和缓解期，防止痛风石形成。

5. 威灵仙 30～60g。水煎，分 3 次服，1 日 1 剂。能增加尿酸排泄，降低血尿酸，有明显的镇痛作用。适适用于痛风发作期和缓解期。

6. 金银花 25g，槐花 15g。1 日 1 剂，用沸水浸泡 30 分钟后，分次服用。具有清热解毒，祛湿化浊的作用。适用于湿热型痛风。

7. 百合 20g，车前子 30g，蜂蜜适量。将前 2 味药加水适量，煎取药汁约 500mL，加蜂蜜一勺，调匀，分 2～3 次服，1 日 1 剂。车前子促进尿酸排出，百合含秋水仙碱，二药合用可防止痛风性关节炎发作。

8. 威灵仙 15g，羚羊角粉 10g，苍耳子 6g，白芥子 6g。将上药共研为细末，每次 5，1 日 3 次，黄酒调服。适用于痛风游走性疼痛。

9. 生川乌、生草乌、全当归、白芷、肉桂各 15g，红花 10g，风油精 10 瓶。将前 6 味药用白酒 500mL，浸泡 24 小时后，弃渣取药酒，再加入风油精，装瓶中，用时涂于痛处，每日数次，10 日为一疗程。适用于痛风关节疼痛。

10. 寻骨风 50g，透骨草 50g，排风藤 50g，老鹳草 50g，青蒿 50g，乳香 10g，没药 10g，儿茶 10g，血竭 6g。将上药加水适量，共煎煮 30 分钟，趁热浸泡患处，1 日 2 次，15 天为 1 个疗程。适用于治疗痛风疼痛剧烈者。

11. 赤小豆 50g，薏苡仁 50g。将上药加水适量，熬粥服食，每日一剂。有促进尿酸排泄的作用。

12. 土茯苓 30g，粳米 50g。先将土茯苓加水适量，煎取药液，用药液煮粳米粥食之，每日一剂，经常服用。土茯苓可增加血尿酸的排出。

13. 桃仁 15g，粳米 150g。先将桃仁捣烂如泥，加水适量研汁，去渣，再加入粳米煮粥，每日一剂。适用于治疗瘀血痰浊痹阻型痛风。

14. 薏苡仁 150g，茯苓粉 50g，粳米 250g。将薏苡仁、粳米淘洗干净，一起放入锅内加水适量，煮至将烂时加入茯苓粉再煮片刻即成粥。分次服食。健脾胃，渗湿化浊，调养胃气。适用于脾虚、湿痹型痛风。

15. 薏苡仁 60g，淮山药 30g，枸杞子 30g，芡实 15g，粳米 100g。将薏苡仁、淮山药、枸杞子、芡实洗净后，用清水适量，浸泡 2～3 个小时，加入粳米，共煮成稠粥，分 2 次食用。适用于痛风急性期坚持每天食用。

16. 芹菜 100g（连须根），大米 30g，水 750mL 食盐、味精各少许。同煮粥至熟后，加入食盐、味精。可常食用。适用于痛风症急性发作时服食。

17. 萝卜 250g，柏子仁 30g。将萝卜洗净切丝，用植物油煸炒后，加入柏子仁及水 500mL，同煮至熟，酌加少许食盐调味，即可食用。常服可预防痛风发作。

18. 怀山药 100g，薤白 10g，粳米 50g，清半夏 30g，白糖适量。先将粳米洗净，加入切细的怀山药和洗净的半夏、薤白，共煮，加入白糖食之。适用于治疗脾虚不运，痰浊内生而致气虚痰阻之痛风。

19. 白芥子粉 5g，莲子粉 100g，鲜山药 200g，陈皮丝 5g，红枣肉 200g。先将怀山药去皮切片，再将枣肉捣碎，与莲子粉、白芥子粉、陈皮丝共加水适量，调和均匀，蒸糕作早餐用，每次 50～100g。适用于脾胃气虚型痛风。

20. 乌梅 8 枚，红糖适量。将乌梅加水适量，先煮片刻，再加入红糖用沸水浸泡 20 分钟后，代茶饮，1 日 1 剂。用于各型痛风。

第八章　常见病用药黄金搭档

胃食管反流病

[常识方] 胃食管反流病是指过多的胃、十二指肠内容物反流入食管引起的胃灼热、反酸、反食等症状，并可导致食管黏膜的损害以及口咽、喉等器官的组织损害。病人主要表现为反胃（空腹时反胃为酸性胃液反流，称为反酸）、胃灼热、胃胀、唾液分泌过多、胸痛，严重者出现下咽困难及疼痛；另有病人出现咳嗽等咽喉部症状，易与上呼吸道疾病混淆，也是支气管哮喘发病的重要原因之一；如病人并发食管溃疡可因少量出血而出现乏力、头晕等贫血症状。

[用药黄金搭档]

1. 西咪替丁＋多潘立酮

西咪替丁为抗酸剂，能减少胃酸的分泌，从而减轻胃灼热、胸痛等胃黏膜刺激症状。多潘立酮能促进胃排空，减少胃反流，两者合用可有效控制症状，此用药联合主要针对病情较轻的患者。西咪替丁禁用于严重肾功能不全、孕妇及哺乳期妇女，肝、肾功能不全者及婴幼儿慎用。

2. 奥美拉唑＋甲氧氯普胺

奥美拉唑亦为抗酸药，但因其作用于胃酸形成的最后环节，故其抑制胃酸分泌作用较雷尼替丁强，且作用时间长，不良反应少，适用于胃灼热等胃黏膜刺激症状较重的患者。对本品过敏、严重肾功能不全者以及婴幼儿禁用，严重肝功能不全者、孕妇、哺乳期妇女慎用。甲氧氯普胺为胃动力药，加速胃的排空和肠内容物从十二指肠向大肠推进，优点是价格便宜。因其容易进入脑内，故可引起肌肉震颤、震颤麻痹等，副作用较多潘立酮大。上述药物联合适用于胃灼热症状重、对西咪替丁效果较差的患者。

3. 兰索拉唑＋西沙必利（普瑞博思）

兰索拉唑为另一种作用强的抑制胃酸分泌的药物，副作用少，可较长时间用药。西沙必利能增加全消化道的推进性运动，增加胃肠动力，亦能增加食管下括约肌压力，故适合于反酸、反食等反流症状严重并伴有便秘的患者，因此，这两种药物联合适用于病情重的患者。伴有心脏病者慎用亚沙必利。

［健康处方］

1. 适当地调整生活方式，如餐后保持直立、不穿紧身衣、抬高床头20～30厘米等。

2. 避免饱食，避免食入咖啡、巧克力等辛辣刺激性食物。

3. 避免弯腰、用力排便等增加腹压的动作，便秘者应多食蔬菜水果，保持大便通畅。

4. 改变不良的生活嗜好，戒烟酒。

5. 对于肥胖者应通过体育锻炼适度地减肥。

6. 避免服用对胃肠道有刺激作用、特别是能引起恶心等副作用的药物。

7. 在服用茶碱、多巴胺、安定等药物时应注意其可加重反流。

急性胃炎

［常识方］急性胃炎系由急性应激、药物、胆汁反流、缺血和感染等原因造成的胃黏膜急性损伤性炎症。急性胃黏膜病变（又称应激性溃疡）也属于急性胃炎的范畴。病人多在突发脑梗死、脑出血、外伤等原因下发病，亦有部分患者因为感冒、发热、关节痛而服用复方感冒胶囊、芬必得、吲哚美辛等药物诱发，总之多数患者能找到较明确的原因。其主要表现：上腹饱胀、隐痛、恶心、呕吐、嗳气、食欲减退；另有部分患者表现为少量、间歇性黑便；因误食不洁食物引起的急性胃炎，常与急性肠炎共存，伴有腹泻、发热、持续的较剧烈的腹痛，严重者可出现脱水和低血压。患者自己按压上腹部可感到疼痛加重。

［用药黄金搭档］

1. 西咪替丁＋硫糖铝＋甲氧氯普胺

西咪替丁能够抑制胃酸分泌，促进胃黏膜修复。硫糖铝为胃黏膜保护剂，能与胃黏膜的蛋白质形成一层保护膜，阻止胃酸对胃黏膜的损害。甲氧氯普胺能促进胃肠的蠕动，可迅速缓解恶心、呕吐等症状。这3种药物合用既能增强胃黏膜的屏障作用，又能减少胃酸等不良刺激，还可快速减轻症状，提高患者治疗的顺从性，效果理想。

2. 雷尼替丁+麦滋林颗粒

胃炎发生的一个重要原因是胃酸对胃黏膜的破坏，因此抑制胃酸分泌能够起到保护胃黏膜的作用，雷尼替丁即为此类药物，它能削弱胃酸对胃的攻击力。而麦滋林颗粒是胃黏膜保护剂，能增强胃黏膜的屏障作用。多潘立酮能够促进胃肠蠕动，适用于合并腹胀或恶心、呕吐的患者。上述药物联合从增强保护和削弱攻击两方面保护胃黏膜，效果理想。

3. 西咪替丁+陇马陆+甲氧氯普胺+甲硝唑

西咪替丁是一种抑制胃酸分泌的药物，能够减轻胃酸对胃黏膜的刺激作用，有利于受损胃黏膜的修复。陇马陆能抑制或杀灭胃肠道多种致病菌，保护胃黏膜，可有效地防止有害因子对胃肠黏膜的损害，解除胃肠道痉挛，止痛，中和胃酸，调节胃肠的运动功能。甲氧氯普胺是胃肠道动力药，能够解决患者恶心、呕吐等胃肠道症状。甲硝唑具有双重作用，一方面可以杀灭细菌，另一方面可以治疗幽门螺杆菌。上述药物的联合适用于轻度急性胃炎合并肠炎的患者。

4. 法莫替丁+胃苏冲剂+替硝唑+阿莫西林

法莫替丁在此也起抑制胃酸分泌、保护胃黏膜的作用，缓解患者胃灼热、反酸症状。胃苏冲剂是中成药，能够保护胃黏膜，增强胃黏膜的抗病能力。替硝唑和阿莫西林联合是清除幽门螺杆菌的二联抗生素，同时可杀灭胃肠道的细菌，适用于胃肠型感冒的病人，既能治疗胃炎，也能治疗肠炎，可谓一举两得。

5. 膜固思达+654_2+甲硝唑+雷尼替丁

膜固思达是一种新型的胃黏膜保护剂，其通过抑制对胃黏膜有损害的因子的合成而起保护作用，效果确切、优良，特别适用于因饮酒和服用某些对胃有刺激性药物而引起的胃黏膜损伤。雷尼替丁可减少胃酸对胃黏膜的攻击作用，进而间接促进胃的修护。甲硝唑用来消除胃内炎症。654_2可以解除胃肠道痉挛，迅速缓解腹痛、腹泻等症状。上述药物联合适用于因饮酒、不洁饮食引起的伴有明显腹痛的患者，效果相当理想。

[健康处方]

1. 患者应注意饮食卫生，避免食用过冷的食品，如刚从冰箱取出的西瓜等水果。夏天食用大量的冷饮亦可引起急性胃炎。

2. 饮食要有规律，避免饥一顿饱一顿，更不要暴饮暴食，避免进食辛辣等刺激性食物。

3. 避免大量饮酒，特别是不能空腹饮酒。

4. 使用非甾体类抗炎药物如阿司匹林、吲哚美辛时，应于饭后半小时服用，以减少对胃的刺激。如曾经患过胃炎的病人，可同时服用胃黏膜保护剂如硫糖铝、丽珠得乐等，以加强对胃的保护作用。

5. 最重要的是去除致病因素，即积极治疗脑梗死、脑出血、心衰等原发病。

慢性胃炎

［常识方］俗话说："十人九胃。"就是指的慢性胃炎，可见患慢性胃炎的病人很多。它是指不同原因引起的胃黏膜的慢性炎症，有的病人胃黏膜功能部分丧失即发生萎缩，医学上称萎缩性胃炎。萎缩性胃炎有癌变可能，应积极治疗。慢性胃炎发病率随年龄而增加，男性多于女性，多数患者系就医时做胃镜或消化道钡餐被确诊的。慢性胃炎真正发病原因尚为阐明，一般认为与个人体质和周围环境污染有关，重点考虑以下因素：包括幽门螺杆菌（HP）感染、十二指肠内容物反流的刺激、不良的饮食习惯、药物刺激、自身免疫性疾病等；另外患有糖尿病、甲状腺疾病、心力衰竭、肝硬化、营养不良者亦能引起慢性胃炎。病人症状的轻重与胃的病变程度有关，约半数病人有中上腹不适、餐后饱胀、反酸、食欲不振、嗳气、恶心、上腹隐痛等症状，疼痛无明显规律性，一般餐后较重。萎缩性胃炎患者因对摄入营养物质吸收不良可出现贫血、消瘦、舌炎、腹泻等症状。

［用药黄金搭档］

1. 阿莫西林＋枸橼酸铋雷尼替丁（RBC）

枸橼酸铋雷尼替丁同时含有次枸橼酸铋和雷尼替丁，因此对幽门螺杆菌有抑菌和杀菌的双重活性，其与阿莫西林合用可大大增强抗菌作用，据文献报道其与阿莫西林联合对幽门螺杆菌的根除率达89%。其用法是枸橼酸铋雷尼替丁800毫克2次/日、阿莫西林500毫克4次/日，连续用药2周。该种药物联合主要适用于幽门螺杆菌感染所致的慢性胃炎。

2. 硫糖铝＋雷尼替丁

硫糖铝为胃黏膜保护剂，同时可以中和胃内胆盐，减轻胆汁反流对胃黏膜的刺激作用；雷尼替丁为抑制胃酸分泌药物，可减轻胃酸对黏膜的损害。以上两种药物联合应用可明显改善胃灼热、腹痛等症状，适用于非甾体类抗炎药或胆汁反流引起的胃炎。

3. 硫糖铝 + 奥美拉唑 + 多潘立酮

多潘立酮为胃肠动力药，适用于胃下垂、幽门张力减低、胆汁反流，其与硫糖铝、奥美拉唑联用可缓解反酸、恶心、腹胀等消化不良症状，有标本兼治之功效。但应注意对于 A 型萎缩性胃炎患者不宜给予奥美拉唑等抑制胃酸分泌的药物，应以对症治疗为主，如给予叶酸、维生素 B12 治疗贫血。

4. 克拉霉素 + 枸橼酸铋雷尼替丁（RBC）

枸橼酸铋雷尼替丁是次枸橼酸铋和雷尼替丁的复合成分，对幽门螺杆菌有抑菌和杀菌的双重活性，与克拉霉素联合对幽门螺杆菌的根除率达83%，是有效的清除幽门螺杆菌的联合药物，适用于对阿莫西林过敏的患者。其用法为克拉霉素 250 毫克 4 次/日、枸橼酸铋雷尼替丁 800 毫克 2 次/日，连用 2 周。

5. 西沙必利 + 胃达喜 + 阿莫西林 + 奥硝唑

西沙必利是全胃肠道动力药，能够同时促进胃和肠的蠕动，改善患者食欲不振、腹胀、便秘等症状。胃达喜是咀嚼的胃黏膜保护剂，对反酸、胃灼热、腹痛者可迅速缓解症状，副作用轻。阿莫西林和奥硝唑联合主要用于杀灭幽门螺杆菌，根除慢性胃炎的最大病因，已被证实效果确凿，但对青霉素过敏者禁用阿莫西林。上述药物联合是另一种较好的治疗胃炎的搭配。

6. 丽珠得乐 + 庆大霉素 + 莫沙比利

丽珠得乐是一种铋剂，能够增强胃黏膜的抵抗作用，对胃黏膜起保护作用，其与庆大霉素联合可消除胃内炎症，在一定程度上能杀灭幽门螺杆菌，但效果不如阿莫西林与奥硝唑的联合。莫沙比利是全胃肠道动力药，与丽珠得乐和庆大霉素联合用于非幽门螺杆菌引起的慢性胃炎，在此应提出的是消除病因是重要的。

［健康处方］

1. 注意饮食规律，定时定量，避免暴饮暴食，每日三餐均应为营养均衡的膳食，多吃些瘦肉、鸡、鱼、肝等含铁和蛋白质丰富的食物，绿叶蔬菜、西红柿、茄子、红枣等食物含维生素较高，应多食。

2. 对胃酸分泌过多者，少吃过酸、过甜、烟熏、不新鲜的食物，必要时可喝牛奶、豆浆以中和胃酸。

3. 避免食用粗糙、过热的食物，养成细嚼慢咽的进食习惯，以利于消化，减少对胃的刺激。

4. 对萎缩性胃炎患者，宜饮酸奶，因酸奶中的磷脂类物质会紧紧地吸附在胃壁上，对胃黏膜起修复和保护作用。

5. 避免食用豆类、豆制品、蔗糖、芹菜、韭菜等难消化、含纤维较多的食物，其可引起腹胀。

6. 养成良好的生活习惯，戒烟，忌饮浓茶、咖啡、烈酒。

7. 有些药物如阿司匹林、吲哚美辛等对胃有刺激性，应尽量避免使用或慎用。

8. 保持精神愉快，特别是进餐时不要发怒或抑郁，保持心情舒畅、思想开朗。

消化性溃疡

［常识方］消化性溃疡指主要发生于胃和十二指肠的慢性溃疡，是一种多发病、常见病。胃溃疡多见于中老年人，十二指肠溃疡多见于青壮年，且消化性溃疡均好发于男性，十二指肠溃疡比胃溃疡多见。其发病原因有胃酸分泌过多、幽门螺杆菌感染、胃黏膜保护作用减弱、服用某些药物、环境因素、遗传因素、精神因素等。病人主要表现为长期的、周期性的、节律性的疼痛，疼痛部位多位于中上腹部，可在脐上方或脐上方偏右处，也有位于剑突下和剑突下偏左者。疼痛多呈钝痛、灼痛或饥饿样疼痛。十二指肠溃疡疼痛常在两餐之间发生，持续不减直至进食或服制酸药物后缓解，故十二指肠溃疡病人常在半夜痛醒，喜欢睡前进食。胃溃疡疼痛发生较不规则，常在餐后 1 小时内发生，经 1～2 小时后逐渐缓解，直至下次进餐后再复出现并重复以上节律。消化性溃疡有出血、穿孔、幽门梗阻 3 种并发症，胃溃疡有 2%～3% 的癌变率。

［用药黄金搭档］

1. 奥美拉唑 + 丽珠得乐 + 克拉霉素 + 阿莫西林

奥美拉唑为质子泵抑制剂，能抑制胃酸分泌，迅速缓解症状，促进溃疡愈合，但要注意不能突然停药，症状消失后仍要坚持服用一段时间，使溃疡高质量愈合，再缓慢停药。丽珠得乐为胃黏膜保护剂，同时具有保护胃黏膜和杀灭幽门螺杆菌的作用。克拉霉素为大环内酯类抗生素，阿莫西林为人工合成青霉素类抗生素，两者均具有杀灭幽门螺杆菌的作用。上述4种药物配合使用可进一步提高胃溃疡的愈合质量和幽门螺杆菌的根除率，其根除率≥90%，但要严格遵医嘱，服用一定的疗程。用法为奥美拉唑20毫克每日2次或者兰索拉唑30毫克每日2次、丽珠得乐220毫克每日2次、克拉霉素500毫克每日2次、阿莫西林500毫克每日2次，连用7天后停用克拉霉素和阿莫西林。十二指肠溃疡患者继续应用抑酸药4~6周，胃溃疡患者继续用药物6~8周。一般十二指肠溃疡疗程为4~6周，胃溃疡的疗程为6~8周，该四联疗法适用于幽门螺杆菌感染的溃疡病患者。

无幽门螺杆菌感染或根除幽门螺杆菌治疗无效的溃疡病患者，可用间歇疗法预防复发。间歇疗法是指在溃疡好发季节、情绪紧张或由于其他疾病必须暂时服用非甾体类消炎药并出现症状时服药，待症状消失后停药，也可在出现典型症状时服用4~8周抗溃疡药物。间歇疗法具有节省药费、副作用小等优点。但若溃疡复发次数多，并有出血、穿孔等并发症或需长期服用非甾体类消炎药的患者，宜用维持疗法预防溃疡复发，其治疗时间的长短要根据患者具体情况而定，短者3~6个月，长者1~2年。

2. 兰索拉唑 + 替硝唑 + 瑞贝克 + 胃达喜

兰索拉唑为另一种质子泵抑制剂，能从根本上抑制胃酸的分泌，保护胃黏膜，减轻反酸症状，同时它与替硝唑和瑞贝克联合可以杀灭幽门螺杆菌，瑞贝克是庆大霉素的缓释剂，可以减轻胃的炎症反应。胃达喜能够加强胃黏膜的保护作用，迅速缓解胃痛、反酸、胃灼热等症状，有利于提高患者生活质量。上述药物是治疗消化性溃疡根除幽门螺杆菌的有效的三联疗法，副作用少，适用于对青霉素过敏的患者。

3. 胶态次枸橼酸铋 + 阿莫西林 + 甲硝唑 + 十六角蒙脱石

胶态次枸橼酸铋是胃黏膜保护剂，能够沉着于溃疡表面或基底，形成保护膜而抵御胃酸、酸性食物对溃疡面的刺激，促进溃疡愈合，其与阿莫西林和甲硝唑联合可治疗幽门螺杆菌感染，从而消除溃疡的发病原因。十六角蒙脱石能够辅助保护胃黏膜，应注意有引起便秘的副作用。上述药物亦是治疗幽门螺杆菌的经典三联药物，效果较好。

4. 胶态次枸橼酸铋 + 阿莫西林 + 克拉霉素 + 多潘立酮

胶态次枸橼酸铋和阿莫西林、克拉霉素联合用于杀灭幽门螺杆菌，其中胶态次枸橼酸铋是胃黏膜保护剂，其能够沉着于溃疡表面或基底，形成保护膜而抵御胃酸、酸性食物对溃疡面的刺激，促进溃疡愈合。多潘立酮能够促进胃蠕动，加速胃排空，用于有腹胀的患者。

[健康处方]

1. 建立良好的生活饮食习惯。吃饭定时定量，细嚼慢咽，给易消化、含蛋白质和维生素丰富的食物，如新鲜蔬菜、水果、鸡蛋、瘦肉、软米饭、牛奶等，避免吃过酸、过甜、过热、生、冷、硬等刺激性食物；另外应适当低盐饮食，因为高盐可损伤胃黏膜，增加胃溃疡的发生率。

2. 避免吸烟、饮酒。据统计，吸烟者消化性溃疡发生率比不吸烟者高，吸烟可延迟溃疡愈合，增加其复发率。

3. 保持大便通畅。对大便干燥的病人需常吃些香蕉、蜂蜜等润肠通便的食物。

4. 注意劳逸结合。避免劳累，保持生活的规律性。

5. 保持乐观、积极向上的情绪。消除忧虑和紧张等不良情绪，避免精神刺激，消除忧伤的情绪可减轻疼痛的程度和频率。

6. 慎用非甾体类抗炎药，如阿司匹林、吲哚美辛（消炎痛）、对乙酰氨基酚（扑热息痛）、保泰松等。有些感冒药、止痛药里面也含有这类成分，也应尽量少用。

7. 在上述几个方面的基础上配合规律的、足疗程的、适当的药物治疗。

肠易激综合征（IBS）

[常识方] 肠易激综合征是一组包括腹痛、腹胀、排便习惯改变为主要特征，并伴有大便性状异常、黏液便，持续存在或间歇发作，而又缺乏形态学和生物学异常改变可解释的临床症状，大致可分为腹泻型、便秘型、腹泻便秘交替型、腹痛型 4 型，是临床上最常见的一种胃肠道功能性疾病。其诊断标准为过去的 12 个月内，至少 12 周时间（不必连续）出现腹部不适或疼痛症状，且这些症状具有以下 3 种特征中的 2 种：①症状可因排便而缓解；②症状的发生与排便次数有关；③症状的发生与大便性状的改变有关。病人主要症状有：腹痛，多有排便异常并于排便后缓解，腹痛可发生于任何部位，最多见于下腹部；腹泻，禁食 72 小时后应消失，夜间不出现，另有患者表现为腹泻与便秘交替出现；便秘，有排便不尽

感，严重者长期依赖泻药；近半数患者有胃灼热、恶心、呕吐等上消化道症状，症状的出现或加重与精神因素有关，尚有抑郁、焦虑、紧张等心理精神异常表现。

［用药黄金搭档］

1. 阿米替林＋西沙必利

阿米替林为精神药物，具有镇静及抗抑郁的作用，有助于改善急性应激对胃肠道运动功能的影响，还可以改善患者焦虑、抑郁等精神症状。西沙必利为全胃肠道动力药，对全胃肠道有刺激作用，可治疗便秘。上述两种药物联合主要适用于以便秘为主的肠易激综合征患者，其从胃肠道动力学异常和精神因素两方面治疗 IBS 患者，是很好的黄金搭档药物。对于便秘严重的患者还可以应用适当高渗性泻剂，如氧化镁乳 30～45 毫升睡前服或乳果糖 15～30 毫升睡前服。阿米替林对有癫痫、青光眼以及严重心血管病患者、孕妇、老年人患直肠麻痹、前列腺肥大及有尿潴留倾向患者均禁用或慎用。青光眼及重症肌无力患者禁用安定，老年人、婴儿、肝肾功能减退者慎用安定，肺心病患者安定使用不当，易诱发肺性脑病。

2. 安定＋硝苯地平＋丽珠肠乐＋十六角蒙脱石

硝苯地平为钙通道阻滞剂，可减弱结肠动力和抑制胃结肠反射，对腹痛、腹泻有一定效果；丽珠肠乐为微生态活菌制剂，可调解肠道菌群，使其处于一种稳态，从而调解肠道功能。十六角蒙脱石对肠道内的病毒、病菌及其产生的毒素有固定、抑制作用，其覆盖在消化道黏膜上，从质和量两方面修复、提高黏膜的防御功能，起止泻作用。以上 3 种药物联合主要适用于以腹泻为主的肠易激综合征患者。

3. 泽马可＋米雅＋西沙必利

泽马可是全新的胃肠动力感觉调节剂，能够改善肠道动力，降低肠道的高度敏感性，从而持续有效地缓解肠易激综合征的腹痛、腹部不适和便秘症状。米雅为微生态活菌制剂，可调解肠道菌群，使其处于一种稳态，调节肠功能紊乱。西沙必利为全胃肠道动力药，有助于肠道排空。上述药物用于女性便秘型的肠易激综合征患者，效果确切。

4. 安定＋维拉帕米＋金双歧＋654_2＋补脾益肠丸

安定为镇静类药物，可以改善精神因素对胃肠道功能的影响。维拉帕米为钙通道阻滞剂，可减弱结肠动力和抑制胃结肠反射，对腹痛、腹泻有一定效果，禁用于严重心衰及中、重度房室传导阻滞的患者。654_2可以缓解肠道痉挛，同时有减轻腹痛、腹泻的作用，与维拉帕米有协同作用。金双歧是一种对肠道有益的活菌制剂，可以从正反两方面调节胃肠功能，使之趋于平衡。补脾益肠丸是一种中成药，具有调理脾胃、固肠止泻的作用。因此上述药物联合适用于腹痛、腹泻型肠易激综合征患者，效果较理想。

［健康处方］

1. 应注意调整饮食，避免食用敏感食物和产气食物如乳制品、大豆等。

2. 对便秘患者应多食用麸子、洋车前子、魔芋等高纤维食物，其有良好的改善便秘的作用。

3. 要注意调整情绪，树立战胜疾病的信心，避免忧郁、焦虑。

4. 腹泻者应进食易消化的食物，避免食用对胃肠道刺激性强的过冷及辛辣食物。

功能性消化不良（FD）

［常识方］功能性消化不良又称非溃疡性消化不良，是相对于有器质性病变的消化不良而言，指患者有持续的或反复发作的上腹痛、腹胀、早饱、嗳气、食欲减退、恶心、呕吐、反酸、胃灼热、便秘、腹泻等症状1月以上，但经胃镜或消化道钡餐检查未发现明确的胃病变。其临床类型分5型：①反流样消化不良，主要症状为胃灼热、胸骨后不适、反酸、食物反流；②运动障碍样消化不良，主要症状为腹胀、早饱、嗳气、恶心；③溃疡样消化不良，主要症状为上腹痛、饥饿痛、周期发作；④吞气症，主要症状为反复嗳气而症状不缓解、腹胀、恶心；⑤特发性消化不良，临床症状不能归入以上各型者。

［用药黄金搭档］

1. 西沙必利＋雷尼替丁＋卡尼丁

西沙必利为全胃肠道动力药，雷尼替丁为抑酸药，对胃黏膜有保护作用，卡尼丁可促进唾液等消化液的分泌，增强消化酶的活性，调节胃肠功能。上述3种药物搭配使用对功能性消化不良的各种症状均具有良好的控制作用。对幽门螺杆菌感染的患者可同时服用抗HP三联或四联疗法，有焦虑等精神症状者可适当口服安定等镇静药物。

2. 多潘立酮＋西咪替丁＋乳酸菌素片

多潘立酮为胃肠道动力药，可加速胃排空，缓解腹胀、恶心等症状。

西咪替丁为抑制胃酸分泌的药物，对因胃酸分泌过多引起的溃疡样消化不良引起的腹痛、饥饿痛有较好的治疗作用。乳酸菌素片为乳酸杆菌的制剂，能提高肠道内的酸度，抑制肠内病原菌的繁殖，有利于食物的消化。上述药物适用于功能性消化不良引起的腹胀、腹痛。

3. 654_2+乳酶生+陇马陆

654_2能够缓解肠道痉挛，延缓肠内容物的排泄，可迅速缓解患者腹痛、腹泻症状。乳酶生为活乳酸杆菌的干制剂，能够抑制肠内病原菌的繁殖，防止蛋白质发酵，调节因消化不良引起的腹泻。陇马陆能抑制或杀灭胃肠道多种致病菌，中和胃酸，促进胃肠蠕动，调节胃肠运动功能，同时可以消除胃肠胀气，增进食欲，促进消化功能。上述药物适用于因消化不良引起的腹痛、腹泻患者。

4. 甲氧氯普胺+六味安消+达吉胶囊

甲氧氯普胺是胃肠道动力药，能够促进胃肠蠕动，促进排空。六味安消是中成药制剂，有消胀理气、促进胃肠动力的作用。达吉胶囊可补充助消化的酶，有助于改善临床症状。上述药物联合适用于因消化不良引起的腹胀、便秘患者。对有震颤麻痹者慎用甲氧氯普胺。

［健康处方］

1. 患者首先应正确认识该疾病，明白其发病原因，打消思想顾虑。

2. 应注意养成良好的生活习惯，注意饮食卫生。

3. 避免暴饮暴食，饮食以清淡为主，多食易消化的食物，少吃油腻、辛辣刺激性食物。

4. 避免过量饮酒、吸烟，对便秘者可多吃香蕉等水果和蔬菜，经常按摩腹部，保持大便通畅。

5. 养成饭后活动的习惯，睡前不要进食。

6. 多参加文体活动，劳逸结合，培养多种兴趣和爱好，保持沉着、开朗、乐观、大度的性格。

溃疡性结肠炎

［常识方］溃疡性结肠炎又称慢性非特异性溃疡性结肠炎或特发性溃疡性结肠炎，临床上以长期反复腹泻为特点的慢性疾病，病变以大肠黏膜及黏膜下层炎症为特征。这种病主要累及直肠、乙状结肠黏膜，也可向上扩展至左半结肠，甚至整个结肠。本病发病年龄高峰在20～40岁，女性

略多于男性。该病发病原因至今未明，一般认为，本病与遗传因素、感染因素、自身免疫、变态反应及精神心理因素有关。本病临床表现多种多样，病情轻重不一，按病情程度又可分为 3 度：轻度，轻度最常见，起病缓慢，腹泻轻，大便次数增加不多，粪便多成形，血、脓和黏液较少，出血量少，呈间歇性，可有腹痛，但程度较轻，缺乏全身症状和体征；中度，介于轻度和重度之间，但无截然的分界线，中度患者可以在任何时候发展为重度；重度，起病急骤，有显著的腹泻、便血、贫血、发热、心动过速、厌食和体重减轻，甚至发生失水和虚脱等毒血症征象，常有持续的严重腹痛、腹部膨隆、满腹压痛。

溃疡性结肠炎主要临床特点：①腹泻便秘，腹泻是最主要的症状。初期腹泻可以不明显，继之大便次数增多，每日在 3～10 次不等，严重者每天 10～30 次，大便中混有鲜血、黏液、脓为其典型特点。②腹痛，表现为阵发性痉挛性绞痛，局限于左下腹或下腹部，在疼痛后即有便意，排便后疼痛可以暂时缓解。③里急后重感。④消化不良，表现为食欲减退、饱胀、嗳气、恶心、呕吐等症状。⑤全身性表现，轻型者全身性表现不明显，重症可有发热、心慌、衰弱、消瘦、贫血等。

［用药黄金搭档］

1. 柳氮磺胺吡啶 + 丽珠肠乐

柳氮磺胺吡啶为氨基水杨酸制剂，在结肠经肠菌分解为主要有效成分的 5 - 氨基水杨酸，有清除氧自由基、减轻炎症反应、抑制免疫细胞的免疫反应等作用。丽珠肠乐或肠炎灵为微生态制剂，用活性的微生物来调节肠道菌群，使之达到平衡，增强肠道的防御作用。以上两种药物联合从溃疡性结肠炎的感染和免疫因素两方面防治疾病，有很好的临床疗效。用法：柳氮磺胺吡啶 1 克/次，每日 4 次，用药 3～4 周病情缓解后可减量使用 3～4 周，其副作用包括恶心、呕吐、食欲减退、头痛、可逆性男性不育等，其发生与剂量相关，另一副作用由过敏引起，表现为皮疹、粒细胞减少、自身免疫性溶血、再生障碍性贫血，因此服药期间患者必须定期复查血象，磺胺药过敏者禁用此药。

2. 泼尼松 + 丽珠肠乐

泼尼松为糖皮质激素类药物，主要作用机理是其能抑制炎症和免疫反应，缓解毒性症状，近期疗效好，主要用于对磺胺类药物治疗无效、急性发作期或爆发型病人，不宜用于并发腹膜炎或腹腔脓肿者，可用糖皮质激素泼尼松 40 毫克/天，病情控制后逐渐减量，减量至每日 10～15 毫克，维持半年左右停药。并发肠道感染者可用青霉素、甲硝唑、先锋霉素等抗感染治疗；病变局限在直肠和左半结肠者，宜用下列药物每晚保留灌肠：生理盐水 100 毫升、柳氮磺胺吡啶 2.0 克、锡类散 1.0 克、2% 普鲁卡因 10 毫升。

3. 柳氮磺胺吡啶 + 肠炎灵 + 甲硝唑

溃疡性结肠炎患者因长期腹泻，肠黏膜破溃，抵抗力下降，极易并发细菌感染，另外有学者认为炎症也是一个发病因素，因此在柳氮磺胺吡啶和肠炎灵常规治疗的基础上加用甲硝唑可起消炎、杀菌作用，对部分怀疑并发细菌感染的患者可及早控制病情，缩短病程。

［健康处方］

1. 溃疡性结肠炎患者应经常保持心情乐观愉快，心胸豁达，树立战胜疾病的信心，消除悲观、抑郁、紧张等不良情绪的影响，则可有效地抵御致病因子的侵袭，从而阻止疾病的发展。

2. 在该病活动期，应注意休息，严重者应卧床休息，减少精神和体力负担。

3. 给予流质营养丰富的饮食，对牛乳过敏或不耐受者应限制乳品摄入。

慢性结肠炎

［常识方］慢性结肠炎又称为慢性非特异性结肠炎，与克罗恩病和溃疡性结肠炎不同的是慢性结肠炎的肠黏膜炎症性改变更轻，在纤维结肠镜下的表现主要是肠段黏膜的充血，血管网络模糊，血管网络偏粗，黏膜发红或因苍白而光亮，有些可见黏膜粗糙，少数较严重的病例可伴有不同部位的黏膜糜烂甚至少数渗血。这就是通常结肠镜的检查报告中所描述的"肠黏膜充血，血管网模糊，黏膜水肿，反光增强"等。这些病变常常只累及直肠和乙状结肠，累及全结肠的几乎未见。

慢性结肠炎的主要症状有慢性腹泻或便秘，双侧腹部及双侧下腹部的钝痛或隐痛，或腹胀，大便带黏液，有些伴肠鸣。低位结肠和直肠有糜烂者可表现出大便带少量血性黏液。

［用药黄金搭档］

1. 穿心莲胶囊 + 丽珠肠乐

穿心莲胶囊为中成药制剂，具有消炎、清热、解毒的功能，因其不会引起因肠道菌群失调而诱发的二重感染，因此应用安全，效果较好。丽珠肠乐含有多种肠道有益菌，可调节肠道自身菌群，抑制致病菌繁殖，因此是从"根"上治疗肠炎。这两种药物搭配一方面消炎，一方面增强肠道抗病、抗炎力，效果好。

2. 穿王消炎片 + 甲硝唑

穿王消炎片为中成药，具有消炎作用。甲硝唑是抗生素，主要针对厌氧菌的感染，适用于肠道炎症性疾病，两种药物联合可增强抗菌、消炎疗效，而且副作用少，是较理想的搭配。

3. 猴耳环消炎片 + 米雅 + 十六角蒙脱石

猴耳环消炎片亦是中成药制剂，同样具有消炎的作用，米雅是肠道活菌制剂，可调节肠道菌群，抑制致病菌繁殖。十六角蒙脱石即蒙脱石散剂，对肠道内的病毒、病菌及其产生的毒素有固定、抑制作用，其覆盖在消化道黏膜上，从质和量两方面修复，提高黏膜的防御功能。上述药物从3个方面协同治疗慢性肠炎，是较好的药物搭配。

4. 阿莫西林 + 穿心莲胶囊 + 654_2

阿莫西林是青霉素类抗生素，对革兰阴性菌有杀灭作用，可消除肠道的慢性炎症，与穿心莲胶囊联合可增强抗炎作用，增强治疗效果。654_2可以解除肠道痉挛，对慢性肠炎合并腹痛、腹泻者可选择适当应用。

5. 甲硝唑 + 穿心莲胶囊 + 麻仁丸

甲硝唑和穿心莲联合同样是可增强抗炎、抗菌能力。麻仁丸有润肠通便的作用。因此上述药物适用于以便秘为主要表现的慢性肠炎患者。

［健康处方］

1. 在饮食上应暂时回避自己敏感的食品，但不要太过于紧张，心理因素对胃肠功能的影响是不可低估的。另外，民间说的"发物"如牛肉、公鸡、鲤鱼、海鲜等，对结肠炎的患者常常是很不适宜的。生冷瓜果等应少吃，多吃营养丰富、容易消化、富含维生素的食物，以腹泻为主的患者不要吃芹菜、韭菜等粗纤维蔬菜，不要吃有"滑肠"作用的香蕉、红薯、雪梨等。

2. 情绪上应尽量放松。不要把注意力过多地集中在自己的病情上。

3. 加强体育锻炼，提倡参加慢跑。体育锻炼能提高全身组织的供氧量，尤其是慢跑，能协调全身各部分参与运动，增加活力，提高和恢复正常的生理功能。对老年和虚弱的患者，不宜慢跑，可以适当地散步。

4. 选择一些高尚的活动，如看书、看电影、听音乐等轻松愉快的业余生活。在工作中投入热情，分散自己的注意力。

慢性腹泻

［常识方］正常人一般每日排便 1 次，少数人每日排便 2~3 次或每 2~3 日 1 次，粪质成形。腹泻是指排便次数明显超过平日习惯的频率即排便次数增加，粪质稀薄，水分增加，可伴有黏液、脓血或含未消化食物，病人常伴有排便急迫感、肛门不适、排便失禁等症状。慢性腹泻指腹泻持续 2 个月以上或有间歇期在 2~4 周内的复发性腹泻。病人临床症状随病变部位和病因的不同而表现不同：位于直肠和（或）乙状结肠的病变表现为便意次数多和排便不尽感，大便量少，大便颜色较深，多成胶冻状，可混有血液，腹痛位于下腹或左下腹，排便后可稍缓解；小肠病变的腹泻无排便不尽感，粪便稀薄，色较淡，腹痛位于脐周或右下腹，为痉挛性疼痛，便后疼痛不能缓解，而在进食后可诱发。

［用药黄金搭档］

1. 洛哌丁胺 + 丽珠肠乐 +654_2

洛哌丁胺通过抑制肠蠕动来延长肠内容物的停留时间，增加水和电解质的吸收，增强肛门括约肌的张力而发挥止泻作用，不宜用于肝功能障碍者及 1 岁以下儿童，孕妇和哺乳妇女尽量避免使用，急性及亚急性肠梗阻、便秘患者、急性溃疡性结肠炎及广谱抗生素引起的伪膜性肠炎患者禁用。丽珠肠乐为微生态制剂，能够调节肠道菌群，增强肠道的防御能力。654_2 能解除胃肠道平滑肌痉挛性疼痛，禁用于青光眼患者。以上 3 种药物联合应用是慢性腹泻患者的基础性治疗，可以较有效地控制症状。但应注意病因治疗是慢性腹泻治疗的关键，如感染引起者应同时应用诺氟沙星、小檗碱等抗生素，有焦虑等精神症状者可服用安定。

2. 藿香正气胶囊 + 小檗碱

小檗碱是较广谱的抗生素，主要用于肠道细菌感染引起的腹泻、腹痛，疗效明显，不易产生耐药性，副作用相对较轻。藿香正气胶囊是我国医学经典方剂，能显著抑制结肠排空运动，还有显著的抗炎、镇痛作用，用于慢性腹泻者。上述两种药物是中西药结合的理想搭配，增强疗效，适用于慢性腹泻者。

3. 十六角蒙脱石 + 贝飞达 + 穿心莲胶囊

十六角蒙脱石对肠道内的病毒、病菌及其产生的毒素有固定、抑制作用，其覆盖在消化道黏膜上，从质和量两方面修复、提高黏膜的防御功能，止泻效果确凿。贝飞达是双歧杆菌的制剂，能够抑制肠道致病菌繁殖，恢复肠道正常的环境，从而起到调节肠功能、止泻的作用。穿心莲胶囊可以在以上药物作用的基础上进一步抗炎止泻。上述药物搭配合理，适用人群广，无明显副作用。

［健康处方］

1. 腹泻病人应予以适当休息，必要时应卧床休息。

2. 给予清淡、清洁、易消化饮食，避免进食过冷、辛辣等刺激性食物。

3. 避免喝浓茶、咖啡、烈酒等对胃肠道有刺激性作用的饮料。

4. 需注意保证足够的营养，特别是蛋白质和维生素。病人长期腹泻，易发生脱水、体内各种必需离子的缺乏以及酸中毒，因此应适当补水、补盐、补糖，保证小便量及色的正常。

5. 树立战胜疾病的信心，规律生活。

慢性胰腺炎（CP）

［常识方］急性胰腺炎反复发作，会导致胰腺实质内腺泡和小管的反复或持续性损害，胰腺广泛性纤维化、局灶性坏死及胰腺导管内结石形成或弥漫性钙化灶，腺泡和胰岛细胞的萎缩或消失，伴有不同程度的胰腺分泌功能障碍，因而形成慢性胰腺炎。有的病人急性胰腺炎表现不明显，开始出现症状时就表现为慢性。慢性胰腺炎的病因较多，较常见的有胆石症、慢性酒精中毒、高脂血症、遗传因素、甲状旁腺功能亢进、高钙血症及部分病因不明确者。病人最主要的症状为腹痛，呈钻痛或钝痛，程度不一，常由间歇性疼痛转为持续性疼痛，部位在上腹部，可放射到左、右季肋部及背部，取坐位、前倾位、屈膝或俯卧位时疼痛可缓解，仰卧位时可使腹痛加剧。胰腺内分泌功能主要指它的胰岛素分泌功能，因此内分泌功能不足的病人表现为血糖升高即"胰源性糖尿病"。胰腺外分泌功能是指胰腺分泌的具有各种消化功能的分泌液，外分泌功能不足的患者表现为腹泻、腹胀、乏力、食欲减退、恶心、嗳气等，长期腹泻者可出现维生素 D

和维生素 B12 的缺乏。

[用药黄金搭档]

1. 多酶片 + 雷尼替丁 + 布洛芬

多酶片是胰酶制剂，可抑制胆囊收缩素对胰腺的刺激，减轻疼痛，多酶片还能治疗胰腺吸收障碍，促进胃肠道的消化作用，减轻病人的腹泻。雷尼替丁为抑制胃酸分泌的药物，可减轻胃酸对胰酶活性的影响，与多酶片合用可加强对腹泻的治疗。布洛芬为非麻醉性止痛药，可减轻病人腹痛，慎用于消化性溃疡、哮喘及肝脏疾患者。上述 3 种药物主要是针对胰腺外分泌功能障碍所引起症状的治疗。对胰腺内分泌功能障碍所致的糖尿病患者需用胰岛素治疗。

2. 多酶片 + 西咪替丁 +654_ 2 + 金维他

多酶片是胰酶制剂，可抑制胆囊收缩素对胰腺的刺激，减轻疼痛，多酶片还能治疗胰腺吸收障碍，促进胃肠道的消化作用，减轻病人的腹泻。西咪替丁能抑制胃酸分泌，减轻胃酸对胰酶的刺激，从而减少胰腺的分泌，其与多酶片联合可加强止泻作用。654_ 2 为解痉药物，一方面减少胃肠蠕动本身对胰腺分泌的刺激作用，另一方面抑制胆汁的排泄，也达到不刺激胰腺分泌的作用。慢性胰腺炎病人长期的腹泻导致营养物质吸收障碍，特别表现在各种维生素的缺乏上，金维他含有各种人体需要的维生素，可以补充生理需要量。上述药物联合可较好的治疗慢性胰腺炎病人的腹痛、腹泻症状，缓解发作。

[健康处方]

1. 慢性胰腺炎病人应绝对戒酒，因酒精能够刺激胰腺工作亢进，还能直接破坏胰腺结构，对胰腺有直接毒性作用，可诱发或加重胰腺炎。

2. 应注意饮食规律，避免暴饮暴食及饱食，因其可使急性胰腺炎反复发作，成慢性病程。

3. 在发作期间给予高蛋白、低脂肪、高热量、清淡饮食，多食蔬菜。

4. 慢性胰腺炎急性发作严重时应禁食，让胰腺在一定程度上得到休息，利于恢复。

5. 可适当补充维生素 A、D、K、B12，叶酸、铁剂、钙剂等。

6. 慢性胰腺炎病人多同时合并血糖升高，应注意监测，及时治疗。

慢性菌痢

[常识方] 细菌性痢疾（简称菌痢）是由痢疾杆菌引起的经消化道传

347

染的疾病。慢性菌痢是指细菌性痢疾症状持续两个月以上，或急性菌痢的病症消失后，因为受凉、过度劳累及其他细菌感染诱发急性发作。主要表现是急性菌痢后出现持续或反复发作的腹痛、腹泻、里急后重、黏液便、脓血便。

［用药黄金搭档］

1. 甲氧苄啶＋磺胺甲唑＋乳酶生

磺胺甲唑为磺胺类抗生素，甲氧苄啶为磺胺增效剂，可增强磺胺甲唑的抑菌活性，两者合用能加大对痢疾杆菌的杀灭作用。乳酶生为乳酸杆菌的干制剂，能提高肠内酸度，抑制肠内病原菌繁殖，同时有助消化作用。上述 3 种药物合用可从"防"、"治"两方面加强对疾病的治疗。对磺胺药过敏者禁用磺胺甲唑。

2. 甲氧苄啶＋小檗碱或诺氟沙星＋乳酶生＋灌肠

小檗碱和诺氟沙星均具有良好的抗痢疾杆菌的作用，与甲氧苄啶合用亦可增强其抗菌活性，因此适用于对磺胺类药物过敏的患者。灌肠主要是针对病变肠黏膜的局部治疗，有很好的辅助作用，可选用下列其中一种灌肠液每晚保留灌肠 1 次，连续 14～21 天：①2% 磺胺嘧啶银胶悬液 200 毫升；②0.3% 小檗碱液、苦参煎剂（苦参60 克，加水煎成200 毫升）；③马尾连煎剂（马尾连、黄芩、黄檗、杭菊、地榆、小蓟各 15 克，煎成200 毫升）。

［健康处方］

1. 慢性菌痢者应注意进食易消化食物，禁食生冷、辛辣、油腻等刺激性的食物。

2. 饮食起居要有规律，避免熬夜、劳累，适当锻炼身体，增强身体对疾病的抵抗力。

3. 急性发作者要卧床休息。

4. 食欲差、长期腹泻者应注意补充维生素 B 和维生素 C，以免导致营养物质的缺乏。

脂肪肝

［常识方］肝脏是人体一个重要的内脏器官，具有合成和运输脂肪即对脂肪的代谢作用，因此当人体内脂肪过多，超过肝脏的代谢能力时，就会有大量的脂肪在肝脏内堆积，形成脂肪肝。脂肪肝在肝脏内积聚的脂肪

主要是甘油三酯。脂肪肝不是一个单独的疾病，随发病原因不同，常常伴有不同的疾病。根据发病原因的不同，脂肪肝分以下4种类型：①酒精性脂肪肝。人每天饮酒小于80克一般不发生酒精性肝损伤，而每天饮酒在80～150克以上则容易发生酒精性肝损伤，当然这与个体遗传对酒精的敏感性有关。②中毒性脂肪肝。多数药物在肝脏内经过代谢才能排出体外，因此许多药物对肝脏有毒性作用，最常见的如四环素，静脉点滴每日2g以上，连续10天即可引起急性脂肪肝。另外常见的有长期大量应用糖皮质激素、甲氨蝶呤、门冬酰胺酶、四氯化碳、砷、铅、汞等，均可使肝内甘油三酯合成增加，造成脂肪肝。③营养性脂肪肝。当摄入过多的糖、脂肪和蛋白质而消耗较少即供应大于消耗时，体内过多的能量即转变为脂肪在体内贮存，造成肥胖。肝内脂肪堆积的程度与人的肥胖程度成正比。此外营养不良亦可造成脂肪肝，主要是由于人体对摄入食物不足或消化吸收障碍所致。④特殊类型的脂肪肝。包括妊娠急性脂肪肝、局限性脂肪肝、肝素蓄积症等等。脂肪肝的症状与其病因和病变程度有关，多数病人平素没有什么症状，只在常规体检做肝脏B超时发现患有脂肪肝。一部分病人自觉右上腹部不适、肝区隐痛、轻度腹胀，严重者可有皮肤和（或）巩膜黄染、恶心、呕吐。妊娠性脂肪肝常在首次妊娠36～40周时突然发病，表现为剧烈恶心、呕吐，加重即出现急性肝功能衰竭。

[用药黄金搭档]

1. 复方益肝灵片 + 熊去氧胆酸

复方益肝灵片含水飞蓟，具有较强的保肝作用，能恢复肝细胞的功能，对抗肝细胞的坏死，减轻脂肪变性，抑制肝功能的破坏。熊去氧胆酸具有膜稳定和细胞保护作用，并能减轻肝内脂肪浸润，降低转氨酶。上述两种药物联合对脂肪肝伴肝功能改变的患者有较好的疗效，但应注意前提是去除诱发因素和进行严格的生活指导治疗。

2. 水飞蓟宾 + 熊去氧胆酸

水飞蓟宾具有较强的保肝作用，能恢复肝细胞的功能，对抗肝细胞的坏死，减轻肝细胞的脂肪变性，抑制肝功能的破坏。熊去氧胆酸具有膜稳定和细胞保护作用，并能减轻肝内脂肪浸润，降低转氨酶。这两种药物联合可改善肝功能，减轻肝脏脂肪变性，效果良好。

[健康处方]

1. 绝对禁酒。

2. 避免应用对肝脏有毒性的药物。

3. 高脂血症、肥胖者应适当控制饮食并以低脂、清淡饮食为主。燕麦、小米等粗粮，黑芝麻、黑木耳、海带、发菜以及菜花等新鲜蔬菜具有降脂的作用，应多吃。

4. 适量运动，特别对肥胖者适当减轻体重有助于病情的控制与发展。

5. 营养不良者应供应充足的热量同时给予高蛋白饮食，如鱼、虾、鸡蛋、牛奶等。

6. 糖尿病患者应积极控制血糖，必要时应用胰岛素。

高血压病

[常识方] 18岁以上成人正常血压为 90 ~ 139/60 ~ 89 毫米汞柱，高血压是指人体持续收缩压 ≥140 毫米汞柱和（或）舒张压 ≥90 毫米汞柱。长期高血压可引起人体重要脏器心、脑、肾的损害，严重者可导致这些器官的功能衰竭即丧失。高血压的具体发病原因目前尚未明确，一般认为是在一定的遗传基础上与后天的各种不良因素造成的，其后天不亮因素包括：高盐饮食，即人每天摄入盐大于 5g；长期精神神经紧张、焦虑、烦躁；由于人们摄入过多的脂肪、糖等使胰岛素分泌过多，从而造成人对胰岛素一定程度的不敏感，即医学上称的"胰岛素抵抗"；吸烟、肥胖、过量饮酒等。高血压病早期症状表现不明显，部分病人于查体时发现，但一些病人可因血压增高而出现头痛、头晕、恶心、呕吐、心慌、耳鸣、胸闷等症状。高血压病后期则因损害不同器官表现不同：长期高血压可使动脉持续收缩出现血管硬化，弹性下降，动脉管腔变细，导致心、脑、肾等器官血液供应减少，进而相应器官出现"营养不良"表现，严重者血管发生堵塞，脑部表现为中风，心脏表现为急性心肌梗死，肾脏出现肾功能损害。因血压增高，心脏长期处于超负荷的工作状态，久而久之出现心脏肥厚，即高血压性心脏病。对所有的高血压病人必须首先排除继发性高血压，即由另外某种疾病引起的高血压，此种病人占高血压病人的5%，常见的疾病有急慢性肾小球肾炎、肾动脉狭窄、醛固酮增多症、多发性大动脉炎、主动脉缩窄等，患者经治疗原发病后高血压可治愈。

[用药黄金搭档]

1. 依那普利/培哚普利 + 氢氯噻嗪/吲达帕胺

依那普利和培哚普利均为血管紧张素转换酶抑制剂，其降压机制为减慢有扩血管作用的缓激肽的降解，促进有扩血管作用的前列腺素的释放，常见副作用为干咳，少见副作用为高血钾、血管性水肿。妊娠、高血钾及双侧肾动脉狭窄者禁用。氢氯噻嗪和吲达帕胺均为利尿剂，主要是通过排钠降低血管平滑肌对血管收缩剂的反应，诱导动脉壁产生扩血管物质，其主要副作用是降低血钾、血钠等，因此其与依那普利或培哚普利合用可减弱其高血钾和血管神经性水肿的副作用，且能增强降压效果。适用于高血压合并心力衰竭的患者。利尿剂禁用于痛风患者，糖尿病及高脂血症者宜慎用。

2. 氢氯噻嗪/吲达帕胺 + 氨氯地平/非洛地平

氨氯地平和非洛地平均为长效非二氢吡啶类降压药，通过舒张血管而起降压作用，因其反射性引起心率增快、头痛、下肢水肿副作用的减少，可长期用于治疗高血压，孕妇禁用。利尿剂有减轻水肿的作用，故两者合用能增强降压效果，减少副作用，适用于老年人收缩期高血压者。

3. 美托洛尔/卡维地洛 + 依那普利/培哚普利

美托洛尔和卡维地洛通过减慢心率、减弱心肌收缩力、降低心排血量而起降压作用。卡维地洛尚有直接扩血管作用，心动过缓、心力衰竭、支气管哮喘者禁用。其与依那普利联合主要适用于高血压合并心肌梗死的患者，因美托洛尔能防止心肌梗死范围的扩大。依那普利有助于改善心肌的重构，降低心力衰竭的发生。

4. 依那普利/培哚普利 + 硝苯地平/氨氯地平/非洛地平

依那普利与硝苯地平或氨氯地平联合适用于高血压合并糖尿病者，因依那普利能够减轻糖尿病引起的蛋白尿症状，具有保护肾脏作用。禁忌证同上。应注意所有高血压患者服用降压药均应从小剂量开始，根据血压情况逐步增加剂量，如一种降压药效果不理想，应改用另一种降压药，或者加用小剂量另一类药物，而应避免一味加大药物剂量，以免增大其副作用。

[健康处方]

1. 限制盐的摄入，即改变"口重"的不良习惯，每日食盐摄入<5克。

2. 饮食宜清淡，多食新鲜蔬菜、水果，适当多吃些鱼类和豆制品，避免高脂肪饮食。

3. 绝对戒烟，避免过多饮酒。

4. 有规律的适度体育活动，如散步、慢跑、游泳等，每次 20 ~ 30 分钟，以不引起劳累感为度，肥胖者应减轻体重。

5. 保持精神放松，心情愉快，可培养一些较缓和的兴趣和爱好。

6. 豆腐、葱、海带、花生、醋、洋葱、芹菜等食物具有降血脂及辅助降血压作用，高血压病人可经常食用上述食物，行食疗降压。

心绞痛

［常识方］心绞痛是冠心病的一种表现，是营养心脏的冠状动脉由于硬化形成血栓，或者是由于动脉发生痉挛引起心肌供血不足，当心肌急剧的、暂时的缺血与缺氧时即出现心绞痛。本病多见于男性，多数病人在 40 岁以上，劳累、情绪激动、饱食、受寒、阴雨天气、急性循环衰竭等为较常见的诱发因素。病人主要表现为胸骨上段或中段后的压榨性、压迫窒息性、沉重闷胀性疼痛，少数患者为烧灼感、紧张感或呼吸短促，可放射至左肩、左上肢前内侧，达无名指和小指，而非刀割样尖锐或抓痛、短促的针刺样或触电样疼痛。疼痛在活动当时出现，不是在劳累或活动后出现，疼痛持续 1 ~ 15 分钟，休息或含服硝酸甘油 1 ~ 2 分钟内可使疼痛缓解。近年来将心绞痛分为稳定型心绞痛、不稳定型心绞痛和变异型心绞痛，不稳定型心绞痛是指介于稳定型心绞痛与心肌梗死、猝死之间的临床状态，易发展为心肌梗死或猝死。心绞痛发作时病人必须立即休息、静卧、舌下含服硝酸甘油，有条件者应同时吸氧。缓解期患者主要是积极治疗原发病，预防心绞痛发作。

［用药黄金搭档］

1. 欣康 + 美托洛尔/阿替洛尔/普萘洛尔 + 肠溶阿司匹林 + 银杏叶片

欣康能够扩张冠状动脉，增加心脏血液和氧的供应，从而缓解心脏缺血、缺氧引起的心绞痛症状，青光眼、颅内压增高、低血压或休克者不宜应用此类药物。美托洛尔和阿替洛尔及普萘洛尔能够通过减慢心率、降低心肌收缩力和氧耗量缓解心绞痛发作。肠溶阿司匹林能够抑制血小板聚集，从而预防血栓的形成，禁用于溃疡病、肝硬化、血小板减少症、再生障碍性贫血患者。银杏叶片起活血化瘀、通脉舒络的作用，能够防止血栓形成，降低血液的黏稠度，改善循环障碍，是心绞痛的辅助治疗药物，孕妇及心力衰竭者慎用。上述 3 种药物以不同的作用机制联合适用于治疗因心肌耗氧增多或血供不足引起的稳定型心绞痛。

2. 欣康 + 美托洛尔/阿替洛尔/普萘洛尔 + 肠溶阿司匹林 + 来适可

来适可不仅具有降低血脂的作用，还能减缓或终止动脉粥样硬化的进程，大大降低冠心病和脑血管病的发生率和死亡率；稳定动脉粥样硬化斑块，防止其破裂，大大降低心血管事件的发生率；抑制血小板聚集，具有抗凝血作用；抑制动脉平滑肌细胞的增生，防止介入治疗后血管再狭窄的发生。他汀类药物的非降脂好处一般在降脂治疗后一年开始出现，并在此后稳定地增长。因此不稳定型心绞痛患者应同时口服来适可以稳定斑块，避免进一步发展为心肌梗死。来适可可引起肝功能改变，因此用药期间应定期复查肝功能，儿童、孕妇、哺乳期妇女不宜应用。

3. 欣康 + 硝苯地平/维拉帕米/恬尔心 + 肠溶阿司匹林

硝苯地平和维拉帕米、恬尔心均为钙离子拮抗剂，能抑制心肌收缩，减少心肌氧耗，扩张冠状动脉，解除冠状动脉痉挛，还能降低血液黏稠度，抗血小板聚集，因此上述药物联合适用于治疗变异型心绞痛，即因为冠状动脉痉挛导致心肌供血突然减少而诱发的心绞痛。注意维拉帕米和恬尔心禁与美托洛尔类药物合用，因其有过度抑制心脏的危险。

4. 硝酸甘油 + 肠溶阿司匹林 + 心通口服液

硝酸甘油是扩张冠状动脉的药物，其舌下含化 1 ~ 3 分钟即可起效，因此特别适合于心绞痛患者的急救，可迅速缓解症状，避免心肌进一步缺血。肠溶阿司匹林能够抑制血小板聚集，防止血栓形成，在一定程度上预防心绞痛发作。心通口服液能够改善心肌缺血、缺氧，对平素心电图有缺血表现者效果良好。上述药物联合对稳定型心绞痛患者适用，服药方便。

5. 复方丹参滴丸 + 肠溶阿司匹林 + 异山梨酯 + 美托洛尔

复方丹参滴丸口服也可迅速缓解病人的心绞痛发作，效果确凿。异山梨酯是扩张冠状动脉的药物，但作用持续时间比硝酸甘油要长，用于口服预防心绞痛发作，急性心绞痛发作时也可用来急救。肠溶阿司匹林很明确能够抑制血栓形成，避免心绞痛进一步发展为心肌梗死。美托洛尔通过减慢心率而减少心肌的耗氧量，同时长期应用可改善心肌结构的重塑，可提高患者的生存质量和期限。上述药物对于心率较快的心绞痛患者，同时心功能较好者尤为适用。

［健康处方］

1. 心绞痛一旦发作患者应立即停止一切活动，就地休息，直到疼痛缓解为止。

2. 低脂、低盐、低蛋白饮食，少食多餐，避免饱食，因饱食可诱发心绞痛。

3. 保持大便通畅，避免用力排便。

4. 绝对戒烟、戒酒。

5. 避免情绪激动、劳累和感冒，保证充足高效的睡眠，另外还应特别注意尽量避免各种已知心绞痛的诱发因素。

6. 缓解期患者可适当地活动，以不引起心绞痛为度。7. 积极治疗原发病，如高血压、糖尿病、高血脂等。

慢性心功能不全

[常识方] 慢性心功能不全也称慢性心力衰竭，是指在静脉血回流正常的情况下，不同病因引起的心脏舒缩功能障碍，使心脏排血量绝对或相对减少，不能满足机体组织代谢活动需要的一种病理生理状态，是各种病因引起的心血管疾病的严重或终末阶段。心力衰竭最常见的发病原因，有冠状动脉硬化性心脏病、高血压性心脏病、风湿性瓣膜病、心肌病和肺源性心脏病。病人表现随病情轻重不同而不同，开始病人只在剧烈活动如上坡、爬楼时出现呼吸困难，渐渐活动量下降，轻体力活动时亦出现憋气，严重者夜间不能平卧入睡，需垫高枕甚至端坐入睡。典型病人表现为连续于夜间熟睡 1~2 小时后因胸闷、气急而突然憋醒，需坐起才能缓解，之后照常入睡，第二天醒来可无任何不适症状，称为夜间阵发性呼吸困难。另外病人可伴有乏力、倦怠等症状，严重者出现喘息、咳嗽、双下肢水肿、小便减少、腹胀，需及时就医。

[用药黄金搭档]

1. 呋塞米 + 卡托普利/依那普利 + 欣康

呋塞米为强效利尿剂，能增加体内水钠排泄，减少水钠滞留所致的水肿，同时有扩张静脉的作用，可以减轻心脏负荷。卡托普利和依那普利为血管紧张素转换酶抑制剂，不仅能够缓解症状，还能逆转左心室肥厚，降低病死率和改善预后，被誉为心力衰竭药物治疗中的"希望之星"，因而从治疗和预防双重角度出发，除非有低血压和肾功能不全，心衰患者均应用卡托普利类药物长期治疗。欣康能够扩张外周血管，减少回心血量，降低心脏前后负荷，从而减少心肌的耗氧量，改善缺血区血液供应，发挥抗心肌缺血的作用。上述药物合用主要适用于中度心力衰竭并水肿者。

2. 双氢克尿噻 + 卡托普利/依那普利 + 地高辛

双氢克尿噻为中效利尿剂，能增加体内水钠排泄，减少水钠滞留所致的水肿，禁用于急性肾功能衰竭、严重肝肾功能减退、显著电解质紊乱、痛风、肝昏迷者，糖尿病及孕妇慎用。地高辛能够增强心肌收缩力，减慢心率，还发挥一种"神经内分泌激素调节剂"的功效，其与利尿剂卡托普利类药物合用可从 3 方面同时治疗心力衰竭，有"互补相加"作用，因而适用于严重心力衰竭患者。地高辛禁用于洋地黄过量或中毒、肥厚梗阻型心肌病并发心力衰竭、房室传导阻滞者。急性心肌梗死早期、严重二尖瓣狭窄伴窦性心律并发肺水肿者慎用地高辛。地高辛应用不当易发生中毒，表现为胃肠道反应，突然心律失常，神经系统表现如头痛、眩晕、失眠、黄视或绿视即视觉改变，当患者服用地高辛期间出现以上中毒症状时，应立即停药，轻者症状可于 24 小时内消失，重者必须立即到医院就诊。

3. 呋塞米/双氢克尿噻 + 地高辛 + 美托洛尔/比索洛尔

美托洛尔和比索洛尔能够恢复交感神经对衰竭心脏的支持作用，通过减慢心率而减少心脏的能量需求，增加能量储备，改善心脏舒张充盈，扩张周围血管，减轻钠水潴留，有利于心力衰竭的纠正和逆转。应用原则为从小剂量开始，逐渐增加剂量到患者能耐受的程度。但此类药物都是在利尿、强心的基础上应用，因其有负性肌力作用，单独用会加重心衰症状。上述药物主要适用于心功能 Ⅱ~Ⅳ级者，扩张型心肌病所致者尤为适用。窦性心动过缓（心率 <55 次/分）、低血压、房室传导阻滞、支气管哮喘病者不宜应用美托洛尔类药物。

4. 呋塞米 + 螺内酯 + 欣康 + 地高辛 + 比索洛尔

呋塞米和螺内酯都为利尿剂，但两者作用机制不一样，联合可增强利尿效果，减少不良反应。欣康能够扩张外周血管，减少回心血量，从而减轻心脏的负荷，减少心肌耗氧量，改善心肌氧供，抗心肌缺血，可用于慢性心衰的长期治疗，效果理想。地高辛能够增强心肌泵血的能力，直接改善心衰症状，另外还可减慢心率，减少心肌耗氧，还发挥一种"神经内分泌激素调节剂"的功效，是治疗收缩性心力衰竭的有效药物。比索洛尔通过减慢心率而减少心脏的能量需求，增加能量储备，改善心脏舒张充盈，扩张周围血管，减轻钠水潴留，有利于心力衰竭的纠正和逆转。上述药物用于治疗重度心衰的患者，是理想的搭配。

[健康处方]

1. 根据心力衰竭的程度适当限制活动量，严重者应绝对卧床休息，采用半卧位，待病情好转后逐渐下床活动。

应注意老年人卧床期间需经常变换体位，按摩下肢，避免血栓形成和肌肉关节僵化及褥疮。

2. 适当限制钠盐的摄入，每日 2 ~ 5 克，应用利尿剂者可不必严格限制。禁食盐腌制食品，注意少量多餐，避免饱食，进易消化、含维生素丰富的食物。

3. 病情稳定期应适当进行有氧运动，如步行，每周 3 ~ 5 次，每次 20 ~ 30 分钟，避免作用力运动。

4. 积极治疗原发病，如控制血压、血糖，治疗支气管感染。

5. 绝对戒烟，避免大量饮酒。

6. 减轻心理压力，保持良好的心态，必要时睡眠前应用安定。

7. 在呼吸道疾病流行或冬春季节，可给予流感、肺炎球菌疫苗等预防感染。

扩张型心肌病

[常识方] 扩张型心肌病又称充血性心肌病，特征是一侧或双侧心腔扩大，心肌收缩功能障碍，产生充血性心力衰竭。近年认为病毒感染为其主要病因。病人主要表现为气急、呼吸困难、浮肿等心衰症状。

[用药黄金搭档]

1. 地高辛 + 呋塞米 + 阿米洛利 + 培哚普利 + 美托洛尔

地高辛为正性肌力药物，能增强心肌收缩力，长期应用不增加病死率。呋塞米和阿米洛利均为利尿剂，可减轻水肿，改善心脏功能，且这两种药物合用可避免钾代谢紊乱，从而预防地高辛中毒。培哚普利是治疗心衰的基石，除非有禁忌证，否则患者均应终生用药。美托洛尔可以降低心衰病人的死亡率，对症状相对稳定患者均应从小剂量逐渐加用美托洛尔。

2. 地高辛 + 呋塞米 + 阿米洛利 + 培哚普利 + 美托洛尔 + 华法林

华法林为口服抗凝药，适用于心衰合并心房纤颤的患者，因为此类患者易形成心室壁血栓，有发生肺和全身栓塞的危险，对有心房颤动、射血

分数 <20%、心功能Ⅲ～Ⅳ级、有血栓栓塞史者均应用华法林。

［健康处方］

1. 扩张型心肌病患者发生心衰后应适当限制体力活动，严重者应绝对卧床休息。

2. 低盐饮食（每日 <5 克），避免饱食，保持大便通畅。

3. 注意保暖，增强身体抵抗力，避免感冒诱发心衰。

病毒性心肌炎

［常识方］病毒性心肌炎是各种原因引起的心肌局限性或弥漫性的急性、亚急性或慢性病变，近年来我国病毒性心肌炎发病率有所增高，为常见心脏病之一，日益受到重视。根据发病原因的不同，心肌炎分为以下3 类：

①感染。各种病毒感染都可引起心肌炎，其中以引起肠道和呼吸道感染的各种病毒最常见；另外细菌感染以白喉最显著，是其最严重的并发症之一。临床上绝大多数心肌炎是由柯萨奇病毒和埃可病毒引起。②过敏或变态反应所致的心肌炎，如风湿性心肌炎。③化学、物理或药物所致的心肌炎。如阿奇霉素、钾代谢紊乱等均可引起心肌的炎性变化。多数患者发病前 3 周内有发热、咽痛、腹泻病史，也有肠道或呼吸道感染病史，病人心脏方面的表现与病变的范围和部位有关，轻者可无症状，重者可发生猝死。常见表现有胸闷、心前区疼痛、心慌、乏力、恶心、头晕等，90% 的患者以心律失常为首发症状，甚至发生昏厥。

［用药黄金搭档］

1. 黄芪 + 维生素 C + 卡托普利

黄芪为中药，能明显减轻心肌的炎症反应，减少心肌坏死面积，减低病毒的毒性，还能稳定心脏的电活动，避免心律失常的发生，即黄芪具有抗病毒、调节免疫、保护心肌及部分改善心电活动的作用。维生素 C 为营养心肌药物，能够清除一种叫作自由基的对心肌有害的物质，但剂量应大至每日 10 克。卡托普利为血管紧张素转换酶抑制剂，亦有清除氧自由基的作用，从而减少心肌的炎性损伤，减轻炎症反应、心肌变硬、心肌钙化，具有明显的心肌保护作用，能改善患者的长期生存率。上述 3 种药物从不同的方面针对心肌炎的发病机制进行全面治疗，是行之有效的搭配。

2. 板蓝根 + 肌苷 + 辅酶 Q10

板蓝根为中药，主要有抗病毒的作用，对病毒感染有效。辅酶 Q10 是心肌细胞呼吸所必需的酶，能够改善心肌的能量代谢，增加心脏的泵血量，从而改善心脏的功能。另外辅酶 Q10 还有免疫增强作用，能增加人体抗病毒的能力，是心肌炎的常规治疗药物。

3. 黄芪 + 牛磺酸 + 辅酶 Q10

牛磺酸是心肌游离氨基酸的重要成分，本身有抗病毒的作用，能够减轻病毒感染对心肌的损害。资料证明，牛磺酸对心血管疾病中的充血性心力衰竭、缺血性心脏病、高血压、心律失常等均有明显疗效，说明牛磺酸在抑制病毒复制、保护心肌细胞损伤、抗心律失常等方面起重要作用。黄芪同时有抗病毒和保护心脏的功能，辅酶 Q10 又有增强人体抗病毒能力和改善心肌代谢的作用。上述 3 种药物联合疗效更优。

［健康处方］

1. 树立战胜疾病信心，应积极治疗，正规治疗。

2. 急性期有明显心脏不适症状者，应卧床休息，减轻心脏负担，预防心脏扩大 3. 进食易消化和富含维生素、蛋白质的食物，如新鲜蔬菜、水果、鱼、鸡蛋等。

心脏神经官能症

［常识方］ 心脏神经官能症又称神经血循环衰弱症或奋力综合征，是以心血管疾病的有关症状为主要表现的一种特殊类型的神经症，无心脏实质性结构的改变即无器质性心脏病变，临床上较为常见。该病多发于 20 ~ 40 岁青年和壮年，女性多见，尤其在更年期时。本病发病原因尚不清楚，可能与工作、生活过度紧张或焦虑等精神因素引起的神经功能紊乱有关。病人自觉症状较多，主要有心悸、呼吸困难、心前区发作性与劳力活动无关性疼痛，四肢疲乏无力，同时伴有失眠、多梦、焦虑、头晕、头痛、食欲不振、多汗、手足冷等神经、精神症状。

［用药黄金搭档］

1. 安定 + 美托洛尔

安定为镇静药物，能较好地改善患者失眠、焦虑等神经精神症状。美托洛尔为 β 受体阻滞剂，能减慢心率，可改善患者心悸等症状，使之耐受较强的体力活动。上述两种药物联用对患者心脏和神经两方面均有较好的疗效，应注意药物治疗有效后不要立即停药，应持续 2 ~ 3 个月，否则易复发，甚至加重病情。美托洛尔不宜应用于窦性心动过缓（心率＜55次/分）、低血压、房室传导阻滞、支气管哮喘病患者。

2. 百乐眠胶囊＋心得

安百乐眠是中成药制剂，主要成分为刺五加、百合、首乌藤、合欢花等，具有镇静、催眠的作用，能够改善患者烦躁易怒、心悸等症状。普萘洛尔为 β_ 受体阻滞剂，可以减慢心率，抑制交感神经兴奋性，减轻患者心悸、焦虑等症状。上述药物联合是治疗心脏神经官能症的理想药物，效果确切。

［健康处方］

1. 首先应树立战胜疾病的信心，解除思想顾虑，正确认识本病非心脏病，是神经症的一种特殊类型，预后良好。

2. 发病初期，根据患者症状轻重可适当减轻或调整工作，严重者可卧床休息，合理安排生活。

3. 多参加体育锻炼，培养多种兴趣与爱好，生活要有规律，必要时可看心理医生。

4. 根据中医观点可分型选择不同的食疗：肝火上升型可食用菠菜、油菜、冬瓜、芹菜、鸡蛋、蜂蜜；气血两虚型可食用糯米、小米、黄豆、胡萝卜、西红柿、猪肝等；心肾不交型可食用红枣、枸杞、银耳、苦瓜、茄子、鲫鱼等。

心房颤动

［常识方］心房颤动简称房颤，是一种十分常见的心律失常。正常人心脏的跳动都是从叫作窦房结的地方发出后，沿传导束有规律地下传，而房颤的发生是由于窦房结发出的信号不沿心脏传导束正常传导，是在心房内形成多个折返环，传导混乱从而形成心电图所见的房颤。房颤分持续性和阵发性两种，阵发性房颤可见于正常人，多在情绪激动、手术后、运动的情况下发生；持续性房颤发生于原有心血管疾病的患者，如高血压性心脏病、冠心病、风湿性心脏病、房间隔缺损、心肌病等等。房颤发生在没有心脏病的患者身上时称为孤立性房颤。这里要注意的是持续性房颤，因为房颤时心房失去收缩力，导致血液循环紊乱，易于在心脏内部形成血栓，更严重的是血栓容易脱落，随血液循环至全身各处可导致相应器官的栓塞，如脑栓塞等，特别对过去有栓塞病史、严重瓣膜病、高血压、糖尿

病、老年患者、左心房扩大、冠心病者发生栓塞的可能性更大。因此，房颤患者有条件应尽量转复，不能转复者需药物治疗，即使已经转复者也应口服药物以维持正常的心脏节律。发生房颤时部分患者没有异常感觉，大多发作时有心脏异常跳动的感觉，原心衰患者可感觉胸闷、喘憋加重，亦有发生心前区疼痛者，个别患者因栓塞或晕厥首次出现症状。对于房颤者，一个比较简便的辨别方法就是患者自摸脉搏不规律，心跳次数多于脉搏次数，即医学称的"脉搏短绌"。

〔黄金搭档〕

1. 胺碘酮 + 肠溶阿司匹林

胺碘酮为广普抗心律失常药物，其能够降低心脏节律，减慢心律在房室结的传导速度，因而能够转复房颤律为正常的窦性心律，即具有转复作用。另外对已经转为正常心律的患者，长期口服胺碘酮维持还可以预防房颤复发。体内血小板主要作用是止血，当动脉发生硬化或受到损伤后，血小板首先在局部聚集形成不稳定血栓，肠溶阿司匹林能够抑制血小板的聚集，因此具有抗血栓形成的作用。据报道，房颤连续 48 小时后，人体内就有形成血栓的可能，因此上述两种药物联合即能转复、维持正常心律，又能预防血栓形成，可谓最佳搭档，主要用于能够转复房颤并且考虑应用药物能够维持窦性心律的患者。应注意胺碘酮可引起甲状腺功能亢进或低下，影响肝功能，引起肝炎，最严重的不良反应为引起间质性肺炎，形成肺纤维化，因此，长期应用胺碘酮的患者应定期检查甲状腺功能、肝功能，并且定期拍胸片，特别是用药物后出现咳嗽者。

2. 美托洛尔 + 华法林

美托洛尔能降低心脏的自律性，减慢房室结传导，从而减慢心率，但不具有转复房颤的作用，因此用于持续性房颤已不能转复，但心脏跳动较快的患者。华法林为抗凝血药物，可防止血栓形成与发展，过量应用容易发生出血，故肝肾功能不全、有出血素质、消化性溃疡、严重高血压患者和孕妇禁用，但对过去有栓塞病史、严重瓣膜病、高血压、糖尿病、老年患者、左心房扩大、冠心病者必须常规应用华法林进行抗凝治疗。上述两种药物联合适用于有持续性快速房颤不能转复、发生栓塞可能性大的患者。一般情况下控制心室率在 60 ~ 70 次/分，活动后不超过 90 次/分为宜。

3. 地高辛 + 肠溶阿司匹林/华法林

地高辛为增强心肌收缩力的药物，但同时有减慢心率的作用，因此其与肠溶阿司匹林或华法林联用适用于房颤合并心衰的患者，尤其是风湿性心脏病合并房颤者。美托洛尔能够减弱心肌收缩力，加重心衰，故不能用于心衰的患者。

［健康处方］

1. 戒烟，禁饮浓茶、咖啡、烈酒等刺激性饮料，因其可诱发房颤的发生。

2. 保持生活规律，避免过度劳累。

3. 保持情绪稳定，对焦虑、失眠者可适当应用镇静药物，如安定。

4. 去除诱发因素，如甲状腺功能亢进者积极控制甲亢；肺部感染者积极控制感染；风湿热者积极抗风湿治疗；冠心病者积极改善心肌供血。

糖尿病

［常识方］随着人们生活水平的不断提高，人的生活方式也在发生着变化，运动量减少，高糖、高脂、高蛋白饮食，最终使肥胖人越来越多，糖尿病也日渐增多，目前糖尿病已成为严重威胁人类健康的世界性公共卫生问题。人的正常血糖为 3.9～5.6 毫摩尔/升（70～100 毫克/分升），主要靠胰腺分泌的胰岛素来调节血糖，当人体胰岛素分泌量绝对或相对减少时，就会出现血糖持续的增高，从而导致人体代谢的紊乱，即发生糖尿病。糖尿病诊断标准为：①病人有多尿、多饮、多食、消瘦等症状，同时任意时间测试静脉血糖≥11.1 毫摩尔/升即可诊断糖尿病。②病人在禁食至少 8 小时的情况下即空腹时测静脉血糖≥7.0 毫摩尔/升即可诊断糖尿病。③空腹状态下口服馒头或米饭 2 两，2 小时后测静脉血糖≥11.1 毫摩尔/升即可诊断糖尿病。糖尿病是多种因素综合作用的结果，与遗传、自身免疫及环境因素有关，典型者出现多食、多饮、多尿、消瘦为特征的"三多一少"症状，病程较长，血糖控制较差的糖尿病人常发生各种并发症，如糖尿病肾病、糖尿病心肌病、眼底病变和神经病变，因此一旦确诊为糖尿病必须严格治疗。1997 年 ADA 将糖尿病分为 1 型糖尿病、2 型糖尿病、特殊型糖尿病和妊娠期糖尿病，其主要特点如下：①1 型糖尿病。遗传为主要诱因，发病较急，发病年龄较早，多见于小儿及青少年，但任何年龄均可发病。由于病人自身对胰腺分泌胰岛素细胞的破坏，使体内胰

岛素分泌绝对减少或不足，因此必须依赖胰岛素治疗，一旦突然停药，会因脂肪代谢紊乱而发生糖尿病酮症酸中毒，严重者将危及生命，此型糖尿病即既往称的"胰岛素依赖型糖尿病"。②2 型糖尿病。起病较慢，典型病例见于中老年人，偶见于幼儿，遗传因素亦为主要诱因，病人体内胰岛素相对减少或胰岛素分泌增多，但病人对胰岛素不敏感即所谓胰岛素抵抗，鉴于以上发病原理，此类病人可应用降糖药物治疗，即既往称"非胰岛素依赖型糖尿病"。此类病人无感染、应激等诱因一般不发生糖尿病酮症酸中毒。③特殊型糖尿病。此型较为少见，在此不再赘述。④妊娠期糖尿病。指妊娠后才出现的糖尿病，不包括妊娠前已经存在的糖尿病患者，多数病人于分娩后可恢复正常，仅 30% 以下的病人于 5～10 年后转变为糖尿病，妊娠期糖尿病也必须用胰岛素控制血糖。

［用药黄金搭档］

1. 格列齐特＋二甲双胍

格列齐特为磺脲类药物，可以增加胰岛素的释放，改善人体组织对胰岛素的敏感性，从而促进人体对葡萄糖的摄取和利用，此外尚有报道此类药物能够降低血小板聚集，改善血液的高凝状态，从而达到减轻或延缓糖尿病各种慢性血管并发症的发生。格列齐特适用于单纯饮食治疗不满意的2 型糖尿病人。1 型糖尿病人及糖尿病人遇有感染、应激、手术、酮症酸中毒等情况下不适用此类药物。二甲双胍为双胍类药物，能够抑制肝脏对糖的合成及分解，促进骨骼肌和脂肪细胞对葡萄糖的利用，延缓肠道对葡萄糖的吸收，从而降低血糖。另外二甲双胍还可以使肥胖患者减轻体重，故主要用于肥胖或超重的 2 型糖尿病人，也可用于 1 型糖尿病人的辅助治疗。上述两种药物联合能够增强降糖效应，适用于单用一种药物治疗效果不理想的糖尿病患者。

2. 格列吡嗪＋拜糖苹

格列吡嗪亦为磺脲类降糖药物，降糖原理是增加胰岛素的释放，改善人体对胰岛素的敏感性，促进人体对葡萄糖的利用，适用于单纯饮食治疗不满意的 2 型糖尿病人。拜糖苹又名阿卡波糖，能够减慢淀粉、麦芽糖、蔗糖分解为葡萄糖的速度，从而减慢葡萄糖的吸收速度，因此主要减低病人餐后血糖，故拜糖苹适用于肥胖的轻至中度糖尿病人，尤以餐后血糖升高而空腹血糖升高不显著的 2 型糖尿病患者，禁用于胃肠功能障碍者、孕妇、哺乳期妇女和儿童，肝功能不正常者谨慎应用。拜糖苹与格列吡嗪联用能增强降糖效果，减少单独用药剂量，从而在一定程度上减少药物副作用，是一对黄金搭档用药。

3. 二甲双胍 + 拜糖苹

二甲双胍与拜糖苹降糖原理已如前述，在此不再重述。这两种药物联用主要用于肥胖的 2 型糖尿病患者，可同时降低空腹及餐后血糖，且不会发生低血糖反应，降糖效果较理想。

4. 格列喹酮 + 二甲双胍 + 拜糖苹

格列喹酮为磺脲类降糖药，但与其他药物不同的是格列喹酮 95% 从胆道排泄，只有 5% 从肾脏排出，故老年人及肾功能受损伤的病人应以格列喹酮为首选药物。上述 3 种药物联合适用于单用或两种药物联用降糖效果不满意的老年 2 型糖尿病患者。

5. 罗格列酮 + 胰岛素（1 型）

罗格列酮能增加人体对胰岛素的敏感性，为胰岛素增敏剂，可减少胰岛素抵抗，优点是对肝脏副反应少，但有肝病和心功能不全者不宜应用，其与胰岛素联合应用主要用于胰岛素用量较大的糖尿病患者，因其可减少胰岛素用量，从而在一定程度上减少高胰岛素对人体的损害。

6. 拜糖苹 + 胰岛素

拜糖苹能够降低餐后血糖，因此拜糖苹与胰岛素联合适用于单用胰岛素降糖效果不理想，特别是餐后血糖较高的患者，两者联用可减少胰岛素的用量，确保病人任意时间的血糖均控制理想，从长期效果看可减少慢性并发症。

［健康处方］

1. 树立战胜疾病的信心，长期坚持饮食和运动疗法，熟悉糖尿病的相关知识，随身携带糖块，以备低血糖时急用。

2. 生活要有规律，避免劳累，培养良好的情趣，保持开朗、豁达的性格。

3. 饮食治疗是糖尿病治疗的基础，因此糖尿病患者应结合体力劳动情况合理控制饮食。一般情况下，主食不应超过 250 ~ 300 克，肥胖者应控制在 250 克以下，但不能低于每天 130 克。

4. 营养要均衡。一般碳水化合物占 55% ~ 60%，蛋白质占 15% 或按每公斤体重 1.0 克，脂肪量不应超过 30%。

5. 合理分配三餐。保证每日进餐总量和三餐分配一致，可以按 1/5、

2/5、2/5 的比例分配，或者按 1/3、1/3、1/3 的比例分配。

6. 多食用各种粗粮、新鲜蔬菜、藻类及魔芋类等高纤维食物，严格限制肝、肾、脑、鱼干、蛋黄等含胆固醇较高的动物性食品，每日控制在300 毫克以下，忌食含碳水化合物较多的马铃薯、芋头、粉条、糖、蜂蜜及各种甜食等。

7. 低盐饮食，食盐每日应限为 6.0 克。

8. 禁止饮酒，戒烟。

9. 适当的运动。糖尿病人应根据自身情况选择中等强度的运动方式，如慢跑、快走、爬楼等，每天坚持 20～30 分钟，保持脉搏不超过"170 - 年龄"次，以不引起劳累为界。

10. 保持皮肤清洁，防止感染，注意手足的保护，避免穿过紧的鞋子。

糖尿病肾病

[常识方] 糖尿病患者如果长期血糖控制不理想，均可发生不同程度的微血管增厚，变厚的微血管会影响肾脏器官的血液供应，长此以往会发生肾脏的病变，即糖尿病肾病。根据糖尿病肾病的发生发展可分为 5 期：①I 期—为糖尿病初期，B 超示肾脏体积增大，肾小球内压力增高，滤过的尿液增多。②II 期—肾小球血管增厚，尿白蛋白多在运动后呈间歇性增高。③III 期—早期肾病，出现微量白蛋白尿，尿白蛋白排出量在 20～200 微克/分钟（正常人 <10 微克/分钟）。④IV 期—临床肾病，尿白蛋白排出逐渐增多，白蛋白排出量 >300 毫克/24 小时，可伴有浮肿和高血压，肾功能逐渐减退。⑤V 期—尿毒症，多数肾功能丧失，尿白蛋白排泄减少，血肾功指标肌酐和尿素氮明显升高，血压升高。病人症状主要是多年糖尿病后由初期的小便量增多，到逐渐减少，严重者最后出现无尿，伴有全身浮肿，血压增高，尿毒症患者可因肾脏造血因子缺乏而出现贫血的症状，如乏力、头晕、胸闷、心慌等。糖尿病患者一旦出现临床肾病，病情将迅速发展，因此应当引起足够的重视，预防为主。

[用药黄金搭档]

1. 胰岛素 + 卡托普利 + 双嘧达莫

卡托普利为降血压药物，但同时能够降低肾小球内压力，减少白蛋白的排出，因此糖尿病患者在早期无论有无高血压均应常规应用卡托普利保护肾脏，减慢或延缓肾脏病变的发展。除格列喹酮外几乎所有的降糖药物均主要经肾脏排泄，因此，一旦确诊为糖尿病肾病的患者必须应用胰岛素严格控制血糖，减少药物对肾脏的损害。双嘧达莫能够抑制血小板聚集，防止形成血栓。对早期糖尿病肾病、降糖药物控制血糖不理想、尚未发生浮肿和高血压者，上述两种药物联合是恰当的。

2. 胰岛素 + 洛丁新 + 呋塞米 + 螺内酯

洛丁新亦为降血压药物，同时能够降低蛋白尿。呋塞米和螺内酯均为利尿药，但两者合用能够增强利尿、消肿的效果，而且可避免引起钾的代谢紊乱，诱发心脏疾患。对有肾脏功能改变者，应尽早皮下注射胰岛素，理想控制血糖，延缓肾脏功能进一步恶化。因此，对于早期糖尿病肾病同时伴有浮肿和高血压者，上述 4 种药物联合是恰到好处。

3. 格列喹酮 + 依那普利 + 肠溶阿司匹林

糖尿病早期应积极控制血糖，这是防止糖尿病肾小球硬化症的关键，格列喹酮属第二代磺脲类口服降糖药，主要刺激胰岛分泌胰岛素，加强机体对葡萄糖的利用而降低血糖，因其活性代谢产物 95% 通过胆汁排泄，只有 5% 通过肾脏排泄，故该药对肾脏影响或肾脏对该药影响均较小，治疗后患者理想空腹血糖应 <6.1 毫摩尔/升，餐后 2 小时血糖应 <8.0 毫摩尔/升，对磺胺类药物过敏者禁用。依那普利为血管紧张素转换酶抑制剂，同时具有降低血压和保护肾脏减少蛋白尿的作用。肠溶阿司匹林能够抑制血小板聚集，预防血栓形成。上述药物联合适用于糖尿病肾病早期和临床期患者，从降糖、降压、预防并发症及保护肾脏几个方面同时起作用，该方案应说很周全。

4. 胰岛素 + 依那普利 + 尼群地平 + 肠溶阿司匹林 + 辛伐他汀

糖尿病肾病患者容易合并高血压，高血压可加速糖尿病肾病的进展和恶化，有效的抗高血压治疗能减少蛋白尿和延缓肾小球过滤尿功能的下降，因此采用依那普利和尼群地平联合治疗，以增强降压效果，有效地控制血压。糖尿病肾病高血压治疗的目标值为：无肾损害或尿蛋白 <1 克/天时，血压应降到 130/80 毫米汞柱以下；尿蛋白 >1 克/天时，血压应降到 125/75 毫米汞柱以下。血脂代谢紊乱可加速全身血管以及肾血管的硬化，从而加速肾小球硬化，因此应用辛伐他汀纠正脂质代谢紊乱显得尤其重要，但要注意其引起肝脏毒性和肌毒性等不良反应。高脂血症治疗的目标值为：总胆固醇 <4.5 毫摩尔/升，低密度脂蛋白 <2.5 毫摩尔/

升、高密度脂蛋白＞1.1毫摩尔/升、甘油三酯＜1.5毫摩尔/升。高血压、高血脂、高血糖均是诱发血栓形成的高度危险因素，因此必须应用肠溶阿司匹林预防血栓形成。对单纯口服降糖药物而血糖控制不理想或已有肾功能不全的病人必须尽早应用胰岛素控制血糖。上述药物适用于高糖、高脂、高压菌核病的糖尿病肾病患者。

［健康处方］

1. 限制脂肪摄入，以植物油代替动物脂肪，每日植物油摄入量控制在60～70克以下。

2. 限制黄豆、绿豆、豆浆等植物蛋白的摄入，代之以鱼、虾、海参等动物蛋白，当出现肾功能改变时，应将蛋白摄入限制在每日50克以内。

3. 对有水肿和高血压者应限制盐的摄入，一般每天2～4克为宜。

4. 在肾病发展到尿毒症以前，病人就应做好血液透析的准备，包括心理和身体的准备。

痛风

［常识方］人体20%尿酸来源于富含嘌呤食物的摄取，其余尿酸主要来源于嘌呤的代谢，因此当人体嘌呤类代谢障碍和（或）尿酸排泄减少时，可引起体内尿酸增高，增高的尿酸在体内不能溶解即形成尿酸盐结晶，其沉积在人的关节、肾脏、尿路即可出现急慢性关节炎、痛风石、尿路结石、痛风肾病等。痛风的发病原因很多，分原发性和继发性两大类。原发性痛风属遗传性疾病，肥胖、原发性高血压、血脂异常、糖尿病、胰岛素抵抗与其关系密切。继发性痛风的病因包括肾脏病、血液病、药物、高嘌呤食物。痛风多见于体形肥胖的中老年男性和绝经后妇女，5%～25%可有家族史。主要表现有起病急骤的急性关节炎，拇趾关节最易受累，其次是踝、跟、膝、腕、指、肘等关节，多为单侧受累，表现为关节红、肿、热、痛。痛风石是痛风的特征性损害，除中枢神经系统外，身体的任何部位均可累及，最常见于关节内及附近与耳郭。另外有90%～100%痛风患者出现肾脏的损害，表现为蛋白尿、血尿、等渗尿，进而发生肾功能不全。

一部分尿路结石的病人为尿酸性尿路结石。应注意在诊断痛风时必须有血尿酸的增高，即先有高尿酸血症。

［用药黄金搭档］

1. 秋水仙碱 + 吲哚美辛

秋水仙碱对本病有特效，能够减少引起疼痛发作的炎症因子，因而有消炎止痛的作用，一旦出现痛风急性发作应尽早使用。应注意秋水仙碱毒性很大，对有骨髓抑制、肝肾功能不全、白细胞减少、消化性溃疡者禁用。吲哚美辛为非甾体类抗炎药，也有消炎、止痛的作用，但其作用的环节与秋水仙碱不同，因此两者联用能够互相补充，增强疗效，主要用于痛风急性发作期。消化性溃疡患者应禁用吲哚美辛，因其可诱发消化道出血。

2. 保泰松 + 泼尼松

泼尼松为糖皮质激素类药物，能够降低体温，减轻炎症反应，缺点是使用时间不宜太长，停药后容易复发。保泰松也为非甾体类抗炎药，除有消炎、止痛作用外，还能促进尿酸排出，对活动性溃疡及心功能不全患者禁用。保泰松和泼尼松联用主要用于病情严重而秋水仙碱治疗无效或有禁忌证的患者。有高血压、糖尿病、溃疡病、严重感染及出血倾向者不宜用激素。

3. 别嘌呤醇 + 小苏打片

别嘌呤醇能够减少尿酸的生成，是抑制尿酸合成的药物，副作用主要是胃肠道不适、皮疹、发热、肝功能损伤，因此对明显肾功能不全者剂量应减半。小苏打片是碳酸氢钠，能够碱化尿液，减少尿酸盐结晶的形成。因而上述两种药物联合适用于肾功能减退及每日尿酸排出量高于600毫克者，针对痛风间歇期及慢性期的治疗。

4. 苯溴马龙 + 碳酸氢钠

苯溴马龙能抑制肾脏对尿酸的再吸收，为强有力的促尿酸排泄药物，其毒性低，不影响肝、肾功能，碳酸氢钠能碱化尿液，可预防尿路结石的形成。这两种药物适用于高尿酸血症期及发作间歇期、慢性期，注意必须是肾功能良好者。有尿路结石及每日尿酸排出量在600毫克以上时不宜应用苯溴马龙等促尿酸排泄药物。

［健康处方］

1. 防止体重超重，适当体育锻炼，减轻体重。

2. 控制饮食，蛋白质的摄入量限制在1克/（千克·天），伴有肾功能不全的患者应控制在0.6~0.8克/（千克·天）。

3. 避免进食高嘌呤类食物，如动物内脏、脑、沙丁鱼、鱼卵、蛤、蚝等。少食果糖，多饮水，保持尿量每日在 2000 毫升以上。

4. 生活要有规律，严格戒烟酒。

5. 禁用影响尿酸排泄的药物，如氯噻嗪类利尿剂、呋塞米、烟酸、乙胺丁醇、阿司匹林、吡嗪酰胺等。

6. 急性发作期患者应卧床休息，抬高患肢，至少应休息至关节疼痛缓解 72 小时后方可恢复活动。

7. 积极治疗原发病，如降血压、降血脂、降血糖等。

骨质疏松症

[常识方] 原发性骨质疏松症是老年人的一种常见病，一种全身性骨病。主要是骨量低和骨的微细结构有破坏，导致骨的脆性增加和容易发生骨折。骨组织的矿物质和骨基质均有减少。女性较男性多见，常见于绝经后妇女和老年人，在轻微外伤或无外伤的情况下都容易发生骨折，尤其 75 岁以上的妇女骨折发生率高达 80% 以上。此病和内分泌因素、遗传因素、营养因素、废用因素等有关。骨质疏松较轻时常无症状，往往偶由骨 X 线片而被发现椎体压缩性骨折。可发生在咳嗽或打喷嚏后，不给特殊治疗 3～4 周后可逐渐缓解。另一种背部慢性深部广泛性钝痛，伴全身乏力等。疼痛常由脊柱弯曲、椎体压缩性骨折和椎体后突引起。椎体压缩性骨折引起身高缩短和导致脊柱后突，脊柱后突又可引起胸廓畸形，影响肺功能。骨折的部位以锥体、髋骨和桡骨远端为多见。

[用药黄金搭档]

1. 葡萄糖酸钙 + 维生素 D

葡萄糖酸钙是可被人体吸收的钙剂，用于钙缺乏症患者，而维生素 D 可促进钙在肠道的吸收，二者联合有助于增加疗效，迅速缓解病人缺钙症状，效果佳。

2. 二磷酸盐 + 碳酸钙

二磷酸盐可抑制破骨细胞的成熟，在骨表面可以抑制破骨细胞的激活，从而抑制骨质吸收，但应注意二磷酸盐应在空腹时服用，不能与钙剂同时服用，服药后半小时方可进食。用法为连服 2 周后停药 12 周，间歇期服用碳酸钙可以加强疗效。

3. 己烯雌酚 + 黄体酮 + 乳酸钙

己烯雌酚是雌激素，能够减少骨质的吸收，用法是连用 4 周停用 1

周，在后 5 天加用黄体酮，预防撤药后子宫出血。乳酸钙主要用于补充体内钙剂。上述药物联合适用于绝经期后骨质疏松，其效果较好，可防止病情发展，对预防闭经后骨质疏松的发生也有疗效。雌激素试用期间应定期做妇科和乳房检查。

4. 替勃龙 + 葡萄糖酸钙

替勃龙具有雌激素、孕激素和雄激素作用，与葡萄糖酸钙联合适用于有完整子宫并需加用雄激素者，可增强肌肉力量，增加骨密度。

5. 氟化钠 + 骨化三醇 + 乳酸钙

氟化钠有稳定骨盐晶体结构的作用，可抑制骨质吸收，骨化三醇是具有活性的维生素 D，可直接促进肠道对乳酸钙的吸收。这 3 者联合应用可增强疗效，尽快缓解症状。

6. 降钙素 + 葡萄糖酸钙

降钙素能够降低骨质的吸收，有刺激成骨细胞的作用，并有镇痛的作用，适用于高转换率骨质疏松症患者，但需配合葡萄糖酸钙，两者口服要间隔 4 小时以上。

［健康处方］

1. 保持活跃的生活方式及定期做运动。根据个人的身体状况做一些负重的运动，如上楼梯和举重，帮助建立骨骼的钙质储备。

2. 保持均衡饮食，以确保摄取足够的钙质及维生素 D。高钙低脂的鲜奶、有骨的鱼类及深绿色的蔬菜都是好的选择。

3. 戒烟。减少或避免饮酒。

4. 如有明确发病原因者，首先应积极治疗原发病，如原发性甲状旁腺功能亢进症、肾上腺皮质功能亢进等。

高脂血症

［常识方］人的血脂包括胆固醇和甘油三酯，当人体脂肪代谢或转运异常，使血浆中胆固醇和（或）甘油三酯增高时，称为高脂血症。脂蛋白是由蛋白质、胆固醇、甘油三酯和磷脂组成的球形大分子复合体，根据脂蛋白密度的大小，可分为乳糜微粒、极低密度脂蛋白、中间密度脂蛋白、低密度脂蛋白和高密度脂蛋白 5 类。乳糜微粒不能进入动脉壁，一般不致动脉粥样硬化，但易诱发胰腺炎，极低密度脂蛋白升高是冠心病的危险因子，低密度脂蛋白容易进入动脉壁，沉积于动脉内膜，因而有导致动

脉粥样硬化的作用，高密度脂蛋白有利于促进外周组织移除胆固醇，从而可防止动脉粥样硬化的发生，称为抗动脉粥样硬化因子。临床诊断高脂血症常常是通过血液检查发现的，其诊断标准为胆固醇 >5. 72 毫摩尔/升、甘油三酯 >1. 7 毫摩尔/升。其临床表现随升高血脂不同而不同，主要有皮肤、肌肉、关节等处的黄色瘤，动脉粥样硬化，多数患者可合并肥胖、糖尿病、胰岛素抵抗、高血压及高尿酸血症，部分患者因高血脂诱发急性胰腺炎。

[用药黄金搭档]

1. 考来烯胺 + 烟酸

考来烯胺通过阻止胆酸或胆固醇从肠道吸收，使其从粪便排出，促进胆固醇降解，从而降低血胆固醇。烟酸能够降低甘油三酯酶的活性，减少肝脏极低密度脂蛋白的合成，进而减少中间密度脂蛋白和低密度脂蛋白的合成，同时有抑制肝细胞合成胆固醇的作用，其严重副作用是消化性溃疡和肝功能损害，因此患者服药期间应定期复查肝功能。以上两种药物联合适用于血胆固醇、甘油三酯和低密度脂蛋白均增高的混合型高脂血症，效果较好。

2. 非诺贝特 + 考来替泊

非诺贝特为氯贝丁酯类药物，通过抑制脂肪组织水解，使肝脏极低密度脂蛋白合成和分泌减少，并能加速甘油三酯和极低密度脂蛋白的分解，因而可降低血中甘油三酯、极低密度脂蛋白、低密度脂蛋白和胆固醇，肝功能不全、孕妇、哺乳期妇女忌用。考来替泊为胆酸螯合树脂类降脂药，能阻止肠道吸收胆固醇，促进胆固醇降解和从粪便排出，因而有降低血胆固醇的作用。上述两种药物有互补作用，主要用于混合型高脂血症患者。

[健康处方]

1. 树立信心，坚持长久饮食控制治疗。

2. 肥胖患者应适当减轻体重，标准体重为女性（身高 -105）千克、男性（身高 -100）千克。

3. 低脂饮食，少吃鱼子、动物内脏、乳制品、螃蟹、虾等含胆固醇较高的食物，多吃鱼、水果、蔬菜、蒜等能够降低胆固醇的食物。

4. 运动可增加体内胆固醇的降解，因此应根据自身情况选择步行、慢跑、体操、骑车、游泳等运动方式，长期坚持。

5. 继发性血脂异常者应积极治疗原发病，如降血糖、补充甲状腺素等等。

甲状腺功能亢进症

[常识方] 甲状腺是人体最大的内分泌腺体，其分泌的甲状腺素分 T3 和 T4 两种，具有重要的生理作用，主要有产热作用，诱导蛋白质合成，促进脂肪合成和降解，促进葡萄糖在肠道的吸收，维持大脑的正常发育和功能活动，促进全身的生长发育等。当某些原因使甲状腺功能增强时，分泌过多的甲状腺素所致的临床综合征即称为甲状腺功能亢进，简称甲亢。临床最多见的类型为 Graves 病，又称毒性弥漫性甲状腺肿，其与自身免疫、遗传、细菌、病毒感染等有关。本病多见于女性，各年龄均可发病，以 20～40 岁妇女多见，起病较慢，主要表现有怕热、多汗、消瘦、乏力、食欲亢进、大便次数增多、脾气暴躁、多言好动、记忆力减退、有时有幻觉、心悸、手足颤抖等，女性常有月经稀少或闭经，男性有阳痿和乳房发育，有的患者出现突眼即睑裂增宽、眨眼减少、眼球活动障碍，另外特别提出老年性甲亢患者表现为神志淡漠、反应迟钝、便秘、食欲减低、嗜睡等，称为淡漠型甲状腺功能亢进症。当然，对所有怀疑甲亢患者必须检查甲状腺功能。

[用药黄金搭档]

1. 甲巯咪唑 + 普萘洛尔 + 复合维生素 B

甲巯咪唑为咪唑类抗甲状腺药物，能够抑制甲状腺素的合成，同时可有免疫抑制作用，副作用包括皮疹、血白细胞减少、药物性甲减、中毒性肝炎及关节疼痛等，因此用此类药物者必须定期复查血象，如白细胞总数低于 3.0伊109/升时应考虑停药观察。普萘洛尔为 β_ 受体阻滞剂，能够减慢心率，同时还能抑制 T4 转变为 T3，因而能够控制患者焦虑不安、心悸、震颤、心跳过速等症状，支气管哮喘患者禁用。上述 3 种药物一方面抑制甲状腺素的合成，一方面控制症状，同时复合维生素 B 还有营养作用，是最合理搭配。

2. 丙硫氧嘧啶 + 美托洛尔 + 复合维生素 B

丙硫氧嘧啶为硫脲类抗甲状腺药物，其主要作用是通过各种关口抑制甲状腺素的合成，另外还有阻滞 T4 转变为 T3 的作用，不宜用于周围血白细胞低于 3.0伊109/L 或对该药物有过敏反应的患者。美托洛尔为 β_ 受体阻滞剂，能抑制 T4 转变为 T3，同时可以减慢心率，控制患者心悸等症状，但它的选择性高，因此适用于有支气管哮喘的患者，即不能用心得安的患者。上述3种药物适用于下列情况：①症状较轻，甲状腺轻至中度肿大者。②20岁以下青少年及儿童、老年患者。③妊娠妇女。④甲状腺次全切除后复发，又不适于反射性碘治疗者。⑤手术治疗前准备。⑥辅助放射性碘131治疗。

3. 丙硫氧嘧啶＋甲状腺片＋复合维生素B

甲状腺片可补充甲状腺素，主要是对于减药期间的患者，避免甲状腺肿和突眼加重，其与丙硫氧嘧啶合用可降低甲状腺自身抗体和减少甲亢的复发率。无论应用何种药物，患者都应坚持规律、足疗程用药，不可根据自我感觉随便减药，应根据甲状腺功能决定。

［健康处方］

1. 适当休息，缓解精神紧张，对睡眠障碍者可适当应用安定等镇静药物。

2. 补充足够的热量和营养，多吃牛奶、鸡蛋、瘦肉等高蛋白食物，年轻患者还需多吃脂肪类食物。

3. 多吃水果、蔬菜等含维生素丰富的食物，少吃辣椒、葱、姜、蒜等辛辣食物。

4. 减少碘的摄入，少吃海带、海虾、海鱼及含碘盐。

5. 禁烟酒，少饮浓茶、咖啡等刺激性饮料。

急性气管、支气管炎

［常识方］病毒或细菌感染、物理或化学性刺激或过敏因素对气管、支气管黏膜所造成的炎症反应称急性气管、支气管炎。在健康成年人由病毒引起者多见，鼻窦炎或扁桃体炎症的分泌物吸入气道也可引起气管炎症，过冷空气、花粉、粉尘及某些刺激性气体均易引起本病。病人往往于受凉、劳累后先有鼻塞、流涕、咽痛、声嘶、喷嚏、全身酸痛、发热等上呼吸道感染症状，即之出现逐渐加重的咳嗽，带痰者可有痰液由黏液性转为黄色脓性，剧咳者伴有恶心、呕吐和胸腹肌肉痛，有的病人由于支气管痉挛而出现喘憋。

［用药黄金搭档］

1. 喷托维林＋左氧氟沙星＋阿司匹林

喷托维林为镇咳药，主要用于咳嗽无痰的患者。左氧氟沙星为氟喹诺酮类抗菌药，主要用于敏感细菌所致的呼吸道感染，对本品过敏者、孕妇及小儿忌用，肾功能受损者慎用。阿司匹林是退烧药，同时亦有一定的抗炎作用，哮喘患者慎用，孕妇禁用。上述 3 种药物主要用于敏感细菌感染伴干咳、发热的病人，标本兼治，疗效肯定。

2. 罗红霉素 + 棕色合剂 + 阿司匹林

罗红霉素为大环内酯类抗生素，是一种抗菌范围较广的抗菌药，尤其对支原体感染者效果最佳，对本品过敏者禁用，肝功能不全者、孕妇、哺乳期妇女慎用。棕色合剂为甘草的浸膏剂，同时具有止咳、化痰、祛痰的作用，而且价格便宜。阿司匹林主要还是用于退热。这 3 种药物主要用于支原体感染引起的痰较多的患者，效果较好。

3. 氨茶碱 + 沐舒坦 + 阿莫西林

氨茶碱能够解除支气管因炎症刺激而引起的痉挛，即具有解痉、平喘的作用，疗效肯定，急性心肌梗死、严重冠状动脉硬化、低血压、休克者禁用，儿童对本药敏感性高，易致惊厥，应在医生指导下用药。沐舒坦又名盐酸氨溴索，能促进呼吸道黏液的分泌及排出，因此有润滑祛痰的作用。阿莫西林为半合成青霉素，又名羟基氨苄西林，是广谱抗生素，但对于肺炎双球菌的杀灭作用强，用于治疗下呼吸道感染。因此上述药物联合适用于治疗肺炎双球菌所致的支气管炎，同时伴有喘息、咳嗽、痰较多且黏稠不宜咳出者。

4. 吗啉胍 + 维生素 C + 祛痰灵

吗啉胍为广谱抗病毒药，对甲型、乙型流感病毒及各种呼吸道病毒均有较好的作用，可以预防和治疗病毒引起的呼吸道感染。维生素 C 亦具有一定的抗病毒作用，且可以增加气管黏膜的抗病能力。祛痰灵又称鲜竹沥，具有祛痰、止咳、化痰的作用。上述 3 种药物主要适用于病毒感染引起的急性支气管炎，伴咳嗽咳痰者，效果理想。

［健康处方］

1. 适当休息，避免劳累、熬夜。
2. 戒烟酒，多饮水。
3. 注意饮食，多食富含维生素和蛋白质的食物，加强营养。
4. 适当增加衣物，避免再次受凉。
5. 经常室内开窗通风，保持空气清新，可适当消毒。
6. 平时注意锻炼身体，增强身体抵抗力。

慢性支气管炎

[常识方] 慢性支气管炎是多种原因导致的气管、支气管黏膜及其周围组织的慢性非特异性炎症，表现为反复发作的咳嗽、咳痰，有的病人还伴有喘憋，多在寒冷季节加重，后期可无明显季节性，出现全年发病。目前认为慢性支气管炎的病因包括大气中的有害气体如二氧化硫、二氧化氮、氯气等对支气管黏膜的损伤，吸烟、各种病毒与细菌的反复感染、过敏及遗传等自身因素均可造成支气管黏膜的炎症，久而久之使支气管的自身保护装置受损，管腔变得僵硬或发生塌陷，失去弹性，从而进一步影响呼吸功能。病人慢性起病，病程较长，开始症状轻微，吸烟、感冒、劳累、气候变化均可使病情加重，夏天气候转暖时可逐渐减轻或缓解，典型表现为：①咳嗽。一般早晨较重，白天较轻，晚间睡觉前有阵发性咳嗽。②咳痰。多为早晨起床或体位变换引起的刺激性咳痰，痰液为白色黏液，伴有严重细菌感染时痰液变黄，为脓痰，同时咳嗽症状也加重。③喘息或呼吸急促。由于严重刺激，病人支气管发生痉挛而出现喘息，严重者病人自己可听到"拉喉"声。根据病人是否伴有喘息症状，慢支又分为单纯型和喘息型两型。根据临床表现即病情轻重又分为 3 期：①急性发作期。指在 1 周内出现脓性或黏液脓性痰，痰量较前明显增多，或伴有发热等炎症表现，或咳、痰、喘症状中任意一项加重。②慢性迁延期。指有不同的咳、痰、喘症状持续 1 个月以上。③临床缓解期。指经治疗症状基本消失或偶有轻微咳嗽、咳痰，保持 2 个月以上，该期病人的病情相对稳定，不需服用抗生素等治疗，只需进行健康生活指导，避免诱发因素使病情加重。

[用药黄金搭档]

1. 阿莫西林 + 氯化铵合剂 + 沙丁胺醇

阿莫西林为半合成青霉素类药物，其抗菌谱较广，对革兰氏阳性和阴性细菌都有杀灭作用，适用于慢性感染的长期用药。氯化铵合剂为祛痰药，能引起呼吸道分泌液增多，使痰液变稀易于咳出，同时还有止咳、平喘的作用，消化道溃疡病和肝肾功能不良者慎用。沙丁胺醇对支气管选择性较强，能够解除支气管痉挛，从而有平喘的作用，而且其增强心率的副作用较轻，适用于心率较快的患者。上述药物联合适用于慢性喘息性支气管炎处于迁延期的患者，药物搭配合理，经临床证实效果较好。

2. 氧氟沙星 + 溴己新 + 舒弗美

氧氟沙星为喹诺酮类抗生素，通过干扰细菌合成而起杀菌作用，主要用于革兰阴性菌的感染，因此类药物对幼年软骨造成损害，所以 18 岁以下未成年人和孕妇及哺乳期妇女禁用。溴己新能够降低痰液的黏滞性，使痰液变稀易于咳出，另外还具有镇咳的作用，消化性溃疡和肝功能不良者慎用。舒弗美即氨茶碱，可以解除支气管痉挛，具有平喘作用。以上药物适用于对青霉素过敏、慢性迁延期喘息性支气管炎患者，效果确凿。

3. 头孢拉定 + 博力康尼 + 舒弗美 + 沐舒坦

头孢他定为第三代头孢类抗生素，对革兰氏阴性杆菌具有强大的杀灭作用，属广谱抗菌药，故适用于杆菌所致的严重下呼吸道感染，而且对肾脏损害副作用较小。沐舒坦又名盐酸氨溴索，能促进呼吸道黏液的分泌及排出，因此有润滑祛痰的作用，同时还能保护支气管黏膜的排菌、湿润作用，尤适用于慢性支气管炎患者。博力康尼能选择性地扩张支气管，即具有解痉、平喘的作用，与氨茶碱合用可增强平喘力度。上述药物适用于慢性喘息性支气管炎急性加重期的严重感染，同时具有消炎、增强气管抵抗力、解痉、平喘的作用。

4. 阿奇霉素 + 氨茶碱 + 溴己新

阿奇霉素为大环内酯类抗生素，是广谱抗菌药，但特别适用于支原体感染的患者，也适用于对青霉素过敏患者的替代治疗，肝病患者及妊娠期患者不宜应用。溴己新具有稀释痰液作用，适用于痰液黏稠不易咳出的患者。上述药物用于支原体感染诱发的急性发作期慢性喘息性支气管炎患者，也适用于对青霉素类药物过敏的急性期患者。

［健康处方］

1. 吸烟者首先应戒烟，因为吸烟是慢支公认的最主要的发病原因。

2. 加强耐寒锻炼，如用冷水洗脸，做适当的体育锻炼，如太极拳、散步、定量行走，提高运动耐力。

3. 室内注意通风，保持空气清新，避免烟雾、有害气体及粉尘的吸入，减少对支气管的不良刺激。

4. 寒冷天气注意及时添加衣物，采取保暖措施，避免受凉。

5. 加强营养，讲究个人卫生，生活规律，保持良好的心理状态。

阻塞性肺气肿

［常识方］阻塞性肺气肿是指由于各种原因引起的呼吸细支气管、肺泡管、肺泡囊和肺泡的弹性减退，从而使吸入气体不能及时有效排出，存留于肺内导致肺过度膨胀、充气，容量增大，长时间引起气道壁破坏，使肺失去弹性，不能有效回缩，就像长期充气的气球，放气后也不能完全回缩一样，这样吸入的气体就不能有效地进行交换，发生缺氧即导致气道阻塞。引起慢性支气管炎的因素如感染、吸烟、大气污染、职业性粉尘、过敏和有害气体的长期吸入等均可破坏细小的支气管和肺泡管，膨胀的肺泡压迫其上的血管，使肺血液供应减少，影响吸入气体的氧气交换，使病人发生慢性缺氧。另有报道，肺气肿的发生与遗传因素有关。肺气肿病人主要症状是在咳嗽、咳痰、喘息基础上出现的呼吸困难，由最初的在劳动、上楼、爬坡时出现的气促，逐渐发展为静息时也感呼吸困难。如合并急性感染，呼吸道分泌痰液增多，加重气道阻塞，可进一步影响气体交换，加重缺氧，严重者出现口唇发紫、头痛、爱睡觉、神志恍惚等呼吸衰竭的症状，此时应到医院进行正规治疗。肺气肿病人拍片时如发现双肺由于过多气体积聚而出现透亮度增加，则有助诊断。

［用药黄金搭档］

1. 头孢噻肟钠＋异内托溴铵＋沐舒坦

头孢噻肟钠为第三代头孢菌素，系广谱抗生素，对革兰氏阴性杆菌所致严重感染较敏感。异丙托溴铵是溴化异丙托品气雾吸入剂，可松弛支气管平滑肌，部分缓解气道阻塞症状，定量吸入后，作用可持续 4~6 小时，副作用小，长期用药无耐药现象发生，为阻塞性肺气肿的首选药物。沐舒坦又名盐酸氨溴索，能促进呼吸道黏液的分泌及排出，保持呼吸道通畅，避免继发感染加重，同时还能保护支气管黏膜的排菌、湿润作用，增加肺泡表面活性物质的合成，有利于维持肺泡的弹性。上述 3 种药物从抗炎、扩张支气管、通畅支气管 3 个方面同时作用，治疗效果较理想，且无明显副作用。

2. 甲硝唑＋头孢噻肟钠＋溴己新＋沙丁胺醇＋异丙托溴铵

甲硝唑又称灭滴灵，对革兰氏阳性和阴性厌氧菌有强大的抗菌作用，头孢噻肟钠为第三代头孢类抗菌药，其对革兰氏阴性细菌具有较好的杀灭作用，两者联合有合并抗菌作用，即能增加杀灭细菌的种类。异丙托溴铵为抗胆碱能药物，能扩张支气管，使气道通畅，沙丁胺醇也有扩张支气管的作用，但其作用环节与异丙托溴铵不同，故联合应用可产生相加作用。溴己新具有祛痰止咳作用。上述药物搭档可产生很好的相加作用，增强灭菌和通畅气道效果，可谓黄金搭配。

3. 阿米卡星 + 头孢哌酮 + 氨茶碱 + 氨溴索

阿米卡星为氨基甙类抗生素，是静止期杀菌剂，头孢哌酮为第三代头孢菌素，对繁殖期细菌具有较强的杀灭作用，因此这两种药物联合可增强灭菌活性，对较严重的混合菌感染或单用一种抗生素无效的病人是理想的选择。加之氨茶碱和氨溴索的解痉、平喘和止咳、祛痰作用，短期用药可很好地控制炎症，减少二次感染的机会。

［健康处方］

1. 树立信心，避免不良刺激及情绪紧张、激动，家属应理解病人，鼓励病人配合治疗。

2. 保持居住环境卫生、空气清新，定期室内通风、消毒。

3. 注意个人卫生，保持皮肤、口腔清洁。

4. 注意保暖，避免受凉及感冒。

5. 根据病人自身情况进行适当的体育锻炼，如练习腹式呼吸锻炼呼吸肌。但应注意休息，避免劳累。

6. 戒烟酒。

7. 合理饮食，多吃富含维生素和蛋白质的食物，宜清淡易于消化，保持大便通畅。多饮水，保持痰液稀薄易于咳出，可在家属协助下排痰。

8. 有条件者可进行长期家庭氧疗，流量为 1. 5～2. 5 升/分，持续时间每日不应少于 15 小时，包括睡眠时间。

支气管哮喘

［常识方］支气管哮喘是气道的一种慢性炎症，有各种炎性细胞参与，这种炎症使患者气道对各种刺激反应特别敏感，称气道高反应性，一遇到诱发因素即出现气管的痉挛、变窄，从而使气体进出气道受阻，发生呼吸困难，此气道受阻是可逆的，即可自行缓解或经治疗后缓解，具有突发突止的特点，个别严重哮喘呈持续状态，难以缓解，治疗不及时有生命危险。目前认为哮喘是一种有明显家族聚集倾向的基因遗传病，吸入花

粉、动物毛屑、尘螨，感染，食入鱼、蟹、蛋类、牛奶等易过敏食物，空气温度、湿度改变，精神紧张、情绪激动，剧烈运动，服用某些药物如阿司匹林、普萘洛尔，妊娠，女性月经等均可成为哮喘的激发因素，因此哮喘患者遇有较明确诱发因素时必须尽可能避免，减少哮喘发作。典型的支气管哮喘发作前先有打喷嚏、流涕、咳嗽、胸闷等先兆症状，如不及时处理可进一步发展为严重的喘息性呼吸困难，患者被迫坐起，口唇发紫，干咳或咳大量白色泡沫样痰，严重患者可发生意识障碍，需及时抢救。另有几种特殊类型的哮喘，一种称为咳嗽变异型哮喘，患者无明显原因地出现咳嗽，持续 2 个月以上，常于夜间和凌晨发作，运动、冷空气等诱发加重，抗生素或止咳、祛痰药治疗无效，气道反应性测定存在气道高反应性。还有一种叫运动性哮喘，或称运动诱发性哮喘，即患者在剧烈运动后 1～10 分钟内出现咳嗽、胸闷、喘憋等气管痉挛表现，可自行缓解，多见于青少年。所有哮喘患者均应该选择合理的长期治疗方案，尽量减少哮喘发作的次数，以免造成肺功能的难以逆转的损害。

[用药黄金搭档]

1. 喘乐宁＋舒弗美

喘乐宁即沙丁胺醇的雾化溶液，吸入后能直接激动气管上的 $\beta2$ 受体，扩张支气管，但长期应用容易使该受体脱敏，数量减少，可增多哮喘发作次数，因此患者应在出现症状时及时应用，即按需使用。舒弗美是氨茶碱的另一种剂型，可以缓慢释放，因此服用次数少，较方便，药效持续时间长。以上两种药物主要用于每周哮喘次数发作小于 1 次的轻度哮喘患者的长期治疗，效果理想，副作用小。

2. 博力康尼＋优喘平＋普米克

博力康尼又称特布他林，是口服的 $\beta2$ 受体激动剂，能松弛支气管肌肉，扩张支气管，解除支气管痉挛，应按需服药。优喘平是氨茶碱的控释片，以不同的机理扩张支气管，疗效肯定，服用更方便，每日只需 1 次，可明显延长作用时间，并能很好地维持有效血药浓度，对夜间哮喘发作者特别适用。普米克为糖皮质激素类药物，是最有效的治疗支气管哮喘的药物，能降低气道对各种不良刺激的反应性，减轻炎症反应，除急性发作者，对长期预防者多采用喷剂，可明显减少全身用药的副作用，患者喷后漱口可减少口腔真菌的感染。上述药物主要用于每日有症状，夜间哮喘发作大于每周 1 次，且哮喘发作影响患者睡眠和休息的中度哮喘患者。普米克应每天定量使用，避免不必要的大量使用，可减少副作用。

3. 丙卡特罗 + 舒弗美 + 必可酮 + 异丙托溴铵

异丙托溴铵是溴化异丙品气雾吸入剂，可松弛支气管平滑肌，部分缓解气道阻塞症状，定量吸入后，作用可持续 4～6 小时，副作用小，长期用药无耐药现象发生。丙卡特罗为 β2 受体激动剂，是控释片，主要作用仍是扩张支气管，解除气管痉挛，延长作用时间，它与异丙托溴铵联用有相加作用，可增强扩张支气管的疗效。舒弗美为氨茶碱的缓释剂，主要作用也是扩张支气管。必可酮为糖皮质激素类喷雾剂，与丙卡特罗联用可减少口腔真菌感染、声音嘶哑和刺激性咳嗽等副作用。上述 4 种药物适用于哮喘发作频繁、严重影响睡眠、体力活动受限的重度支气管哮喘患者，且上述药物必须规律服用，激素用量要大，以最大限度减少哮喘发作，改善生活质量。

［健康处方］

1. 病人及其家属应充分了解哮喘的基础知识如常见发病原因，了解发作时的基本处理，如禁止背或抱病人，应让病人平躺，解开衣领，有条件者立即吸氧。

2. 树立战胜疾病的信心，只要恰当预防，支气管哮喘病人会与正常人一样生活。

3. 保持室内空气清新，避免应用有刺激性气味的喷洒剂、杀虫剂、蚊香等。

4. 加强体育锻炼，增强抗病力，天气变化注意保暖，避免感冒诱发哮喘发作。

5. 饮食宜清淡，进食易消化营养丰富的食物，牛奶、葱、蒜、韭菜、香菜、鱼、虾、辣椒等有异味的食物容易诱发哮喘，食用时应注意。

6. 绝对戒烟、酒。

7. 生活有规律，保持乐观、向上的情绪，避免焦虑以及重大不良事件的刺激。

8. 随时携带哮喘急救药品，定期更换，以免过期或失效。

细菌性肺炎

［常识方］当我们因受凉、劳累以及应用某些抑制人体免疫力的药物时，身体抵抗力下降，各种致病微生物就容易乘虚而入，其中最常见的病

原体就是细菌，占成人各类病原体肺炎的 80%，由细菌引起的肺内炎症称为细菌性肺炎。近几年随着抗生素的大量应用，肺炎的病死率明显降低，但如果治疗不合理则容易诱发二重感染，使细菌耐药率上升，甚至诱发败血症。引起肺炎的细菌因病人年龄、身体基础状况的不同而不同，医院内获得的肺炎主要为绿脓杆菌、不动杆菌、肺炎杆菌、阴沟与产气杆菌为主，而病人在院外感染的肺炎病原体主要为肺炎双球菌、流感嗜血杆菌。肺炎病人的表现是部分发病前有上呼吸道感染史，起病较急，发热常见，多为持续性高热，伴咳嗽，早期为干咳，随病期而出现咳痰，痰量多少不一。随病原菌的不同，痰的性状也不同，金黄色葡萄球菌肺炎为黄色脓性痰，肺炎双球菌肺炎为铁锈色痰，肺炎杆菌肺炎为砖红色胶冻样痰，绿脓杆菌肺炎呈绿色痰，厌氧菌感染者其痰伴臭味。部分病人伴有胸痛、咯血，发热时伴有全身肌肉酸痛、头痛、乏力，重者有惊厥、意识障碍等神经系统症状。患者查血示白细胞总数和（或）中性粒细胞升高，胸片示支气管肺炎表现。

［用药黄金搭档］

1. 头孢呋辛 + 红霉素 + 棕色合剂

头孢呋辛为第二代头孢菌素类抗生素，同时具有抗革兰氏阴性和阳性菌作用，但对革兰阴性菌作用强一点，对肾脏有一定的毒性。红霉素为大环内酯类抗生素，其对革兰氏阳性菌有强大的抗菌作用，因此其与头孢呋辛钠联用可增加抗菌种类，即有联合抗菌作用，增强抗菌力量。棕色合剂是以甘草为主的复合药物，具有良好的止咳、化痰、祛痰作用，临床应用广泛。上述药物联合适用于老年或有基础疾病的非医院获得性肺炎，即社区获得性肺炎。

2. 青霉素 + 氟罗沙星 + 祛痰灵 + 阿尼利定

青霉素为 β_ 内酰胺类抗生素，对革兰氏阳性菌和革兰氏阴性球菌具有较强的杀灭作用。氟罗沙星为氟喹诺酮类抗生素，对革兰阴性菌具有强大的抗菌作用，但其可引起幼年动物的软骨损害，可引起中枢神经系统不良反应，因此 18 岁以下未成年人、孕妇、哺乳期妇女和癫痫病人不宜应用。阿尼利定用于中度以上发热即体温高于 38 益的患者，应注意对高烧患者大剂量肌注可因过多出汗引发虚脱和电解质紊乱。祛痰灵具有止咳、祛痰的作用，是辅助、对症治疗药物。上述药物联合可增加抗菌谱，有相加作用，适用于病情较重、需住院治疗的患者。

3. 头孢曲松钠 + 阿奇霉素 + 溴己新

头孢曲松钠是第三代头孢类抗生素，对革兰氏阳性和阴性菌均有杀灭作用，但对革兰阴性菌的抗菌作用较强，基本无肾脏毒性。阿奇霉素为新一代大环内酯类抗生素，对革兰氏阳性菌具有强大的抗菌作用，因此其与头孢曲松钠联合能增加抗菌谱，有相加作用。溴己新为辅助止咳、祛痰药物，是对症治疗，可减轻患者症状，有利于休息。上述药物适用于医院内获得性肺炎患者，治疗效果理想。

4. 克林霉素 + 头孢噻肟钠 + 甲硝唑 + 急支糖浆

克林霉素对金黄色葡萄球菌和厌氧菌都有良好的抗菌作用，对革兰阴性菌大都无作用。头孢噻肟钠主要对革兰阴性菌具有杀灭作用。甲硝唑具有抗厌氧菌的作用。上述 3 种药物联合对各种细菌有杀灭作用，尤其增强了对厌氧菌的抗菌作用，因此用于吸入性肺炎合并厌氧菌感染的患者。急支糖浆兼具润肺、祛痰、止咳作用，有如虎添翼之功效。

［健康处方］

1. 平素坚持适当的体育锻炼，增强体质，增强抗病能力。

2. 卧床休息，多饮水，多食含维生素和蛋白质丰富的食物，纠正营养不良。

3. 保持室内空气流通，避免烟雾、粉尘及有害气体的刺激，保持一个良好的疗养环境。

4. 卧床者注意勤翻身、拍背，培养有效的咳嗽，帮助痰液排出。

5. 对慢性肺气肿患者可适当应用疫苗来预防感染。

肺炎支原体肺炎

［常识方］ 肺炎支原体是一种能独立生活的最小微生物，能对人致病，主要是呼吸系统疾病。肺炎支原体肺炎就是指感染这种肺炎支原体引起的畸形呼吸道感染伴肺部炎症。此病起病缓慢，多于感染 2～3 周后发病，初期病人有乏力、头痛、咽痛、发冷、发热、肌肉酸痛、食欲减退、恶心、呕吐等，以头痛最明显，发热程度不一，高者可达 39 益，发热可持续 2～3 周，体温正常后尚可遗有咳嗽，伴胸骨下疼痛。2～3 天后出现阵发性刺激性咳嗽，干咳或咳少量黏痰，严重者咳黏液脓性痰，有时痰中带血。极少数病例可伴发脑膜炎、多发性神经根炎等中枢神经症状，有的患者出现精神失常。该种病例的诊断应结合症状、胸片及血清学检查，较

常见的是发病后 2 周约 50% 病人产生抗体，即支原体抗体，查血即可诊断。

［用药黄金搭档］

1. 阿奇霉素 + 急支糖浆 + 阿司匹林

阿奇霉素为大环内酯类抗生素，是近几年应用于临床的新品种，其对革兰氏阳性细菌有强大的抗菌作用，对肺炎支原体也有很好的抑制作用，因此是治疗支原体肺炎的首选药物，且胃肠道反应等副作用较轻。急支糖浆具有祛痰、止咳、润肺的作用。阿司匹林主要用于中度以上发热病人的对症退热。上述药物联合适用于支原体肺炎较严重的患者，效果理想。

2. 红霉素 + 喷托维林 + 赖安匹林

红霉素是最早的大环内酯类抗生素，主要用于治疗耐青霉素的金葡菌感染和青霉素过敏的患者，同时也是支原体肺炎的首选药物，缺点是恶心、呕吐等胃肠道反应明显。喷托维林是镇咳药。赖安匹林为静脉用退烧药。上述药物适用于支原体肺炎伴有干咳的患者。

3. 罗红霉素 + 祛痰灵

罗红霉素为红霉素类衍生物，体内抗菌作用比红霉素强 1 ~ 4 倍，用于革兰氏阳性球菌的感染，也可用于支原体感染。祛痰灵又名鲜竹沥，具有祛痰、止咳作用，临床应用较广，疗效肯定。上述药物适用于支原体肺炎感染并咳嗽、咳痰者。治疗需持续 2 ~ 3 周，以免复发。

［健康处方］

1. 平时注意适当锻炼身体，避免劳累，增强身体抵抗力。

2. 随气候变化增减衣物，注意保暖，避免受凉、感冒。

3. 严重者应卧床休息，发热者可多饮水。

4. 室内注意通风，保持空气清新。5. 加强营养，多食富含维生素的食物。

急性上呼吸道感染

［常识方］急性上呼吸道感染简称"上感"，俗称"感冒"，是指鼻腔、咽或喉部的急性炎症，是最常见的一种呼吸道传染病，全年皆可发病，但以冬春季节多发，可通过含有病毒的飞沫或被污染的用具传播，因感染该种病毒后人体产生的免疫力持续时间短暂，故一个人一年可有多次发病。急性上呼吸道感染 70% ~ 80% 为病毒感染引起，主要有流感病毒、

副流感病毒、腺病毒、鼻病毒、呼吸道合胞病毒等，如不经及时治疗或病人抵抗力较低时容易继发细菌感染，以溶血性链球菌为多见。根据临床表现不同，可分为 5 型：①普通感冒俗称"伤风"，又称急性鼻炎或上呼吸道卡他症。起病较急，初期有咽部发痒、发干或烧灼痛，同时或数小时后出现喷嚏、鼻塞、流清水样鼻涕，鼻涕渐变稠，一般无发热或仅有低热、头痛。②病毒性咽炎和喉炎。表现为咽部发痒和灼热感，当有吞咽疼痛时常提示继发链球菌感染。③喉炎。表现为声嘶、讲话困难、咳嗽时疼痛，常有发热或咳嗽。④疱疹性咽峡炎。多于夏季发作，表现为明显咽痛、发热。⑤细菌性咽扁桃体炎。起病急，表现为明显咽痛、畏寒、发热，体温可高达 39 度以上。应引起大家注意的是感冒如治疗不当或忽视，容易并发气管支气管炎，继发风湿病、急性肾小球肾炎、病毒性心肌炎等。

[用药黄金搭档]

1. 青霉素 + 维生素 C + 对乙酰基酚

青霉素为 β_ 内酰胺类抗生素，具有杀菌力强、毒性低、价格低廉、使用方便等优点，主要用于革兰氏阳性菌、革兰氏阴性球菌等，用前需做皮试，对其过敏者禁用。对乙酰基酚为解热镇痛药，可对症治疗发热、头痛。维生素 C 具有辅助抗病毒、抗炎作用。因此上述药物适用于细菌性咽炎、扁桃体炎合并发热的患者，效果确切，是老牌药。

2. 银翘解毒片 + 阿莫西林

银翘解毒片为中成药，含有金银花、薄荷、桔梗、甘草、连翘等，具有清热解毒功能，用于感冒引起的发热、头痛、咳嗽、咽喉疼痛等。阿莫西林为广谱半合成青霉素，适用于敏感细菌引起的呼吸道感染。上述两种药物用于上呼吸道病毒感染又继发细菌感染的患者，同时有抗病毒和抗细菌的作用。

3. 穿虎宁 + 头孢噻肟钠 + 阿司匹林

穿虎宁的主要成分为穿心莲，具有广泛的抗炎作用。头孢噻肟钠为第三代头孢类抗生素，主要用于革兰阴性菌的感染。阿司匹林具有退热作用。上述 3 种药物用于较严重的病毒合并细菌感染，且有发热的患者。

4. 苦甘冲剂 + 头孢羟氨苄

苦甘冲剂是中成药，用于风热感冒引起的鼻塞、流涕、头痛等症状，对风寒感冒引起的患者不适用。头孢羟氨苄为头孢类抗生素，用于敏感细菌引起的呼吸道感染，上述药物主要用于感冒时间相对较长，考虑合并细菌感染，但症状较轻的患者。

［健康处方］

1. 感冒者应适当休息，以免机体抵抗力进一步降低而诱发细菌感染。

2. 注意室内通风，保持空气清新。

3. 忌烟，多饮水，食用易消化、含维生素丰富的食物。

4. 注意必要的防护措施，如不要直接对着人讲话、咳嗽，以免将病毒传染给抵抗力较低的儿童、老人等。

5. 坚持有规律的适合个体的体育活动，增强体质，生活有规律。

慢性肺源性心脏病

［常识方］人的心脏分左右房室，人体血液循环是全身血液流回右心室，经右心室射入肺动脉，肺动脉血流入肺静脉，然后肺静脉血流入左心室，最后左心室将血液泵到全身开始新的循环。胸廓、肺或肺动脉血管慢性病变可引起肺循环的阻力增加，肺循环阻力增加进而导致肺动脉压力增高，右心室长期需要克服很大的压力才能将血液射入肺动脉，久而久之即发生右心室肥厚、扩大，最后出现右心室衰竭的症状，此即慢性肺源性心脏病，简称"肺心病"，在我国是常见病、多发病。肺心病比较常见的病因有慢性支气管炎、支气管哮喘、肺结核、弥漫性肺间质纤维化、尘肺、皮肌炎、脊柱侧弯、胸廓畸形、过度肥胖及睡眠呼吸暂停综合征等。病人表现随病期不同而不同，当心功能尚能代偿时，病人表现在原有疾病基础上出现乏力、呼吸困难，但此时病人的胸廓前后径已较以前有所增加，称为桶状胸。随病情发展，病人的心脏功能已不能满足需要，即到了失代偿期，病人出现呼吸衰竭，全身由于缺氧变紫，胸闷、呼吸困难进一步加重，严重者出现烦躁、精神异常、嗜睡等神经障碍症状，称为肺性脑病，此外心衰表现如腹胀、心律失常、食欲差、腹痛等都将出现。当然确诊还需要拍胸片检查肺动脉和心脏病变情况。

［用药黄金搭档］

1. 抗生素

许多肺心病患者合并急性肺部感染，有效地控制感染是十分重要的治疗措施。抗生素的应用应足量、联合用药。危重患者要静脉给药。10～14

天为一疗程，最好做药敏实验，选用针对性强的抗生素进行特效性治疗。

（1）交沙霉素：每次0.4克，1日3次，口服。

（2）复方新诺明：成人每次2片，1日2次，口服。

（3）头孢氨苄：每次0.5克，1日3次，口服。

（4）环丙沙星：每次0.5克，1日2次，口服。

（5）氨苄西林：每次4~6克，加入到0.9%氯化钠注射液500毫升中，静脉滴注，每日1次。

（6）头孢唑啉：肌肉注射。每次0.5~1克，每日3次。

（7）头孢哌酮：每次2~4克，加入到0.9%氯化钠注射液300毫升中，静脉滴注，每日1次。

（8）头孢在嗪：每次2~4克，加入到0.9%氯化钠注射液300~500毫升中，静脉滴注，每日1次。

2. 呼吸兴奋剂

肺性脑病患者可酌情用呼吸兴奋药，常用配方如10%葡萄糖注射液中加入尼可刹米2毫升装（每支0.375克）4~6支、氨茶碱0.25~0.5克、地塞米松5~10毫克，静脉滴注，根据病情调节滴速。

3. 利尿剂

肺心病心衰者可酌情使用利尿剂，应用原则是缓慢、短程、小量，避免利尿过速产生电解质紊乱等不良后果，常采用排钾与保钾利尿剂合用。常用的利尿剂有：（1）氢氯噻嗪：每次25毫克，1日1~3次，口服。

（2）氨苯蝶啶：每次50毫克，1日1~3次，口服。

（3）螺内酯：每次20毫克，1日1~3次，口服。

（4）呋塞米：每次20毫克，1日1~3次，口服或肌肉注射。

4. 强心剂

肺心病患者由于心肌缺氧，对洋地黄的耐受性低，易引起中毒反应，出现心律失常，因此应选用作用迅速、排泄快的强心剂，剂量应为常规用量的1/2~1/3。

（1）毛花苷C：0.2~0.4毫克，加入到25%葡萄糖注射液20~40毫升中，缓慢静脉注射。

（2）毒毛花苷K：0.125毫克，加入到25%葡萄糖注射液20~40毫升中，缓慢静脉注射。

5. 血管扩张剂

如果心衰控制不理想时可考虑使用血管扩张剂，它能够减轻心脏的前后负荷，降低肺动脉压，从而缓解心力衰竭。可选用的药物有：

（1）硝苯地平：每次 10 毫克，1 日 3 次，口服。

（2）卡托普利：每次 12.5~25 毫克，1 日 2~3 次，口服。

（3）硝酸异山梨酯：每次 20 毫克，1 日 3 次，口服。

（4）硝普钠：每次 25 毫克，加入到 5% 葡萄糖注射液 500 毫升中，静脉滴注，需注意观察，防止血压过低。

（5）酚妥拉明：每次 10 毫克，加入到 10% 葡萄糖注射液 250 毫升中，缓慢静脉滴注。

6. 祛痰剂

（1）3% 氯化铵棕色合剂：每次 10 毫升，1 日 3 次，口服。

（2）氯化铵：每次 0.68 毫克，1 日 3 次，口服。

（3）溴己新：每次 8~16 毫克，1 日 3 次，口服。

7. 解痉平喘剂

（1）氨茶碱：每次 0.18 毫克，1 日 3 次，口服。

（2）妥洛特罗：每次 0.5~2 毫克，1 日 2~3 次，口服。

（3）沙丁胺醇：每次 2~4 毫克，1 日 3 次，口服。

（4）克仑特罗：每次 40 微克，1 日 3 次，口服。

（5）特布他林（博利康尼）：成人每次口服 2.5~5 毫克，1 日 3 次，饭后服用。皮下注射每次 0.25 毫克，如果 15~30 分钟无明显临床改善，可重复注射一次，但 4 小时中总量不能超过 0.5 毫克。气雾吸入剂，用时取下保护盖，充分振摇使其混匀，再将接口处放在双唇间，通过接口端平静吸气，在吸气的同时按压气雾剂顶部，使之喷药，经口缓慢和深深吸入，尽可能长地屏住呼吸，最好 10 秒钟，然后再呼气。每次 1~2 喷，每喷约 0.25 毫克，每 6 小时一次。严重病人可增至 6 喷，一日最大剂量不超过 24 喷。

[健康处方]

1. 病人应熟悉肺心病的基本知识，学会自我护理，克服焦虑、抑郁状态。

2. 戒烟酒。

3. 定期室内开窗通风，保持空气清新，避免煤烟等有害和刺激性气体的吸入。

4. 合理饮食，多吃富含维生素及高蛋白、易消化的食物，如鱼、新鲜蔬菜、水果、豆腐、鸡蛋、瘦肉等。

5. 合并水肿、尿少时应注意限制水、盐的摄入，应用利尿剂者多吃含钾食品，如橘子、香蕉、鲜蘑菇等，以免发生低钾。

6. 寒冷季节或气候骤变时，注意保暖，防止受凉感冒，预防呼吸道感染。

7. 有计划地进行适当的体育锻炼，如散步、慢跑等，以不引起劳累为度。缓解期可锻炼腹式呼吸即用鼻吸气，用口呼气。

8. 有条件的患者应长程家庭低流量氧疗。

慢性肾功能衰竭

[常识方] 慢性肾功能衰竭是指由原发病或继发性慢性肾脏疾患所致的进行性肾功能损害而出现的一系列症状或由代谢紊乱组成的临床综合征。在我国慢性肾功能衰竭主要是慢性肾小球肾炎引起，继发性因素依次是高血压、糖尿病、狼疮性肾炎，另外乙肝相关性肾炎有逐年增多的趋势。临床上将慢性肾功能衰竭分为 4 个阶段：①肾功能不全代偿期。此期患者一般无临床症状，血肌酐（Scr）＜133 微摩尔/升。②肾功能不全失代偿期。此期病人可出现轻度贫血、乏力、夜尿增多，血肌酐 133～221 微摩尔/升。如果病人感染、疲劳、进食蛋白质过多、服用对肾脏有损害的药物可使症状加重，病情进展。③肾功能衰竭期——尿毒症早期。病人贫血进一步加重，恶心、呕吐等消化道症状明显，可出现轻度酸中毒和钙磷代谢紊乱，血肌酐 221～442 微摩尔/升。④肾功能衰竭终末期———尿毒症晚期。病人贫血明显，严重恶心、呕吐，并出现各种神经系统并发症，体内水、钾、钠、氯等代谢紊乱，血肌酐＞442 微摩尔/升。由于肾脏是人体排出各种毒物的主要器官，因此当其功能丧失后，人体内毒物难以排出，积聚体内将影响到人的各个器官和系统，临床表现复杂多样：①水、电解质、酸碱平衡紊乱。肾脏基本功能是调节水、电解质和酸碱平衡，随着肾功能的一步步恶化，人体水排出逐渐减少，形成水潴留、钠潴留、高血钾、血磷升高、低血钙、低血镁以及代谢性酸中毒。②糖、脂肪、蛋白质和氨基酸代谢障碍。随着肾功能下降，肾脏对胰岛素清除率亦随之下降，加之病人进食减少，故可发生低血糖；慢性肾衰时

病人蛋白质、氨基酸合成下降而分解增加，表现为营养不良，伤口难以愈合，并增加感染机会。③消化系统症状。在慢性肾衰病人表现最早，如厌食、腹胀、恶心、呕吐、腹泻，此外消化道出血十分常见，病人表现为呕血、黑便，可进一步加重贫血。④心血管系统症状。是慢性肾衰的常见并发症，也是尿毒症患者的首位死亡原因，病人表现为高血压、动脉粥样硬化、尿毒症性心肌病、心包炎、心功能不全、心律失常等。⑤呼吸系统症状。病人出现胸膜炎、尿毒症肺、肺钙化，表现为气促、呼吸困难，另外慢性肾衰病人容易并发肺结核、肺部炎症。⑥神经系统可分为中枢神经系统和周围神经系统病变，在尿毒症期病人发病率高达86%，早期出现淡漠、疲乏、记忆力减退等中枢神经功能抑制表现，病情加重时出现欣快感、妄想和幻觉，可有扑翼样震颤，最后发展为嗜睡和昏迷。周围神经病变常见为下肢疼痛、灼痛、痛觉过敏，称为下肢不安综合征。⑦血液系统。表现为贫血、皮下瘀斑、紫癜、鼻出血、牙龈出血以及血栓形成。⑧运动系统。尿毒症晚期常有严重肌无力，表现为举臂或起立困难、企鹅样步态。⑨皮肤变化。尿毒症患者可因贫血出现面色苍白或呈黄褐色。⑩其他。病人可因免疫功能下降而出现严重感染，女性有闭经、不育；男性有阳痿等性功能低下表现。

[用药黄金搭档]

1. 卡托普利 + 呋塞米 + 大黄苏打片 + 钙尔奇迪

卡托普利为血管紧张素转换酶抑制剂，能够降低全身血压，扩张肾小球出球小动脉，从而降低肾小球内压力，减轻蛋白尿，防止蛋白尿引起的肾损害，因此能够延缓肾脏病的进展和肾功能的进一步恶化，副作用主要是咳嗽。肾动脉狭窄、血容量不足和严重肾功能减退（血肌酐 > 354.7 微摩尔/升）的患者应尽量避免使用。呋塞米为利尿剂，同时有排钾的作用，是排钾利尿剂，能够减轻肾性水肿。大黄苏打片起通便作用，减少胃肠道对毒素的吸收，减轻中毒症状，同时可纠正酸中毒。钙尔奇迪主要是补充钙剂，纠正钙磷失调以及肾性骨病。上述药物联合适用于早期肾功能不全（血肌酐 < 265 微摩尔/升），合并水肿的患者，其可延缓肾小球硬化，保护肾功能。

2. 氨氯地平 + 大黄苏打片 + 丁脲胺

氨氯地平为第三代双氢吡啶类钙离子拮抗剂，其降压作用缓和，无体位性低血压，通过减轻自由基对肾脏的损害，扩张肾血管，减少肾组织的钙盐沉积，抑制血小板活化和聚集，达到保护肾功能的作用，但其延缓肾功能进展作用不如血管紧张素转换酶抑制剂，主要用于对卡托普利类药物不能耐受或有禁忌证的患者。丁脲胺利尿剂，能够减轻水钠潴留，缓解高血压。大黄苏打片主要作用仍是减少肠道毒素的吸收，在一定程度上减轻肌酐、尿素氮的刺激作用。上述药物适用于早期肾功能衰竭、不能应用血管紧张素转换酶抑制剂的患者。

3. 缬沙坦 + 呋塞米 + 富马酸亚铁 + 促红细胞生成素

缬沙坦为血管紧张素受体拮抗剂，作用亦是能够降低全身血压，扩张肾小球出球小动脉，从而降低肾小球内压力，减轻蛋白尿，防止蛋白尿引起的肾损害，但其咳嗽等副作用较轻。促红细胞生成素和富马酸亚铁联合主要用于纠正贫血，因为肾功能衰竭患者促红细胞生成素生成减少，反复恶心、呕吐使造血原料铁剂不足，因此上述两种药物从不同的方面纠正贫血，可相互补充。呋塞米还是用于减轻水肿即水钠潴留，即使患者应用后小便量没有增加，也会在一定程度上纠正水钠潴留。上述药物很明确用于早期肾衰伴有贫血的患者。

4. 依那普利 + 拉西地平 + 大黄苏打片 + 包醛氧化淀粉

依那普利为血管紧张素转换酶抑制剂，能够降低全身血压，扩张肾小球出球小动脉，从而降低肾小球内压力，减轻蛋白尿，防止蛋白尿引起的肾损害，因此能够延缓肾脏病的进展和肾功能的进一步恶化，副作用主要是咳嗽。肾动脉狭窄、血容量不足和严重肾功能减退（血肌酐 > 354. 7 微摩尔/升）的患者应尽量避免使用。拉西地平为第三代双氢吡啶类钙离子拮抗剂，通过减轻自由基对肾脏的损害，扩张肾血管，减少肾组织钙盐沉积，抑制血小板活化和聚集，达到保护肾功能的作用，其与依那普利联合可增强降压效果，对肾性难以控制的高血压起协同降压作用。包醛氧化淀粉能吸附胃肠中氮代谢产物，并通过腹泻作用将毒性物质排出体外，长期口服可降低血尿素氮水平。

5. 大黄苏打片 + 呋塞米 + 迪巧 + 爱西特 + 肾炎舒

爱西特亦为肠道毒素吸收剂，能够减轻氮代谢产物的吸收，降低血尿素氮，大黄苏打片可以加速毒性物质的排出，两者联合降低尿素氮。肾炎舒是中成药，能够保护肾功能，延缓肾脏损害进一步恶化。呋塞米可加速水钠的排泄，减轻肾性水肿。迪巧可补充钙剂，并且可以减轻高钾血症对心脏的损害。上述药物适用于肾功能衰竭晚期行透析治疗且血压正常的患者。

[健康处方]

1. 病人应树立战胜疾病的信心，保持乐观、向上的积极情绪。

2. 注意保暖、休息，避免劳累、感冒。

3. 予以蛋、肉类、奶类等优质低蛋白饮食，尚未透析者应限制蛋白在每日 25 克，透析后可增加蛋白摄入。注意限制豆类、花生等植物蛋白。

4. 有少尿、浮肿、高血压者应限制水、盐摄入，病情重者可静脉补充高热量营养。

5. 高血钾者限制水果、红枣、橘子、中草药等含钾高的食品。

6. 积极治疗原发病，如糖尿病肾病者积极控制血糖，痛风肾损害者降低尿酸，行痛风饮食治疗。

7. 保持大便通畅，减少肠道毒素的吸收。

8. 有条件的患者应尽可能地早行血液透析治疗，减轻对心脏、肺及全身组织的损害，保证较高的生活质量。

慢性肾小球肾炎

[常识方] 慢性肾小球肾炎是指各种原因引起的不同病理类型的双侧肾小球弥漫性或局灶性炎症改变，临床起病隐匿，病程较长，病情发展缓慢的一组原发性肾小球疾病的总称。各种细菌、病毒感染后，通过炎症、免疫及非免疫机制引起肾小球的损害，只有 15%～20% 的慢性肾小球肾炎是从急性肾小球肾炎转变而成，因此大部分慢性肾炎患者无急性肾炎病史。由于慢性肾炎病理类型不同，临床表现不一致，多数以水肿为首发症状，轻者仅面部及下肢微肿，重者出现全身水肿。根据临床表现的不同，可分为以下 5 个亚型：①普通型。此型较常见，病程迁延，病情相对稳定，多表现为轻度水肿，高血压和肾功能损害不明显。尿分析示蛋白（＋）～（＋＋＋）。②肾病型。主要表现为大量蛋白尿，24 小时尿蛋白定量 >3.0 克，低蛋白血症，血白蛋白低于 30 克/升，水肿较重，伴有不同程度的高脂血症。③高血压型。病人除有水肿外，还以持续性中度血压增高为主要表现，少数可有眼出血。④混合型。病人同时有肾病型和高血压型表现，还伴有不同程度的肾功能减退征象。⑤急性发作型。在病情相对稳定或持续发展过程中，由于细菌或病毒等感染或劳累等因素诱发，出现血尿、蛋白尿、少尿或无尿，伴或不伴水肿和高血压的急性肾炎表

现，经治疗或休息可好转，反复发生者逐渐出现肾功能恶化，直至尿毒症。

［用药黄金搭档］

1. 双嘧达莫 + 雷公藤多甙 + 保肾康 + 依那普利

慢性肾炎患者多同时伴有血液高凝状态，因此抗凝治疗非常必要。双嘧达莫主要作用是抑制血小板聚集，预防肾小球细小血管内微小血栓的形成，从而稳定肾功能，减轻肾脏的病理损害。雷公藤多甙能够抑制炎症反应，降低蛋白尿，减轻血尿，常见不良反应为肝功能损害、血小板和白细胞下降，故用药过程中，应定期复查肝功能和血象分析。保肾康为中药制剂，可降低尿蛋白，减轻血尿，防止肾功能进一步恶化。肾炎患者都伴有不同程度的高血压，依那普利一方面起降压作用，另一方面可改善肾小球内血流，降低肾小球内压力，从而起到减少蛋白尿，保护肾功能，防止或延缓肾脏功能进一步恶化，但应注意降压幅度不能太大，因为血压过低容易引起肾脏血液灌注不足，也可引起肾脏损害。治疗原则：尿蛋白 >1 克/天时，血压应控制在 125/75 毫米汞柱以下；尿蛋白 <1 克/天时，血压可放宽控制在 130/80 毫米汞柱以下。以上药物联合适用于仅以少量蛋白尿和（或）血尿为主、伴有轻度高血压、无明显水肿的患者。

2. 双嘧达莫 + 肾炎康复片 + 尼群地平 + 双氢克尿噻

肾炎康复片是中药制剂，主要作用是降低尿蛋白，减轻血尿，防止肾功能进一步恶化，需长时间按疗程服药。尼群地平为钙离子拮抗剂，其和双氢克尿噻联合可增强降压效果，减轻水肿，同时可减轻氧耗，抗血小板聚集，减少钙离子在肾间质沉积，达到减轻肾脏损伤、稳定肾功能的作用，但其不能减轻蛋白尿，故用于不能耐受血管紧张素转换酶抑制剂类药物如依那普利的患者。双嘧达莫主要还是抑制血小板聚集，预防肾小血管内微血栓形成，保护肾脏。上述药物适用于临床上以水肿和高血压为主的慢性肾炎患者，效果理想。

3. 双嘧达莫 + 肾炎舒 + 卡托普利 + 美托洛尔 + 呋塞米

卡托普利与美托洛尔、呋塞米联合主要作用仍是加强降低血压，因为高血压本身可增加肾小球内压，加重对肾脏的损害，美托洛尔还有逆转心脏肥厚的作用，卡托普利可以减少蛋白尿，进一步保护肾脏，呋塞米可减轻肾性水肿，利尿作用较强，且与卡托普利联合可减轻对血钾影响的副作用。肾炎舒为中药制剂，与肾炎康复片一样起降低尿蛋白，减轻血尿，防止肾功能进一步恶化的作用。双嘧达莫预防肾脏血栓形成。这些药物联合适用于治疗同时有血尿、蛋白尿、水肿和高血压的慢性肾炎患者，搭配理想。

4. 肝素 + 保肾康 + 贝那普利 + 尼群地平 + 双氢克尿噻

肝素具有抗血液凝固的作用，对肾小球肾炎伴高凝及肾内纤维蛋白样坏死者可改善肾功能，同时还有降血脂的作用，但大剂量长期应用容易引起出血，因用肝素引起出血者，需及时静脉注射鱼精蛋白。保肾康为中药制剂，起降低蛋白尿、减轻血尿、防止肾功能进一步恶化的作用。对肾性高血压难以控制者，联合应用贝那普利、尼群地平和双氢克尿噻可加强降压作用，力争使血压降至正常，同时可减轻蛋白尿、血尿和水肿，适用于同时有蛋白尿、血尿、水肿和严重高血压的患者。

［健康处方］

1. 急性期应卧床休息，直到肉眼血尿消失，血肌酐恢复正常后，可逐步增加活动，但应避免重体力活动和劳累。

2. 加强体育锻炼，增强机体抗病能力。

3. 注意个人卫生，保持皮肤清洁，防止受凉、受湿，避免感冒。

4. 控制食盐摄入，每天 2 ~ 3 克，禁用咸菜、甜面酱、豆腐乳、咸蛋、香腊肠等一切高钠或咸味食品。

5. 应吃乳类、蛋清、家禽、牛肉、羊肉、瘦肉、鱼等含氨基酸多的高生物效价蛋白，每天 20 ~ 70 克，已有肾功能减退患者应适量限制蛋白质在 30 ~ 40 克。

6. 少尿者应减少钾的摄入，含钾高的食物可通过烹调方法去钾，如土豆用水浸泡，水果加糖水煮后弃水食果肉，不宜食用蘑菇、榨菜。

7. 多食用富含叶酸、B 族维生素、维生素 C 的蔬菜、水果或维生素片剂。

8. 可随意食用巧克力、糖类、蜂蜜等高热量食物，以补充足够的热量。

肾盂肾炎

［常识方］ 人的尿路系统包括尿道、膀胱、输尿管和双侧肾脏，其中尿道和膀胱称为下尿路，双侧输尿管和肾脏称为上尿路，上尿路和下尿路

感染统称泌尿道感染，但二者又有不同之处。肾盂肾炎就是指上尿路肾脏及肾盂的炎症，大部分是由细菌感染引起的，但常常同时伴有下尿路感染。肾盂肾炎最常见的致病菌是肠道革兰氏阴性杆菌，其中以大肠杆菌最常见，占尿路感染的 70% 以上，其他依次是变形杆菌、产气杆菌、粪链球菌和葡萄球菌。根据病人临床病程和症状，肾盂肾炎分为急性和慢性肾盂肾炎两期，慢性肾盂肾炎是导致肾功能不全的重要原因。其表现：①急性肾盂肾炎。以育龄妇女最多见，起病急骤，主要有高热，体温多在 38 益~39 益之间，甚至高达 40 益以上，发热前多有寒战，伴头痛、全身肌肉酸痛、退烧时大汗，另外病人泌尿系统症状为腰部钝痛或酸痛，少数有腹部绞痛，常有尿次数多，排尿急以及排尿时尿道疼痛等，有的病人可出现食欲不振、恶心、呕吐等胃肠道症状。②慢性肾盂肾炎。半数以上患者有急性肾盂肾炎病史，其后出现乏力、低热、厌食及腰酸痛等症状，另外慢性肾盂肾炎可产生肾性高血压，肾脏浓缩尿液功能减退者出现夜间尿量增多。有的病人急性肾盂肾炎病史不明确，仅在体检时发现有菌性尿而没有任何自觉症状，此时 B 超可见肾盂肾盏变形，有瘢痕形成，积水，肾脏外形不光滑或两肾大小不等。凡肾盂肾炎患者均需经过尿细菌培养才能明确。

[用药黄金搭档]

1. 磺胺甲基异唑 + 甲氧苄啶 + 小苏打片

因肾盂肾炎多是革兰氏阴性杆菌感染，磺胺类抗菌药磺胺甲基异唑针对大肠杆菌、葡萄球菌等革兰阴性菌具有良好的抑菌作用。甲氧苄氨又是磺胺增效剂。两者联合可大大增强抗菌疗效，对磺胺类药物过敏者禁用。小苏打片即碳酸氢钠能够碱化尿液，减轻尿频、尿急、尿痛等膀胱刺激症状。因此，上述药物联合适用于中等度严重的急性肾盂肾炎，效果可靠。在此提醒大家注意停用药物后第 2、4、6 周应复查尿培养，做到治疗彻底。

2. 诺氟沙星 + 头孢哌酮 + 碳酸氢钠

诺氟沙星是喹诺酮类抗菌药，其抗菌种类多，抗菌作用强，对革兰氏阴性和阳性菌都有良好的抗菌活性，禁用于 18 岁以下未成年人、癫痫病人。头孢哌酮为第三代头孢类抗生素，主要对革兰阴性菌有很好的抗菌活性，且对肾脏几乎无毒性作用，用药安全。其和诺氟沙星联合可增加抗菌种类和抗菌能力，有相加作用。碳酸氢钠在此还是用其碱化尿液，减轻尿路刺激症状。上述药物主要用于对磺胺类药物过敏的急性肾盂肾炎患者。

3. 复方磺胺甲唑＋环丙沙星

复方磺胺甲唑是磺胺甲基异唑与其增效剂甲氧苄啶的复合成分，毒性低，适用于革兰阴性菌引起的尿路感染，多年来经临床证实效果确切，价格低廉。环丙沙星是喹诺酮类抗菌药物中抗菌活性最强的，一些对氨基甙类、第三代头孢菌素等耐药的革兰氏阴性和阳性菌对该种药物仍然敏感。这两种药物联合适用于慢性肾盂肾炎的治疗，但疗程宜长达3个月，用药期间宜反复做尿培养，观察药物敏感性情况，一定要坚持到细菌培养阴性后才可停药，否则只会增加耐药性，给以后的治疗带来更大的麻烦，加快肾功能的损害。

4. 呋喃妥因＋小苏打片

呋喃妥因亦称呋喃妥因，是硝基呋喃类广谱抗菌药，不宜产生耐药性，对大肠杆菌、金葡菌和肠球菌均具有良好的抗菌作用，主要用于治疗尿路感染。小苏打片用于碱化尿液，减轻尿频、尿急、尿痛等尿路刺激症状。这两种药物适用于慢性肾盂肾炎患者伴反复尿路感染，且对磺胺类药物过敏的患者。应每晚服一次，坚持服用1年或更长，直到尿路反复培养均为阴性。

5. 复方新诺明＋小苏打片

复方新诺明亦为磺胺类抗菌药，对大肠杆菌、葡萄球菌等革兰阴性菌具有良好的抑菌作用，用于革兰阴性菌引起的尿路感染，可长期低剂量服用。小苏打片不仅可减轻尿路刺激症状，而且还能增强磺胺类药物的疗效，防止长期应用磺胺药后可能发生的结晶尿。该两种药物适用于慢性肾盂肾炎反复感染的患者，需每晚服一次，坚持服用1年或更长，直到尿路反复培养均为阴性，对磺胺药过敏者禁用。

［健康处方］

1. 多饮水，勤排尿，一般每2~3小时排尿一次，适当活动，减少卧床时间。

2. 妇女月经期、妊娠期应注意卫生，定期清洁会阴及尿道外口，保持阴部清洁。洗澡尽量用淋浴，避免使用公共浴盆。

3. 多食含维生素丰富、易消化的食物，注意营养，补充足够热量。

4. 尽量避免使用尿路器械及行膀胱冲洗。

5. 适当锻炼身体，提高机体抵抗力，防止受凉，预防感冒。

6. 避免使用对肾脏有损害的药物，如解热镇痛药、氨基糖甙类抗生素、利福平等。

7. 膀胱输尿管反流病人，应每一次排尿后数分钟，再重复排尿一次，即养成"二次排尿习惯"。

8. 注意去除诱因，如糖尿病、尿路梗阻、肾结石等。更年期妇女可服用尼尔雌醇增强局部抵抗力。

膀胱炎

[常识方] 膀胱炎即我们所称的下尿路感染，占尿路感染的60%，可分为急性膀胱炎和频发性膀胱炎两种，肾盂肾炎时常合并膀胱炎。因女性特殊的生理结构，其尿道短而宽，离肛门近，因此肛门和尿道口附近的细菌特别容易进入尿路，引起尿路感染，因此尿路感染多见于女性，其感染致病菌与肾盂肾炎相同，主要是大肠杆菌，占70%，已婚妇女可为凝固酶阴性葡萄球菌。主要表现为小便次数特别多，尿急、难以控制，尿痛以及下腹部不适，一般无明显寒战、发热等全身感染症状，约30%的病人有肉眼血尿，查尿常规可有白细胞、脓尿和（或）血尿。应注意，即使尿无白细胞，但有症状者尿细菌培养时尿含菌量≥105/毫升应诊断为尿路感染。部分膀胱炎患者尿中的细菌未经治疗而自动消失，在7～10天内不治自愈。

[用药黄金搭档]

1. 磺胺甲基异唑＋甲氧苄啶＋小苏打片

因膀胱炎致病菌多是革兰氏阴性杆菌即大肠杆菌感染，磺胺类抗菌药磺胺甲基异唑主要针对大肠杆菌等革兰阴性菌具有良好的抑菌作用。甲氧苄啶又是磺胺增效剂，两者联合可大大增强抗菌疗效，对磺胺类药物过敏者禁用。小苏打片即碳酸氢钠能够碱化尿液，减轻尿频、尿急、尿痛等膀胱刺激症状，同时可预防因应用磺胺药物而引起的尿路结晶。因此，上述药物联合适用于首次发生的下尿路感染，应用3天，治疗效果理想，药物不良反应较少，医疗费用较低。但必须于停药后6周内复查尿菌落数，以防复发。

2. 阿米卡星＋头孢曲松钠

阿米卡星即阿米卡星，属氨基糖甙类抗生素，对肠杆菌科和葡萄球菌属都有良好的抗菌作用，但应注意其对耳、肾的毒性和神经肌肉的阻滞作用。头孢曲松钠是第三代头孢菌素类抗生素，对革兰氏阴性和阳性细菌、特别是对肠杆菌属具有较强的杀灭作用，且基本无肾脏毒性，对青霉素过敏的患者有交叉过敏现象，必要时需皮试。上述两种药物联合以不同的方式杀灭细菌，增强抗菌活性，有相加作用，是良好的搭配，适用于较严重的下尿路感染。

3. 妥布霉素 + 哌拉西林

妥布霉素为另一种氨基糖甙类抗生素，对肠杆菌科和葡萄球菌属都有良好的抗菌作用，耳毒性较其他同类抗生素稍低，但仍有肾毒性和引起神经肌肉麻木的作用，一旦出现立即停药。哌拉西林为半合成广谱青霉素，对革兰阴性菌有较强的作用，与妥布霉素合用有协同抗菌作用，应用较广泛。上述药物适用于较严重的下尿路感染，仍要采用3天疗法，后复查，以免复发。

［健康处方］

1. 多饮水，保持2～3小时一次排尿，因为排尿本身可冲刷尿路，不利于细菌繁殖。

2. 注意个人卫生，勤洗澡，保持会阴及肛周清洁。

3. 尽量避免使用尿路器械及行膀胱冲洗。

4. 适当锻炼身体，提高机体抵抗力，防止受凉，预防感冒。

5. 膀胱输尿管反流病人，应每一次排尿后数分钟再重复排尿一次，即养成"二次排尿习惯"。

肾病综合征

［常识方］肾病综合征是由多种病因和多种病理类型引起的临床表现类似的一组临床综合征，属肾小球疾病中的一种。传统上我们把它分为原发性和继发性两类，一般要除外继发性引起者，如糖尿病、系统性红斑狼疮、过敏性紫癜、多发性骨髓瘤及某些药物等均可引起肾病综合征表现，我们不再详述，这里重点介绍原发性肾病综合征。原发性肾病综合征的临床表现与其病理类型密切相关，我国以肾小球系膜增殖型最为常见。其主要临床表现为大量蛋白尿（每日≥3.0～3.5克/天）、低蛋白血症（血浆白蛋白＜30克/升）、水肿伴或不伴高脂血症，称为"三高一低"症状。另外肾病综合征容易合并感染、血液高凝和静脉血栓形成、急性肾功能衰竭、肾小管功能减退、低血钙和骨质软化以及内分泌和代谢异常，成为肾

病综合征预后好坏的影响因素。

[用药黄金搭档]

1. 泼尼松＋雷公藤多甙＋双嘧达莫＋双氢克尿噻＋螺内酯

泼尼松为糖皮质激素，用于肾脏疾病，主要是其抗炎和抗免疫抑制作用，它能减轻急性炎症时的渗出，减少纤维蛋白的沉着，降低细小血管通透性而减少尿蛋白漏出，糖皮质激素对肾病综合征的疗效主要取决于其病理类型，微小病变肾病的疗效最为肯定。因激素长期应用可产生很多副作用，例如导致蛋白质分解，加重氮质血症，诱发痛风，加剧高血压，促发心衰，抑制机体免疫力使感染加重等等，都应引起重视，有禁忌证者尽量避免应用。雷公藤多甙配合激素应用，可增强其抗炎和抗免疫抑制作用。双氢克尿噻和螺内酯为利尿消肿药，联合可增强利尿消肿效果，同时可避免钾代谢紊乱等副作用。肾病综合征存在高凝状态，血小板的黏附和凝集力增强，且激素和利尿剂可加重血液高凝状态，更容易形成静脉血栓，因此双嘧达莫能够抑制血小板聚集，预防血栓形成，是必须应用的药物。上述药物用于微小病变型或轻度系膜增生型肾病综合征患者。

2. 泼尼松＋肠溶阿司匹林＋来适可＋依那普利＋呋塞米＋螺内酯

泼尼松为糖皮质激素，有抗炎和抗免疫抑制作用，能减轻急性炎症时的渗出，减少纤维蛋白的沉着，降低细小血管通透性而减少尿蛋白漏出，对微小病变肾病的疗效最为肯定。依那普利与呋塞米、螺内酯联合应用可增强降压效果，减轻水肿，同时依那普利也具有减轻蛋白尿的作用，保护肾脏功能。因肾病综合征同时合并高脂血症，可在此具有降低血脂的作用，同时可保护血管内皮，防止血小板聚集形成血栓，与肠溶阿司匹林联合起预防作用。上述药物是对激素敏感型肾病的标准治疗方案。

3. 泼尼松＋环磷酰胺＋肝素＋辛伐他汀＋10％白蛋白＋螺内酯＋呋塞米

环磷酰胺是细胞毒性药物，由于其没有选择性的杀伤人体的各型细胞，降低机体抵抗力，有诱发肿瘤的危险，因此应慎重使用。辛伐他汀是用来降血脂。肝素用来抗血凝，预防、治疗血栓形成。螺内酯和呋塞米联合消除水肿。由于人体每天从小便不断丢失大量蛋白，因此对血白蛋白极低、利尿作用不明显的患者，应酌情给予白蛋白，加强消肿和增强机体抵抗力。上述药物适用于激素单纯治疗无效或激素依赖型和反复发作型的患者。

4. 骁悉＋泼尼松＋双嘧达莫＋来适可

骁悉是一种新型有效的免疫抑制剂，能够抑制抗体产生，控制蛋白尿的发生，从而延缓肾功能恶化，因其能减少白细胞、破坏肝功能，因此患者应定期复查血分析和肝功能。泼尼松与骁悉联合可增强疗效，更好地控制病情发展。双嘧达莫能够抑制血小板聚集，预防因血液高黏滞性而形成血栓的可能。来适可主要作用还是降低混合型高血脂，疗效确切。上述药物适用于对激素和环磷酰胺治疗无效的难治性肾病综合征或有激素禁忌的情况下应用。

5. 泼尼松＋雷公藤多甙＋双嘧达莫＋来适可＋呋塞米＋螺内酯＋依那普利

泼尼松和雷公藤多甙联合可增强抗炎、抗免疫抑制作用，更好地减少蛋白尿，减轻肾脏损害。双嘧达莫抑制血小板聚集、预防深静脉血栓形成，作用明确。来适可用来降低血脂。由于水肿，患者往往合并高血压，因此，依那普利、呋塞米和螺内酯联合可同时减轻水肿、降低血压。依那普利还能减轻蛋白尿。上述药物是经典的治疗肾病综合征的黄金搭档药物，效果良好。患者应注意应用激素时应足够疗程，连续应用8周，复查蛋白尿消失后方可缓慢减药，不得突然停药，以免复发。

［健康处方］

1. 严重水肿、低蛋白血症者应卧床休息，卧床期间注意活动、按摩四肢，以免形成血栓。待水肿消退后，可逐渐起床活动，如散步、慢跑、游泳、跳舞、打太极拳与练气功等。

2. 未发生肾功能不全患者宜行高蛋白饮食，多摄入瘦肉、鱼虾、蛋类、乳类等含蛋白丰富的食物。但血尿素氮增高时应适当限制蛋白摄入，增加必需氨基酸的用量，避免摄入胆固醇以及肥肉、猪油、奶油等。

3. 限制盐、钠的摄入，少吃酱油、松花蛋、海带、海蜇、碱、茴香、芹菜等。

4. 多吃新鲜蔬菜、水果，补充维生素及微量元素如钙、锌等。

5. 可服用富含微量元素的补肾中药，如汕灵脾、仙茅、巴戟肉、狗脊等。

6. 病情稳定后注意锻炼身体，增强抵抗力，避免出入人多拥挤、空气不新鲜的公共场所，预防交叉感染。

7. 保持个人卫生清洁，遇气候季节变化及时更换衣服，避免感冒。

8. 坚持日常生活起居规律，避免剧烈的情绪波动。

缺铁性贫血

［常识方］正常人血色素是指周围血中的血红蛋白、红细胞以及血细胞比容而言，当人体上述 3 种指标中的任何一种低于正常值时就称为贫血，为方便记忆，一般情况下我们都以血红蛋白（Hb）作为贫血的诊断指标，其诊断标准为：6 个月到 6 岁儿童低于 110 克/升，6～14 岁儿童低于 120 克/升，成年男性低于 120 克/升，成年女性低于 110 克/升，孕妇低于 100 克/升。根据血红蛋白下降程度，贫血可分为以下 4 度：轻度贫血，Hb 量在 90 克/升到正常参考值之间；中度贫血，Hb 量在 60 克/升～90 克/升；重度贫血，Hb 在 30 克/升～60 克/升；极重度贫血，Hb 量低于 30 克/升。铁是红细胞合成时的重要原料之一，当体内长期铁缺乏时，会引起红细胞内发生缺铁，继而影响血红蛋白的合成，导致贫血，称为缺铁性贫血，典型的缺铁性贫血为小细胞低色素型贫血。其主要发病原因有饮食中缺乏铁或食物结构不合理导致铁吸收和利用减低；消化性溃疡、痔疮、糜烂性胃炎等引起的慢性少量失血；胃全切除和次全切除术后因吸收功能差而发生缺铁；还有慢性腹泻、小肠吸收不良综合征等均可引起缺铁性贫血。由于红细胞的主要功能是运输氧气供机体组织和器官利用，因此贫血首先引起的是组织器官缺氧表现，如头晕、头痛、眼花、耳鸣、面色苍白、乏力、胸闷、憋气、活动耐力下降等，另外可引起组织缺铁的表现，如儿童反应差、易激惹、注意力不集中，机体抵抗力和耐寒力下降、皮肤干燥、毛发干枯脱落、指甲扁平、脆薄易碎和反甲，甚至出现吞咽困难和异食癖。

［用药黄金搭档］

1. 硫酸亚铁＋维生素 C

硫酸亚铁含有二价铁，有利于吸收和利用，维生素 C 有抗氧化作用，即将体内三价铁还原为亚铁，以供机体更好地吸收利用。应注意铁剂对胃肠道有刺激作用，因此要求患者在饭后服用，忌与茶、解热镇痛药物一起服用，以免影响铁的吸收和加重胃肠道刺激。患者服用铁后症状有好转时不能立即停药，应服至血红蛋白恢复正常后，再继续应用 1 个月，以补充体内储备铁。对消化性溃疡、溃疡性结肠炎和肠炎患者以及口服铁剂不能耐受、胃大部切除术后吸收不良的患者应酌情慎用或忌用。

2. 富马酸亚铁 + 维生素 C

富马酸亚铁亦为二价亚铁，口服吸收良好，配合维生素 C 同时服可增强吸收，增加疗效，维生素 C 还可增强人体免疫力和抗病力。其禁忌证、不良反应和注意事项与硫酸亚铁相同。

3. 右旋糖酐铁 + 维生素 C

右旋糖酐铁为注射铁剂，因其副反应如过敏反应等对肝、肾功能损害较重，应严格掌握适应证，仅用于口服铁剂不能耐受、胃大部切除术后或患吸收不良性疾病的患者。

［健康处方］

1. 合理饮食，纠正偏食习惯，注意饮食的均衡营养搭配。

2. 贫血患者抵抗力和耐寒力较低，应注意保暖，避免受凉感冒。

3. 有胃肠道出血性疾病的患者应积极治疗原发病，彻底止血。

4. 贫血严重患者应卧床休息，避免劳累诱发气喘、心衰。

5. 多吃新鲜蔬菜、水果以补充足够的维生素。

6. 多吃桂圆、阿胶、大枣等补血食品，另外当归羊肉羹、龙眼酸枣仁饮、归参炖母鸡、地黄鸡等均具有很好的补血作用。

巨细胞性贫血

［常识方］叶酸和维生素 B12 均为水溶性 B 族维生素，两者在细胞核合成过程中都起重要的作用，当叶酸或维生素 B12 缺乏时，细胞核合成速度减慢，导致细胞各个部分成熟时比例失调，即发育不平衡，造成细胞体积大而细胞核发育较幼稚，好比干瘪的花生，外表看起来挺大，但花生仁很小，称为巨幼样变，因此造成骨髓造血无效，形成巨细胞性贫血。巨细胞性贫血的病因有食物中缺少新鲜蔬菜，过度烹煮或腌制食物导致食物中叶酸丢失、酗酒、小肠炎症、肿瘤、慢性感染以及甲氨蝶呤、乙胺嘧啶、苯妥英钠、柳氮磺吡啶等均可导致叶酸缺乏。绝对素食者、老年人、萎缩性胃炎患者，维生素 B12 吸收减少或障碍；全胃切除术后和恶性贫血者，由于一种叫内因子的东西缺乏，影响维生素 B12 的吸收，易导致维生素 B12 缺乏。巨细胞性贫血大多起病缓慢，临床上表现为中至重度贫血，病人除有乏力、头晕、活动后心悸、气短等贫血的一般表现外，还常有食欲不振、腹胀、腹泻或便秘，出现牛肉舌（舌头红，表面因乳头

萎缩而光滑)。维生素 B12 缺乏者可出现手足对称性麻木、深感觉障碍、共济失调,老年患者可出现精神异常、抑郁、嗜睡等神经系统症状。

[用药黄金搭档]

1. 叶酸＋腺苷 B12

对于巨细胞贫血的患者,我们主张缺什么就补什么,巨细胞性贫血的患者多同时缺少叶酸和维生素 B12,如果只补充叶酸,将会加重维生素 B12 缺乏引起的神经系统症状,基于以上原因必须叶酸和腺苷 B12 同时补充。

2. 亚叶酸钙＋维生素 B12＋硫酸亚铁

亚叶酸钙是叶酸的肌肉注射剂,适用于口服叶酸胃肠道不能吸收者。由于营养性叶酸和(或)维生素 B12 缺乏者往往同时有铁的缺乏,因此应同时补充铁剂。

3. 叶酸＋维生素 B12＋氯化钾

叶酸和维生素缺乏,经补充治疗血红蛋白恢复后可引起低钾血症,特别是部分老年有心脏病者对血红蛋白恢复后的低血钾更不能耐受,有的患者容易发生猝死,因此必须适当补充钾。

[健康处方]

1. 纠正偏食及不恰当的烹调习惯,多吃新鲜蔬菜,少吃腌制食品。扁豆、蚕豆、柑橘中叶酸含量较多,应适量多食。

2. 饮酒者应戒酒。

3. 避免服用甲氨蝶呤、乙胺嘧啶、苯妥英钠、柳氮磺吡啶等影响叶酸吸收的药物。

4. 积极治疗引起叶酸需要量增加的疾病,如甲状腺功能亢进、慢性炎症和感染等。

5. 动物的肝、肾、心、肌肉组织以及蛋类、乳制品中维生素 B12 含量丰富,应多食用。

类风湿性关节炎 (RA)

[常识方] 类风湿性关节炎是以累及周围关节为主的多系统性炎症性自身免疫病,其特征性的症状为对称性、周围性多个关节慢性炎症性病变。本病发病原因尚不清楚,可能与下列因素有关:一些病毒、支原体、细菌感染后可通过某些途径影响关节炎的病情进展,另外该病有一定的遗

传倾向。类风湿性关节炎起病缓慢而隐匿，任何年龄的成人都可发病，多于35～50岁发病，60岁以上者发病率明显高于30岁以下者。病人主要表现有：①病变关节在夜间静止不动后出现较长时间的僵硬，如胶粘着样的感觉，称为晨僵。②最常出现腕关节、掌指关节以及近端指间关节的对称性、持续性疼痛，其次是趾、膝、踝、肘、肩等关节的时轻时重的疼痛，疼痛关节的皮肤出现褐色色素沉着。③受累关节的肿胀，常见部位为腕关节、掌指关节以及近端指间关节，也呈对称性。④晚期患者，由于炎症破坏了关节的正常结构，造成关节骨性强直，其周围的肌腱、韧带也变形、脱位，导致受累关节畸形。⑤人的一些特殊关节，如颈椎的可动小关节、肩、髋关节、咬颌关节都可受累出现疼痛、肿胀以及功能受限。根据本病影响生活的程度，我们将其分为4级：Ⅰ级，能照常进行日常生活和各项工作；Ⅱ级，可进行一般的日常生活和某种职业工作，但对参与其他项目活动受限；Ⅲ级，可进行一般的日常生活，但参与某种职业工作或与其他项目活动受限；Ⅳ级，日常生活的自理和参与工作的能力均受限。除关节表现外，尚有关节外表现，如类风湿结节、类风湿血管炎、胸膜炎、心包炎等等。本病的诊断标准如下：①晨僵持续每天至少1小时，病程至少6周；②有3个或3个以上的关节肿，至少6周；③腕、掌指、近指关节肿至少6周；④对称性关节肿至少6周；⑤有皮下结节；⑥手X线片改变；⑦类风湿因子阳性。患者有上述7项中的4项即可诊断为类风湿性关节炎。

[用药黄金搭档]

1. 双氯芬酸钠+甲氨蝶呤

双氯芬酸钠为非甾体类抗炎药，起消炎止痛的作用，起效快，是治疗类风湿性关节炎的首选药物。甲氨蝶呤为免疫抑制剂，能够抑制细胞的增殖，治疗类风湿性关节炎疗效是肯定的，而且小剂量服用毒副反应较轻。常见副作用包括恶心、食欲差、脱发、抑制血细胞生成；严重副反应是肝脏损害和肺部病变，因此有肝脏疾患者应慎用。上述两种药物从发病机制和控制症状两方面治疗类风湿性关节炎，效果确凿，适用于胃肠道功能较好的病人。

2. 美洛昔康+甲氨蝶呤

美洛昔康为非甾体抗炎药中的另一类，也起消炎止痛的作用，但其胃肠道反应、损害较轻，因此与甲氨蝶呤联合适用于胃肠道功能欠佳者。

3. 阿司匹林 + 泼尼松 + 雷公藤多甙

阿司匹林是水杨酸类抗炎药,作用与美洛昔康相同,起消炎止痛、控制症状的作用。泼尼松为糖皮质激素,同时有抗炎和抑制免疫反应、减轻组织水肿的作用。因患者长期应用易产生药物依赖,不仅不能阻止病情发展和关节破坏,而且还会加重泼尼松的副作用,如水盐、糖、脂肪和蛋白质的代谢紊乱。由于抑制人体抗病力,还容易诱发感染,因此激素只用于类风湿关节炎急性发作期伴有发热、多关节严重肿痛,应用非甾体类抗炎药无效者,提倡短期应用。雷公藤多甙具有消炎解毒、祛风湿的功效,与上述药物联合可增强疗效,缩短激素应用时间。很明确,上述药物适用于类风湿性关节炎急性发作期单纯应用阿司匹林类药物无效的患者。

4. 吲哚美辛 + 柳氮磺吡啶 + 泼尼松

吲哚美辛为治疗类风湿性关节炎的一线药物,起消炎止痛的对症治疗的作用,可迅速缓解症状,但一部分患者对此药不敏感,效果欠佳,此时加用泼尼松进一步减轻炎症,抑制免疫反应,增强治疗效果。柳氮磺吡啶被认为是改变病情的药物,也称治疗类风湿性关节炎的二线药物,但起效时间比较晚,需要 3~6 个月才能见效,故又称慢作用药,它能够改善患者症状,降低血沉,及早使用能阻止关节骨质的破坏,减少关节畸形的发生和残疾。这种治疗方案称为下台阶方案,目的是多种药物联合尽快早期缓解病情,治疗见效后再慢慢逐一减药,最后用吲哚美辛以最小剂量维持,巩固疗效。

5. 芬必得 + 青霉胺

芬必得是大家比较熟悉的止痛药物,即布洛芬缓释胶囊,也可以用于类风湿关节炎的消炎止痛,也是治疗该病的一线药物之一。青霉胺是另一种治疗类风湿性关节炎的二线药物,能够发挥免疫抑制作用,阻止关节的破坏,但应从小剂量开始,逐渐加量,青霉胺可出现下列副反应:恶心、呕吐、口腔溃疡、血细胞下降、血尿、蛋白尿、肌无力等,应注意。该方案称为锯齿形方案,即一开始两种药物同时应用,待二线药物起作用后,撤销芬必得类一线药物,副作用相对小,疗效也好,适用于进展型类风湿性关节炎病人。

[健康处方]

1. 含微量元素的鱼油、夜樱草油、苹果醋、蒜、蜂蜜、藻类、蜂王浆、人参等食物能使类风湿性关节炎病人症状缓解，减轻疼痛和肿胀的关节数，延缓疲劳，应多食。

2. 谷类、牛奶、奶制品、茶、咖啡、红色肉类、柑橘属的水果可使病情加重，应适当禁食。

3. 树立战胜疾病的信心，坚持正规治疗，不得私自停药。

4. 急性期患者应卧床休息，注意体位，枕头不能过高，应睡硬床，膝盖下不要放枕垫，以免关节变形。

5. 平时多注意手的抓、捏、握等功能锻炼，缓解期可参加游泳、骑车、散步、打太极拳等较轻松的活动。

6. 注意气候和环境变化，及时做好预防，以有利于疾病康复。

7. 适当补充营养，增加优质蛋白和高纤维素食物。

风湿热

［常识方］风湿热是一种常见的反复发作的急性或慢性全身性结缔组织炎症，主要累及心脏、关节、中枢神经系统、皮肤和皮下组织。急性风湿热最常见于 5 ~ 15 岁的儿童和青少年，复发者多在初发后 3 ~ 5 年内，尤以累及心脏者复发率高。目前认为风湿热的发病原因以 A 组链球菌有关，人感染 A 组链球菌后，体内产生了抵抗该种细菌的物质称为抗体，抗体不仅作用于链球菌本身，还可作用于心脏瓣膜、关节的组织，引起相应组织的病变。风湿热病人发病前 1 ~ 5 周多先有咽炎或扁桃体炎等上呼吸道感染病史，起病时感全身无力，易疲劳，没有食欲，较烦躁，主要表现有：①不规则的轻度或中度发热，脉搏加快，出汗多，与体温不成比例；②游走性多关节炎，与类风湿性关节炎不同的是多累及膝、踝、肘、髋等大关节，关节红、肿、热、痛，急性炎症消退后，关节功能完全恢复，不遗留关节畸形等后遗症；③心肌炎，首先累及心脏瓣膜，病人可出现心慌、胸闷、呼吸困难以及浮肿等心衰表现；④皮肤出现斑丘疹，环形红斑，常见于四肢内侧和躯干，为淡红色环状红晕，环内皮肤颜色正常，有的表现为皮下豌豆大小、数目不等的小结，较硬，压之不痛，皮下小结多伴有严重的心肌炎，是风湿活动的表现之一；⑤风湿炎症侵犯中枢神经系统可引起精神异常，出现不自主动作如挤眉弄眼、咧嘴伸舌以及步态不稳、吞咽困难等，称为舞蹈症。临床诊断风湿热主要依靠表现、实验室辅助检查和既往的链球菌感染史，实验室检查包括血沉增快、C 反应蛋白阳

性、白细胞增多、贫血，必须两个主要表现，或一个主要表现加一项次要表现才能诊断为风湿热。

［用药黄金搭档］

1. 阿司匹林＋普鲁卡因青霉素

阿司匹林是治疗急性风湿热的最常用药物，对风湿热的退热、消除关节炎症和降低血沉均有较好的效果。普鲁卡因青霉素用于清除溶血性链球菌，因为溶血性链球菌感染持续存在或再感染均可使风湿热进行性恶化，所以根治链球菌感染是治疗风湿热必不可少的措施。青霉素过敏者禁用。

2. 水杨酸钠＋泼尼松＋氢氧化铝＋苄星青霉素

水杨酸钠也是治疗急性风湿热的最常用药物，对风湿热的退热、消除关节炎症和降低血沉均有较好的效果，此类药物共同特点是对胃肠道有刺激作用，可引起恶心、呕吐和食欲不振，因此我们加用氢氧化铝保护胃黏膜，减少对胃黏膜的刺激，增加患者的依从性。泼尼松为糖皮质激素，能够减轻炎症，缓解症状，但在对风湿热的疗效方面与水杨酸制剂无明显差别，且有停药后病情重来现象，故只有当患者在用水杨酸制剂治疗效果不佳如不退烧、心功能无好转情况下及时加用，直至炎症控制，血沉恢复正常后逐渐减量。苄星青霉素是长效青霉素，应用较方便，作用仍是清除溶血性链球菌，避免风湿热进行性恶化。上述药物适用于风湿热急性期对水杨酸制剂疗效欠佳的患者。

3. 阿司匹林＋红霉素

阿司匹林和红霉素联用同时起抗风湿和清除溶血性链球菌的作用，可治疗、预防风湿热复发，适用于对青霉素过敏的风湿热患者。

4. 贝诺酯＋普鲁卡因青霉素

贝诺酯为乙酰水杨酸和对乙酰氨基酚的酯化物，吸收后在血中缓慢释放出水杨酸，发挥退热、消除关节炎症和降低血沉的作用，但其对胃刺激较轻，因此与普鲁卡因青霉素联合适用于胃功能不好、不能耐受水杨酸制剂的风湿热患者。

［健康处方］

1. 风湿热活动期必须卧床休息，无明显心脏受损表现，病情好转后，可控制活动量直至症状消失。

2. 发病期间宜进食易消化和富有营养的食物。

3. 注意经常参加体育锻炼，保持居室卫生清洁、空气清新，防止感冒。

4. 对有急性扁桃体炎、咽炎、中耳炎等急性链球菌感染者，应及早彻底地用抗生素治疗。

5. 慢性扁桃体炎急性发作者应手术摘除。

6. 为预防风湿热复发，特别是有心肌炎的病人，应连续应用青霉素类抗生素，对青霉素过敏者可用磺胺嘧啶或磺胺异唑。

7. 风湿热病人必须树立预防的观点，充满战胜疾病的信心。

短暂性脑缺血发作（TIA）

［常识方］短暂性脑缺血发作是指脑血供障碍引起的短暂的局灶性脑功能障碍，通常症状发生突然，又很快消失，持续几分钟到半个小时，于24小时内完全缓解，不留任何后遗症。短暂性脑缺血发作是一种多病因的综合征，较常见的包括脑动脉粥样硬化斑块破溃随血液进入脑内，引起小血管阻塞；颈椎病压迫椎动脉暂时阻断了椎动脉血液供应，引起一过性脑缺血；心功能障碍使血压过低，不能满足脑血液供应；贫血、血液高凝状态等均是短暂性脑缺血发作的原因。根据病人表现不同，分为颈动脉系统和椎基底动脉系统短暂性脑缺血发作两大类。一是颈动脉系统：常见症状为一个上肢或一个下肢无力，单个肢体的麻木或感觉异常，有的可产生暂时性失语、单眼失明。二是椎动脉系统：常见症状为一过性眩晕、看东西重影、说话困难、吞咽困难，或一个肢体运动不协调，有的患者出现后脑勺疼痛，突然转头或运动上肢后出现四肢无力而跌倒。短暂性脑缺血发作病人约1/3会反复发作，病人在一到数年内发生脑梗死，另外病人可自行缓解，因此对短暂性脑缺血发作病人应积极治疗，积极预防。

［用药黄金搭档］

1. 肠溶阿司匹林＋尼莫地平颈

动脉系统的短暂性脑缺血发作主要是因为其内形成了微血栓，而微血栓主要是由血小板聚集形成的，肠溶阿司匹林能够抑制血小板的聚集，预防血小板血栓的形成，是目前被证实有效的预防血栓形成的药物，有消化性溃疡和出血性疾病的病人禁用。尼莫地平为选择性作用于脑血管的钙离子拮抗剂，能扩张脑血管，改善脑供血，并且可预防脑血管痉挛，效果良好。上述两种药物对颈动脉系统的短暂性脑缺血病人同时有预防和治疗作用，是证实有效的药物。

2. 噻氯匹定＋氟桂利嗪

噻氯匹定是另一种抑制血小板聚集的药物，其预防脑血栓的效果比阿司匹林要好，尤其对女性脑缺血发作患者较好，但其耐受性不如阿司匹林，适用于对阿司匹林无效者或椎动脉系统的短暂性脑缺血发作。氟桂利嗪即西比灵，能够选择性地扩张脑血管，明显改善脑血供，特别是对颈椎病引起的椎动脉系统的脑缺血发作效果较好。上述两种药物相符相称地用于椎动脉系统的短暂性脑缺血发作可谓黄金搭配。

3. 肠溶阿司匹林＋脑益嗪＋抗眩啶

脑益嗪即桂利嗪，其作用也是扩张血管，可显著改善脑循环，解除脑血管痉挛，且作用时间较长。肠溶阿司匹林为抑制血小板聚集的药物，预防血栓形成。抗眩啶即倍他司汀，有治疗眩晕的作用。上述药物适用于伴有明显眩晕的短暂性脑缺血发作患者。

4. 巴曲酶＋肠溶阿司匹林＋桂利嗪＋抗眩啶

短暂性脑缺血频繁发作的患者，有时存在纤维蛋白原含量明显增高，纤维蛋白原增高能够增加血液的黏稠度，促进血液凝固，巴曲酶可显著降低纤维蛋白原水平，改善神经功能，与阿司匹林联用可有效预防脑缺血发作。桂利嗪能够扩张脑血管，改善脑血供，抗眩啶能治疗眩晕。上述药物联合对短暂性脑缺血频繁发作的患者有良好的治疗效果，可以迅速改善症状，提高预后，降低患者进一步发展成脑梗死的危险性。

［健康处方］

1. 保持情绪平稳，避免生气、抑郁、愤怒和急躁。

2. 合理饮食，多食粗粮，每日主食 4~6 两，新鲜蔬菜 1 斤，新鲜水果半斤，饮鲜牛奶 250 毫升，豆制品每日 2 两。

3. 适当运动，如散步、骑自行车或游泳。

4. 戒烟酒。

5. 患者一旦出现短暂性脑缺血发作，就应积极治疗，不能听之任之。

6. 积极治疗原发病，如糖尿病、高血压、心脏病、高血脂等。

动脉硬化性脑梗死

［常识方］当人的脑部动脉发生硬化，形成粥样斑块时，就会使原本

较粗的管腔变得狭窄甚至完全闭塞，导致急性脑供血不足或脑动脉血栓形成，造成局部脑组织坏死，即形成脑梗死，也称脑卒中。随着年龄的增长，人的脑动脉弹性就会降低，发生硬化，就像生锈的铁管，表面变得不光滑，如果同时合并高血压、吸烟、糖尿病或高血脂都会加速脑动脉硬化的过程。脑血流量减少，血栓形成或血管闭塞不一定发生脑梗死，即使发生脑梗死也不一定出现临床症状，因此，脑梗死表现主要取决于下列因素：①供血不足发生的快慢以及持续时间的长短；②脑血管本身有无畸形；③是否建立了充分有效的侧支循环（所谓侧支循环就是从阻塞的血管旁边长出一些小血管来供应阻塞部位的血液）；④脑血管堵塞发生的部位。脑梗死起病稍缓慢，在几分钟到几小时不等，多于半天或 1~2 天达到病情的高峰。病人多在安静、休息时发病，如在睡眠中发病，多无头痛和呕吐，根据阻塞血管部位不同，可有不同的表现，如一侧肢体瘫痪或不同程度的活动障碍，肢体麻木，感觉障碍，眩晕，视物重影，发音困难，吞咽困难以及走路不稳等，严重者出现昏迷和四肢瘫。按照病程，脑梗死可分为进展型和爆发型两种，进展型症状从轻变重需要几天时间，爆发型发病后即呈完全性瘫痪，病情即达高峰，可出现呕吐、抽搐、意识障碍及脑疝。对脑梗死患者除非有禁忌证，否则均应在最短的时间内争取溶栓治疗，目前我们要求在发病 3 小时内的急性缺血性脑卒中患者应积极采用静脉溶栓治疗。由于我国医疗水平的限制，大多数患者就医时或发现患病时均已超过 3 小时，失去溶栓机会，只能采取相对"缓和"的治疗措施。

［用药黄金搭档］

1. 肠溶阿司匹林 +20% 甘露醇 + 丹参 + 维生素 E

发生脑梗死的患者均有血小板聚集的血栓形成，如果不及时干预治疗，病情将进一步发展，因此抑制血小板聚集的药物肠溶阿司匹林均应在发病后最短的时间内服用，刻不容缓。由于突然的脑供血中断，6 小时后缺血的脑细胞将发生坏死，同时其周边的未完全缺血的脑细胞会发生水肿，甘露醇就起减轻脑细胞水肿的作用，挽救尚未坏死的脑细胞，力争使损伤降到最低，但应注意其长时间应用可引起低血钾，应适当补充钾。丹参是中成药，可以降低血小板聚集，抗血凝，改善脑血流，降低血液黏稠度。维生素 E 能够清除对脑细胞有损害的一种叫作自由基的东西，加强对脑细胞的保护。上述药物适用于不能溶栓治疗的脑梗死患者的早期治疗，效果良好。

2. 双嘧达莫 +20% 甘露醇 + 葛根素注射液 + 胞磷胆碱

双嘧达莫亦为抑制血小板聚集的药物，能够预防血栓形成，防止脑血管阻塞进一步加重。甘露醇在脑梗死的急性期是必备药物，用来减轻脑细胞水肿，挽救濒临死亡的脑细胞，降低脑内压力，由于脑梗死水肿期多在梗死后 2~4 天达到高峰，持续一周左右的时间，因此甘露醇等脱水剂多连用 3~5 天，较少超过 7 天，但大面积脑梗死、脑水肿严重或伴有其他并发症者可适当延长用药时间。葛根素是较常用的中成药，能够减低血液黏稠度，抑制血小板聚集，改善脑血流，起到保护脑细胞的作用。胞磷胆碱是神经保护剂，能够活化和营养脑细胞，促进脑细胞代谢，有助于恢复其功能。上述药物是联合治疗脑梗死的另一组黄金搭档药物，同时起预防、治疗和挽救的作用，效果良好。

3. 蕲蛇酶 + 肠溶阿司匹林 + 银杏叶制剂 + 吡拉西坦 +20% 甘露醇

蕲蛇酶可有效地降低脑梗死患者血液中纤维蛋白原的水平，改善神经功能，并减少脑卒中的再次发生率，对进展型脑梗死可较明显改善症状，不良反应轻，应注意纤维蛋白原降至 130 毫克/微升以下时可增加出血倾向，此时应慎用。肠溶阿司匹林在此可加强抗血栓形成的作用，更有效预防再发血栓。银杏叶制剂是一种传统药物，其能够改善脑血流，降低血液黏滞度，效果是较确切的。吡拉西坦是一种效果明确的保护脑细胞药物，能够改善脑细胞功能，营养脑细胞。甘露醇同样是起减轻脑水肿、降低颅内压的作用。因此，上述药物适用于进展型脑梗死病情较重、急需降低血液黏滞度的患者。

4. 血栓通 + 尼莫地平 + 肠溶阿司匹林 +20% 甘露醇 + 呋塞米 + 都可喜

血栓通能够抑制血小板聚集，扩张脑血管，改善脑供血，是大家公认的治疗缺血性脑卒中的药物。尼莫地平为钙离子拮抗剂，选择性作用于脑血管，改善脑供血。都可喜是神经保护药，促进脑细胞代谢，营养脑细胞，可以改善患者记忆力，对老年性痴呆患者也有一定疗效。甘露醇仍起减轻脑细胞水肿、降低颅内压的作用，其与呋塞米联合有协同作用，降颅压效果好，持续时间长，可减轻应用甘露醇引起的肾脏损害。肠溶阿司匹林抑制血小板聚集，预防血栓形成。上述药物从各个方面有针对性地治疗脑梗死，是很好的搭配。

5. 培达 + 金纳多 + 维生素 E

培达是一种新型的抗血小板聚集的药物，还能同时扩张下肢血管，降低血脂和血液黏滞度，因其可预防患肢血栓的形成，对于糖尿病合并脑梗死的患者尤其适用。金纳多和维生素 E 起营养脑细胞、改善脑细胞代谢的作用，效果明确、良好。上述药物适用于较轻的脑梗死，即医学上称的腔隙性脑梗死患者，因为这种患者梗死面积小，不至于引起脑水肿，因此，只采取预防和营养脑细胞的措施即可。

6. 甘油果糖 + 灯盏花素 + 肠溶阿司匹林 + 杏丁注射液

甘油果糖为高渗性脱水剂，较甘露醇不良反应如反跳、电解质紊乱、肾脏损害等明显减少，且不增加心脏负担，故对于心肾功能不全的脑水肿患者是一个良好的选择，因其作用缓慢，对急性脑水肿患者效果不如甘露醇来得直接、及时、迅捷。灯盏花素对心脑血管均有扩张作用，更有利于心功能不全的患者。杏丁是改善脑细胞代谢、营养脑细胞的药物，有利于脑功能的恢复。肠溶阿司匹林抑制血小板聚集，可同时预防心、脑血栓的形成。上述药物适用于非大面积脑梗死合并心或肾功能不全的患者，视为理想选择。

［健康处方］

1. 低盐低脂饮食，每日食盐摄入量限制在 5 克以下，多食新鲜蔬菜、水果，食物制作以蒸、煮、熬为主，避免煎、腌、熏、炸。

2. 适当运动，如每日散步或快走 30~60 分钟。3. 必须戒烟，少量饮酒，每日饮啤酒量不得超过 350 毫升。

4. 情绪平稳，避免精神紧张、疲劳、兴奋、愤怒和抑郁等不良情绪。

5. 对遗留肢体活动障碍者，应积极进行患肢功能锻炼，以利于瘫痪肢体功能恢复，避免引起患肢肌肉萎缩。

6. 积极治疗高血压、糖尿病、高血脂，通过锻炼减轻体重可起到很好地预防作用。

原发性脑出血

［常识方］脑出血，简单地说就是人脑内的血管破裂出血。因与高血压病有直接关系，又称高血压性脑出血。这是中、老年人常见的急性脑血管病，病死率、致残率均很高。可分为损伤性和非损伤性两大类，非损伤性脑出血又称原发性或自发性脑出血，其最常见病因为高血压引起的脑动

脉硬化，其次为脑动、静脉畸形破裂和淀粉样血管病。该病多见于 50 岁以上的高血压病人、常在白天活动或过分兴奋、情绪激动时突然发病，在数分钟到数小时内病情发展到高峰。病人表现为突然出现的剧烈头痛，伴频繁恶心、呕吐，严重者可合并胃肠道出血，意识逐渐模糊，很快转入昏迷。呼吸深大带有鼾声，可有大小便失禁。如果病人意识较好可发现明显的偏瘫、失语、口角歪斜等脑功能受损的表现。总起来看，脑出血病人的表现比脑梗塞病人要重，病情发展快，确诊需要行颅脑 CT 或 MRI 证实，凡小脑出血病人应积极进行手术治疗。

［用药黄金搭档］

1. 七叶皂苷钠 + 甘露醇 + 维生素 B6 + 胞磷胆碱 + 吡拉西坦

七叶皂苷钠（麦通纳）是具有抗炎、抗渗出、促进静脉回流和类激素样降低血管源性水肿等多重作用的脱水剂，对肾脏也有保护作用，同时具有抗自由基形成、保护神经细胞的功能，作用持久无反跳，安全性高。与甘露醇联合应用治疗脑出血急性期的高颅压，还有抑制反跳的作用，临床收到良好的效果。特别是血压偏低的脑出血患者，由于担心甘露醇的降血压作用，可选择七叶皂苷钠。维生素 B6 能够清除对脑有损伤作用的自由基，保护脑细胞。胞磷胆碱能够改善脑代谢，营养脑细胞。吡拉西坦能改善缺氧所致脑损伤，可激活保护和恢复大脑细胞的功能，提高病人的学习能力及记忆能力，增进大脑对磷质及氨基酸的吸收和大脑内蛋白质的合成，提高大脑葡萄糖的利用率和能量的储存；具有较强的抗大脑皮层缺氧作用。因此上述药物联合适用于急性期脑出血病人的治疗，效果确切。

［健康处方］

1. 早期发现并及时治疗高血压，定期检查，确诊后就应坚持服药治疗，将血压控制在正常范围内。

2. 保持乐观情绪，减少烦恼，淡泊名利，知足常乐。

3. 酒和烟都能使血管收缩、心跳加快、血压上升、加速动脉硬化，因此冠心病、高血压患者应戒烟酒。

4. 要注意低脂、低盐、低糖饮食。少吃动物的脑、内脏，多吃蔬菜、水果、豆制品，配适量瘦肉、鱼、蛋。

5. 避免体力和脑力劳动过度劳累，按时作息，避免熬夜，超负荷工作可诱发脑出血。

6. 预防便秘，多吃一些富含纤维的食物，如青菜、芹菜、韭菜及水果等，因便秘患者排便用力，极易使脆弱的小血管破裂而引发脑溢血。可做适当的运动及早晨起床前腹部自我按摩。必要时应用药物辅助排便。

7. 蹲便时下肢血管会发生严重屈曲，加上屏气排便，腹内压力增高，可使血压升高，就有可能发生脑血管意外，因此不易蹲便。而坐便不会引起血压升高，可减少脑出血发生的机会。

8. 防跌倒。老年人多有脑动脉硬化，血管壁较脆弱，跌倒后会发生颅内血管破裂的危险。因此，行动时要特别小心。

9. 动左手。多用左上肢及左下肢，尤其多用左手，可减轻大脑左半球的负担，又能锻炼大脑的右半球。因脑溢血最容易发生在血管比较脆弱的右脑半球，所以防范脑溢血的发生，最好的办法是在早晚时分，用左手转动两个健身球，帮助右脑半球的功能正常发挥。

10. 饮足水。要维持体内有充足的水，使血液稀释。平时要养成多饮水的习惯，特别是晚睡前、晨起时，饮 1 ~ 2 杯温开水。

帕金森病

[常识方] 帕金森病又称震颤麻痹，是一种多见于中老年人的锥体外系慢性进行性变性疾病，其发病率随年龄增长而增加。原发性帕金森病的原因不明，但考虑与以下因素有关：环境毒物如有机氯杀虫剂、农药等可能造成人体内代谢障碍，氧化应激和自由基损害脑内的黑质纹状体，遗传易感性，人正常老化加速等。上述病因可使纹状体内多巴胺缺乏，导致黑质纹状体多巴胺能神经通路出现病变。帕金森病起病隐匿，病情缓慢进行性加重，典型的帕金森病患者面部无表情、眨眼极少，双目凝视，像一个面具，我们称其为"面具脸"；站立时呈现头部前倾、躯干俯屈、上臂内收、肘关节屈曲、腕关节伸直、手指内收、拇指对掌、指间关节伸直、髋及膝关节略弯曲的特殊姿势；走路时起步困难，行走后往往以急促小步前进，两上肢无摆动，不能及时停步或转弯，称"慌张步态"；双手不自主的震颤，活动时反而减轻；病人起坐、翻身、穿脱衣服等日常生活动作均十分缓慢；书写困难，出现字越写越小的现象，称为"写字过小症"。另外病人可出现顽固性便秘、大量出汗。根据典型的临床表现，诊断本病并不困难。但由于目前尚无阻止本病自然进展加重的良好方法，故临床治疗以改善症状为主。

[用药黄金搭档]

1. 盐酸苯海索 + 美多巴

盐酸苯海索又称安坦，为抗乙酰胆碱药物，能够阻断乙酰胆碱的作用，减弱引起震颤的递质的作用，因此抗震颤疗效好，但闭角型青光眼、前列腺肥大者慎用，该药单独可用于早期轻症或由药物诱发的帕金森病患者。美多巴是左旋多巴和苄丝肼的混合剂，两种药物联用可以阻止血中的多巴变成多巴胺，使更多的多巴进入脑内脱羧成多巴胺，从而减少左旋多巴用量和减少其外周副反应，但不适用于多系统变性的震颤麻痹叠加综合征患者。上述两种药物联合适用于单用盐酸苯海索效果不佳的患者，可较快使症状好转。

2. 丙环定 + 森纳梅脱

丙环定为另一种抗乙酰胆碱药物，抗震颤效果较好，慎用于闭角型青光眼、前列腺肥大的患者。森纳梅脱是左旋多巴和卡比多巴的混合剂，联合的好处仍然是可减少左旋多巴用量，减少左旋多巴的外周副反应，增强疗效。该两种药物联合适用于帕金森病较重而影响日常生活的情况。

3. 比哌立登 + 息宁

比哌立登能够阻断乙酰胆碱的作用，减弱引起震颤的递质的作用，用于抗震颤治疗，慎用于闭角型青光眼、前列腺肥大的患者。息宁是左旋多巴和卡比多巴的复方制剂，是以聚合物为基质的控释片，作用是可以稳定左旋多巴血浓度，以减少"开关"现象、终末剂量效应造成的不动和峰剂量过高的多动表现等运动障碍。该两种药联合适用于长期服用左旋多巴引起的每次服药效果维持时间短的剂末现象患者。

4. 盐酸苯海索 + 美多巴 + 溴隐亭

溴隐亭是多巴胺受体激动剂，直接作用于纹状体受体，早期患者应用可减少左旋多巴用量，减少多巴胺代谢产生的自由基损害多巴胺能神经元；中、晚期病人使用可改善症状，减少大剂量应用美多巴的副作用。因此上述药物对各期帕金森病人均适合。

5. 氯烯雌醚 + 美多巴 + 丙环定

氯烯雌醚为多巴胺受体激动剂，与溴隐亭是一类药物，能直接刺激黑质纹状体通路和突触后的多巴体，但其是控释剂，对静止性震颤有效，同时可以改善抑郁情绪，氯烯雌醚和美多巴联合起到减少美多巴用量同时减轻其副作用的作用，更重要的是可以延缓美多巴的药效衰减现象，有循环性虚脱、急性心肌梗死者禁用氯烯雌醚。上述药物适用于中、晚期帕金森病患者。

6. 司来吉兰＋盐酸苯海索＋金刚烷胺＋美多巴

司来吉兰能够抑制多巴胺降解从而加强多巴的疗效，其与美多巴联合能加强疗效，延缓"开关现象"的出现和改善运动症状的波动，并有神经保护作用，有胃溃疡患者需慎用。金刚烷胺能促进脑内多巴胺的释放，减轻症状，与美多已有协同作用，肾功能不良、精神病和癫痫病患者禁用。上述药物联合适用于晚期帕金森病对单一用药效果不佳或药物作用衰减的患者。

［健康处方］

1. 保持良好心态，克服悲观失望、情绪低落和忧郁症状，培养丰富多彩的业余爱好，继续坚持工作。

2. 多吃蔬菜、水果或蜂蜜，避免刺激性食物的摄入。

3. 戒烟酒。

4. 注意安全，防止跌跤。

5. 对晚期卧床不起的病人，应勤翻身，在床上做被动运动，防止发生褥疮及坠积性肺炎。

6. 治疗帕金森病的药物都有不同程度的副作用，而且病人多需长期服药，这增加了副作用发生的机会，因此患者应注意观察，必要时及时调整治疗方案。

癫痫

［常识方］癫痫俗称"羊颠风"，是一组由大脑神经细胞突然异常放电所引起的短暂的大脑功能紊乱的慢性综合征。该病病因较多，根据病因的不同一般可分为原发性和继发性癫痫两种。原发性癫痫可称为特发性癫痫，其发病可能与遗传因素有关。继发性癫痫是由于局灶性或弥漫性脑部疾病以及某些全身性、系统性疾病引起的痫性发作，常见的有：①感染。包括细菌性、病毒性、真菌性和寄生虫性感染，如病毒性脑炎、脑脓肿、化脓性脑膜炎等。②外伤性。如脑挫裂伤、硬脑膜下血肿、颅骨凹陷性骨折、脑穿通伤、产伤等。③血管性。可发生在脑血管意外当时，特别是在脑卒中后几个月到一年内癫痫发作最多，另外血管畸形、高血压脑病等也可发生癫痫。④肿瘤性。脑内各种肿瘤如脑膜瘤、胶质瘤、脑转移癌等均

可引起癫痫。⑤代谢性。如低血糖、脑缺氧、碱中毒、高渗性失水、尿毒症、肝昏迷、甲状腺功能减退等全身性疾病。⑥药物中毒。如乙醇、一氧化碳、水杨酸、氰化物、铅、洋地黄等。⑦先天性。如大头症、结节硬化症、脑积水、多发性神经纤维瘤等。⑧其他。如老年性痴呆、高热惊厥、儿童的软骨病等。临床上癫痫分为部分性发作（局灶性、局限性发作）、全身性发作和不能分类的癫痫发作3种类型。癫痫发作多有间歇性、短时性和刻板性的特点，各类发作即可单独出现，也可不同地组合出现，还有的病人开始表现为一种类型的发作，以后转为另一种类型的发作。

现在按照大家常见的类型分别介绍其临床表现：①全身性强直阵挛性发作。患者突然出现神志丧失，全身抽搐。按症状经过可以分为3期。一期为先兆期，病人在发作前可出现一些诸如上腹部不适、眩晕、心悸、恐惧、不真实感或身体局部抽动等；二期为阵挛期，患者出现全身肌肉痉挛，继有短促的肌张力松弛，形成阵挛，此期持续1~3分钟后，抽搐突然停止，同时伴有口吐白沫；三期为昏迷期或阵挛后期，病人停止抽搐后进入昏迷或昏睡状态，因全身肌肉松弛，出现小便失禁，后病人神志逐渐转清，脸色恢复正常，醒后对发作经过不能记忆，但感头昏、头痛、全身肌肉酸痛乏力，少数病人在发作后可能出现持续时间长短不一的精神失常。②非局限开始的非惊厥性发作或全脑性非惊厥性发作。此型主要见于儿童或少年，分4种发作形式。失神小发作，患者表现为短暂的意识丧失，突然停止原来的活动，面色变白，双目凝视无神，有时眼球向上约3次/秒的颤动，一般持续6~20秒，发作突然停止，意识立即恢复，脑电图有弥漫性双侧同步的3次/秒的棘慢波。非典型失神发作，肌张力改变较失神发作明显，发作和停止并不很突然，脑电图上表现为不规则的棘慢波。失张力性发作，表现为突然意识障碍和肌张力消失，可能跌倒于地。肌阵挛小发作，以头部及上肢肌肉为主的双侧节律性肌阵挛抽动，频率为3次/秒，与脑电图上的棘慢波频率一致。③单纯部分性发作。此型特点是患者意识通常保持清醒，可发展为大发作。分单纯体感性、单纯运动性、扩延型发作和其他感觉性发作4种类型，表现为局部躯体的局限的感觉异常或局限性的强直性或阵挛性抽搐。④复杂部分性发作。这一类型以意识障碍和精神症状为突出表现，如突然进行一些吞咽、舔舌、咀嚼、唱歌、吵闹等无意识动作，脑电图上表现为在一侧或双侧颞前部有棘波或尖波发放。癫痫病的确诊依据是病人的表现和脑电图痫性放电。

癫痫发作期病人应到医院诊治，间歇期病人服药应遵循以下原则：有 2 次发作以上的病人开始用药，服药后不能随便停药或更换药物，更换药物应逐渐进行，连续 3～5 年控制良好者方可逐步停药，用药应从小剂量开始。

［用药黄金搭档］

1. 卡马西平＋维生素 B6＋吡拉西坦氨酪酸

卡马西平能阻滞 Na＋通道，抑制癫痫灶及其周围神经元放电，对复杂部分性发作、单纯部分性发作、继发性全面性强直－阵挛发作效果较好，其严重的副作用有骨髓抑制、肝功能损害和心血管虚脱。吡拉西坦是一种效果明确的保护脑细胞药物，能够改善癫痫患者脑细胞功能，营养脑细胞。

2. 托吡酯＋维生素 B6＋吡拉西坦＋γ_ 氨酪酸

托吡酯是新型广谱的抗癫痫药物，能增强癫痫患者丧失或减弱的神经抑制作用，可用于各种类型的癫痫，主要用于部分性发作的患者，主要副作用为嗜睡、头昏，少数患者出现烦躁易怒等兴奋症状。吡拉西坦保护和营养脑细胞，改善患者脑细胞功能，对减少癫痫发作起辅助作用。维生素 B6 和 γ_ 氨酪酸共同保护脑神经细胞。上述药物联合适用于全身性发作和部分性发作癫痫患者的缓解期治疗。

3. 丙戊酸钠＋维生素 B6＋吡拉西坦＋γ_ 氨酪酸

丙戊酸钠主要是阻断钠离子流入细胞，可增强脑内神经递质的活性，从而稳定神经细胞膜，发挥抗癫痫作用，适用于各种类型的癫痫患者，适用于失神发作、肌阵挛发作和全身大发作。维生素 B6、吡拉西坦和 γ_ 氨酪酸联合用于营养和保护脑神经细胞，辅助癫痫的治疗，有利于减轻由于缺氧引起的脑细胞损害，是理想的药物联合。

4. 乙琥胺＋维生素 B6＋脑复康＋γ_ 氨酪酸

乙琥胺为单独一类抗癫痫药物，主要用于防治癫痫小发作，对其他类型癫痫无效，维生素 B6、吡拉西坦和 γ_ 氨酪酸联合用于营养和保护脑神经细胞，辅助癫痫的治疗，有利于减轻由于缺氧引起的脑细胞损害。上述药物是失神发作等小发作的首选药物，优点是副作用少。

5. 氯硝西泮＋维生素 B6＋吡拉西坦＋γ_ 氨酪酸

氯硝西泮亦为抗癫痫药物，适用于各型癫痫，尤其适用于不典型小发作、失神小发作和肌阵挛发作，其与维生素 B6、吡拉西坦和 γ_ 氨酪酸联合同时具有治疗和营养、保护脑神经细胞的作用，相辅相成，是治疗癫痫小发作的理想选择。

［健康处方］

1. 做好产前检查，预防和避免产伤。

2. 养成良好的生活规律，避免过饱、过度劳累，避免熬夜和情感冲动。

3. 清淡饮食，戒烟酒。

4. 坚持适当的体力和脑力劳动，避免登高、游泳、驾车。

5. 减少癫痫的诱发因素，如情绪低落、过度换气、发热、应用某些可诱发癫痫发作的药物等。

6. 坚持长期规律服药，不得私自停药。

偏头痛

［常识方］偏头痛是神经内科常见病，女性较男性多见，多表现为一侧头部反复发作的搏动性痛，有家族发病倾向，头痛剧烈时伴有恶心、呕吐，在安静、黑暗环境内休息或睡觉后头痛可缓解，经过一段间歇期后可再次发病。头痛有时可持续数日至数十日，非常痛苦。偏头痛的确切发病原因不清楚，考虑内分泌、过敏、精神紧张、过度劳累、气候突变、低血糖、应用某些药物、食物和酒精饮料、失眠、睡眠不足、忧郁、工作学习压力大、情绪刺激、女性月经来潮等均可诱发偏头痛。一般将偏头痛分为4种类型，即不伴先兆的偏头痛（普通型偏头痛）、伴有先兆的偏头痛（典型偏头痛）、儿童期偏头痛及偏头痛持续状态。

①普通型偏头痛：最为常见。发作开始时为轻到中度的不适感或钝痛，几分钟到几小时后发展为中度到重度的单侧或双侧搏动性头痛，伴恶心、呕吐或畏光和畏声，疼痛可放射至上颈部及肩部，持续 4～72 小时，睡眠后通常头痛可缓解。部分女性偏头痛发作与月经有关，称为月经期偏头痛。以上发作至少出现 5 次，除外颅内外各种器质性疾病后可做出诊断。②典型偏头痛：病人头痛发作前可出现各种先兆症状，以畏光、复杂视觉、视野缺损、偏盲、眼前闪光及短暂失明等视觉症状最常见，少数病人出现轻度偏瘫、偏身麻木或语言障碍。当先兆症状开始消失时病人即开始出现一侧眶上、眶后部疼痛，逐渐加重、扩散至半侧头部，头痛为搏动性跳痛或钻凿样疼痛，常伴恶心、呕吐、畏光、畏声。还有的病人表现大

量出汗、眼结膜充血、精神萎靡和厌食。头痛发作持续 1~3 日可渐渐缓解。③儿童期偏头痛：多见于 5~10 岁儿童，由于儿童很难正确描述头痛发作时的感受，因此诊断比较困难，有时仅表现为全身无力、嗜睡，可伴有恶心或呕吐。④偏头痛持续状态：是指偏头痛发作持续时间在 72 小时以上者。

[用药黄金搭档]

1. 阿司匹林＋安定

阿司匹林为水杨酸类解热镇痛药，能够抑制前列腺素的合成而产生镇痛作用。安定起镇静作用，缓解患者紧张、恐惧的情绪，从而有利于偏头痛的缓解。阿司匹林与安定联合适用于急性发作期偏头痛患者，效果确切。

2. 咖啡因麦角胺＋苯巴比妥

麦角胺能直接收缩血管，使颅外动脉和小动脉搏动幅度减少，从而减轻头痛症状。咖啡因有镇痛作用，与麦角胺合用可发挥协同作用，是治疗急性发作期偏头痛的首选药物。苯巴比妥具有镇静、抗惊厥作用，与咖啡因麦角胺合用可增强其镇痛作用，因此这两种药物联合适用于偏头痛急性发作期，最好在偏头痛发作的先兆期使用。

3. 氟桂利嗪＋镇脑宁

氟桂利嗪是长效高选择性钙离子拮抗剂，能抑制钙离子引起的血管收缩，防止缺血引起细胞黏滞性过高和血小板聚集。镇脑宁主要有效成分为川芎、藁本、细辛、天麻、水牛角等，具有息风通络、镇静、镇痛、改善微循环、增加脑流量等作用。二者联用对偏头痛有很好地预防作用。

4. 尼莫地平＋天舒胶囊

尼莫地平是一种 Ca2＋通道阻滞剂，可选择性地作用于脑血管平滑肌，扩张脑血管，增加脑血流量，显著减少血管痉挛引起的缺血性脑损伤。天舒胶囊主要成分是天麻和川芎，其能够抑制血小板聚集、抗凝血、抗血栓形成，改善脑部微循环，增加脑血流量，调节血管活性物质浓度，双向调节脑血管异常舒缩功能，同时还有抗缺血、缺氧作用。二者均有治疗偏头痛的作用，联合可增加疗效。

5. 氟桂利嗪＋阿司匹林

近年来发现偏头痛与体内钙离子超载有密切关系。血小板聚集是引起偏头痛的又一因素。氟桂利嗪为长效高选择性钙离子拮抗剂，能抑制钙离子引起的血管收缩；防止缺血引起细胞黏滞性过高和血小板聚集。联用阿司匹林能更好地抑制血小板的聚集，故治疗偏头痛有显著疗效。方法：每晚睡前给予氟桂利嗪 5 毫克顿服，同时给肠溶阿司匹林 50 毫克顿服，30 天为一疗程。

6. 氟桂利嗪＋复方丹参片

氟桂利嗪是一种选择性钙"超载"拮抗剂，是起效快且安全的脑循环代谢改善剂，防止脑血管平滑肌收缩，同时可增强脑的血流量和氧分压，提高脑组织对缺氧的耐受能力，有益于恢复脑缺血缺氧引起的损害。丹参可活血化瘀，改善脑组织微循环，解除脑部血管平滑肌痉挛，并提高其血氧供应力度，调节自主神经系统舒缩血管功能，同时丹参有宁心安神止痛功能。二药并用可相互协调增强疗效，促进恢复脑细胞正常功能。

［健康处方］

1. 对血管性头痛的治疗，首先要生活规律，注意劳逸结合，保持心态平衡，避免情绪大起大落。

2. 加强心理治疗，消除恐惧心理，树立战胜疾病的信心。

3. 阳光可诱发者应减少日晒。

4. 根据自身特点避免诱发偏头痛的因素，如酒类、脂肪、巧克力、柑橘等。

周期性瘫痪

［常识方］周期性瘫痪是一组与钾离子代谢有关的代谢性疾病。临床表现为反复发作的弛缓性骨骼肌瘫痪或无力，持续数小时至数周，发作间歇期完全正常。发病机制不清楚，普遍认为与钾离子浓度在细胞内外的波动有关。甲状腺功能亢进、醛固酮增多症等均可引起本病发作。根据发作时血清钾浓度之不同，可分为低血钾、高血钾和正常血钾 3 型。在我国本病有家族史者极为罕见，以散发性低血钾性周期性麻痹最为多见。低血钾型好发于青壮年，常因饱食、过劳后于夜间发病，四肢无力，持续数小时至数天。高血钾、正常血钾型多在 10 岁前起病、高血钾型常于白天运动后发作，持续时间不超过 1 小时。正常血钾型常在夜间睡后发作，四肢无力持续大多在 10 天以上。

①低血钾型：于清晨或饱餐后半夜醒时出现四肢无力，下肢重、上肢轻、近端重、远端轻，可伴口渴、心慌、肢体酸痛、肿胀、针刺样或蚁走

感；极严重者可有呼吸肌麻痹、呼吸困难以及心律失常等。②高血钾型：四肢无力同低血钾型相似，但程度较轻。常伴有肌肉痉挛疼痛和肌强直，多见于面肌、舌肌和双手的肌肉。③正常血钾型：四肢无力同低血钾型相似，或仅选择性地影响某些肌群，如小腿肌或肩臂肌等。可伴轻度吞咽困难和发音低弱。

对周期性瘫痪的诊断包括如下几点：①既往有类似发作史；②可有饱食、寒冷、过度疲劳、酗酒或应用无钾高糖等诱发因素；③急性或亚急性起病的四肢对称性弛缓性瘫痪，其特点为下肢重、上肢轻，近端重、远端轻；④部分病人可有口渴、心慌和肌肉胀痛；⑤血清钾降低或升高或正常；⑥心电图有低钾改变或高血钾改变；⑦排除其他疾病引起的低血钾、高血钾。

［用药黄金搭档］

1. 氯化钾 + 乙酰唑胺 + 维生素 B1 口服

氯化钾可以直接补充体内钾离子，乙酰唑胺对各种类型的周期性瘫痪均有预防作用，且可使发作间歇期持续存在的肌力减弱。大剂量的维生素 B1 可改善糖的中间代谢，对预防低钾性周期性麻痹发作有效。

2. 氯化钾 + 螺内脂 + 维生素 B1

氯化钾用于补充体内缺少的钾离子。螺内脂是醛固酮拮抗剂，能够减少肾脏对钾的排泄，因此有储钾作用，与氯化钾联用可增强疗效，预防低血钾的发生。大剂量的维生素 B1 可改善糖的中间代谢，对预防发作有效。这 3 种药物适用于低血钾型周期性瘫痪。

3. 乙酰唑胺 + 氟氢可的松 + 氯化钠

氯化钠主要用于正常血钾型周期性麻痹，乙酰唑胺与氟氢可的松联用预防发作效果较佳。

4. 葡萄糖 + 胰岛素 + 钙剂

葡萄糖和胰岛素联用可促进钾离子转入细胞内，从而降低血液中的钾，钙离子可以对抗高血钾对心脏的损害作用。上述药物联合适用于高钾型周期性瘫痪发作严重者，效果理想。

［健康处方］

1. 避免剧烈运动、寒冷刺激、情绪紧张。

2. 病人突然发生肌无力时，应注意自我保护，以免摔伤身体。

3. 做到合理饮食，避免过饱或饥饿、进食过多甜食及过度饮酒等。

4. 对频繁发作的周期性瘫痪且难以纠正者，应及时就医，排除其他疾病引发低钾可能。

5. 对高钾性周期性瘫痪者应限制钾盐的摄入，低钾性周期性麻痹患者可多食用橘子等含钾丰富的食物。

三叉神经痛

［常识方］三叉神经痛是一种常见病，我国的发病率约 52.2/10 万，本病多见于女性，常于 40 岁以后发病。三叉神经痛是指三叉神经分布的面部皮肤区域内出现短暂的、阵发性、闪电样疼痛，不伴感觉缺失等神经传导功能障碍。多数患者无明显病理损害，疼痛分布严格限于三叉神经感觉支配区内，多为一侧性，少为两侧性。本病有原发性（原因不明，也称真性）和继发性两类，继发性可由肿瘤、脑膜炎、脑动脉瘤、脑血管畸形及脑动脉硬化引起。其疼痛特点：①疼痛程度剧烈，呈难以忍受的针刺样、刀割样、撕裂样及火烧样疼痛；②疼痛突发突止，呈闪电样，每次持续仅数秒或数分钟，1 天数次至数十次，很少自愈，间期性长短不定，短者仅数秒或数分钟，长者数小时或数月；③有触发点，也称"扳机点"，多在鼻翼旁、上唇升侧及牙齿等处，一触即发，以致患者不敢洗脸、刷牙、理发、吃饭和说话等，在疲劳、紧张、天冷时发作更频繁；④严重时坐立不安、流泪流涎、口角抽搐、面部潮红、眼结膜充血。

［用药黄金搭档］

1. 维生素 B1＋卡马西平＋腺苷 B12

卡马西平又称酰胺咪嗪、卡巴咪嗪、痛痉宁，具有抗神经性疼痛的作用，是目前认为治疗三叉神经痛最好的药物。维生素 B1 又名硫胺素，是维持神经系统正常功能的水溶性维生素，腺苷 B12 在维持神经组织髓鞘完整性方面发挥着重要作用。二者联合主要是通过加速神经纤维合成所需的蛋白质、磷脂等的合成而发挥营养神经的作用。上述药物联合适用于预防神经痛的发作。

2. 苯妥英钠＋维生素 B1＋腺苷 B12

三叉神经痛时，其神经元放电与癫痫有相似的发作机制，感觉通路神经元在轻微刺激下即产生强烈放电，引起剧烈疼痛，苯妥英钠能抑制神经元异常放电，使疼痛减轻，发作次数减少。维生素 B1 又名硫胺素，是维持神经系统正常功能的水溶性维生素，腺苷 B12 在维持神经组织髓鞘完整性方面发挥着重要作用，二者联合主要是通过加速神经纤维合成所需的蛋白质、磷脂等的合成而发挥营养神经的作用。上述药物联合适用于预防神经痛的发作。

3. 托吡酯 + 维生素 B1 + 弥可保

托吡酯通过抑制神经元放电而减少神经痛的发作。弥可保是钴宾酰胺（甲钴胺）的商品名，是另一种辅酶型 B12，能够维持神经组织髓鞘完整性，与维生素 B1 联合主要是通过加速神经纤维合成所需的蛋白质、磷脂等的合成而发挥营养神经的作用。上述药物联合也是预防三叉神经痛发作的良好药物。

［健康处方］

1. 要进行必要的医学知识学习，了解病情，树立战胜疾病的信心，保持心情舒畅，工作、生活充实而安定，注意适当的体育锻炼，积极配合医生的治疗。

2. 长期坚持按摩，可减少发作次数并减轻疼痛程度。如捻掐无名指两侧，每日数次。掐各趾蹼缘，重推足底各跖骨间隙及趾关节。

3. 在饮食上要进食较软的食物，因咀嚼引起疼痛的则要进流质或半流质，如软面条鸡蛋汤、鸡蛋羹、各种米粥等。切不可吃油炸物、坚果类等咀嚼费力的食物，既不要吃也不要闻刺激性的调味品，如姜粉、芥末等，以防因打喷嚏而诱发疼痛。

4. 洗脸、刷牙、吃饭动作要轻柔；要有充分的休息，不能过分劳累；刮风时最好不要出门，冷天出门一定要戴口罩，避免冷风刺激。

5. 患者要注意保持乐观，注意保暖，避免局部受冻、受潮，不用太冷、太热的水洗面。加强营养，不用刺激性食物，以免诱发疼痛发作。

6. 验方疗法：七叶莲 30 ~ 50 克，水煎服，每日 1 剂，对三叉神经痛有效。

7. 梳头疗法。操作方法：用木梳于清晨起床后、午休后、晚上睡前梳头，从前额经头顶到枕部，初时每分钟梳 20 ~ 30 次，以后逐渐加快速度。梳头用力要均匀、适当，以不刮破头皮为度。每次梳 5 ~ 10 分钟。这样坚持月余，可使疼痛大大减轻。坚持 2 ~ 3 个月一般可以治愈。

8. 干鹅不食草 10 克，牙皂、细辛各 5 克，青黛 2. 5 克。共研末，随时吸入同侧鼻孔，治三叉神经痛。

9. 钩藤 15 克（后下），白芷、夏枯草各 10 克，天麻 5 克。每日 1 剂，水煎分 2 次服，连续服 3~5 剂，有止三叉神经痛作用。

面神经炎

［常识方］面神经炎即我们常说的"歪嘴风""口眼歪斜""面瘫""面神经麻痹"，在人们的生活中十分常见。有的人夜间睡觉时因吹过堂风，早晨起来就发现嘴歪了，这便是患了面神经炎。本病实际上是指茎乳孔以上面神经管内段面神经的一种急性非化脓性炎症，造成病侧面部肌肉瘫痪和口眼歪斜的一种急性周围神经疾病，面神经麻痹最常见的是贝尔氏面瘫，即 Bell 麻痹。中医认为本病是由于人体气血不足，面部、耳部遭受风寒侵袭，气血痹阻于经络所致。为常见病，任何年龄均可发病，以 20~40 岁最为多见。男性多于女性，发病不分季节。通常急性起病，一侧面部表情肌突然瘫痪，可于数小时内达到高峰。有的患者病前 1~3 天患侧外耳道耳后乳突区疼痛，常于清晨洗漱时发现或被他人发现口角歪斜。临床表现为面部肌肉的随意运动障碍，不能表情。上部面肌随意运动障碍时额纹消失，不能蹙额、抬眉，眼裂增大，做闭眼动作时，眼睑不能闭合或闭合不全，而眼球则向外上方转动并露出白色巩膜，称 Bell 现象。日久之后出现下睑外翻，流泪，结膜及角膜干燥，发生结膜炎及角膜炎。面下部麻痹时，鼻唇沟平浅或消失，口角下垂并向对侧歪斜，笑或露齿时更为明显。不能做噘嘴和吹口哨动作，鼓腮时病侧口角漏气，进食及漱口时汤水从病侧口角漏出，闭唇鼓颊吹气时，患侧面颊鼓出较甚。说话欠清晰，由于颊肌瘫痪，食物常滞留于齿颊之间。不能发"波""坡"等爆破音。此外，视病变位置不同，尚可有同侧舌前 2/3 味觉减退或消失，泪腺及涎腺分泌减少等。通常患者在起病后 1~2 周内开始恢复，大约 75% 的病人在几周内可基本恢复正常。恢复不完全者可产生瘫痪肌的挛缩、面肌痉挛等。

［用药黄金搭档］

1. 泼尼松 + 维生素 B1 + 维生素 B12 + 甘露醇

泼尼松是糖皮质激素类药物，它能够抑制炎症反应，减轻神经水肿，改善局部循环，可提高面神经炎的治愈率和减少后遗症，甘露醇的主要作用也是脱水，减轻神经水肿，二者联合有加强作用。维生素 B1 和维生素 B12 是营养神经的药物，两者合用可加速神经纤维合成所需的蛋白质、磷脂等的合成。上述药物联合适用于面神经炎发作急性期的治理，其恢复期可单独应用维生素 B1 和维生素 B12，配合理疗。

2. 胞磷胆碱＋辅酶 Q10＋地巴唑＋地塞米松

地塞米松也是糖皮质激素，能够抑制炎症反应，减轻神经水肿，改善局部循环，可提高面神经炎的治愈率和减少后遗症。胞磷胆碱和辅酶 Q10 是神经营养代谢药物，能够营养神经，改善神经细胞代谢，利于病情恢复。地巴唑对神经有轻度兴奋作用，因此是治疗面神经麻痹的常规用药。

3. 维生素 B1＋弥可保＋706 羧甲淀粉＋甘露醇

维生素 B1 和弥可保能够加速神经纤维合成所需的蛋白质、磷脂的合成，对神经有营养作用。706 羧甲淀粉和甘露醇联合可以改善微循环，减轻神经水肿。上述药物适用于面神经炎较轻的病人，效果较好。

［健康处方］

1. 得了面神经麻痹后，首先，思想不要紧张，要放松，一般得了面神经麻痹后能治好，因人与人之间存在着个体差异，治疗时间长短不一，千万不能着急。

2. 平时多进行运动，加强锻炼，提高人体的正气，"正气存内，邪不可干"，人体内正气旺盛，风邪不易侵入。

3. 要注意保持精神愉快，有足够的睡眠和休息时间。

4. 在饮食上，要多吃蔬菜，如韭菜、春笋、芥菜、油菜、香椿芽、芫荽、马兰菜，既可增强体质，又可增强抗病能力。

5. 预防面瘫、面肌痉挛，关键还是要注意防寒，尤其是要根据气候特点。休息和出行时，要绝对避免寒风长久拂面（不可贪图凉爽）。

6. 在治疗期间一定要忌饮酒，防止再次局部受凉或生气，导致面神经麻痹的复发。

7. 患病者要注意防护，冷天外出戴口罩，眼睛闭合不好时应戴眼罩，以防角膜受伤。常用热水洗脸，并经常按摩局部穴位，进行必要的表情肌训练。

8. 急性期患者可应用以下药方：制白附子 6 克，僵蚕 9 克，白芷 9 克，全蝎 3 克，地龙 9 克。水煎服，每日 2 次，每次 150 毫升。

9. 病人在应用药物的同时应配合适当的理疗，如茎乳孔附近超短波透热疗法、红外线照射、直流电碘离子导入，以促进炎症消散。也可用晶体管脉冲治疗机刺激面神经干，以防止面肌萎缩，减轻瘫痪侧肌受健侧肌的过度牵引。另外针刺治疗也有一定效果。

非特异性外阴炎

[常识方] 非特异性外阴炎又称单纯性外阴炎，指外阴部的皮肤或黏膜发炎，分急、慢性两种。由于外阴与尿道、肛门邻近，行动时又受两腿摩擦，故这些部位的炎症均可波及外阴，引起外阴炎症。常见原因有阴道分泌物刺激：由于阴道分泌物增多或经血、月经垫刺激，特别是宫颈炎及各种阴道炎时，分泌物增多，流至外阴，均可产生不同程度的外阴炎；其他分泌物刺激：尿瘘患者长期受尿液浸渍，粪瘘患者当腹泻、便稀时受粪便刺激，肠道蛲虫等等。一般炎症限于小阴唇内外侧，严重时整个外阴部均可发炎、肿胀、充血，严重时糜烂，形成浅表溃疡，有灼热感、痒、搔抓后疼痛。这些症状往往在排尿时加重，严重者腹股沟淋巴结肿大，压痛，体温可稍升高。糖尿病性外阴炎，外阴皮肤发红、变厚，常呈棕色，有抓痕，由于尿糖有利于霉菌生长繁殖，故常并发白色念珠菌感染。病程长则皮肤增厚、粗糙、有皲裂、奇痒。

[用药黄金搭档]

1. 1：5000 高锰酸钾 +1% 新霉素软膏 +1：5000 高锰酸钾具有消毒、杀菌作用，但作用时间短暂，因此配合 1% 新霉素软膏加强作用时间和疗效。

2. 方剂：元参 15 克 + 麦冬 9 克 + 蒲公英 10 克 + 紫花地丁 10 克 + 栀子 9 克 + 龙胆草 9 克 + 白芍 12 克 + 丹参 30 克 + 灵脂 9 克 + 香附 15 克以上草药煎服，每日 1 剂，具有清热利湿、解毒止痒的功效。

3. 川椒 6 克、苦参 15 克、黄檗 15 克、蛇床子 15 克、土茯苓 15 克 + 金霉素软膏将上述中药煎水熏洗，每日 1～2 次，每次 20 分钟，水不宜过热，具有清热解毒、杀虫止痒的作用，洗后局部涂金霉素软膏，进一步杀菌消炎。

[健康处方]

1. 注意个人卫生，特别是月经期间，保持外阴清洁和干燥，避免搔抓。

2. 积极寻找病因，进行病因治疗。

3. 保持外阴部的清洁、干燥。

4. 经常换内裤，停止使用擦洗外阴的药物，不穿化纤的内裤及牛仔裤，穿纯棉内裤和较宽松裤子。

5. 急性期应注意休息，禁止性生活。

前庭大腺炎

[常识方] 前庭大腺位于两侧大阴唇后部，腺管开口于小阴唇内侧，在性交、分娩或其他情况污染外阴部时，病原体易于侵入而引起炎症。感染的病原体主要为葡萄球菌、大肠杆菌、链球菌、肠球菌等，淋球菌感染也能引起前庭大腺炎。急性前庭大腺炎首先侵犯腺管，呈急性化脓性炎症变化，局部有红、肿、热、痛。有时有坠胀及大小便困难的感觉、体温升高、白细胞增高等全身症状。腺管口往往因肿胀或渗出物凝集发生阻塞，脓液不能外流形成脓肿，称前庭大腺脓肿。局部可有波动感，腹股沟淋巴结肿大。脓腔内压增大时，可自行破溃。如破口大，引流通畅，炎症可较快消退痊愈。如破口小，引流不畅通，可反复急性发作，常使患者行走坐卧不安。当急性炎症消失后，腺管口阻塞，腺内分泌液不能排出或脓液逐渐转为黏液而形成囊肿，称前庭大腺囊肿。

[用药黄金搭档]

1. 1∶5000 高锰酸钾 + 氨苄西林 1∶5000 高锰酸钾的主要作用是消毒、杀菌作用，用来坐浴，每日两次。氨苄西林是抗菌药，主要作用是杀菌、消炎。因此上述药物联合采用局部和全身相结合的办法，效果良好。

2. 金银花 15 克 + 连翘 15 克 + 蒲公英 20 克 + 龙胆草 12 克 + 丹皮 12 克 + 泽泻 15 克 + 黄檗 10 克 + 栀子 10 克 + 赤芍 15 克 + 薏苡仁 12 克 + 天花粉 15 克 + 当归 9 克 + 没药 8 克 + 云苓 15 克 + 紫花地丁 15 克以上中药煎服，起清热解毒、利湿的作用。

3. 野菊花 25 克、龙胆草 20 克、大黄 15 克、黄檗 20 克、蒲公英 30 克、大飞扬 20 克、乳香 6 克、忍冬藤 30 克、五倍子 18 克 + 青霉素应用上述中草药水煎后熏洗外阴，然后可肌肉注射或静脉点滴青霉素进行全身抗感染治疗，效果确切。

[健康处方]

1. 注意个人卫生，经常换洗内裤，保持外阴清洁、干燥，每日清洗外阴 1~2 次。

2. 严禁搔抓局部或挤压脓肿。

3. 月经期间经血更易污染外阴，因此行经期间也应坚持每晚清洗外阴。

4. 月经期间和前庭大腺炎治愈之前避免性交。

5. 急性发病期间，应卧床休息，多饮水，不吃辛辣发物。

滴虫性阴道炎

［常识方］滴虫性阴道炎是妇科常见的传染病，是由滴虫寄生在阴道内引起的炎症。滴虫是一种原虫，像一个梨形，头部有鞭毛，能够活动，它在体外环境中的生活能力相当强，既耐寒又耐热，在洗衣服的肥皂水中能生存，因而它的传染力很强，而且它可以寄生在人体内而不引起临床症候，某些细菌可诱致滴虫活跃而产生症状。滴虫性阴道炎经接触传染，如使用公共脸盆、浴巾、衣服、互穿衣裤、性交、游泳等途径传染，直接传播可以通过性交，从男性泌尿系统传来，患者的尿液及粪便也可能是来源。患滴虫性阴道炎后最常见的症状是白带增多，白带为稀薄的泡沫状白带，合并细菌感染者则呈脓样，有特殊的臭味，常伴有外阴烧灼感、性交痛以及尿频、尿急、尿痛的泌尿道症状。妇科检查可见：外阴可有抓痕，小阴唇、阴道口充血水肿，由于白带较多，常见稀脓样白带自阴道口流出。阴道黏膜充血水肿，可有散在的红色斑点或草莓样红色突起，称"草莓样阴道"。在阴道分泌物中找到滴虫即可确诊。

［用药黄金搭档］

1. 灭滴灵栓 + 甲硝唑

灭滴灵拴和甲硝唑均是特效杀灭滴虫的药物，采用局部和全身联合用药的方法，可以增加疗效，效果良好。但甲硝唑可以引起白细胞低下和恶心、呕吐等副作用。应注意，甲硝唑可通过乳汁，哺乳期妇女慎用。

2. 1：5000 高锰酸钾 + 灭滴灵栓 + 替硝唑 1：5000 高锰酸钾能够消毒、杀菌，有助于预防继发性细菌感染，可以增加灭滴灵栓的疗效。替硝唑也为治疗滴虫的特效药物，较甲硝唑副作用小，但价格稍高。

3. 方剂：（1）鹤虱 30 克，苦参、狼毒、蛇床子、归尾、灵仙各 15 克。煎水熏洗坐浴。

（2）蛇床子 30 克，花椒 10 克，白矾 15 克。煎汤熏洗坐浴。

（3）蛇床子 30 克，苦参 50 克，明矾 15 克，百部 30 克，生大蒜 2～3 头。熏洗每日两次。

用中草药外洗，可起到清热解毒、杀虫止痒的作用，效果较好。

427

[健康处方]

1. 严禁去公共场所洗澡或游泳，注意卫生，每日清洗外阴，勤换内裤。

内裤、毛巾用后经煮沸消毒。

2. 有外阴瘙痒等症状时，切勿抓痒，以免外阴皮肤黏膜破损，继发感染。

3. 治疗期间应停止性生活，且丈夫应去男性科检查。

4. 辛辣食物如辣椒、胡椒、咖喱等和羊肉、狗肉、桂圆等热性食物要少吃。

5. 勿吃甜、腻食物及海产品如虾、蟹、贝等，以免加重瘙痒。

6. 因滴虫易复发，当化验检查转阴性时，仍应于月经后继续治疗两个疗程。

细菌性阴道病

[常识方] 细菌性阴道病是一种混合性细菌感染，又称细菌性阴道炎、嗜血杆菌性阴道炎、棒状杆菌阴道炎、厌氧菌性阴道病炎、加特纳菌性阴道炎等。本病是由阴道加特纳菌和一些厌氧菌的混合感染所致，可通过性接触传染，在性关系混乱的人群中发病率较高。临床上突出表现是阴道分泌物增多，并有鱼腥味，可伴有轻度外阴瘙痒或烧灼感，白带呈灰白色，均匀一致的稀薄白带，有时可见泡沫，阴道壁的炎症不明显。下列4条具有3条阳性者即可诊断为细菌性阴道病：①阴道分泌物为匀质稀薄的白带。②阴道 pH >4. 5，由于厌氧菌产氨所致。③阴道分泌物加氢氧化钾后散发一种烂鱼样腥臭味者。④线索细胞阳性者。

[用药黄金搭档]

1. 灭滴灵栓 + 过氧化氢 + 甲硝唑

甲硝唑口服用于全身抗炎、杀菌，特别是用于厌氧菌感染。灭滴灵栓有局部消炎作用。过氧化氢有消毒、杀菌、改变阴道内环境的作用。3 者联合效果理想，尤适用于厌氧菌感染者。

2. 克林霉素 + 1% 醋酸 + 2% 克林霉素软膏

1% 醋酸能够降低阴道的酸性环境，抑制该菌的生长，增强阴道自身的抵抗力，有利于恢复。克林霉素同时局部用药和全身用药，可联合增强疗效，连用 7 天。

3. 龙胆草 10 克 + 黄芩 10 克 + 柴胡 10 克 + 栀子 10 克 + 车前子 10 克 + 泽泻 10 克 + 木通 10 克 + 当归 10 克 + 生地 15 克 + 淡竹叶 10 克 + 生甘草 6 克该方适用于肝经湿热症患者。以龙胆草、黄芩、柴胡、栀子清泻肝胆湿热，车前子、泽泻、木通清热利湿，当归、生地滋阴清热、活血化瘀，淡竹叶、生甘草清心降火、调和诸药。全方有清泻肝胆湿热之效。如白带恶臭者，加入蒲公英、白花蛇舌草各 30 克；外阴瘙痒者，加入苦参 10 克、地肤子 25 克。

4. 党参 10 克 + 白术 10 克 + 茯苓 20 克 + 白扁豆 30 克 + 薏苡仁 30 克 + 败酱草 30 克该方适用于脾湿下注证。方中以党参健脾益气，白术、茯苓、白扁豆、薏苡仁健脾利湿，败酱草解毒化浊。全方有健脾利湿之效。伴有血虚者，加入当归 10 克、鸡血藤 30 克；白带量多者，加入芥穗炭 10 克、炒苍术 10 克。

［健康处方］

1. 注意个人卫生和性卫生，尤其是在经期、产褥期，患本病后在治愈前要避免性交。

2. 注意卫生，每日清洗外阴，勤换内裤。

3. 严禁去公共场所洗澡或游泳。

4. 饮食宜清淡，注意休息。

念珠菌性阴道炎

［常识方］念珠菌性阴道炎就是我们习惯上称的霉菌性阴道炎，是由于霉菌中的白色念珠菌感染引起的。该菌平时寄生于阴道内，当阴道内糖分增多、酸性增强时，细菌迅速繁殖引起炎症，故多见于孕妇、糖尿病患者及接受大量雌激素治疗者。如长期应用抗生素，改变了阴道内微生物之间的相互抑制关系，也可使该菌大量繁殖而引起感染。霉菌性阴道炎的主要症状是外阴烧灼痛、奇痒、白带增多，呈乳凝块或豆腐渣样，并可出现排尿困难或尿痛、尿频甚至性交疼痛等。检查可见阴道黏膜上有一层白色黏稠或豆腐渣样分泌物覆盖，擦净后可见黏膜充血红肿，甚至有糜烂面及表浅溃疡。其主要传染渠道是性接触、不洁的洗浴用具如盆、浴巾和洗澡水或被污染的衣裤、被褥等。

［用药黄金搭档］

1. 2% ~4% 苏打水 + 达克宁软膏 + 达克宁栓 2% ~4%

苏打水为弱碱性制剂，可以降低阴道的酸度，破坏念珠菌生长的酸性环境，抑制念珠菌生长，用其冲洗阴道，每天1~2次，冲洗后要擦干外阴，保持外阴干燥。达克宁软膏涂外阴，可以治疗霉菌性外阴炎，首先控制瘙痒等症状。达克宁栓置于阴道内，对阴道内念珠菌有很好的疗效，3者联合适用于病情较轻者。

2. 2%~4%苏打水+克霉唑软膏+克霉唑栓

克霉唑是另一种治疗念珠菌的药物，对念珠菌感染治疗效果良好，先采用2%~4%苏打水清洗外阴，改变阴道酸碱度，抑制霉菌生长，然后同时治疗外阴和阴道的霉菌，效果较好。

3. 2%~4%苏打水+制霉菌素+制霉菌素栓

苏打水的作用仍是改变阴道酸碱度，抑制念珠菌生长。制霉菌素栓用于局部治疗阴道的念珠菌，同时口服制霉菌素片用于加强抗菌作用。这3种药物适用于单纯局部用药效果差或病情严重的患者，效果良好。

4. 乌梅30克+槟榔30克+大蒜头15克+石榴皮15克+川椒10克

将上述药物制成阴塞剂，每晚塞入阴道，可以起到清热解毒、杀虫止痒的作用，效果较好。

5. 白鲜皮30克、黄檗30克、苦参30克、蛇床子30克、冰片3克+达克宁栓

上述中草药具有清热解毒、杀虫止痒的作用，用其熏洗外阴，既可以减轻外阴瘙痒、灼痛等症状，又能抑制消灭念珠菌，熏洗后塞入达克宁栓可增强疗效，适用于急性霉菌性阴道炎的妇女。

[健康处方]

1. 注意卫生，保持外阴清洁、干燥，勤换洗内裤，内裤宜宽大，最好穿纯棉内裤，而且患者的内裤、毛巾均应煮沸消毒。也可在洗澡时，在洗澡水中加入3杯苹果醋，可治疗阴道炎。

2. 避免不洁性交，性交时应使用避孕套，而且治疗期间应禁止性生活。

3. 外阴瘙痒时，切忌用热水烫洗，避免搔抓，以免使皮肤和黏膜破损而造成继发感染。

4. 如果反复发作、久治不愈，丈夫应同时到医院检查治疗。

5. 中草药疗法。

（1）黄连、干姜各15克。

焙干研末，塞阴道，每日1次，10～15日为一疗程。

（2）乌梅30克，槟榔30克，大蒜头15克，石榴皮15克，川椒10克。制成阴塞剂，将药研末装入胶囊内，每日塞入阴道内1粒，7日为一疗程。

（3）生萝卜500克。捣汁，用纱布浸萝卜汁置阴道内，每半小时换1次。

（4）大蒜50克。捣碎，配成20%溶液，冲洗阴道，每日1～2次。

6. 补充营养素，如口服维生素A、B、C、E，调节机体免疫力。不宜食用辛辣刺激性食品。

老年性阴道炎

［常识方］老年性阴道炎又名萎缩性阴道炎，简称老阴炎，是一种非特异性阴道炎。多发生在绝经期后的妇女，但是，双侧卵巢切除后或哺乳期妇女也可出现。因卵巢功能衰退，雌激素水平降低，阴道壁萎缩，黏膜变薄，阴道内酸度值上升，局部抵抗力降低，致病菌容易入侵繁殖引起炎症。患了老年性阴道炎，最常见的症状就是外阴瘙痒，灼热感，白带增多，呈水样或脓性，有臭味。黏膜有溃疡时，白带可呈血性，有的患者有阴道少量不规则出血。如果炎症波及前庭及尿道口周围黏膜时，则引起尿频、尿痛、尿失禁等症状，久治不愈者，黏膜结缔组织纤维化，阴道弹性消失，组织变脆，阴道更为狭窄，出现慢性炎症或溃疡面，还可引起阴道粘连、闭锁、脓肿等。

［用药黄金搭档］

1. 1%乳酸＋己烯雌酚＋妇科白带丸

1%乳酸冲洗阴道能够改善阴道的酸性环境，增加抵抗力，己烯雌酚是雌激素，每晚放入阴道内可改善因雌激素缺乏引起的阴道症状，如果患者白带多，加用妇科白带丸口服，可减少白带，改善症状。上述药物适用于轻度老年性阴道炎伴白带较多患者。

2. 0.5%醋酸＋甲硝唑＋尼尔雌醇

0.5%醋酸的作用仍是增加阴道酸度，增强抗病、抗菌能力，醋酸清洗外阴后塞入甲硝唑，可以治疗阴道的非特异性炎症，增加疗效。尼尔雌醇是口服雌激素，用于补充体内的雌激素，从而达到改善阴道酸度环境、增强抵抗力的作用。这3种药物用于症状严重的老年性阴道炎患者，但应注意有乳腺癌或子宫内膜癌的患者慎用雌激素。

3. 苦参 30 克 + 百部 30 克 + 蛇床子 30 克 + 地肤子 30 克 + 白鲜皮 30 克 + 紫槿皮 30 克 + 淫羊藿 20 克 + 覆盆子 20g 水煎外洗坐浴，连用 1 周。

4. 野菊花 30 克 + 金银花 30 克 + 淫羊藿 30 克 + 当归 15 克 + 紫草 30 克 + 黄檗 15 克 + 蛇床子 15 克 + 赤芍 15 克 + 丹皮 15 克 + 丝瓜叶 30 克 + 冰片 3 克本方具有清热解毒、止痒益肾、养血凉血的功效，将上述中药水煎 2 次，药液合在一起，每日熏洗外阴 2 次，效果较好。

［健康处方］

1. 平时注意个人卫生和性卫生，如每日及房事后清洗外阴，勤换洗内裤，内裤要宽松舒适，选用纯棉布料制作，自己的清洗盆具、毛巾不要与他人混用。

2. 食用容易消化吸收的优质蛋白即鸡、鱼、虾、奶、蛋、瘦肉等，植物蛋白如豆腐、豆制品等，同时注意矿物质和维生素的摄入。另外，淀粉类、少量脂肪的食物也必不可少，还应注意均衡饮食，不可偏食。

3. 发生老年性阴道炎时不要因外阴瘙痒即用热水烫洗外阴，虽然这样做能暂时缓解外阴瘙痒，但会使外阴皮肤干燥粗糙，不久瘙痒会更明显。清洗外阴时宜使用温水。

4. 中老年人也应注意坚持锻炼身体，增强机体抵抗力和免疫力，减少和预防各种疾病的发生。

5. 外阴出现不适时不要乱用药物，更不要把外阴阴道炎当作外阴湿疹而乱用激素药膏，这样会适得其反。

6. 不要用肥皂或各种药液清洗外阴，会加重皮肤干燥，引起瘙痒，损伤外阴皮肤。清洗外阴时应用温开水，里面可以加少许食盐或食醋。

7. 老年人可以在性生活前将阴道口涂少量油脂，以润滑阴道，减小摩擦，以免损伤阴道黏膜及黏膜内血管，使细菌乘机侵入。